高等学校“十四五”医学规划新形态教材
（供临床·基础·预防·护理·检验·口腔·药学等专业用）

医学信息检索

Yixue Xinxi Jiansuo

第 4 版

主　编　于双成

副主编　胡德华　李玉玲　顾　萍　赵　红

编　者（以姓氏笔画为序）

于双成（吉林大学）
仇晓春（上海交通大学）
田金徽（兰州大学）
毕玉侠（沈阳药科大学）
李军莲（北京协和医学院）
余恩琳（汕头大学）
周晓政（南京医科大学）
赵　红（锦州医科大学）
赵文龙（重庆医科大学）
顾　萍（南方医科大学）
马　路（首都医科大学）
文　丽（齐齐哈尔医学院）
刘薇薇（大连医科大学）
李玉玲（吉林大学）
杨　芳（湖南医药学院）
周旭毓（中山大学）
宗红侠（河北医科大学）
赵　艳（新疆医科大学）
胡德华（中南大学）
郭秀梅（吉林医药学院）

中国教育出版传媒集团
高等教育出版社·北京

内容简介

在以网络和人工智能为标志的信息环境下，本教材根据新时代医学生培养目标的要求、现代信息环境的变化和信息检索技术与方法的演进，紧扣医学信息检索课的核心目标——如何有效获取与利用医学知识信息，从信息资源的分布与特点、医学信息检索系统的功能与特点、信息检索的基本方法与常用技术，以及对信息检索与利用活动有着统摄作用的信息思维等不同维度和层面，构建起框架性的知识体系，为医学生信息素养能力的培养奠定基础。本教材在原第3版框架的基础上，一是对信息检索相关知识、方法和技术等重要知识内容做了更为清晰而确切的阐述；二是调整了部分内容及其编排，删掉若干数据库，同时增加了新的数据库；三是顺应人工智能时代特点，在医院信息系统一章增加医院智慧服务的内容；四是整体优化了语言，使内容的阐述更精准而贴切。本书采用纸质教材配套数字课程的形式出版，数字课程中有各章教学PPT、自测题和拓展知识，方便教师教学和学生自学。

本书可作为高等医学院校各专业本科生、研究生的信息检索课教材，也可作为医药卫生工作者提升信息检索技能的参考书。

图书在版编目（CIP）数据

医学信息检索 / 于双成主编. -- 4版. -- 北京：高等教育出版社，2025. 5. -- ISBN 978-7-04-064606-1

Ⅰ. R-058

中国国家版本馆CIP数据核字第2025VK0349号

策划编辑　瞿德竑　　责任编辑　瞿德竑　　封面设计　李小璐　　责任印制　耿　轩

出版发行	高等教育出版社	网　　址	http://www.hep.edu.cn
社　　址	北京市西城区德外大街4号		http://www.hep.com.cn
邮政编码	100120	网上订购	http://www.hepmall.com.cn
印　　刷	山东韵杰文化科技有限公司		http://www.hepmall.com
开　　本	787mm×1092mm　1/16		http://www.hepmall.cn
印　　张	21.25	版　　次	2004年4月第1版
字　　数	490千字		2025年5月第4版
购书热线	010-58581118	印　　次	2025年5月第1次印刷
咨询电话	400-810-0598	定　　价	46.00元

本书如有缺页、倒页、脱页等质量问题，请到所购图书销售部门联系调换

物 料 号　64606-00

新形态教材网 Abooks

数字课程（基础版）

医学信息检索

主编　于双成

abooks.hep.com.cn/64606

使用方法：

1. 电脑或移动设备访问课程网站。
2. 注册并登录后，进入“个人中心”。
3. 刮开图书封底防伪码涂层，通过扫描二维码或手动输入 20 位密码，完成防伪码绑定。
4. 绑定成功后，即可开始本数字课程的学习。

如有使用问题，请点击页面下方的“疑问”按钮。

前 言

知识信息的获取与利用，是一个悠久的话题，每个时代都会赋予其不同的意蕴，但是在人类漫长的历史长河中，它从来没有像今天这样广泛而深刻地影响着人们的生活，深刻而久远地影响着社会的发展。社会早已步入了以开发利用知识信息这一智力资源为发展前提的信息时代，以获取与利用知识信息的能力为核心的信息素养，对现代人类生存与发展具有极为重要的意义。

医学院校的检索课，经过40年的教学实践与课程建设，已在教学内容、教材建设、教师队伍等方面有了长足发展。时代在进步、医学在发展，我国高等教育改革已进入以提高教育教学质量为中心的第三个发展阶段，《国家中长期教育改革和发展纲要（2010–2020）》中明确将提高质量作为基本方针。检索课如何适应时代发展、体现学科自身特色，在以信息素养为重要内涵的医学生创新能力培养中发挥应有的作用，是时代赋予我们的光荣使命。基于“教材建设是课程建设的核心，教育思想应体现于教材编写之中”这一基本理念，我们组织国内19所大学长期从事检索课教学的专家，共同在《医学信息检索》第3版基础上进行了修订、更新。

在教材编写的指导思想上，我们明确了几个最基本的理论认识：知识是能力的基础，能力是知识内化后的体现；知识结构的构建是能力素养形成的逻辑前提；对于大学阶段的医学学习而言，要构建良好的医学知识结构，强化多学科知识横向联系基础上的综合运用能力，尤其是蕴含其中的科学思维能力的形成；医学教育是一项极为复杂的系统工程，医学生任何一种能力的培养绝不是哪一门课程能够独立完成的，医学知识结构的构建与能力素养的形成是一个漫长的综合性过程。为此，每一门课程应有效发挥其独具特色的功能。信息素养，包括信息意识、信息知识、检索技能和信息道德等呈并列交织关系的诸多方面，以及以信息知识为基础、检索技能为核心、信息思维形成与发展为统摄的呈递进关系的渐进过程；检索课的教学目标，不仅限于信息能力的培养和信息素养的提升，更为发展与创造知识的科学能力和医学科学素养的形成。

基于上述思考，在教材整体设计及编写中体现如下特色：一是强化绪论部分的导引作用。将这门课程置于医学生的学业、医学生的成长乃至其毕生的医学学术生涯这一广博而深远的背景之下，阐明本门课程与医学素养的形成和践行医学使命之内在联系，使课程的意义跃然纸上。二是在内容的取舍上做到浓淡相宜。对于具有普适意义的基本概念、基本知识、基本原理，对于典型、常用的信息检索系统及检索方法，对于检索与利用信息活动中涉及的基本问题等予以浓墨重彩；其余的则扼要介绍，为医学生拓展知识、发展能力留有充分的空间。三是在知识信息的利用上延伸拓展。作为以发展和创造知识为宗旨的方法学课程，知识信息的获取与利用只是手段，而创造才是目的。因此，较为详尽阐述了“文献信息管理软件”“医学论文写作”和“医院信息系统”等内容。四是提升本门课程的目标层次。将信息知识、信息技能进一步提升至统领与驾驭海量信息的信息智慧，增加了至关重要的“信息思维能力及其训练”一章。

感谢高等教育出版社给予我们的信任与支持；感谢前三版的编者，是他们的真诚付出为此版教材的更新奠定了极好的学术基础；感谢这一版所有的编者，感谢您将热情、学识和智慧体现在这本新版教材之中。

正如恩格斯在《路德维希·费尔巴哈和德国古典哲学的终结》一文中所说：“行动的目的是预期的，但是行动实际产生的结果并不是预期的。”我们的设想可能不错，但限于我们的学识与能力，未必能达到预期。所以，恳请广大师生对这本教材提出宝贵的意见，便于我们不断地改进、充实与完善。

祝福医学信息检索课教学及课程建设沐浴阳光，踏浪前行。

于双成

2024 年 12 月 12 日，于北国春城长春

目 录

绪论 …… 1

第一章 信息检索基础 …… 5
第一节 概述 …… 5
第二节 检索系统 …… 11
第三节 检索语言 …… 13
第四节 检索技术 …… 18
第五节 检索策略 …… 21

第二章 图书馆资源与服务 …… 25
第一节 概述 …… 25
第二节 馆藏资源组织与查询 …… 27
第三节 信息服务 …… 31

第三章 中文文献检索系统 …… 36
第一节 中国生物医学文献服务系统 …… 36
第二节 中国知网 …… 51
第三节 万方数据知识服务平台 …… 65
第四节 维普资讯中文期刊服务平台 …… 78
第五节 其他中文资源 …… 83

第四章 外文文献检索系统 …… 89
第一节 PubMed …… 89
第二节 Embase …… 103
第三节 SciFinder^{n} …… 118
第四节 BIOSIS Previews …… 128
第五节 其他外文检索系统 …… 137

第五章 引文检索系统 …… 142
第一节 概述 …… 142
第二节 Web of Science 核心合集 …… 147
第三节 Scopus …… 161
第四节 中文引文数据库 …… 174

第六章 网络信息资源 …… 186
第一节 概述 …… 186
第二节 搜索引擎 …… 189
第三节 开放信息资源 …… 195

第七章 专类信息检索 …… 208
第一节 学位论文信息检索 …… 208
第二节 循证医学信息检索 …… 216
第三节 专利文献信息检索 …… 227
第四节 标准文献检索 …… 241
第五节 疾病知识库 …… 250

第八章 文献信息管理软件 …… 256
第一节 概述 …… 256
第二节 NoteExpress …… 257
第三节 EndNote …… 266
第四节 Zotero …… 272

第九章 医学论文写作 …… 279
第一节 概述 …… 279
第二节 撰写医学论文的准备工作 …… 281

第三节 医学论文的内容与格式…… 286
第四节 医学综述的写作…………… 291

第十章 医院信息系统……………… 295
第一节 概述………………………… 295
第二节 医生工作站………………… 301
第三节 护士工作站………………… 306
第四节 医学影像信息系统………… 308
第五节 实验室信息系统…………… 313
第六节 医院管理信息系统………… 316
第七节 医院智慧服务……………… 317

第十一章 信息思维能力及其训练… 320
第一节 概述………………………… 320
第二节 信息检索过程中的信息思维…………………………… 322
第三节 信息思维能力的训练……… 326

参考文献…………………………… 330

绪 论

当你捧起这本教材的时候，当你浏览这本教材的书名和扉页的时候，你是否会思索，什么是知识信息，什么是医学文献，什么是信息检索。作为一名医学生，为什么要学习这些内容，这些内容与你的学业、你的成长、你毕生的医学学术生涯会有怎样的不解之缘……

一、医学使命与知识信息

医学，是一门探究疾病的本质与规律、探寻治愈疾病和维系健康之方法的综合性学科。医学，更是一种健康所系、性命相托的神圣的职业。国外著名的医学教育专著*Medical Education*：*Past*，*Present and Future* 明确提出了医学的双重使命，一是将已有知识运用于实践，惠及患者的医疗和公众的健康；二是创新医学知识以推进医学科学的发展。无论是治病救人的服务于社会大众，还是推进医学创新的科学进步，都基于一个前提，那就是充分开发和利用已有的知识信息。

纵览古今中外的医学发展历程，从《黄帝内经》和《希波克拉底全集》这两部分别代表古代中医和西医学术成就的峰巅之作开始，张仲景著写《伤寒论》，阿维森纳撰就《医典》，维萨里开创现代解剖学，魏尔啸创建细胞病理学，哈维揭示血液循环的奥秘……每一项的医学发现，每一次的重大突破，都是在继承前人学术智慧基础上的超越和发展。这些改变着医学面貌和人类命运的学术成就，同样会凝结在知识信息之中、承载于文献资料之上，成为后人的学术启迪。

英国哲学家培根的名言“知识就是力量”，揭示了这样一个真谛：知识，尤其是科学知识和科学技术能够推动生产力的发展，进而为人类创造更多的财富。知识的开发与利用，尤其是在此基础上的知识创新的能力与水平，是一个民族、一个国家生存与发展的根本。而知识运用与创新，是以充分发掘、开发、利用现有知识信息资源为前提的。支撑现代人类生存与社会发展的三大要素——“物质、能源、信息”之中，属于智力资源范畴的信息，是人类知识积累和智慧发展的活水源头。正因如此，医学知识信息亦就自然成为医学工作者践行医学使命的重要物质基础。

二、医学素养与信息素养

人,是否能够完成某项工作、胜任某种职业,取决于其是否具有相应的能力和拥有相应的素养。医学素养是由医学知识结构、医学能力结构和医学人格品质等多重要素、多重关系所构成的三维心智结构。医学素养的形成,需要通过系统的学习和训练,将外在医学知识体系转化为个体内在的医学知识结构,在医学实践中内化形成医学的能力结构;在知识结构和能力结构的构建中,尤其是在医学实践过程中,形成医学工作者特有的人格品质。这是一个医学知识获取与积累的过程,是一个医学技能熟练与提升的过程,更是一个医学思想与情怀形成与升华的过程。在此过程中,构建良好的医学知识结构是至关重要的基础。

这里所说的知识结构,不是指人类千百年来所积累和构建起来的知识体系的结构,而是这个外在的知识体系在人们头脑中的内在状态,即客观知识世界经过求知者的摄取、输入、储存、加工,在头脑中形成的由智力联系起来的多要素、多系列、多层次的动态综合体。就医学而言,其知识结构的内容取决于医学的目的。医学目的的多重内涵,决定了医学知识结构的多维性及多层次性——自然科学知识、医学专业知识和人文社会科学知识组成的三维综合体系结构。医学知识结构的构建,以相关知识信息的获取为前提。医学工作者从事的应用知识和发展知识的高智力活动,本质上就是一种知识信息的获取、吸收、利用与产出的信息活动。因此,医学素养的一个重要内涵就是这种知识信息获取与利用的能力——信息素养。

所谓的信息素养(information literacy),是一种统领和驾驭海量知识信息的综合能力,包括以敏锐的感受力、持久的注意力和高超的判断力为标志的信息意识,以充分认识信息需求和熟悉信息环境为基础的、快速而准确获取所需信息的检索技能,以正确辨析与评价为前提的、对相关信息的充分挖掘与创造性应用的综合能力,以及蕴含在上述信息获取与利用活动中的道德规范与行为准则。

犹如从事医学工作的医学素养需要系统的学习与训练一样,良好信息素养的形成与提升,同样得益于大学阶段的有计划、有目的地培养与训练。

三、信息检索与信息智慧

马克思在《资本论》第一卷第二版跋中有这样一句名言:“研究必须充分地占有材料”。恩格斯在《自然辩证法》一书中也曾指出:“经验自然科学积累了如此庞大数量的实证的知识材料,以致在每一个研究领域中有系统地和依据材料的内在联系把这些材料加以整理的必要,就简直成为无可避免的”。充分占有知识信息,是从事医学科研和医疗工作之重要基础。而后者以能够快速而有效地查找和获取相关知识信息为前提。因此,信息检索技能亦就成为信息素养之核心。

所谓的信息检索,是指在一定信息需求驱使下,利用现有信息资源有效获取所需信息内容的活动及其过程。从系统论角度分析这一活动、放大这一过程,不难发现其中包含诸多的因素和环节,涉及信息、知识、文献、检索等基本概念、基本原理在内的理论基础,涉及信息需求的认识及其转化与表达的信息意识的形成,涉及种类繁多的信息检索系统的构成及功能在内的信息资源，涉及信息内容及其由纸质、电子、网络等诸多媒介构成的信息环境，涉及语言转换、人机交流、思维表达的一系列计算机检索技术，涉及检索课题分析、检索策略制定、检索手段运用、检索结果判定等系统而严谨的程序和方法，尤其是涉及蕴含在上述智力活动过程之中起主导和统领作用的信息思维。对医学生而言，上述知识需要学习、技能有赖训练、意识亟待形成，这一切就是医学信息检索课的学术使命，自然成为医学教育的重要组成部分。

医学教育目标的实现和医学生的成长，主要得益于医学院校为学生开设的系列课程。在整个医学教育的课程体系中，能够集中而有效地培养医学生这种信息素养的正是文献检索与利用课（以下简称检索课）。在20世纪，教育部基于信息时代的本质特征与高等教育的目标宗旨，于1984年印发《关于在高等学校开设〈文献检索与利用〉课的意见》，要求全国高校为本科生、研究生开设检索课。此后，又多次下发专门文件就检索课的教学给予指导和督促。时代在进步，学科在发展。检索课发展至今，已经形成一门以知识信息及其相关检索系统的特点及使用方法为研究对象，旨在培养医学生信息检索能力为核心目标的医学方法学课程。

信息检索，是一种以确切信息需求为导引，以信息检索系统为基础，以检索方法与技术为手段，以知识信息获取与利用为目的，以信息思维的统摄为核心的智力活动及其过程，而这一切便决定了检索课的教学目标应包括：熟悉信息，尤其是包括医学在内的科技信息的基本概念、类型、特点、功能及分布规律，在此基础上熟悉获取信息的基本途径、方法，尤其是计算机检索的技术方法；掌握常用医学信息系统的结构和检索方法，熟悉网络医学知识信息的特点、鉴别及获取的方法和技巧；通过知识信息的查找、筛选、鉴别、利用过程，体会蕴含其中的信息智慧之涵义，以及作为医学科学素养之重要组成部分的信息素养的重要意义。

学术界在探讨犹太人成功之秘诀时，列在首位的是“比起知识来，更重视智慧”。知识是通过对信息的感知、获取、选择、处理、加工等一系列思维过程，形成的对客观事物的本质与规律的认识，知识因此能够赋予人类认识世界和改造世界的智慧。从这个意义上说，通过检索课的学习，学生能够了解信息的相关知识，形成一定的信息能力，日后在信息检索与利用实践中积累经验，不断提升驾一叶扁舟荡漾于知识信息海洋的信息智慧。

在了解了为什么要学习检索课和检索课的主要内容之后，自然涉及一个如何学习此门课程的问题。鉴于这是一门强调实践性的方法学课程，所以，结合实际的检索技能的训练自然成为学习的重点，但切忌肤浅地把本门课程理解为仅仅教授操作性的信息检索技能。知识是能力的基础，犹如其他课程的学习一样，如果没有基本理论的指导，所谓的实践能力及其训练则无从谈起。没有理论的自觉，难有实践的积极与主动。因此，必须重视基本概念、基本原理、基本方法的学习与掌握，这才是检索技能训练、信息思维形成乃至信息智慧提升之根本。

（于双成）

思考题

1. 检索课的性质和目标是什么？其与医学专业课之区别是什么？
2. 学习检索课的思路与方法是什么？
3. 检索技能、信息素养与科学素养的关联是什么？
4. 如何通过这门课程训练提升思维能力和操作能力？

数字课程学习

教学 PPT　　拓展阅读　　自测题

第一章 信息检索基础

学习目标

通过本章的学习，学生应该能够：简单概括信息、知识和文献的含义及其关系，从不同的角度列举文献的类型；准确描述信息检索、检索系统、检索语言、检索策略的概念，列举检索系统的类型和结构，检索语言的类型；准确阐述各种检索技术的作用和原理，并理解如何根据检索需求灵活地选择和运用；准确概括检索效果的评价，并理解检索策略的优化与调整的方法。

每个学科均有其知识内核，即支撑该学科的基础理论。从教学角度，它往往被称为课程的基础理论部分。作为实践性极强的信息检索课程，同样包括诸多基本概念和原理在内的基础知识，而不仅仅局限于实际操作层面的检索方法与技能。学好这些基础知识，是深入理解本课程，尤其是有效掌握检索技能的必要前提。

第一节 概　述

文献是人类知识的宝库，也是人类文化信息的承载物，是用户进行信息检索寻求的主要目标。理解文献及其相关概念的关系，熟悉不同类型的文献及其特点，是学习信息检索的根基，而对信息检索原理的了解，有利于用户从宏观上把握信息检索过程中的各个重要环节，从而为后续各环节相关知识的深入学习做必要的铺垫。

一、信息及相关概念

1. 信息（information）

"信息"一词由来已久，但现代意义上的信息概念出现于20世纪。信息论的奠基人克劳德·艾尔伍德·香农（Claude Elwood Shannon）指出："信息是用来消除不确定性的东西，信息能使系统有序性增强，减少破坏和噪声"；美国著名数学家、控制论创始人诺伯特·维纳（Norbert Wiener）认为："信息是人们在适应外部世界并使这种适应反作用于外部世界的过程中，同外部世界进行交换的内容的名称”；钟信义教授在对于信息定义的研究中指出：“信息是事物运动的状态与方式，是物质的一种属性”。在全国科学技术名词审定委员会打造的术语知识公共服务平台——“术语在线”中可见，许多学科领域均对信息一词进行了界定，如图书馆·情报与文献学对信息一词的解释是：广义指客观事物存在、运动和变化的方式、特征、规律及其表现形式，狭义指用来消除随机不确定性的东西；新闻学与传播学对其的一种解释为：与物质、能量一起构成基本的存在形式。按照信息论的定义，信息就是不确定性的消除。

综上所述，信息是客观存在的，它依附于物质的存在而存在。更进一步讲，信息是指客观事物存在、运动和变化的方式、特征、规律及其表现形式，以及对这种方式或状态的直接或间接的描述。

2. 知识（knowledge）

知识是指人们在改造世界的实践中所获得的认识和经验的总和，是人们对客观事物的理性认识。《辞海》将知识定义为“人类认识的成果或结晶，其实质是人类通过信息对自然界、人类社会及思维方式与运动规律的认识和概括，是人的大脑经过思维重新整合的系统化的信息，是信息中最有价值的部分”。人类在改造客观世界的过程中，各种信息经过主观思维分析、加工提炼、系统化、理论化，最终形成了人类对客观世界各种现象的规律性认识，也就是人的大脑通过思维重新组合的系统化的信息集合。知识是与使用者的能力和经验结合在一起的信息，或通过学习、实践或探索所获得的认识、判断或技能，用以解决某个问题或创造新的知识。信息是知识的源泉和基础，知识是信息的升华。

3. 文献（literature/document）

汉语“文献”一词最早见于《论语·八佾》中“夏礼吾能言之，杞不足徵也；殷礼吾能言之，宋不足徵也。文献不足故也”，意指典籍文章（文）和贤者（献）。文献定义众多，较权威的是由全国科学技术名词审定委员会在“术语在线”平台上公布的定义：文献是记录有知识和信息的一切载体。详细来说，就是用文字、图形、符号、音频、视频等技术手段记录人类知识和信息的一切载体，或者理解为固化在一定物质载体上的知识和信息。文献由4个要素组成：所记录的知识和信息、记录知识和信息的符号、用于记录知识和信息的物质载体、记录的方式或手段等。文献蕴涵着人类宝贵的精神财富，并在人类社会发展过程中发挥着巨大的作用。概而言之，文献实现了信息知识的存储与传递功能。由于文献的出现，人类的知识才得以保存和传播，人类的精神财富才得以继承和发展。文献成为人类知识传播、交流的主要媒介。

4. 信息、知识、文献三者的关系

信息、知识、文献从概念上看存在区别，但其外延又存在着千丝万缕的联系。信息作为人们对客观存在的一切事物的反映，广泛存在于自然界和人类社会，其涵盖面最为广泛；知识是对各种信息进行有目的地加工与整理，但并非所有的信息都是知识，知识是信息中的精华部分，知识包含于信息之中；文献与上述两者有显著不同，文献是被物化的知识记录，是存储并传递知识的介质，人们习惯于从文献中获取信息、知识，文献已成为人们获取信息、知识的重要方式。知识来源于信息，是理性化、优化和系统化了的信息，文献是知识与信息的载体。

5. 文献的类型

文献作为汇集和保存人类精神财富的知识宝库，作为人类文化信息的承载物，其类型比较复杂。从现代文献的类型分析，可以按照以下不同角度划分。

（1）按文献的载体形式划分

1）印刷型文献：是以纸张为载体，以印刷为记录手段而产生的一种传统的文献形式，目前仍是占主导地位的一种文献类型。印刷型文献的印刷方式不尽相同，一般包括铅印、油印、石印和胶印等，其优点在于便于阅读与传递，使用方便，价格便宜；缺点在于存储密度低，体积大，保存时间短等。

2）电子型文献：也称机读型文献或者计算机可读型文献，是以磁性材料为存储介质，通过编码和程序设计，用计算机可识别的机读语言记录和存储知识的文献，是以数字代码方式将图、文、声、像等信息存储在磁光电介质上，通过计算机或具有类似功能的设备阅读使用，用以表达思想、普及知识和积累文化。这类文献存储密度高，存取速度快，可以随时更新，促使信息实现自动、远程、快速传递和检索，但是此类型文献必须借助计算机设备才能使用。

3）缩微型文献：是以感光材料为存储介质，以缩微照相为记录手段而产生出来的一种文献形式，包括缩微胶卷、胶片、卡片等。缩微型文献的优点是体积小，存储方便，存储时间长，成本低；其缺点是不能直接阅读，尽管缩微品很轻便，然而它必须借助阅读机才能阅读。

4）声像型文献：是以磁性材料和感光材料为存储介质，并借助特殊的机械装置直接记录声音信息或图像信息而产生出来的一种文献形式，包括唱片、录音带、录像带、影片、幻灯片等。声像型文献能够直接记录声音、图像，直观性强，便于传播。

（2）按文献的加工深度划分

1）零次文献：是一种特殊形式的文献信息源，是指形成一次文献之前的文献，即未经出版发行或未进入社会交流的最原始的文献。例如书信、论文手稿、笔记、实验记录、会议记录等，是一种零星、分散和无规则的信息。它具有原始性、新颖性、分散性等特点。零次文献在内容上有一定的价值，但因其相当一部分不能公开交流，获取相对比较困难。

2）一次文献：是文献的基本类型，是指人们直接记录其生产实践经验和科学研究发现而形成的文献，是文献信息源的主要组成部分，如期刊论文、专利说明书、学位论文、会议文献等。一次文献数量庞大，分散在各种期刊、会议论文集、图书之中。一次文献在形式上具有多样性，在内容上具有原创性，是文献的主体和最基本的信息源，也是文献检索利用的主要对象。

3）二次文献：是对一次文献进行加工整理后的产物。即对无序的一次文献的外部特征（如题名、作者、出处等）进行著录，或将其内容压缩成简介、提要或文摘，并按照一定的学科或专业加以有序化而形成的文献形式，如目录、文摘杂志（包括简介式检索刊物）等。二次文献将大量分散、零乱、无序的一次文献，按照一定的逻辑顺序和科学体系加以编排存储，使之系统化，便于检索利用。其主要类型有目录、索引和文摘等，以及在这些印刷型二次文献基础上形成的各种文献数据库。二次文献是检索查找一次文献的检索工具，在内容上没有原创性，因此，二次文献又被称为“检索性文献”。二次文献有助于研究人员快速检索文献资料，节省获取一次文献的时间。

4）三次文献：通常是根据一定的需要和目的，在有关的一次文献和二次文献基础上综合分析、重新编写而成的文献，包括各种专题述评、综述、进展报告及书目指南等。三次文献具有参考性、综合性和知识性的特点，研究人员可以充分利用这类文献，在短时间内了解所关注领域的研究历史、发展动态等，以便能更准确地掌握课题的背景知识。

从一次文献到二次文献、三次文献是一个由博到约、由分散到集中、由无组织到系统化的过程，也是文献资源的层次结构由无序走向有序、由一种有序结构演变为另一种完善的有序结构的过程。

（3）按文献的出版形式划分

1）图书：是文献中最为古老的、至今仍被频繁使用着的一种文献类型，是指用文字、图画或其他信息符号，手写或印刷于纸张等载体上，具有相当篇幅，用来表达思想并制成卷册的著作物。联合国教科文组织（UNESCO）对篇幅（封面除外）不少于 49 页的非定期出版物称为图书，以示与期刊等连续出版物的区别。虽然图书的种类繁杂，形式多样，功能各异，但就学习与研究而言，常用的图书有教科书、专著、参考工具书等。正式出版的图书具备唯一的国际标准书刊号（International Standard Book Number，ISBN）。图书的特点是内容比较系统、全面、成熟、可靠，有一定新颖性，但由于编辑出版时间相对较长，可能会影响其包含知识内容的更新速度。

2）连续出版物：具有统一题名，定期或不定期以连续分册形式计划无限期出版，有卷、期或年、月标识的出版物。分印刷或非印刷形式，包括期刊、报纸、年度出版物（年鉴、年刊等），以及成系列的报告、学会会刊、会议录和专著丛刊，但并不包括在一个预定期限内以连续分册形式发行的丛书和多卷书。

期刊是指刊载不同著者、译者、编者的不同作品，有固定的名称，以统一的装帧形式，按期序号（卷号、期号）或时序号（月号、季号）定期或不定期并计划无限期地连续出版的文献。报纸是指每日、每周或每隔一定的时间（通常是较短的时间）发行的，以报道新闻和刊载评论为主，有稳定的编辑部和固定的题名，按年、月、日或卷期顺序无限期连续刊行的连续出版物。年鉴是指按年度连续出版，汇集了上年度各行业或某一行业发展成就和事实的资料性工具书。

一般来说，期刊与图书相比，具有出版周期短、报道速度快、内容新颖、学科面广、数量大、种类多等特点，是科学研究、学术思想交流经常利用的文献信息资源。科技期刊在科学技术活动中起着非常重要的作用，是信息交流的主要工具。

3）会议文献：是在学术会议上宣读和交流的论文、报告及其他有关资料，属于一次文献。科技会议及其会议文献已成为科学技术文献来源的重要途径之一。会议文献学术性强，内容新颖，质量较高，一般代表学科或专业的最新研究成果，具有较大的科研参考价值。

4）政府出版物：是各国政府及其所属机构出版的文献资料。具有官方性质，内容广泛，一般分为行政性文献和科技性文献两大类。行政性文献包括政府工作报告、会议记录、司法资料、决议、指示及调查统计资料等，科技性文献包括各部门的研究报告、技术政策文件和教育、科学的统计资料等。其内容几乎涉及整个知识领域，如政治学、社会学、经济学、财政、工业、统计、教育和历史等方面。政府出版物的形式既有图书,也有连续出版物;既有印刷品,也有缩微品和声像资料。

5）专利文献:指政府专利机构公布或归档的与专利有关的所有文献,包括各种类型的专利说明书、国家专利机构审理的专利申请案及诉讼案的有关文件、各国专利机构出版的专利公报,以及各种专利文摘和索引等二次专利信息文献等。其中以专利说明书为主。专利文献作为一种特殊文献,具有排他性、时效性及技术相关性等特点。就专利说明书而言,由于其内容比较具体,通过它可以了解该项专利的主要技术内容,也成为技术信息的主要来源。

6）标准文献:是由技术标准、管理标准以及在标准化过程中产生的具有标准效力的类似文件所组成的一种特定形式的技术文献体系。广义的标准文献还包括标准的检索工具及有关的标准化文件等,狭义的标准文献仅指原始的技术标准或管理标准。标准文献的特点在于:制定、审批有一定的程序,适用范围非常明确、专一,编排格式、叙述方法严谨划一,用词准确,具有充分的可靠性与现实性,同时还具有时效性。

7）学位论文:是指高等学校或研究机构的学生为取得学位,在导师指导下完成的科学研究、科学试验成果的书面报告。学位论文的质量参差不齐,但都是就某一专题进行研究所做的总结,一般是具有一定独创性的一次文献。其数据较全,探索较深,并附有大量参考文献,对教学、科研具有一定的参考价值。

二、信息检索的概念

信息检索的定义有广义和狭义之分。广义为“信息存储与检索”,是指将信息按一定方式组织和存储起来,并针对用户的需求找出所需要信息的过程。狭义定义则是指利用适当的方法或手段从信息集合中查出需要的信息的过程。

从不同的角度,可将信息检索划分为不同的类型。

1. 按检索的内容对象划分

信息检索可分为文献检索、事实检索和数据检索等类型。

（1）文献检索　是以文献为查找对象的信息检索,是指根据用户的需要、利用适当的方法或手段查找出所需特定文献的过程,是一种重要的、常见的信息检索类型。例如,查找某主题的最新研究,就需要利用文献检索系统进行文献检索,获取相关的期刊论文线索,进而找到其原始信息。

（2）事实检索　是指以客观事实为检索对象,查找某一事件发生的时间、地点及过程的一种检索方法。其检索结果主要是客观事实或为说明事实而提供的相关资料。完成事实型信息检索主要借助各种指南数据库和全文数据库。例如,查找什么是弥散性血管内凝血,可以查找工具书类事实型检索系统获得其概念等相关知识。

（3）数据检索　是指以各种数据为查找对象的一种检索方法。如需要获得药物参数、人口数据、疾病死亡率等数值数据,可利用数值型检索系统进行数据检索。

另外,还有图像检索、多媒体检索等类型。

2. 按检索的手段划分

信息检索可分为手工检索和计算机检索。手工检索简称手检,是运用印刷版检索工具从文献集合中获取所需信息的过程。手检的检索技术并不复杂，但检索过程比较费时，效率较低。随着计算机技术的发展，许多印刷型检索工具开发成计算机检索系统，因此，人们越来越多采用计算机检索获取信息。计算机检索简称机检，是指利用计算机检索系统进行的检索。其优点是检索速度快，检索入口多，检索效率高。

三、信息检索的原理

根据广义的信息检索可知，信息检索包括以下两个过程（图 1-1）。

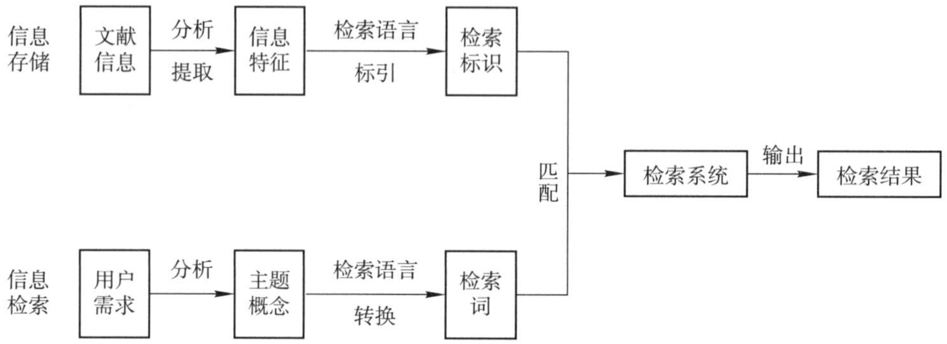

图 1-1　信息检索的过程

1. 信息存储过程

信息存储过程是对文献（如期刊、图书等）有选择性地收集，对其中内容进行分析，提取其信息特征（如期刊论文的标题、作者、关键词等）进而形成检索标识的标引过程。将这些文献依某些信息特征按特定顺序进行有序化形成的信息集合即为信息检索系统。值得注意的是，在信息特征提取形成检索标识的阶段，有些检索系统不经控制和转换采用自然语言作为检索标识，有些检索系统会将信息特征进行规范化处理，使用受控的检索语言（如主题词、分类号）进行语言的转换。因此，了解检索系统的编制原理对检索效果至关重要。

2. 信息检索过程

信息检索过程是用户根据信息需求分析出能够反映需求的主题概念，再将这些概念经过检索语言的转换或者不经转换作为检索词输入检索系统进行检索，当检索词与检索系统中的检索标识匹配时，那些匹配上的文献记录即被输出成为检索结果。

可见，检索词与检索系统检索标识的匹配是影响检索效率的关键，而检索词的选择是否恰当、合理，与用户是否了解检索系统所使用的检索语言这一环节密切相关。因此，在使用某一检索系统进行检索前，用户应尽量对该系统的检索语言、检索技术等方面的知识有所了解，才能够提高检索效率。

（文　丽）

第二节 检索系统

从信息检索的概念可知，在检索过程中检索系统是用户查找、获取所需信息必不可少的工具。对检索系统相关知识的了解，可以帮助用户正确地选择、合理地运用检索系统。

一、检索系统的概念

随着计算机、网络的出现及其在文献信息领域的广泛应用，传统的印刷型检索工具逐渐被计算机检索系统所取代。如医学领域权威的印刷型检索工具美国《医学索引》(IM)被 MEDLINE 数据库和 PubMed 检索系统取代，《科学引文索引》(SCI)被 SCIE 数据库和 Web of Science 检索系统取代。

从上面的表述，可以看到在信息检索领域经常使用的三个密切相关词——检索工具、数据库、检索系统，用户应首先了解它们的基本概念，才能够在学习和实践中理解它们的关系。

1. 检索工具

检索工具是用于报道、存储和查找信息线索的工具和设备的总称。它是信息检索领域一个传统的词汇，来源于手工检索时代。它可以不区分手工检索和计算机检索，作为所有用于检索的工具统称。

2. 检索系统

检索系统是指根据人类社会对知识信息的普遍性需要，由一定的硬件设备和软件条件所构成的，具有选择、整理、加工、存储和检索信息功能的有序化信息资源集合体。检索系统由硬件设备、计算机软件、数据库和通讯网络构成。检索系统主要用于机检时代。

3. 数据库

数据库是指至少由一个文档构成，并能满足某一特定目的或某一特定数据处理系统需要的一种数据集合。数据库是检索系统中的信息源，其内容可以是全文信息，也可以是其浓缩替代品的二次信息，还可以是事实或数值等各类信息；信息表述的形式可以是文字、图像、声音等。数据库是系统提供信息检索服务最重要的物质基础，是检索系统的核心。

二、检索系统的类型

检索系统的种类繁多，功能各异。因数据库是其核心，所以，学界常以数据库的不同来区分不同检索系统的类型。数据库常按收录内容的不同划分为以下几种类型。

1. 文献数据库(literature database)

文献数据库是指以各类型文献为数据内容的数据库。按其收录内容的文献类型，可分为期刊数据库、图书数据库等。按其所收录文献内容的详略程度，又可分为书目数据库和全文数据库。书目数据库是指存储二次文献信息的数据库，包括题录数据库、文摘数据库、目录数据库等，一些经典、权威的数据库多是书目数据库。如中国生物医学文献数据库(CBM)、MEDLINE 属于书目数据库，其中的文献信息为题录或文摘，它们提供的是包含文献线索的题录(包括篇名、著者、出处等)或者不仅有题录还有文献内容的浓缩——文摘。全文数据库是存储文献全文的数据库，包括图书全文数据库、期刊全文数据库、学位论文全文数据库等。如CNKI的中外文文献统一发现平台可提供中外文文献的全文，属于全文数据库。

2. 数值数据库（numerical database）

数值数据库是存储有关科研数据、数值，包括各种统计数据、实验数据、临床检验数据等数值信息的数据库。如CNKI卫生健康专题数据库，可提供卫生健康方面数据的多维检索。

3. 事实数据库（factual database）

事实数据库是以客观事实为内容的数据库，包含对客观事物的概念、属性和变化情况的描述信息，如人物传记数据库、企业名录数据库、产品指南数据库、成果介绍数据库等。事实数据库主要存储独立的知识单元而非文献，如概念、机构、人物、产品、年代、地理位置、事件等方面的事实性信息。例如，美国国家癌症研究所（NCI）的癌症综合信息数据库PDQ（Physician Data Query），以及为医生提供药物处方信息的处方者数字参考（Prescribers' Digital Reference，PDR）等均属于事实数据库。另外，词典、百科全书、指南等工具书数据库也属于事实数据库的范畴。

4. 图像数据库（image database）

图像数据库是包含数字图像或图形信息及相关文本说明资料的数据库。例如，美国国立医学图书馆（NLM）开发的整个人体图像数据集——可视人计划（Visible Human Project，VHP），提供了男性和女性两组解剖数据集，包括人体横断面计算机断层扫描（CT）、磁共振成像（MRI）和冷冻切片的图像。

5. 多媒体数据库（multimedia database）

多媒体数据库是由文本、图像、音频和视频等多媒体数据为内容组成的数据库。例如，Primal Pictures 3D交互式人体解剖学数据库汇集了高精度的三维动态交互式解剖模型，内容包括三维解剖图、磁共振成像、动画、视频和音频等。

三、检索系统的结构

从系统构成的角度看，检索系统包括硬件、软件和数据库，其中，数据库主要存储数据和信息，是检索系统的核心，因此，在论及检索系统的结构时，实际上往往是指数据库的结构。从用户的角度看，数据库主要由文档、记录和字段三个层次构成，即数据库由文档构成，文档由记录构成，记录由字段构成。

1. 文档（file）

文档是数据库中一部分记录的集合。许多数据库往往含有数以万计的记录，为了便于检索，常常根据年代范围或学科专业等划分为若干个文档，如中国知网的学术期刊库包括十大专辑。因此，可以将文档理解为组成数据库的子库。另外，从数据库内部结构来看，一个数据库一般至少包括一个顺排文档和一个倒排文档。顺排文档是按照自然顺序存储数据记录的文档，即将数据库的全部记录按照记录号的大小排列而成的文献集合，它构成了数据库的主体内容。倒排文档是指以标引词为单元，在其后列举一系列相关文献号码的文档，其优点是支持快速的多途径检索，可以提高检索的效率，如作者倒排文档、刊名倒排文档。

2. 记录(record)

记录是文档的基本单元,每一条记录都代表着经过加工处理的一篇文献或一则信息。在书目数据库中,一条记录是一篇文献的题录或文摘信息;在全文数据库中,一条记录代表一篇文献的完整信息。

3. 字段(field)

每条记录一般由若干个描述性字段组成。每个字段描述文献信息的某一内容或形式特征,即特征项,并且有供计算机识别的字段标识符(field tag)。文献数据库中常见的字段有篇名字段(TI)、著者字段(AU)、文摘字段(AB)等。可用于检索的字段称为可检字段,是检索得以实现的基础。

第三节 检 索 语 言

信息检索不仅涉及检索者对其信息需求的分析和表达,更涉及检索者与检索系统之间的“交流”与“沟通”,尤其是蕴含其中的信息思维,同样要借助一定的语言——检索语言。

一、检索语言的概念

检索语言(retrieval language)又称情报检索语言,是信息存储与检索过程中用于描述信息特征和用户提问的一种专门的人工语言。其实质是检索和标引之间的约定语言,它既可用来描述信息的特征,又能表述用户的检索提问,成为人 - 机交互的媒介语言。

二、检索语言的类型

检索语言可以从不同的角度进行划分。

1. 从结构原理角度划分

检索语言可分为分类检索语言(分类法)、主题检索语言(主题法)和代码检索语言。

(1) 分类检索语言　是将表示各种知识领域的类目按知识分类原理进行系统排列,并以代表类目的数字或字母符号作为文献主题标识的一类检索语言。可分为体系分类法和组配分类法两种。

国外比较著名的分类法有《杜威十进分类法》(Dewey Decimal Classification,DDC)和《美国国会图书馆分类法》(Library of Congress Classification,LCC)等。我国使用最广泛的分类法是《中国图书馆分类法》。

(2) 主题检索语言　是直接以表达主题内容的词语作为检索标识,以字顺为主要排列方式,并通过参照系统等方法揭示词间关系的标引和检索信息资源的方法。它以事物和概念为中心,集中相关的文献,表达主题概念直接性强,更适于揭示文献中的新事物。按照其使用时是否进行控制,可以分为受控主题语言与非受控主题语言;按照主题法的造词方式,可以分为标题语言、元词语言、叙词语言(主题词语言)和关键词语言。目前常用主题词语言和关键词语言两种类型。

1) 主题词(subject term):又称优选词,是各种主题法中用来表达文献主题内容的索引词的总称，一般包括标题词、单元词、叙词等规范化的索引词。我国图书情报领域通常把“叙词（descriptor）”称为“主题词”。也就是说，主题词是经过规范化处理的、能够反映文献主题内容的、受控的主题检索语言。与分类法中依据概念之间的内在关系确定各类目的相应位置不同，主题法中词汇的排列取决于词形，概念间的语义关系往往依靠各词汇所附带的等同关系、属分关系或相关关系的参照系统得以体现。

2）关键词（keyword）：是出现在文献的标题、摘要及正文中，能够表达文献主题内容、可作为检索入口的、未经规范化或者稍作规范化处理的自然语言。关键词具有灵活性强、易于掌握、查找方便等特点，广泛应用于检索系统之中。但其未经规范化处理，因而对同一概念用词不统一，容易造成漏检，影响查全率。另外，从论文写作的角度来看，关键词是论文的组成部分之一，是能够反映文献主题内容的词语，位于论文的摘要之后、正文之前，数量一般 3～5 个。虽然论文的关键词也属于自然语言范畴，但是医学领域期刊在编辑加工时往往要求论文所列的关键词尽量采用规范化的主题词，主要依据为《医学主题词表》。

（3）代码检索语言　是利用文献中的一些特殊符号组织排列表达文献主题概念的一种人工语言。文献中的代码往往是检索文献最直接的途径，常用的文献代码有国际标准书号（ISBN）、专利号、化学物质登记号等。检索系统大多提供代码检索功能。

2. 从检索词语的受控（规范化）程度角度划分

检索语言可分为受控语言和非受控语言。

（1）受控语言　又称规范化检索语言，是指词汇在使用前经过优选和规范化处理，并且整个语言经常处于某权威机构或检索系统的管理和控制之下的检索语言。标题词语言（标题法）、叙词语言（叙词法）、元词语言（元词法）、体系分类语言等均属于受控语言。受控语言是人为地对标引用词或检索用词加以控制和规范，使一个概念只能用一个词来表达，从而避免自然语言同一概念有不同表达所造成的漏检。例如，“艾滋病”这一疾病概念，有多种表达形式（如获得性免疫缺陷综合征、艾滋病、AIDS 等），但在受控语言（如 MeSH）中，人为规定只能以“获得性免疫缺陷综合征（acquired immunodeficiency syndrome）”作为该概念的主题词，无论原始文献中使用哪一种表达形式，在检索系统存储时所标引的索引词和检索时选用的主题词均应为“获得性免疫缺陷综合征”，从而保证查全率。

（2）非受控语言　又称非规范化检索语言，是一种不受词表控制的非规范化检索语言。检索系统中使用直接来自文献信息或用户提问的检索语言，其检索词一般是直接从文献篇名、正文或文摘中抽取的具有实际检索意义的词语。非受控语言是由标引人员或用户根据需要自由选出，不受词表的控制，因此也可以叫作自由词。这些自由词能及时反映最新概念，是规范词难以表达的特定概念，但它们缺乏控制，对同义词、多义词、词义模糊现象不能解决，会降低检索效率。

在医学领域，有些权威、常用的检索系统（如 PubMed、Embase、CBM 等）使用受控语言组织检索系统，提供受控语言的检索途径，同时也提供非受控语言的检索途径，这些检索系统的检索效率较高。但是，更多的检索系统并未经过受控语言的加工，因此，用户在检索这些系统时，一定要注意检索概念可能有许多不同表达形式和相关概念等语言问题，慎重选择检索词，从而提高检索效率。

三、医学主题词表

《医学主题词表》(Medical Subject Heading,MeSH)是美国国立医学图书馆(NLM)编制的医学综合性叙词表,是一部权威的、规范化程度颇高且不断增删与修订的叙词表。NLM 以 MeSH 作为生物医学文献标引的依据,用于标引文献,也用于组织图书馆馆藏。国内外许多医学检索系统直接利用 MeSH,或参考其结构和原理编制自己的医学主题词表,如中国生物医学文献服务系统(SinoMed)进行主题标引的依据是 MeSH 的中译本 CMeSH 并参考 MeSH 编制的《中国中医药学主题词表》,Embase 参考 MeSH 编制了主题词表 Emtree。MeSH 对 PubMed 等检索系统的结构和功能,尤其是检索效率起到关键性的作用,因此,掌握 MeSH 有利于充分而有效地利用这些检索系统,从而提高检索效率。

1. MeSH 的主要词汇

印刷版 MeSH 主要由字顺表、树形结构表和副主题词表等部分组成,2007 年出版了最后一期印刷本 MeSH,此后被网络版 MeSH Browser 代替。现重点介绍其中的主要词汇类型。

(1) 主题词(main heading/descriptor) 是以规定概念为基础,经过规范化和优选处理的,具有组配功能的动态性的词或词组。主题词是 MeSH 的主要组成部分,随着医学的发展和医学文献的变化,MeSH 中的主题词每年都有所变化,或增,或删,或改。在 MeSH Browser 中,可查看描述某个主题词的详细信息,包括主题词、树形结构号、入口词、历史注释等信息,还可以通过 MeSH Tree Structures(树形结构)查看该主题词所属的分类树。树形结构表有利于标引人员定位专指主题词,对检索者来说,可以根据需要在分类树中选择适合的主题词作为检索词,以实现扩检和缩检。

(2) 副主题词(subheading) 又称限定词(qualifier),用于限定主题词的范围,即主题词所表达的概念的某些专指的方面。如对疾病类的主题词(肝炎、糖尿病等)可用 / 治疗、/ 护理、/ 病因学等副主题词进行限定,以表达文献主题为该疾病的相应方面。可见,通过副主题词的限定,可以缩小主题的范围,在检索时提高查准率。副主题词相对稳定,变化不大,目前有 76 个。副主题词也存在概念的隶属关系,有树形结构,如副主题词"治疗"的下位副主题词有"药物疗法""放射疗法""膳食疗法""外科学""护理"等。

(3) 入口词(entry term) 又称款目词,是主题词的同义词、近义词及其他代用形式,其设立的初衷是帮助用户找到对应的主题词。

(4) 特征词(check tag) 是一组对检索具有特别意义的词汇,包括研究对象、文献类型等,如人类、动物、男(雄)性、女(雌)性、儿童、综述等。这些词虽然与文献论述的主题无关,但限定其特定的范围,能有效地缩小检索范围,提高查准率。

2. MeSH 的使用方法

MeSH 最主要的用途是标引文献,通过对收录的文献进行主题分析,将能够反映文献主题的概念通过词表转化成规范化的主题词,该过程被称为主题标引。主题标引的结果是将数据库中的文献记录增加一些可供检索的字段,如主题词字段、特征词字段等。这些字段的标引使数据库具有相应的检索功能,如 PubMed 的主题词检索(MeSH Database)和结果过滤(filters)。

检索者在使用 PubMed 和 CBM 等数据库检索课题时，为了提高检索效率，往往首选主题词检索途径。下面以 PubMed 和 CBM 对文献的标引规则为基础，阐述利用主题词检索途径进行检索的基本原则和方法。

（1）所选检索词应是体现信息需求的主题概念　在人工标引时代，标引人员需要阅读文献的全文而不是仅凭文献的篇名来选择主题词。同样，在检索时，检索者也应根据信息需求做深入而全面的主题分析，尽量将能够反映真实需求的主题概念作为检索词。例如，“用苯诱导的小鼠白血病”这一课题的主题概念并不是“白血病”，而是隐含的概念“实验性白血病”。可见，正确的主题分析非常重要。

（2）尽量选择与主题内容对应的主题词　MeSH 中的主题词是经过规范化处理的受控语言。每个主题词均有其概念范畴、形式和使用规则，检索者要查看主题词的概念范畴、树形结构、标引注释、历史注释等信息，以便正确地选择与检索需求主题对应的主题词，即专指的主题词。如维生素 C 在词表中对应的专指主题词为抗坏血酸。在选择主题词时，只要词表中有专指主题词，就避免使用其上位主题词或其他组配形式替代，以免误检。例如，检索乙型肝炎这一概念，不应选择上位主题词“肝炎”，而应选择专指主题词“乙型肝炎”。又如“由寄生虫引起的肺疾病”，不宜用“肺疾病 / 寄生虫学”，而用先组主题词“肺疾病，寄生虫性”。此外，选择副主题词时也同样应首选专指副主题词。

需要注意的是，检索者输入的检索词形式可能并不是词表中主题词的形式，也可能不是词表中的款目词形式，此时，检索者可以尝试使用该概念的其他表达形式进行检索，或根据相关主题词的树形结构去寻找对应的主题词。例如，在 CBM 主题检索途径输入“心衰”，出现在主题词列表中的词有两个，“心力衰竭，舒张性”和“心力衰竭，收缩性”。两个概念并非“心衰”对应的主题词，而是其下位概念。此时，可根据这两个词表达形式的提示及医学知识，将检索词换成“心力衰竭”，或者选择两词中的任意一个，查看其树形结构，以便找到“心衰”对应的主题词“心力衰竭”。

（3）当无对应主题词时，选择最直接的上位概念或者组配的方式检索　因为主题词表是受控的规范化词表，收录的主题词数量有限，所以并非所有欲检的主题概念都能在词表中找到对应的专指主题词。此时，需要通过主题词与副主题词组配、主题词与主题词组配或者选择概念最接近的上位词等方法解决。例如，检索寄生虫引起的脑疾病，因为词表中没有专指主题词，就需要用主题词与副主题词组配（脑疾病 / 寄生虫性）的方法进行检索。又如，胆囊瘘无专指主题词，就需要用主题词和主题词组配（胆囊疾病 AND 胆瘘）的方法进行检索。又如庚型肝炎，需要选择其最近的上位词（肝炎，病毒性，人）进行检索。

四、中国图书馆分类法

《中国图书馆分类法》简称中图法，是目前我国具有代表性的大型综合性分类法，是国内图书馆领域使用最广泛的分类法。它主要应用于图书馆馆藏组织（藏书分类、排架和组织目录体系），以及文献检索系统的分类体系编制等。该分类法于 1974 年出版，经过多次修订与再版，目前最新版为第 5 版。

中图法由五大部类，22 个基本大类（表 1-1），8 个通用复分表，66 个专类复分表，51 881 条类目组成。中图法采用字母与数字相结合的混合小数层累制，除“工业技术”类外，其余各大类均用 1 个大写汉语拼音字母表示一级类号。再根据各学科的学科体系，在大类下再分各级子类目，各子类目用数字标记分类号。号码的位数代表相应类目的分类等级。当一个分类号的数字超过三位时，加上小圆点“·”以示区分，即分类号中数字部分从前往后三位数加一个小圆点。

表 1-1　中图法的 22 个基本大类（一级类）

类号	类目名	类号	类目名
A	马克思主义、列宁主义、毛泽东思想、邓小平理论	N	自然科学总论
B	哲学、宗教	O	数理科学和化学
C	社会科学总论	P	天文学、地球科学
D	政治、法律	Q	生物科学
E	军事	R	医药、卫生
F	经济	S	农业科学
G	文化、科学、教育、体育	T	工业技术
H	语言、文字	U	交通运输
I	文学	V	航空、航天
J	艺术	X	环境科学、安全科学
K	历史、地理	Z	综合性图书

在 R 医药、卫生大类下又分出 17 个二级类目，其下位类目又进一步细分（图 1-2）。

- R 医药、卫生
  - R1 预防医学、卫生学
  - R2 中国医学
  - R3 基础医学
  - R4 临床医学
  - R5 内科学
    - R51 传染病
    - R52 结核病
    - R53 寄生虫病
    - R54 心脏、血管病
    - R55 血液及淋巴系疾病
    - R56 呼吸系及胸部疾病
    - R57 消化系及腹部疾病
      - R571 食管疾病
      - R572 腹部疾病
      - R573 胃疾病
        - .1 溃疡病
        - .2 上消化道出血
        - .3 胃炎
      - R574 肠疾病
      - ……
    - R58 内分泌腺疾病
    - R59 全身性疾病
  - R6 外科学
  - R71 妇产科学
  - R72 儿科学
  - R73 肿瘤学
  - R74 神经病学与精神病学
  - R75 皮肤病学与性病学
  - R76 耳鼻咽喉科学
  - R77 眼科学
  - R78 口腔科学
  - R79 外国民族医学
  - R8 特种医学
  - R9 药学

图 1-2　R 医药、卫生的主要类目

此外，为了能同时满足文献标引和文献检索的需要，我国在《中国图书馆分类法》和《汉语主题词表》的基础上编制了《中国分类主题词表》，它是分类检索语言和主题检索语言兼容互换的一体化检索语言，为实现分类主题一体化标引、自动标引提供有效的语言工具。

第四节　检索技术

检索技术泛指从信息源中获取文本、视频、音频信息的计算机技术，也可以理解为信息检索中的各种方法和技巧的统称。计算机信息检索通过人机“对话”的方式从数据库中查找、获取相关信息，为了能够有效表达和实现信息检索需求，需要借助可被人机“共识”的检索技术和方法。

一、布尔逻辑检索

布尔逻辑检索是信息检索中最常用的一种方法。信息需求可能涉及多个主题概念，这些概念之间存在着较为复杂的关系，可以用布尔逻辑运算符连接表达主题概念的检索词形成检索表达式，来实现复杂的检索需求。

1. 逻辑与

逻辑与表示概念间的交叉或限定关系，可缩小检索范围，提高查准率。符号为 AND 或 *，表达式为 A AND B 或者 A*B。只有同时包含检索词 A 和检索词 B 的文献记录才是命中文献。

2. 逻辑或

逻辑或表示概念间的并列关系，可扩大检索范围，提高查全率。符号为 OR 或 +，表达式为 A OR B 或者 A+B。凡含有检索词 A 或者检索词 B 或同时含有检索词 A 和 B 的文献记录均为命中文献。

3. 逻辑非

逻辑非表示概念间的不包含关系，可通过从某检索范围中去除某部分文献的方式缩小检索范围，提高查准率。符号为 NOT 或 -，表达式为 A NOT B 或者 A-B。含有检索词 A，但不包含检索词 B 的文献记录才是命中文献。

上述三种布尔逻辑运算符可以单用，也可组合使用。计算机在处理检索提问时一般会按 NOT、AND、OR 的次序进行检索，也可用括号改变运算次序。但是，有些检索系统的检索界面存在不同的逻辑运算顺序规定，需要提前了解才能正确地实现检索需求。

二、截词检索

截词检索也称通配符检索，在英文检索系统中应用更为广泛。它可以方便地解决词干相同的词、英美不同拼法的词的检索，例如 child 和 children，licence 和 license。使用截词检索可以扩大检索范围。截词检索按截词的位置，可分为前截词、中截词和后截词三种；按截词字符的数量，可分有限截词和无限截词两种。

1. 有限截词

截词算符在不同的系统有不同的表达方式,有限截词常用“?”来代替 0~1 个字符。如检索词 acid??,可以检得含 acid、acidic 的文献,但不能检索出含 acidity 的文献。又如检索词 h?emorrhage,可检出含有 haemorrhage、hemorrhage 的文献。

2. 无限截词

无限截词又称任意截词。常用“*”代替一串字符。截断形式可以为前截词(后方一致),如以 *ology 作为检索词,可以检索出含有 physiology、pathology、biology 等词的文献;也可以是后截词(前方一致),如以 nurs* 作为检索词,可以检索出含有 nurse、nurses、nursing、nursery 等词的文献;还可以是中截词,如以 colo*r 作为检索词,可以检索出含有 color 或 colour 的文献。

三、位置检索

位置检索又称邻近检索,是对检索词在原始文献中相对位置的限定检索,可以说是要求更高的布尔逻辑检索,可以进一步提高查准率。大致包括以下 4 种限制:①记录级,限定检索词出现在同一个记录中的任何位置,相当于逻辑与;②字段级,限定检索词出现在某一个字段中;③句子级,限定检索词出现在某一句话或子字段内;④词级,限定检索词组的单个词之间的位置关系,包括紧密相连顺序不变、紧密相连顺序可以颠倒、词间可以插入 n 个单词等。位置检索的算符在不同的检索系统中有所差别,但其原理基本相同。例如,在 Web of Science 中,位置算符 SAME 用于地址字段,它所连接的检索词必须出现在同一个地址的语句中,即属于句子级的位置算符。

四、限定检索

限定检索又称限制检索或限定字段检索,为了缩小命中文献数量,提高查准率,可将检索范围限定在某一字段中。限定检索会用到限定符号(如 IN、[])和字段标识符。例如,在 PubMed 中,欲检索在标题字段中含有“hepatitis g”的文献,检索式为:hepatitis g[ti]。

五、加权检索

加权检索是某些检索系统提供的一种定量检索技术。与布尔逻辑检索、截词检索技术不同的是,加权检索不仅判定检索词是否存在于文献记录中,而且能够判定检索词所表达的信息需求与检出文献的相关性程度。加权检索的基本原理是:在每个提问词后面给定一个数值表示其重要程度,该数值称为权。在检索时,先查找这些检索词在数据库记录中是否存在,然后计算存在的检索词的权值总和,权值之和达到或超过预先给定的阈值,该记录即为命中记录。可见,运用加权检索可以命中核心概念文献,提高查准率。例如,在 PubMed 和 CBM 数据库中,对主题词进行加权检索,可以检索出该词是主要概念主题词的文献记录,即该检索词为文献重点讨论主题的文献。

六、扩展检索

扩展检索是指检索时不仅对输入的检索词,同时也能对与该词字形相近或概念相关的词(同义或下位词)执行逻辑或的检索技术。扩展检索可以扩大检索范围,提高查全率。例如,CBM 的主题检索途径的扩展检索,是指对当前主题词及其所有下位主题词进行检索,不扩展检索则仅限于对当前主题词的检索。另外,CBM 还能扩展检索副主题词。一些副主题词之间也存在上下位类的逻辑关系,如副主题词“治疗”的下位副主题词包括“药物疗法”“膳食疗法”和“外科学”等。选择扩展副主题词选项能对“治疗”及其下位副主题词进行检索,非扩展检索则仅限于当前副主题词“治疗”。

七、模糊检索和精确检索

模糊检索是运用模糊数学的基本原理建立起来的检索技术,是布尔逻辑检索的扩展。用布尔逻辑检索只能根据逻辑值“非真即假”来判断数据库中是否有符合检索提问的文献。可是,从检索的实际需求角度,含有与检索词部分相同的文献也可能是满足检索需要的,如一个词有多种表达形式,在精确匹配系统看来,它们是不同的,但从用户需要的角度看,它们是相同的。目前常用的模糊检索,就是输入的检索词在检索结果中出现即可,字序和字间隔可以产生变化。例如,CNKI的“模糊”匹配是对输入检索词进行“含有”的查询,查询命中的文献为包含检索词,或者含有检索词中的切分词,即不仅对检索词进行整体检索,而且将检索词拆分进行检索。可见,模糊检索可以提高查全率。

精确检索是指输入的检索词在检索结果的字序、字间隔是完全一样的。有些检索系统用引号来表示,如 PubMed;有些检索系统通过精确检索的选择项完成,如 CNKI 和 CBM,但两库对精确检索的检索要求并不相同。在 CBM 中,只有若干字段可以执行精确检索,不仅要求文献记录中对应的字段含有完整的检索词,而且要求除该词外不能再有其他的字词;而在 CNKI 中,对不同的字段选择“精确”检索有不同的检索规则,有的字段进行精确检索同 CBM 执行一样的规则(如作者字段),有的字段选择精确检索,只要求文献记录中含有完整的检索词即为命中文献(如篇名字段)。例如,在 CBM 的高级检索界面选择“作者”字段,在检索框中输入检索词“李明”,并选中其后出现的“精确”,执行检索后命中文献的作者中一定有名为“李明”的作者。在 CNKI 的高级检索界面中,进行同样的作者检索(李明),同样选择“精确”,那么命中文献的作者中也同样一定有名为“李明”的作者。但是,如果选择“篇名”字段进行“精确”检索的话,如检索词为“心肌梗死”,那么,执行检索后,命中文献的篇名不一定仅有“心肌梗死”,而是可以在其前后有其他字词,如篇名为“急性心肌梗死的治疗进展”的文献也可被检出。

八、智能检索

智能检索是计算机根据用户的检索词和检索要求,运用人工智能技术自动扩展检索词和构造检索式,以满足用户检索要求的过程。智能检索系统主要由三大部分构成:①智能接口部分,是用户与系统之间的联系通道,具有处理自然语言形式的查询、作为智能终端建立用户提问档、加工检索结果的功能。②知识库部分,是赋予系统智能检索能力的核心。③文本处理部分,利用知识库中的专业知识和语言学知识,对自然语言形式的文本进行语法、语义分析,从概念和逻辑上理解和把握文献所论述的主题内容,并把它们表述为知识库中的知识单元或数据库中的数据元素,从而不断丰富知识库和数据库。现有许多检索系统提供具有不同智能化程度的检索功能，如 PubMed 的自动词语匹配检索，CBM 的“智能”检索。但是，智能检索功能的真正实现还需要解决许多理论与技术上的问题，在检索时要客观和慎重对待，不能过度依赖，因为任何智能系统都替代不了检索者自己的分析、思考和判断。

第五节 检 索 策 略

“凡事预则立，不预则废”，这句话告诉我们的是，做任何事情，预先有计划、有准备才能做到有的放矢，最终获得成功。正如在科学研究过程中，为了避免失误，提高成功的概率，确定选题后需要制订切实可行的研究计划一样，在进行信息检索前也应为了实现检索目标、提高检索效率而制订检索策略。

一、检索策略的概念

检索策略是指为实现检索目标而制订的全盘计划和方案，是对整个检索过程的谋划和指导。检索策略一般包括分析检索课题、选择检索系统、确定检索词、构造检索式、实施检索操作、调整检索策略等环节。

二、检索策略的制订

在制订检索策略前，需要根据检索需求确立检索目标。常见的检索目标有查全、查准、查新和最小投入。检索策略直接影响检索效果，即使同一主题内容的课题，也会因检索目标不同，而需要不同的检索策略。

检索策略的具体实施，体现为环环相扣的一系列检索步骤。虽然检索者的需求，检索课题的内容，以及检索系统的功能各异，体现在检索策略和检索步骤上会有所不同，但一般来讲，它包含以下几个环节。

1. 分析检索课题，明确检索要求

这是拟定检索策略的逻辑起点，也是保障信息检索效率、决定检索成败的关键。

首先明确所需信息的内容、目的和要求，从而确定检索的学科范围、文献类型、年代范围和语种等。然后要分析、确定检索课题涉及的主要概念，这些概念的内涵、外延，乃至诸多概念的内在逻辑关系。

2. 选择检索系统，确定检索方法

检索系统的选择与第一步对课题需求的分析密切相关，通过课题分析确定所需检索系统的类型，然后再依据对相关检索系统基本情况的了解，选择恰当的检索系统、检索途径和方法。

通常所说的检索方法包括倒查法、顺查法、抽查法。倒查法是利用检索系统由近及远、从新到旧、逆时间顺序查找文献信息的检索方法。这种方法注重文献的时效性，重点是放在近期文献上，可以最快地获得最新资料，适用于有较强时效性要求但不太注重历史渊源的课题检索。顺查法是按照由远及近的时间顺序，利用检索系统对检索课题所需的文献信息进行查找的过程。可以较全面地收集某一课题的系统文献，有助于用户了解某一事物发展的历史脉络，但工作量较大，适用于较大课题的文献检索。抽查法是利用检索系统对相关文献信息最可能出现或出现最多的时间段重点查找的检索方法。可见，这三种方法有不同的适用情况，在计算机检索时，可通过对检索结果的排序和时间范围的限定等方法实现。

3. 确定检索词，构造检索式

选定检索系统后，要根据课题分析的结果确定检索词，选择适合的检索途径，分析检索词间的关系，选择合适的检索技术，构造检索式，进而实施检索操作。检索式又称检索提问式，是用来表达用户检索提问的逻辑表达式，由检索词、检索算符以及系统规定的其他连接符号等构成。

检索式的制订是多领域知识和技能的综合运用。如检索词的选择涉及专业知识、检索语言知识，以及对所选择检索系统的结构和原理的了解；检索技术的选择涉及主题分析时对各概念关系的理解，以及对检索系统支持的检索技术和原理的了解。因此，该环节是检索者检索能力、知识水平和思维能力的最集中体现。

4. 评价检索结果，优化检索式

以初步拟定的检索式进行尝试性检索后，需要依据检索目标对检索结果进行评价，如果检索结果不理想，需要修改和完善检索式，直至获得满意的结果。

初学者往往忽视评价和优化检索式这一步骤。实际上，对于检索要求较高的课题来说，检索是一个不断思索、调整和完善的过程，在对初检结果和策略的分析、评价过程中，可能会对信息需求、检索语言的表达等方面有新的认识，从而对检索式进行不断修正。可见，评价检索结果和优化检索式的过程实际上体现着信息思维的发展和演化，也是检索者检索能力的集中而具体的体现。

5. 文献筛选，获得原始文献

每次检索获得的检索结果都可能有不完善之处，不可能达到百分之百的查全率和查准率。因此，人工筛选也是必要的一步。通过对检索结果的筛选，可以区分文献的相关程度，从而确定获取信息的详略程度。如密切相关文献，就需要获得原文详细阅读，而一些不太相关的文献，浏览标题和摘要即可。

三、检索效果的评价

一般而言，信息检索评价包括检索系统评价和检索效果评价。检索系统评价侧重于测试系统的软件功能是否完善，是否存在错误与缺陷，是否符合预期的设计目标等。检索效果评价是指对检索系统的性能进行评价，包括数据库收录的学科范围、信息的新颖程度、时间的跨度、检出信息的质量和数量等方面。查全率（recall ratio）和查准率（precision ratio）是评价检索效果的最常用的指标。

查全率是衡量某一检索系统从信息集合中检出相关信息成功度的一项指标，用于衡量检索系统和检索者检出相关信息的能力和效果。查准率是衡量某一检索系统的信号噪声比的一种指标，用于衡量检索系统和检索者拒绝非相关信息的能力和效果。它们的公式为：

查全率 R = 检出相关信息量 / 信息库中相关信息总量 $= a/(a+c)\times 100\%$

查准率 P = 检出相关信息量 / 检出信息总量 = a/(a + b) × 100%

实验证明,在查全率和查准率之间存在着相反的相互依赖关系:如果提高查全率,就会降低其查准率。试图使查全率和查准率同时提高是很不容易的。强调一方面,忽视另一方面,也是不妥当的。应当根据具体课题的要求,合理调整查全率和查准率,以保证检索效果。

四、检索策略的优化

检索策略是为了实现检索目标而制订的方案,当检索策略获得的检索结果与检索预期目标存在差距时,就必须调整检索策略。检索策略的调整主要包括两个方面:提高查全率和提高查准率。

1. 缩小检索范围,提高查准率

(1) 限定条件检索。如增加出版年、文献类型和语种等方面的限定。

(2) 限定字段检索。将检索词限定在某一字段中,如将检索词限定在篇名和关键词字段比在全文字段中检索能够大大地提高查准率。

(3) 使用能缩小检索范围的运算符限定检索,如 AND、NOT、WITH 等。如增加主题概念面(加词检索),并用 AND 算符组合。

(4) 选择能更准确表达检索需求的专指概念或下位概念。

(5) 进行精确检索(词组检索),取消智能检索、模糊检索。

(6) 缩小检索系统的检索范围。如选定其中的子库或专辑。

(7) 使用主题词检索。该方法并非适用于所有的检索系统,如能使用,可进一步选择与副主题词组配,加权检索,使用下位主题词检索,使用不扩展检索等。

2. 扩大检索范围,提高查全率

(1) 适当放宽限定条件。如扩大检索时间范围,将原有的限定条件放宽或取消。

(2) 适当调整检索字段。如原本限定在篇名字段,可调整到在摘要或篇关摘 / 常用字段等联合字段中检索,甚至扩展为全字段检索。

(3) 增加各种形式的自由词检索(同义词、全简称、近义词、上位概念、下位概念等)。

(4) 用运算符 OR,减少 AND 或 NOT 的使用次数。

(5) 由精确检索变模糊检索,用截词检索,减少次要概念。

(6) 使用跨库检索平台或选用更多的数据库进行联合检索。

(7) 使用主题词检索,并可进一步选用多个相关主题词,扩展下位词,扩展为所有的副主题词组配等检索方法。

(李玉玲)

思考题

1. 什么是文献、信息、知识?怎样理解它们之间的关系?
2. 什么是零次文献、一次文献、二次文献、三次文献?
3. 从出版形式的角度,可将文献划分为哪几种类型?
4. 常用的检索技术有哪些?分别说明其对检索的作用。

5. MeSH 中有哪些类型的词汇？
6. 阐述检索策略制订的各环节及要点。
7. 如何提高查全率？
8. 如何提高查准率？

数字课程学习

教学 PPT　　拓展阅读　　自测题

第二章

图书馆资源与服务

学习目标

通过阅读与总结，简述图书馆的性质和职能，并能列举图书馆资源的类型。通过阅读与讨论，用自己的语言描述图书馆纸质书刊组织和排架的方法。通过操作和讨论，准确使用馆藏目录、统一检索平台检索馆藏资源；通过结果分析，比较馆藏目录和统一检索平台之间的差异。通过阅读与讨论，列举图书馆主要信息服务，并能准确描述这些服务的特点。

在很多地方，图书馆是一个地标性建筑，不仅因为建筑颇具特色，更是因为它是文化的宝藏、知识的传承与交流中心。资源和服务是图书馆的灵魂，正是浩瀚的资源和丰富的服务才有了博尔赫斯那一句“我心里一直都在暗暗设想，天堂应该是图书馆的模样”。

第一节 概 述

伴随着人类历史的发展，为了有效保存信息、促进知识交流，逐渐形成了一系列的社会机构，图书馆便是其中一员。自产生发展到现在，图书馆经历着各种变革与洗礼，性质与职能也在不断演化、丰富。

一、图书馆的性质和职能

1. 图书馆的性质

图书馆的本质属性是文献的藏用性，即对文献信息的收藏与利用，或称文献的聚集和信息的传递。它是图书馆区别于其他机构的特有属性。

藏用性是古今中外所有图书馆都具有的基本属性。近代、现代图书馆自不必说，古代藏书楼也是如此。古代藏书楼以藏为主，实际上还是面对部分人开放使用。如唐代官府的内府藏书主要置于宫城之中，供皇帝使用；外府藏书设于宫城之外，供朝中大臣使用。著名的白鹿洞书院不仅有着当时丰富的藏书，还建立了完善的借阅规则，人们可到书院内免费借阅。

图书馆是一个多功能机构，是社会科学、文化、教育系统的组成部分，因此除了本质属性外，还具有其所属系统的一些共性，如社会性、学术性、服务性和教育性等。这些共性被称为图书馆的一般属性，也称社会属性。

（1）社会性　图书馆是人类活动的产物，是人们在社会实践活动中由于共同的需求而创造出来的。其形态随着社会的发展不断演化，在不同的社会形态下具有不同的范式特征。图书馆的文献具有社会性。文献是人们创造和积累的知识，是人类智慧的结晶。图书馆通过收藏并提供阅读，促进知识的传播和信息的交流，实现文化保存与传承，推动社会发展。不同类型图书馆服务范围和服务对象虽略有差异，但总体来说是面向社会公众服务，因此图书馆服务对象具有社会性。图书馆事业的发展需要全社会的共同推动。近年来我国制定的《中华人民共和国公共文化服务保障法》《中华人民共和国公共图书馆法》等都有效促进了我国图书馆事业的发展。

（2）学术性　图书馆工作是科学研究的前期劳动。任何科学研究都必须对所选择的课题进行调研，了解相关的研究历史、现状及发展趋势，调研的对象以文献为主。图书馆是为科学研究搜集、整理、提供文献信息的社会机构，是文献调研活动的主要承担者，因此可以说图书馆也直接参与了科学研究的学术活动。

另一方面，图书馆工作本身具有学术性。现代图书馆服务内容不断丰富，服务深度不断拓展，除了传统的流通阅览，文献资源的采购与收集、分类与编目，还有各种以信息收集、分析、加工、挖掘为基础的创新服务。这些工作都具有一定的学术性，需要深入研究，探索规律，从而提高工作质量和效率。

（3）服务性　图书馆是一个服务性机构，服务对象为广大读者。每个具体的图书馆有自己具体的服务对象、范围和方式。图书馆通过提供图书资料及其他知识、信息载体、各种设备来为读者提供服务。有别于其他服务行业，图书馆以公益服务为主，免费为读者提供精神产品、知识产品。

（4）教育性　图书馆是一个社会教育机构，通过提供文献资料信息，传播科学文化知识，对读者进行教育。美国图书馆学家杜威指出：图书馆是一所学校，图书馆员是广义的老师。首先，图书馆为读者提供了良好的学习环境；其次，馆内收藏的丰富文献资源信息为读者学习提供了坚实保障；最后，图书馆还通过举办培训讲座、学术报告会、读书座谈会、各类展览等多种形式活动，提高读者的信息素养水平，促进终身学习技能的达成。

2. 图书馆的职能

在不同历史时期、不同国家及不同类型的图书馆，图书馆职能的侧重点有所不同，而基本职能贯穿图书馆的整个发展过程。黄宗忠先生认为“图书馆的基本职能就是收集、整理文献信息并提供使用（这一过程也称作传递文献信息），这是由图书馆的本质属性决定的。任何图书馆都必须具备这三项基本职能才能独立存在，才能称其为图书馆。”可见文献的藏用性决定了图书馆的基本职能。

图书馆的社会职能是在基本职能基础上发展起来的，由其社会属性所决定，具体是指图书馆在社会生活中承担的责任和所起到的积极作用。1975 年，国际图书馆协会联合会在法国里昂的图书馆职能科学讨论会上总结了图书馆的四大社会职能：保存人类文化遗产、开展社会教育、传递科学情报和开发智力资源。随着社会的发展,这些社会职能也在不断拓延和丰富。

二、图书馆的资源

图书馆的资源可分为文献信息资源、空间资源、设备资源和人力资源,其中最常使用的是文献信息资源和空间资源。

图书馆的文献信息资源由纸质资源和数字资源两部分组成。纸质资源是图书馆收藏文献的主要类型,具有稳定性和可靠性的特点,阅读时不需要借助任何工具,符合人们的阅读习惯。数字化时代下,人们的阅读行为也发生了改变,数字资源占据的分量越来越重,主要为电子图书、电子期刊等各类数据库。

过去图书馆的空间主要用于藏书,闭架管理。随着计算机技术的引入,馆藏资源转变成为藏、借、阅一体化的开架管理,读者可在馆内随意浏览、自由取书。当前,图书馆进入了藏阅互补,以人为本的时代。以读者需求提供空间服务,为读者独立学习、小组协作式研究、信息共享与交流提供保障。信息共享空间正是图书馆空间资源重组利用的有效举措。

信息共享空间(information commons,IC)是一个经过特别设计的一站式服务中心和协作学习环境,通过综合使用互联网、计算机设备及馆藏资源(包括纸质资源和数字资源),在专业馆员、计算机专家、多媒体工作者的共同支持下为读者学习、讨论和研究等活动提供一站式服务。信息共享空间是图书馆对馆藏资源、设备、空间资源的高效整合,旨在为读者提供一站式服务,促进读者学习、交流、协作和研究,满足读者交流协作和共享学习的需求,也是图书馆适应读者新的信息行为和研究模式,提升核心竞争力的新举措。

第二节　馆藏资源组织与查询

图书馆的馆藏文献数量巨大,类型多样,内容丰富,覆盖多个学科,因此科学组织与排架非常重要。

一、纸质书刊的组织与排架

在图书馆,纸质图书和期刊仍然是文献利用的两大主体,但是根据读者的实际需求与使用习惯,两者采用了不同的组织与排架方法。

1. 图书的组织与排架

文献从它所反映的学科内容来组织,有分类法和主题法两种方法。分类法采用的是号码标识,主题法采用的是词语标识。图书一般采用分类法进行组织与排架。

馆藏图书通常按照学科分类,按索书号(call number)排架。索书号又称排架号,是识别图书在书库中位置的唯一标识,也是藏书排架、查找图书和清点馆藏的依据,一般标于每本书的书脊下方。

(1) 索书号的构成　索书号由图书分类号和书次号组成,两者之间一般用“/”或空格分隔。分类号按照通用的图书分类法规则进行标引,用于确定图书所属的学科类别;书次号则用来区分同一学科下分类号相同的不同种类的图书。

（2）图书分类法　图书分类法是以科学分类为基础，结合图书资料的内容和特点，分门别类组成的分类体系。图书分类法用数字或数字、字母组合的分类号表示图书的属性，以便把内容、类型相同的图书集中存放在一起，把内容相近的图书排于相邻位置，为建立科学、合理的藏书体系提供依据，方便读者按类索书。此外，分类法还为数据库中的分类检索提供标引依据。

国际上比较著名的图书馆分类法有《杜威十进分类法》（DDC）、《国际十进分类法》（Universal Decimal Classification，UDC）。我国图书馆常用的有《中国图书馆分类法》（简称中图法）和《中国科学院图书馆图书分类法》（简称科图法），其中高校图书馆、公共图书馆中使用最广泛的是中图法。有关中图法详细的介绍，可参阅第一章第三节相关内容。

（3）书次号　国内书次号的使用尚无统一标准，通常采用以下三种。

1）种次号：按照同一类目下图书到馆的先后顺序进行排号。此方法简单易操作，但是容易使同一作者所著的同一类著作分散在不同的位置。

2）著者号：按一定方法将作者的姓名转换成编号的形式，作为同类书区分的依据。取号方法有两种，即拼号法和按著者号码表排。这种方法优势在于将相同著者的同一学科主题内容的图书集中在一起。

3）著者号加种次号：便于查找同类书数量较大的图书。

国内图书馆的排架主要采用分类排架法，即先按照图书分类号排架，使相同学科主题的图书集中在一起，性质相近位置也相近，方便读者按照学科专业查找图书。分类号相同再按照书次号的字母数字排架。

2. 期刊的组织与排架

图书馆对期刊的管理存放根据现刊和过刊略有不同。一般来说，现刊是指当年出版的期刊，提供的学术成果最新，使用也较频繁，一般陈列在阅览区现刊架以便查阅。过刊是指出版一年后装订的合订本，通常保存在过刊库。

无论是现刊还是过刊，都先按期刊的语种排架。同语种期刊有分类和字顺两种排架方法，以字顺排架较为常用。中文期刊按刊名拼音字母或按笔画笔形排；英文期刊按刊名的字母顺序排，刊名中的介词、冠词不参加排序。在过刊库，同种期刊再按照出版年、卷进行排架。

二、馆藏电子资源的查询

馆藏电子资源主要指图书、期刊、学位论文、专利、多媒体等各类数据库，如电子图书、电子期刊等。有关电子期刊、学位论文、专利、多媒体等数据库的使用，可参见本书相关章节。

电子图书（electronic book，e-book）是以数字形式制作、出版、存取和使用的图书，一般以磁性或电子载体为存储载体，并借助一定的阅读软件和设备读取。相比传统的印刷型图书，电子图书具有存储信息量大、内容丰富、检索功能强、下载传输方便等优点。

1. 常用中文电子图书数据库

国内常用的中文电子图书数据库有超星数字图书馆、中华数字书苑等。超星数字图书馆收录了 1977 年至今国内出版的中文图书，覆盖多个学科，目前拥有数字图书 240 万种以上。在此基础上建立的读秀学术搜索系统扩展了知识搜索及文献服务功能，针对图书、专利、期刊等提供专门的检索途径，同时可实现图书馆馆藏结构分析、图书被引用报告等扩展服务。

中华数字书苑收录了丰富的图书、报纸、工具书、图片特色资源，覆盖各个学科类别。其收录的医学类电子书不乏经典医学图书，如《实用骨科学》《临床用药速查手册》《西氏内科学》等。

2. 常用外文电子图书数据库

常用的外文电子图书数据库包括 ProQuest Ebook Central、McGraw-Hill Access 电子书等。

ProQuest Ebook Central 收录全球 2 400 多家出版机构出版的超过 182 万种电子书，学科内容广泛。其中医学电子书 13 万多册，超过 40% 的图书为最近 5 年内出版。

McGraw-Hill Access 医学电子书以 McGraw-Hill 公司出版的经典医学著作为基础，包括 Access Medicine、Access Surgery、Access Pharmacy 等 10 余个专辑，集成各个学科的图书内容、医学图片、病例及临床视频信息，包含富有特色的医学课程定制、学习测试、诊断工具等内容，是教学及临床诊疗的重要信息资源。

3. 电子书的查询和利用

电子书的查询比较简单，一般有基本检索、高级检索和分类浏览等功能。如 ProQuest Ebook Central 电子书提供基本检索、高级检索和主题浏览，用户可通过"关键词""书名""ISSN""作者"等多个字段检索后，进一步在线阅览、下载、打印等。

大部分电子书提供在线阅读或者 PDF 原文。部分数据库为了版权保护或其他原因，需要安装专门的阅读器，如超星电子书需要下载安装超星阅读器 SSReader。另外，使用 ProQuest Ebook Central 电子书整本借阅功能，需要创建 Ebook Central 个人账户，计算机借阅需安装 Adobe Digital Editions，移动设备需安装 Bluefire Reader，即可在 14 天内利用个人电脑或移动终端阅读电子书全文。对于尚未订购的图书，ProQuest Ebook Central 电子书可以免费全文阅读 5 min，如需进一步使用全文，可在线填写荐购单向图书馆推荐。

除了上述数据库，Elsevier、Wiley、Springer、Ovid 等学术出版社均出版电子书，并与电子期刊采用同一检索平台。例如，Elsevier 出版的 1 100 多种经典医学电子书，包括 *Cecil Medicine*（《西氏内科学》）、*Gray's Anatomy*（《格氏解剖学》），以及大量医学视频、图片、诊疗指南等，可通过 ClinicalKey 数据库进行检索；ScienceDirect 平台则收录了 3 万多种各学科的电子书。Wiley 平台上提供的电子图书超过 27 000 种。SpringerLink 平台上可以检索 30 多万种电子书。牛津医学在线可以检索牛津大学出版社的高质量医学教科书、医学手册及医学论文写作指南等。

4. 馆藏目录

馆藏目录是查询图书馆馆藏的检索工具。20 世纪 90 年代，随着互联网的普及使用，图书馆传统的卡片式目录逐渐被"联机公共查询目录"（Online Public Access Catalogue，OPAC）所取代。通过 OPAC 检索，读者可快速了解所需文献的馆藏情况。随着图书馆自动化技术的发展，OPAC 除了检索馆藏的基本功能外，其功能有了更多人性化的拓展。可以说，OPAC 是了解图书馆馆藏信息最基本、最直接的手段，具有检索方式灵活、用户界面友好、服务方式多样的特点。

（1）OPAC 功能　OPAC 是图书馆自动化管理集成系统的重要组成部分。选用的集成管理系统不同，OPAC 的用户界面与功能也不同。但一般包括书目检索、新书通报、图书荐购、借阅办理、借阅信息查询等功能。其中借阅办理，读者可在线上进行图书的续借、预约、委托等；借阅信息查询，读者可登录个人账号查看自己检索、借阅、预约、书刊遗失等历史记录。借阅证遗失时，也可直接在网上挂失。

（2）OPAC 检索　不同的 OPAC 系统检索途径和检索方式稍有不同。一般来说，包括简单检索、全文检索和多字段检索等。

1）简单检索：即单字段检索，读者选择任一检索字段，输入检索词进行检索。部分系统还可限定检索词出现的方式，如前方一致、后方一致、完全匹配、任意匹配。

2）全文检索：可针对单一字段或多字段使用，支持布尔逻辑组配、短语检索、通配符检索，使检索更精确、更灵活，更好表达读者的需求。

3）多字段检索：提供多个字段组合检索。

5. 联合目录查询系统

OPAC 系统是了解某单个图书馆馆藏资源的有力工具，但是要同时了解多个图书馆的馆藏信息，逐一到各个图书馆的 OPAC 系统检索显然不现实。联合目录是揭示和报道多个图书馆馆藏文献的目录。按地域范围，可分为国际性、国家性和地区性联合目录；按文献类型，可分为图书联合目录、期刊联合目录等；按收录范围，可分为综合性、专科性联合目录。联合目录能扩大读者检索和利用文献信息资源的范围，使读者从单一的检索平台一站式检索出多个图书馆的馆藏，更便捷了解到不同图书馆的馆藏情况，同时也为图书馆之间开展馆际互借、实现资源共享提供了可能和条件。

当前常用的联合目录有 WorldCat 目录、CALIS 联合书目数据库等。

三、统一检索平台

读者使用 OPAC 系统可以检索到馆藏的纸质文献。对于部分资源整合工作较好的图书馆，其 OPAC 系统还可检索到馆藏的电子文献。随着电子文献资源的类型越来越多，电子型馆藏所占比例越来越大，要有效查找馆藏的所有类型资源，单凭 OPAC 显然不够。各个数据库由于结构不一、数据格式不同，往往需要读者逐一登录检索。同时由于这些数据不能被其他系统调用，使用 OPAC 系统无法对这些资源进行实时揭示和查询。

从文献调研的角度来看，为保证查全率，需要保证检索范围，使用相同的检索式逐一登录不同的数据库进行检索，无疑耗费了大量的时间。为解决此类问题，提高资源的利用率，技术开发人员意图通过某一系统或平台实现多个数据库的集成和无缝链接，即读者通过一个检索系统即可同时检索到多个数据库，获得多个数据库的一站式检索结果，这项技术被称为联邦检索、元检索、跨库检索等。具备这项技术的系统或平台被称为统一检索平台、异构检索平台、元检索引擎等，虽然名称不同，但功能相近。

统一检索平台将不同来源、不同类型的文献资源聚合到一个平台，包括图书馆自身的物理馆藏、数字馆藏、远程数据库、电子资源及开放获取资源等，形成具有庞大数字资源的中心知识库，以元数据集中索引为主要技术手段，对知识库中的资源进行收集、聚合、索引，通过单一而强大的搜索引擎向用户提供统一检索和服务。统一检索平台不仅可以检索本馆资源，还可以检索到共享资源和网络免费资源，检索广度比 OPAC 系统、网络搜索引擎更具优势，真正实现了海量数据检索，是进行文献调研的理想工具。

目前国内图书馆使用较多的统一检索平台有国外的 Summon 系统、Primo 系统和 EBSCO Discovery（EDS）系统，国内的超星中文发现系统等。除了以上系统，部分图书馆采用自主开发的统一检索平台。为了彰显特色，各个图书馆网站的统一检索平台命名也各有不同，有的直接采用产品名称，也有的根据本校特色给予特色命名，如清华大学的"水木搜索"、北京大学的"未名学术搜索"，上海交通大学的"思源探索"等。无论是采用主流的系统，还是自主开发系统，统一检索平台一般具有以下特点。

1. 内容聚合

统一检索平台把不同来源、不同类型的文献资源聚合到一个平台，通过建立一个大而全的集中式索引，为用户提供服务。可以说内容聚合、海量数据是统一检索平台最显著的特点。

2. 整合检索

统一检索平台简单，方便，易用。一般在统一界面上提供一个类似搜索引擎简单检索功能的单一检索入口，读者只需在检索框中输入检索式，即可实现对不同文献资源系统的一站式检索。对于较复杂的检索式，平台也提供高级检索，以满足不同读者的检索需求。

3. 结果集展示

统一检索平台基于元数据建立索引，这些元数据采用标准元数据形式，格式统一，结构清晰。检索结果可以按照不同的算法进行相关性排序，还可以对检索结果的不同版本、不同类型聚类显示，并以有序化的格式输出。部分统一检索平台还可以对结果集进行可视化呈现，便于读者发现资源间的关系。

4. 一站式获取资源

统一检索平台为读者提供了一站式获取服务，检索结果集成了原文获取链接，读者可点击链接访问文献原文。这里的文献获取方式包括 OPAC 系统、图书馆订购的全文数据库、文摘和引文数据库、馆际互借与文献传递系统、图书馆参考咨询平台等。对于读者不能直接下载全文的文献，可通过文献传递或联系咨询馆员获得，实现了集成化一站式的资源获取模式。

第三节 信息服务

随着网络的普及、现代化技术的发展及读者个性化需求的增强，图书馆的信息服务进入了转型期。深化传统服务，开拓创新服务，是图书馆服务革新的新挑战。

一、借阅服务

流通借阅是图书馆的传统服务，伴随着技术的不断革新，服务模式不断创新。传统的人工借阅逐渐被自助式借阅所取代；与书店合作，开启读者自主采购的借阅模式，大大提高了馆藏资源的借阅率。现代物流的保障，使部分公共图书馆实现了线上借书，物流到家，借阅不再受时空制约。移动技术的发展，使读者可随时随地查询馆藏资源，线上续借，查阅个人借阅信息等。

二、参考咨询服务

参考咨询服务是图书馆专业馆员根据读者需要，帮助、引导读者查询和获取各种形式信息的一种深层次咨询服务。

随着信息网络的发展，读者需求和咨询途径发生了改变，参考咨询服务模式也与时俱进。虚拟化、数字化成为当前参考咨询服务的标签。新媒体、新技术的出现使得咨询途径更多样化，咨询内容也由过去的书目服务、文献检索服务向定题检索、网络资源导航、个性化信息需求等更深层次咨询转变。

智能技术的发展，使智能机器人为参考咨询服务带来新体验。它通过将图书馆的用户、资源、技术、空间、文化等要素进行有序连接、智能关联和系统融合，提供一种体验式服务新业态，为图书馆服务的智慧化实践提供全新发展理念和实施途径。通过建立机器人后台知识库，机器人可解决读者的日常咨询问题。伴随人工智能的发展，机器人的咨询质量与深度也在不断提升。智能机器人的使用解决了图书馆实时咨询服务受工作时间和人员限制的问题，是建设智慧图书馆的重要措施。

三、馆际互借与文献传递

20 世纪以来，大量出版物涌现，任何一个图书馆只依靠自身的馆藏已不能满足读者的广泛要求，必须建立图书馆之间的资源共享、相互协作来保障文献资源的提供，这个共识推动了馆际互借的产生。馆际互借是指图书馆之间相互利用对方馆藏来满足本馆读者需求的一种资源共享方式。馆际互借一般针对图书，是一种返还式的文献资源共享方式。文献传递则是在此基础上发展起来的一种非返还式资源共享，一般针对某篇文章或某页文献。近年来，馆际互借与文献传递服务快速发展，一方面得益于互联网的普及与便捷，另一方面是基于部分文献信息资源价格的涨幅高于图书馆经费的增长，受经费限制，图书馆在资源建设规划中向重点学科倾斜，造成部分非重点学科的资源通过本馆馆藏未能得到保障。因此，资源共享、文献互助成为图书馆文献保障的重要补充手段。同时，联合目录与各图书馆的 OPAC 系统数据全面、准确，为定位目标文献所在图书馆创造了便利；现代化的物流服务也是馆际互借图书顺利传输的重要保障。

目前，国内主要馆际互借与文献传递机构有：中国国家图书馆、上海图书馆、中国科学院国家科学图书馆、国家科技图书文献中心（National Science and Technology Library，NSTL）、中国高等教育文献保障系统（China Academic Library & Information System，CALIS）、中国高校人文社会科学中心（China Academic Social Sciences and Humanities Library，CASHL）。

四、科技查新

科技查新是在科技体制改革过程中萌生、发展起来的，从文献角度对科研项目的新颖性进行评价，旨在防止科研项目的低水平重复，避免人力、财力的浪费。

查新是科技查新的简称，是指具有相关资格的图书馆或信息机构为确定委托人的专利、发明及科研成果的新颖性作出鉴证的信息服务工作。要注意的是从事查新的单位应具备相关资质。查新业务资质的认证，主要有科技部、教育部、国家卫生健康委员会等相关部门的认证。此外，查新仅对委托项目的新颖性进行查证并作出结论，不涉及先进性、创造性、实用性等方面的评价。新颖性，则是指在查新委托日以前该项目需要查证的科学技术要点（即查新点）未在国内外出版物上公开发表过。

查新在科研项目新颖性判别的作用主要有两方面：在课题立项阶段，不仅可以帮助科研人员了解其研究项目的国内外动态，还能帮助科技管理部门对项目进行初步筛选；在成果鉴定和奖励申报阶段，可以帮助科技管理部门了解课题在国内外是否有相同或类似研究。可见，查新是以文献为基础，以文献检索和文献调研为手段，以检出文献为依据，并与课题查新点进行对比，对其新颖性作出结论并按照相关规范出具查新报告的一项信息服务。与一般的文献检索不同，查新有较严格的年限、范围和程序规定，对查全率、查准率均有严格要求，最后还需给出明确的结论。此外查新员、查新审核员需要通过资质认证，而一般的文献检索对检索者并无要求。

五、学科服务

学科服务是为适应新的信息环境，以用户需求为中心提出的贴近用户一线学术活动的新的服务模式。具体来说，学科服务就是按照科学研究（例如学科、专业、项目）而不再是按照文献工作流程来组织科技信息工作，使信息服务学科化而不是阵地化，使服务内容知识化而不是简单的文献检索与传递，从而提高信息服务对用户需求和用户任务的支持力度。

其内涵可以理解为：以用户知识需求为导向，开发知识资源，集成学科专业属性的知识产品，面向学科提供知识内容服务，提供增值的知识资源，集学科化、知识化、个性化于一体的服务模式。它依托学科馆员对图书馆各种信息资源进行再加工、再组织，满足特定用户和机构的知识需求，嵌入科研过程。

与传统咨询服务相比，学科服务是一种需求驱动、面向科研过程的服务。它通常采取知识化组织模式，以用户为中心，面向服务领域或机构，组建灵活的学科单元，将资源采集、加工、重组、开发、利用等工作融于学科单元之中，整合传统图书馆职能部门，使信息服务由粗放型管理转向学科化、集约化管理，以方便学科馆员提供更深入、更精细的服务。当前，其服务内容主要包括：定题服务、开发特色学科数据库、重点学科资源智能导航、个性化学科信息门户、团队化信息服务、学科竞争力分析等。

六、用户教育与培训

教育是图书馆的主要职能之一。用户教育是指图书馆有计划、有目的开展的，旨在提高用户的信息素养和检索技能，使其能充分利用图书馆及其信息资源的教育活动。当前图书馆开展的读者培训形式多样，有新生入馆教育、电子资源培训讲座，也有针对某一学科资源的专题讲座，以及为提高读者信息素养而开设的“信息素养”课程等。涉及的内容越来越广泛，不但包括图书馆资源的使用，还向信息组织、分析、评价、管理、学术道德、知识产权等方面延伸。随着技术的发展，越来越多的图书馆选择了线上培训与线下课堂相融合的培训形式，以满足用户不同的学习需求。此外，微课、微视频的出现可满足用户碎片化学习的要求，成为用户教育的重要补充形式。

七、其他服务

1. 知识产权信息服务

在创新驱动发展战略指导下，知识产权在社会发展和国际竞争力中的重要性不断凸显。高校作为科研创新大户，知识产权信息需求尤为突出。高校图书馆提供知识产权信息服务既是顺应国家政策，也是开展创新服务、增值信息，满足读者知识产权需求的新举措。通过开展知识产权信息服务，可以更好地协助科研人员对成果进行专利保护，辅助管理人员进行专利评价，发掘高价值专利，促进成果转化。目前各高校图书馆提供的服务一般包括知识产权信息素养教育、专利前置评审、专利信息检索分析服务、专利导航、嵌入科研团队的专利信息服务、决策支持专利信息服务等。

2. 决策信息服务

决策信息服务是指提供相关信息以帮助决策者就某个特定问题或需求形成某种决定，从而提高决策的科学性和规范性。服务形式主要是收集相关信息和数据，通过对数据的统计、分析、挖掘、重组等，评价现状，预测未来的走向，为管理层提供决策参考。图书馆具有海量的信息资源，专业的文献调研、文献分析技术和工具，这些正是图书馆开展决策信息服务的先天优势。目前国内部分图书馆已开展此项服务，如公共图书馆为当地政府提供决策参考信息，高校图书馆为学校管理者提供决策信息支撑等。

3. 阅读推广服务

近年来，"全民阅读，建设书香中国" 文化发展战略的提出，使阅读推广工作成为图书馆工作的新热点。阅读推广顾名思义就是推广阅读，指社会组织或个人，为促进阅读这一人类独有活动，采用相应的途径和方式，扩展阅读的作用范围，增强阅读的影响力度，使人们更有意愿、更有条件参与阅读的文化活动和事业。阅读推广是图书馆履行教育职能的重要活动。

用户阅读行为的改变、新媒体技术的崛起，使阅读推广活动呈现出形式多样化，宣传渠道多元化，同时注重活动的连贯性和延续性，打造阅读品牌等特点。推广内容不再局限于纸质读物，真人图书馆、影视作品等内容的引入，使阅读推广更立体化，更能满足用户多元化的阅读需求。

（梁丽明、顾　萍）

思考题

1. 请列举常用的电子书数据库。

2. OPAC 系统与统一检索平台对馆藏资源的检索有什么不同？

3. 某同学从图书馆查到某本书的索书号是 R363/6404，请问他该如何从书库中找到该书？

4. 某位教授准备申报国家自然科学基金，需要进行课题的文献调研以及相关申报材料的准备，请问他可能用到图书馆的哪些信息服务？

数字课程学习

教学 PPT　拓展阅读　自测题

第三章

中文文献检索系统

学习目标

通过本章的学习，学生能够准确掌握中国生物医学文献服务系统（SinoMed）的主要检索途径与结果输出方式，了解中国知网（CNKI）、万方数据知识服务平台及维普资讯中文期刊服务平台等常用中文全文数据库的收录范围与检索方法。了解NSTL、CALIS等文献传递平台的功能与使用方法。

中文生物医学文献资源是我国本学科领域科学研究的重要成果，对这类文献进行调研是开展生物医学研究的重要环节，通过检索中国生物医学文献服务系统（SinoMed）文摘型检索工具，可以全面、系统地了解所检索主题的研究情况。中国知网（CNKI）、万方数据知识服务平台及维普资讯中文期刊服务平台则是重要的检索与获取全文的平台。此外，如果所在机构无法直接下载全文，也可以通过NSTL、CALIS等文献传递平台获取中外文文献全文。

第一节　中国生物医学文献服务系统

一、概况

中国生物医学文献服务系统（SinoMed）是由中国医学科学院医学信息研究所/图书馆研制的综合性生物医学文献数据库。SinoMed自2008年起上线服务，该服务系统内整合了多种资源，包括中国生物医学文献数据库（CBM）、中国生物医学引文数据库（CBMCI）、西文生物医学文献数据库（WBM）、北京协和医学院博硕士学位论文库（PUMCD），以及中国医学科普文献数据库（CPM）。SinoMed涵盖资源丰富，学科范围广泛，具有检索、统计分析、免费获取、全文传递服务等多种功能。

SinoMed全部题录均进行主题标引和分类标引等规范化处理。主题标引的依据为美国国立医学图书馆《医学主题词表（MeSH）》（中译本）和中国中医科学院中医药信息研究所《中国中医药学主题词表》。分类标引的依据为《中国图书馆分类法·医学专业分类表》。

SinoMed的核心数据库为中国生物医学文献数据库(CBM)。CBM是检索国内生物医学领域信息资源的重要文摘型数据库,收录1978年至今国内出版的生物医学学术期刊3 120余种,其中2023年在版期刊1 550余种,文献题录总量1 290余万篇。CBM收录的学科范围涉及基础医学、临床医学、预防医学、药学、中医学及中药学等生物医学各个领域。

二、检索规则

1. 布尔逻辑运算符

通过布尔逻辑运算符AND(逻辑与)、OR(逻辑或)和NOT(逻辑非)实现检索词或代码的组合检索,三者间的优先级顺序为NOT > AND > OR。可添加圆括号改变优先级顺序,圆括号内的检索式最先运算。

2. 通配符

支持?和%两种通配符检索,通配符的位置可置词首、词中或词尾。?为单字通配符,可替代一个字符,例如输入"血?动力学",可检索出含有血液动力学、血流动力学等词的文献。%为任意通配符,可替代任意个字符,例如输入"肺%疫苗",可检索出含有肺炎疫苗、肺炎球菌疫苗、肺炎球菌结合疫苗、肺炎球菌多糖疫苗等词的文献。

3. 强制检索

检索词中含有短横线、括号、逗号等特殊符号时,可将检索词用英文半角双引号引起来,表明这些特殊符号也是检索词的一部分,如"1,25-(OH)2D3"。

三、检索途径

SinoMed的检索途径主要包括文献检索、引文检索,以及期刊检索。

1. 文献检索

按检索资源不同,SinoMed提供了跨库检索和单库检索。跨库检索是指对SinoMed整合的多个资源库同时进行检索。单库检索是指仅在某一资源(中文文献、西文文献、博硕士论文或科普文献)的子库中进行单独检索。跨库检索的文献资源更为丰富,但功能相对单库检索简单,检索字段较少。而单库检索的检索字段较多,限定内容更加全面。跨库检索和单库检索均支持4种检索方式,包括快速检索、高级检索、主题检索和分类检索。

现以SinoMed的核心数据库CBM为例,介绍文献检索的4种检索方式。

(1) 快速检索　打开"文献检索"菜单栏,选择"中文文献",即可进入CBM数据库,系统默认进入快速检索方式。可在检索框中输入一个或多个检索词,对检索词默认在数据库的全部字段执行检索。多个检索词可使用布尔逻辑运算符AND、OR、NOT进行运算。若多个检索词之间以空格分隔,则默认为AND运算。快速检索也支持单字通配符(?)和任意通配符(%)检索。

在快速检索内,还集成了智能检索功能。智能检索是基于自由词-主题词转换表,能将输入的检索词转换成表达同一概念的一组词的一种检索方式,即自动实现检索词、检索词对应的主题词，以及该主题词所含下位词的同步检索。如输入“老年性痴呆”，系统将用“老年性痴呆”“阿尔茨海默病”“Alzheimer Disease”“阿尔茨海默型老年性痴呆”“原发性老年退行性痴呆”等表达同一概念的一组词进行同步检索。

（2）高级检索　高级检索适用于分步骤完成相对复杂课题的检索。每次可允许输入多个检索词构建检索表达式，还可执行各种条件的限定检索。

高级检索的具体步骤如下：

1）进入 CBM 的高级检索页面，可先在左侧下拉菜单中选择所需字段（默认为“常用字段”）。共有 22 个字段可供选择。

其中“常用字段”由中文标题、摘要、关键词、主题词 4 个检索项组成。“核心字段”由中文标题、关键词、主题词 3 个检索项组成。“核心字段”与“常用字段”相比，剔除了“摘要”项，可进一步提高查准率。

2）在所选字段后的检索框内输入检索词，多个检索词之间可使用布尔逻辑运算符 AND、OR、NOT 进行组配。还可根据需要，选择对检索词是否进行智能检索或精确检索（图 3-1）。

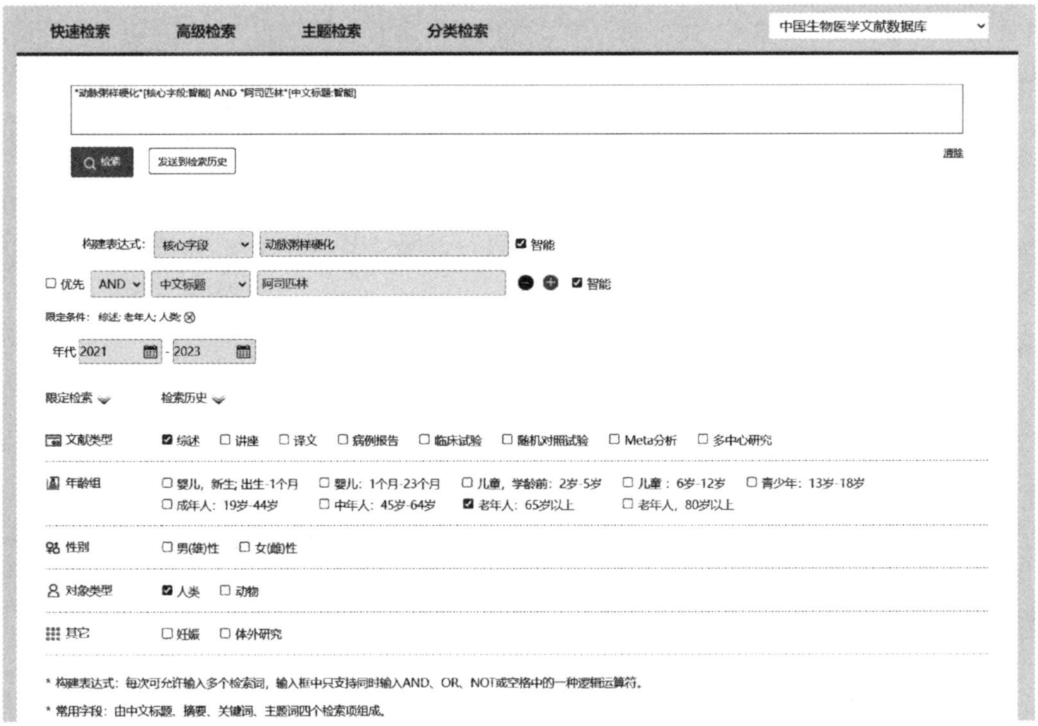

图 3-1　CBM 高级检索界面

智能检索，实现检索词及其同义词（含主题词）的扩展检索，适用于“常用字段”“全部字段”“核心字段”“中文标题”“英文标题”“摘要”“关键词”字段。

精确检索，即输入的检索词与命中文献的检索字符串完全匹配，适用于“特征词”“分类号”“作者”“第一作者”“通讯作者”“第一作者单位”“通讯作者单位”“刊名”“期”“ISSN”字段。

若将“精确”检索取消勾选，则执行模糊检索。模糊检索也称包含检索，输入的检索词包含在命中文献的检索字符串中即可。例如采用模糊检索功能来查找作者“张敏”的文献，则可检索出作者名为“张敏”“张敏如”“张敏琳”等的文献。与精确检索相比，模糊检索能够扩大检索范围。

另外，针对作者单位、第一作者单位、通讯作者单位、刊名、基金字段，具有输入词（规范名称）提示功能；针对作者、第一作者、通讯作者字段，具有关联规范机构名称的提示功能。输入词提示和关联词提示功能有助于提升作者、机构、期刊、基金检索的准确性与全面性。

3）可点击打开“限定检索”菜单，根据检索需求，对文献出版年代、文献类型、年龄组、性别、对象类型等方面加以限定。限定条件按内容划分为若干组（如文献类型、年龄组），组内关系为 OR，组间关系为 AND。限定检索可减少二次检索操作，提高检索效率。如未设置任何限定检索条件，系统默认在全部范围内检索。

4）点击“检索”按钮执行检索，显示检索结果。

（3）主题检索　主题检索是指采取规范化的主题词，基于主题概念进行检索。相较于自由词检索，主题检索既能提高查全率也能提高查准率。

主题检索的具体步骤如下：

1）确定主题词。进入 CBM 的主题检索页面，在检索框中输入检索词（或检索词的词语片段），点击“查找”，系统会显示与该检索词相关的款目词和主题词列表，可从主题词列表中选择合适的主题词。也可使用页面右侧的“主题导航”模块，逐级定位至所需主题词。

2）组配副主题词。选择主题词并打开主题词注释详细页面后，可以进一步选择副主题词。副主题词是对主题词的进一步限定，使检索出的文献仅限于主题词的某一方面，以提高检索的查准率。例如对于主题词“糖尿病”，选择副主题词“药物疗法”，表示检索有关糖尿病药物治疗的文献。

在主题词注释详细页面（图 3-2），可细览该主题词可组配的副主题词列表、主题词的英文名称、款目词、主题词详解、所在的树形结构等信息。可从副主题词列表中选择合适的一个或多个副主题词进行组配，以进一步提高检索结果的专指度和准确性，如果选择多个副主题词，它们之间的逻辑关系为 OR。

在副主题词列表中，有部分副主题词后面带有（+）标识，表示这些副主题词具有下位词。如副主题词“流行病学”，下位词包括：人种学、死亡率。默认采用扩展副主题词检索，即对该副主题词及其下位词进行检索。也可根据需求选择非扩展检索，非扩展检索仅限于对当前副主题词的检索。

需要说明的是，副主题词并非必选项，副主题词个数的选择也需结合实际检索需求。在无法确定合适的副主题词时，也可不做勾选。

3）选择是否“加权检索”“扩展检索”。在副主题词列表上方设有“加权检索”和“扩展检索”两个限定条件选项。

4）点击“发送到检索框”按钮，系统会在检索框中自动生成检索式。

5）若检索课题涉及多个主题词，则需要进行多个主题词的组配检索。可使用逻辑运

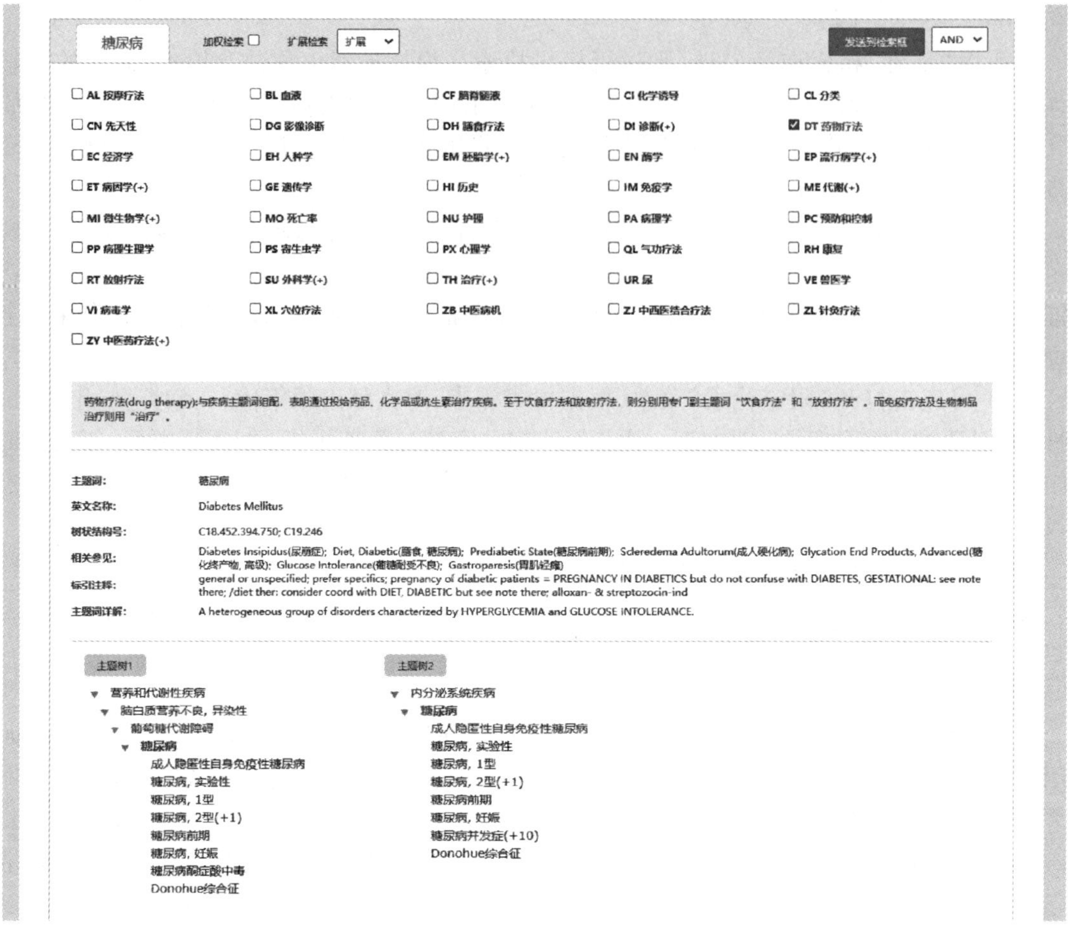

图 3-2　CBM 主题词注释详细界面

算符 AND、OR、NOT，构建检索表达式（图 3-3）。

具体的操作方法是：①在页面上方的检索框中输入第二个检索词，点击“查找”按钮；②从主题词列表中选择恰当的主题词；③根据检索需求，组配副主题词；④选择是否“加权检索”“扩展检索”；⑤从逻辑组配选择框中选择 AND、OR 或 NOT；⑥点击“发送到检索框”按钮；⑦若有更多的主题词需要组配，重复步骤①～⑥。

除此之外，关于多个主题词组配检索的方法，也可通过主题检索页面逐条检索每一个主题词，再通过检索历史页面完成主题词之间的逻辑组配。

6）点击“检索”按钮，即可执行主题检索，跳转至检索结果显示页面。

（4）分类检索　分类检索是指从文献所属的学科角度，通过分类号或分类名进行检索。分类法具有很好的层次性和系统性，具有族性检索功能。SinoMed 的分类检索途径包括类名和分类导航，可通过选择是否扩展、是否复分，使检索结果更符合需求。

分类检索的步骤如下：

1）在检索框中输入学科类名后点击“查找”，页面会列出所有相关分类名，浏览并点击合适的分类名（图 3-4）；也可通过分类导航逐级展开，定位至具体类目，点击所需分类名。

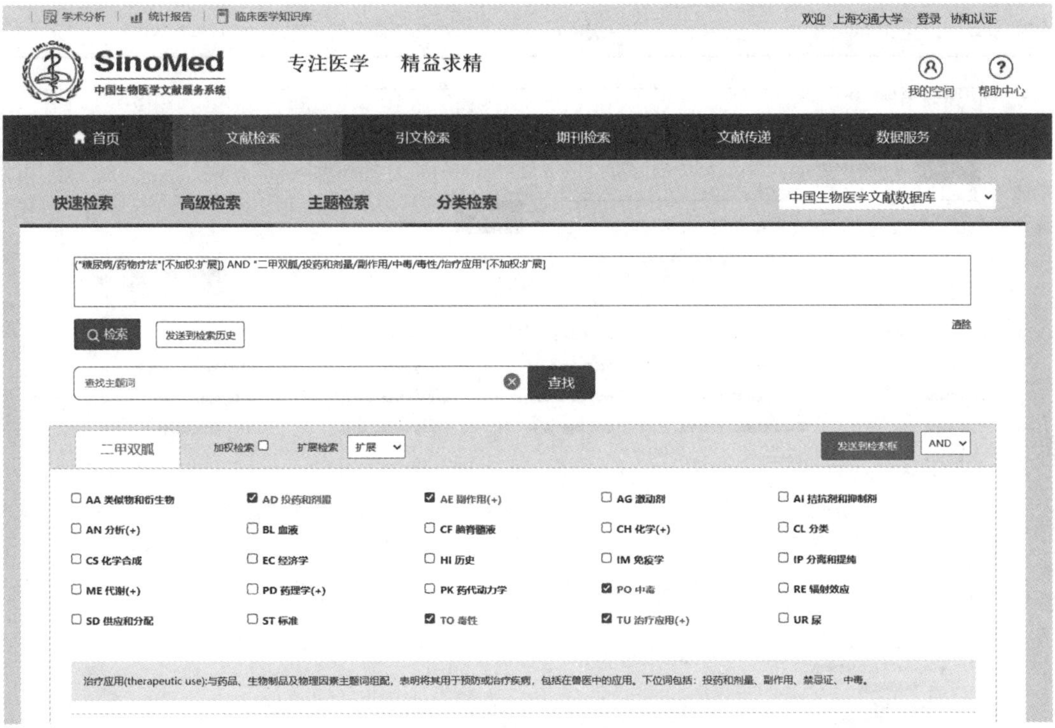

图 3–3　CBM 主题词组配检索界面

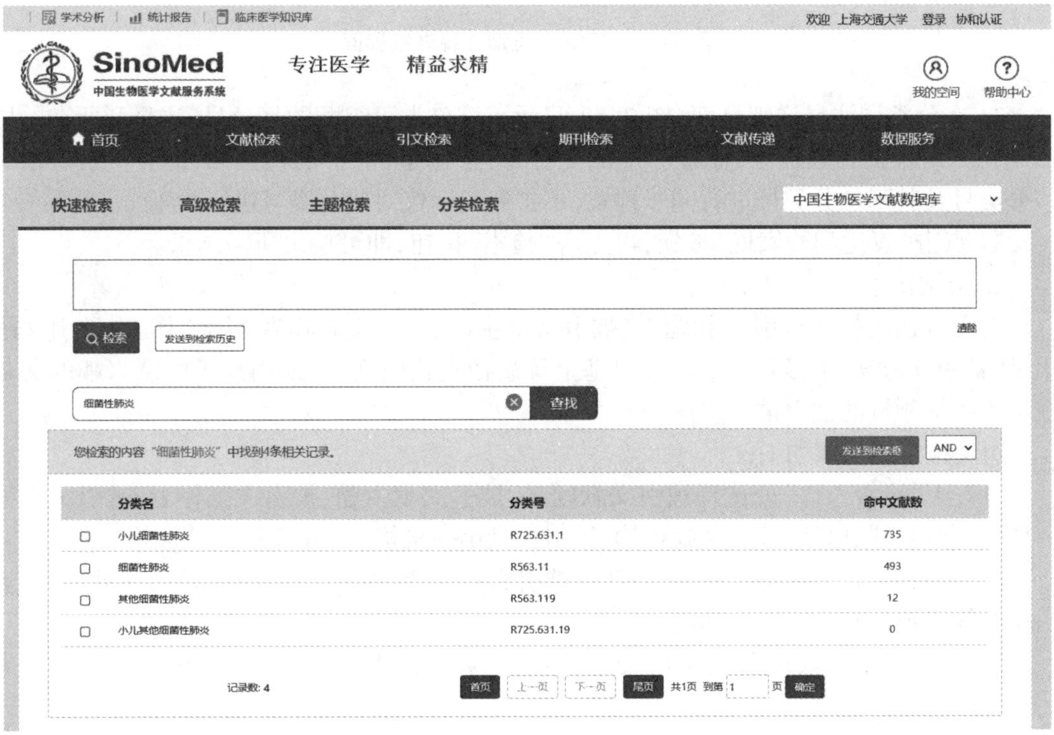

图 3–4　CBM 分类检索界面

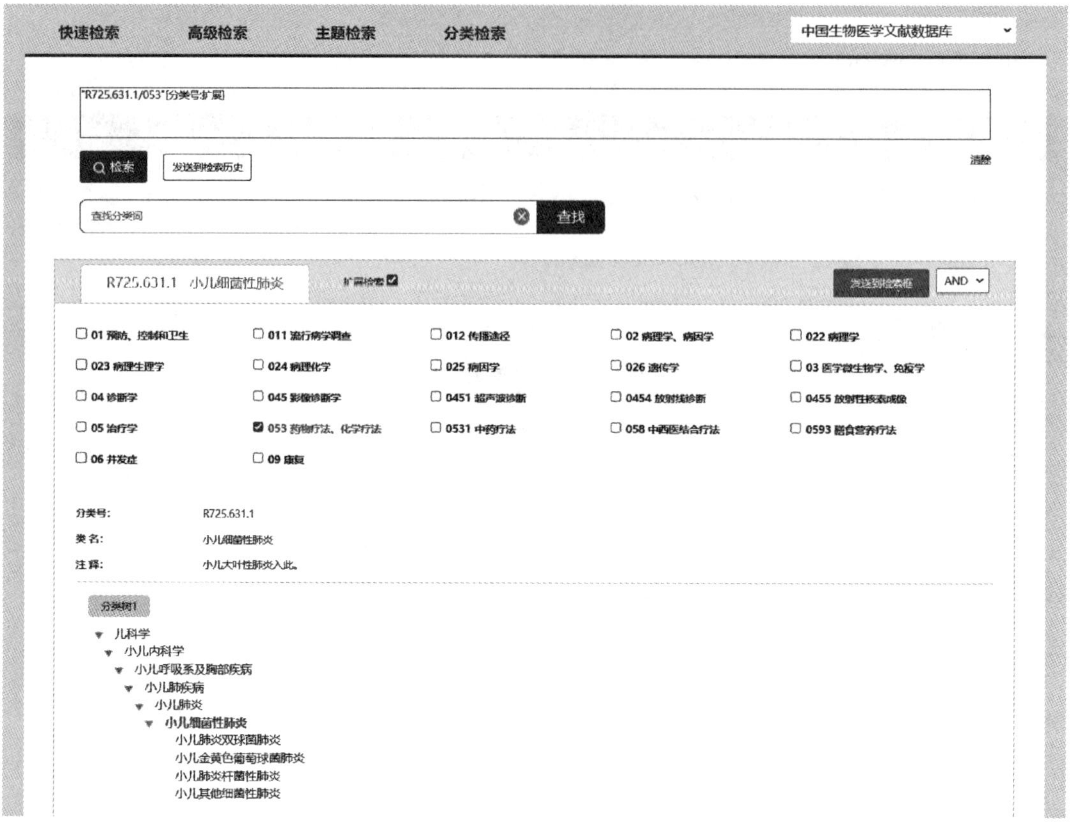

图 3-5　CBM 分类词注释详细界面

2）在分类词注释详细页面（图 3-5），显示了该分类可组配的复分号、注释和所在的树形结构。可根据检索需要，添加相应的复分号，选择是否“扩展检索”。扩展检索表示对该分类号及其下位分类号进行同步检索，不扩展表示仅对该分类号进行检索。

3）点击“发送到检索框”按钮，再点击“检索”按钮，即可检出所需结果。

2. 引文检索

引文检索支持从被引文献题名、被引文献主题、被引文献作者 / 第一作者、被引文献出处、被引文献机构 / 第一机构、被引基金等途径查找引文，帮助用户了解感兴趣的文献在生物医学领域的被引情况。

引文检索的步骤如下：

（1）从“检索入口”处选择被引文献题名、被引文献主题、被引文献作者、被引文献第一作者、被引文献出处、被引文献机构、被引文献第一机构、被引基金。

（2）输入检索词，点击“检索”。针对被引文献作者、被引文献机构、被引文献出处、被引基金检索项具有智能提示功能。

（3）根据需求，限定发表年代或施引年代范围，点击“检索”，即可查看到所需结果（图 3-6）。

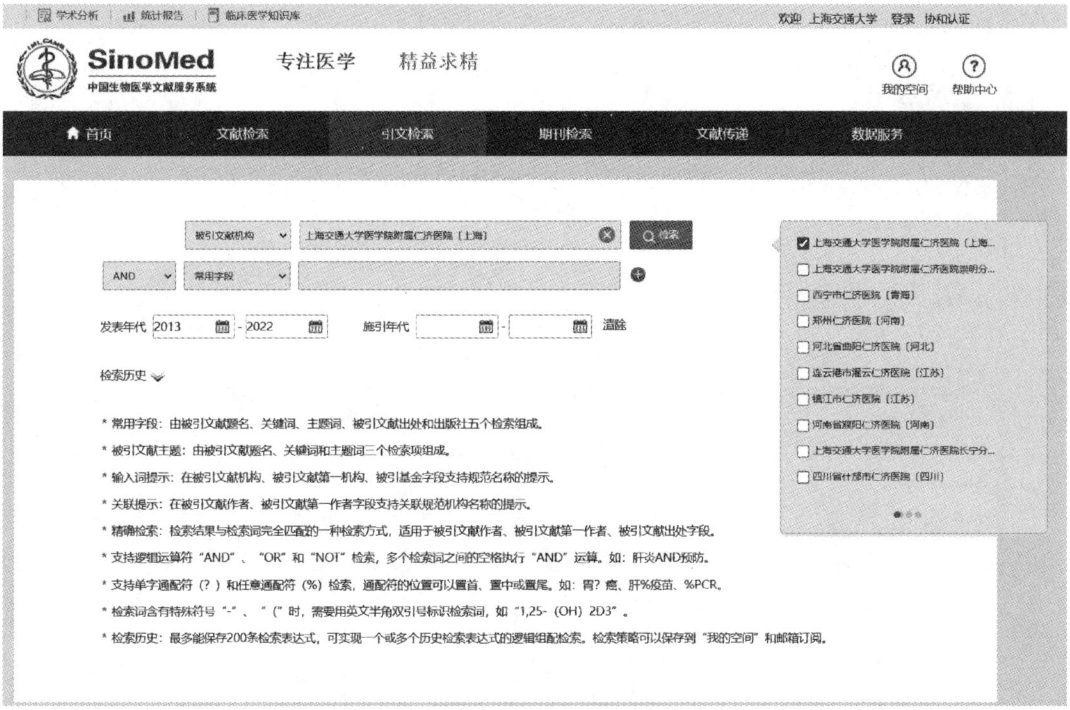

图 3-6　SinoMed 引文检索界面

引文检索还具有引文追踪功能。在引文检索结果页面，勾选一篇感兴趣的命中文献，点击“引文追踪”按钮，即可查看该文献的总被引频次、年均被引频次、近 5 年被引情况等信息。

引文检索也支持创建引文报告功能，包括引文分析报告和查引报告。

引文分析报告，点击引文检索结果页面左上角的“创建引文报告”按钮，即可对检索结果的所有引文进行分析，生成引文分析报告（图 3-7）。引文分析报告由命中文献集的发文时间分布和被引时间分布、引证综合指标统计（包括总被引频次、篇均被引频次、h 指数）及文献近 5 年被引情况统计三部分组成。

查引报告，点击引文报告页面右上角的“查引报告”按钮即可一键生成。查引报告包括检索条件、被引概览、被引明细及附件。

3. 期刊检索

期刊检索是从期刊途径获取文献的方法。SinoMed 期刊检索支持对中文学术期刊、科普期刊，以及西文学术期刊进行一站式整合检索。通过期刊检索，可以直接查看某期刊在某年、某卷期上刊登的文献，也可了解该刊的有关信息，如创刊年、ISSN、分类号、主题词、出版单位、编辑部地址、电子邮箱等。

期刊检索的步骤如下：

（1）从“检索入口”处选择刊名、出版地、出版单位、期刊主题词或者 ISSN。

（2）输入检索词，点击“查找”。

（3）从显示的期刊列表中查找所需期刊，点击刊名进入该刊详细信息页面（图 3-8）。

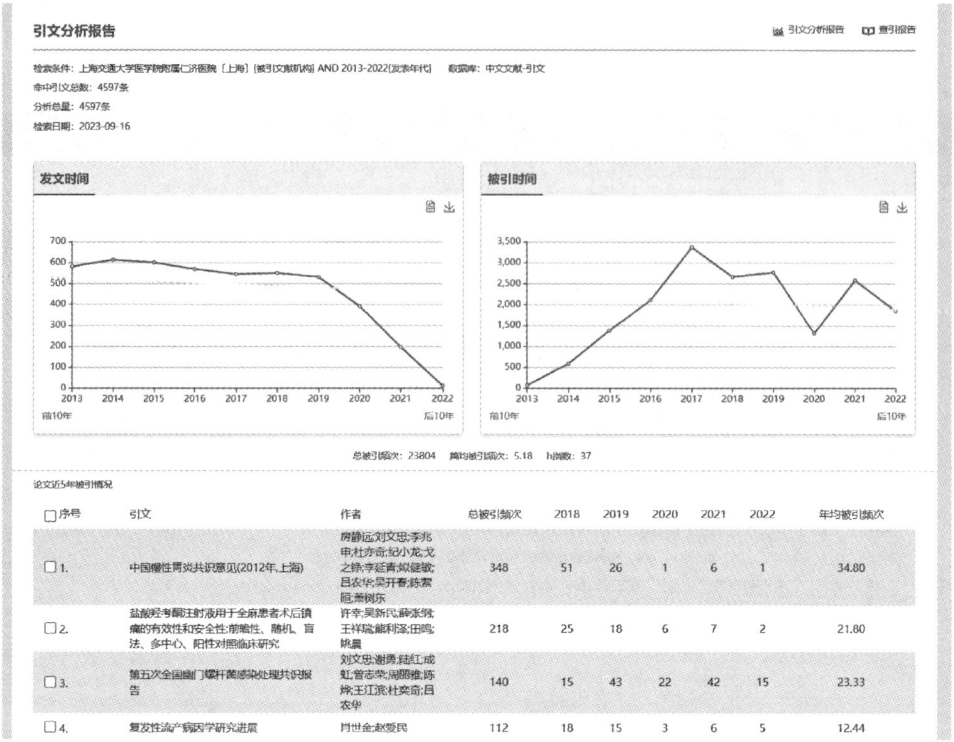

图 3-7　SinoMed 引文分析报告

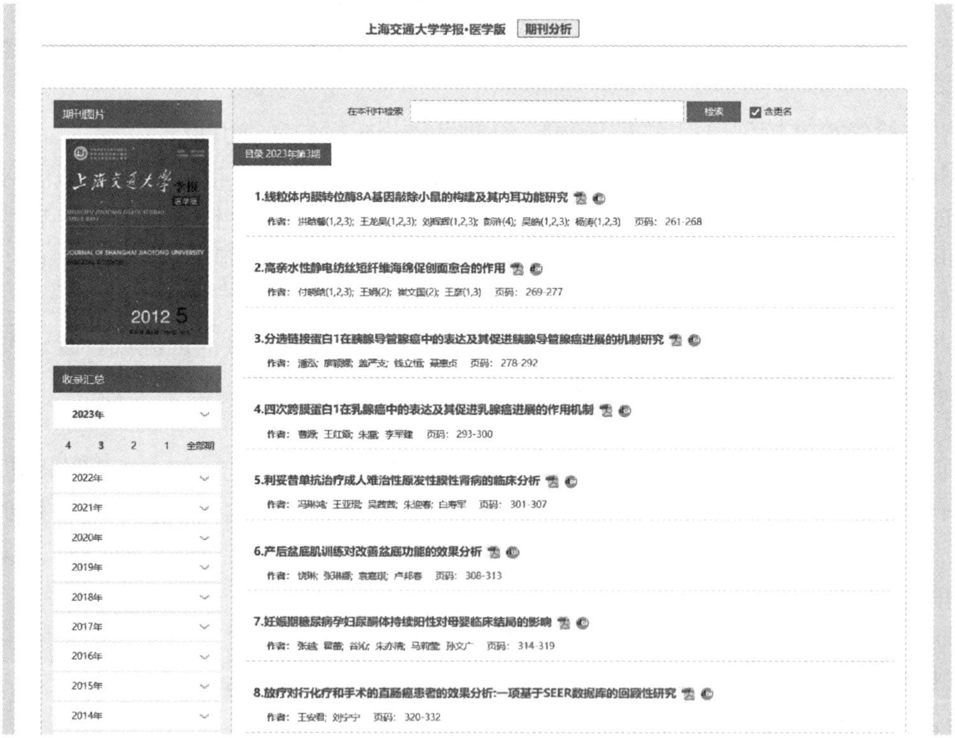

图 3-8　SinoMed 期刊详细信息界面

(4) 根据需求，选择出版年份、期，浏览文献。

另外，也可通过"期刊首字母导航"逐级查找、浏览期刊。

四、检索结果处理

1. 检索结果显示

在 CBM 数据库的文献检索结果概览页面(图 3-9)，支持检出文献以多维度分类显示，可以按照"全部""核心期刊""中华医学会期刊"，或"循证文献"查看检索结果。其中，"核心期刊"选项表示被《中文核心期刊要目总览》或《中国科技期刊引证报告》收录的期刊中的文献；"中华医学会期刊"选项表示由中华医学会编辑出版的医学期刊中的文献；循证文献则指系统对检索结果进行循证医学方面的限定后，所得出的命中文献。

对于检索结果的显示，还可以设置显示格式(题录、文摘)、每页显示条数(20 条、50 条、100 条)、排序规则(入库、年代、作者、期刊、相关度、被引频次)，并可以进行翻页操作和指定页数跳转操作。

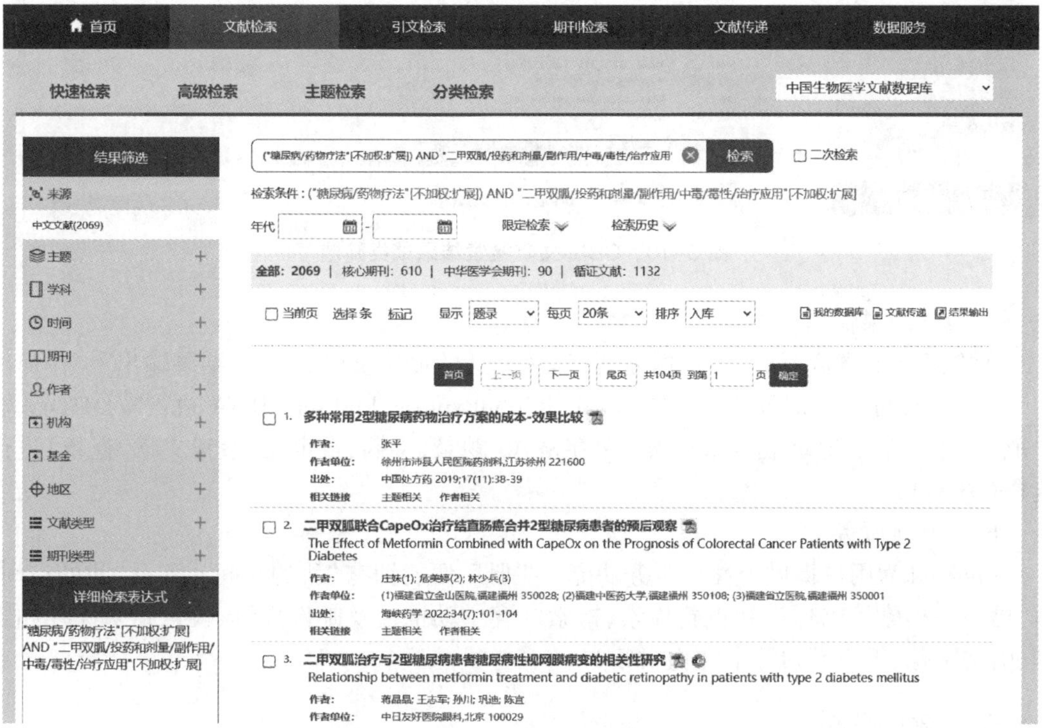

图 3-9 CBM 文献检索结果概览界面

2. 检索结果聚类筛选

CBM 文献检索结果概览页面的左侧为"结果筛选"栏，可对检索结果按照"来源""主题""学科""时间""期刊""作者""机构""基金""地区""文献类型""期刊类型"等维度进行聚类筛选。点击每个维度右侧的"+"，还可展示该维度下各个聚类的统计结果数量(图3-10)。可勾选一个或多个聚类项进行过滤操作,根据需要对检索结果进行筛选精炼。

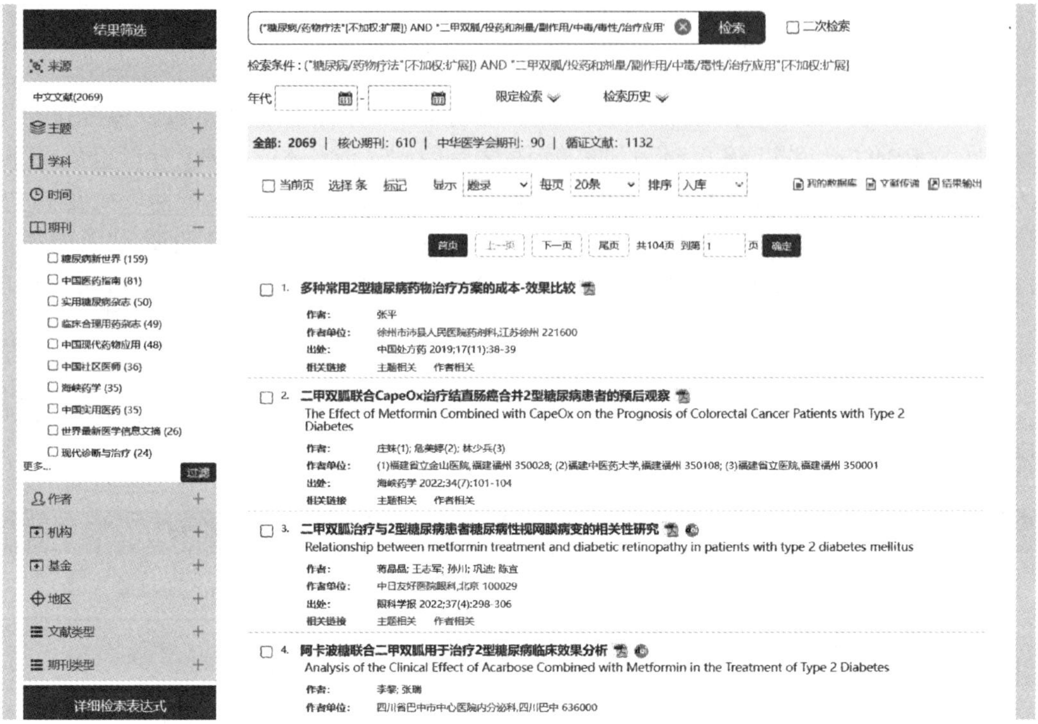

图3-10　CBM文献检索结果聚类筛选

3. 检索结果输出

在检索结果概览页面,可根据需要,勾选合适的命中文献,点击“结果输出”。在弹出的对话框内,可分别对输出方式(SinoMed、NoteExpress、EndNote、RefWorks、NoteFirst)、输出范围(单次输出记录最多500条)、保存格式(题录、文摘、自定义、参考文献、查新)进行选择(图3-11)。

4. 个性化服务

SinoMed为用户提供个性化服务功能。注册后便能拥有“我的空间”,登录“我的空间”后,可享有检索策略保存和重新检索、检索内容主动推送及邮件提醒、检索结果保存和管理、引文跟踪、用户反馈等个性化服务。

五、案例分析

利用SinoMed查找厄贝沙坦治疗老年高血压的中文文献,了解此研究每年的发文量,以及检索获国家自然科学基金支持的文献。

步骤一:利用“主题检索”途径,获取高血压药物治疗的相关文献。

(1)点击“文献检索”,选择“中文文献”,进入CBM数据库。

(2)点击“主题检索”,进入主题检索页面。

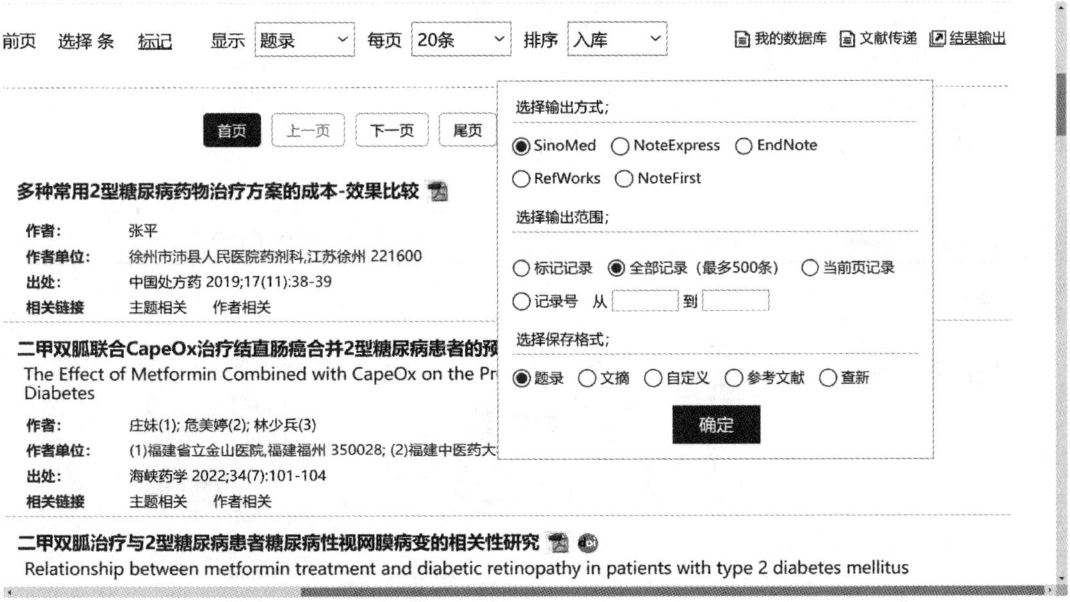

图 3-11　CBM 文献检索结果输出

（3）输入检索词“高血压”，点击“查找”，进入相关主题词列表页面（图 3-12）。

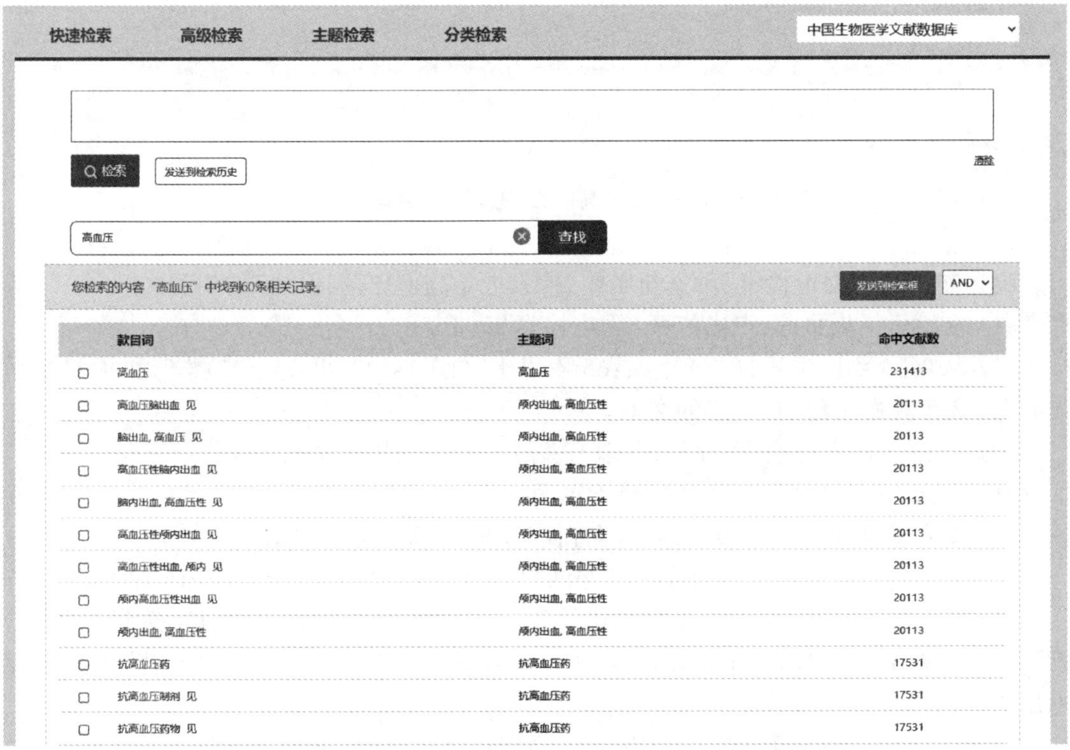

图 3-12　CBM“高血压”相关主题词列表

（4）在主题词列表中选择对应的主题词“高血压”，进入主题词注释详细页面。

（5）在“高血压”主题词注释详细页面，不选择“加权检索”（默认）；选择“扩展检索”（默认）；在副主题词列表中选择“药物疗法”（图 3–13），点击“发送到检索框”，再点击“检索”，页面将显示出有关“高血压药物疗法”的文献。

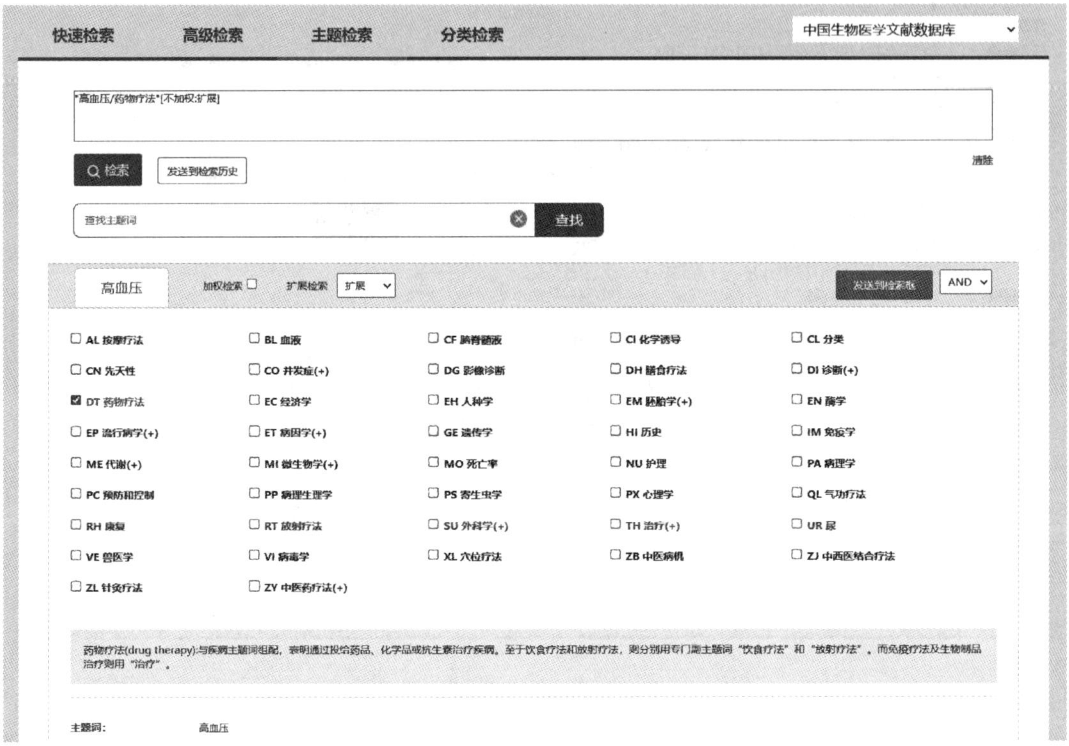

图 3–13　CBM“高血压”主题词注释详细界面

步骤二：利用“限定检索”筛选年龄组，检索老年高血压药物治疗的相关文献。

（1）在检索结果页面，点击打开“限定检索”菜单。

（2）从“年龄组”中选择“老年人：65 岁以上”（图 3–14），再点击“检索”，页面将显示出有关“老年高血压药物疗法”的文献。

步骤三：利用“主题检索”途径，获取有关厄贝沙坦的相关文献。

（1）点击“主题检索”，进入主题检索页面。

（2）输入检索词“厄贝沙坦”，点击“查找”，进入相关主题词列表页面。

（3）在主题词列表中选择对应的主题词“厄贝沙坦”，进入主题词注释详细页面。

（4）在“厄贝沙坦”主题词注释详细页面，不选择“加权检索”（默认）；选择“扩展检索”（默认）；副主题词不做选择，点击“发送到检索框”（图 3–15），再点击“检索”，页面将显示出“厄贝沙坦”的相关文献。

步骤四：通过“检索历史”，用逻辑算符“AND”将检出的“老年高血压药物疗法”相关文献和“厄贝沙坦”相关文献进行逻辑组配。

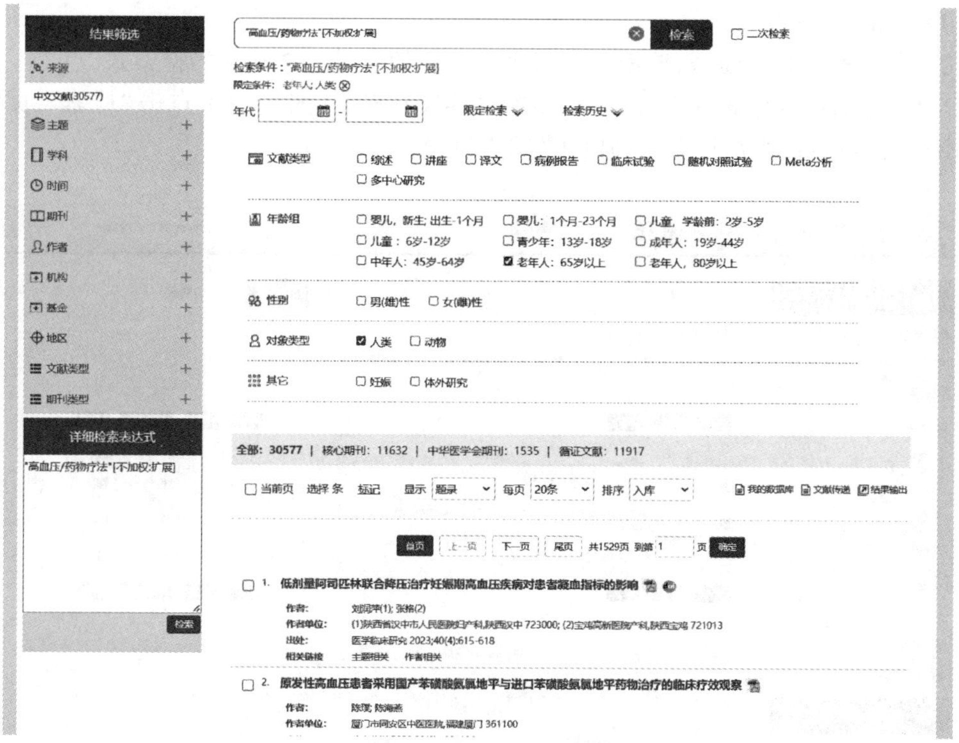

图 3–14　CBM 限定检索

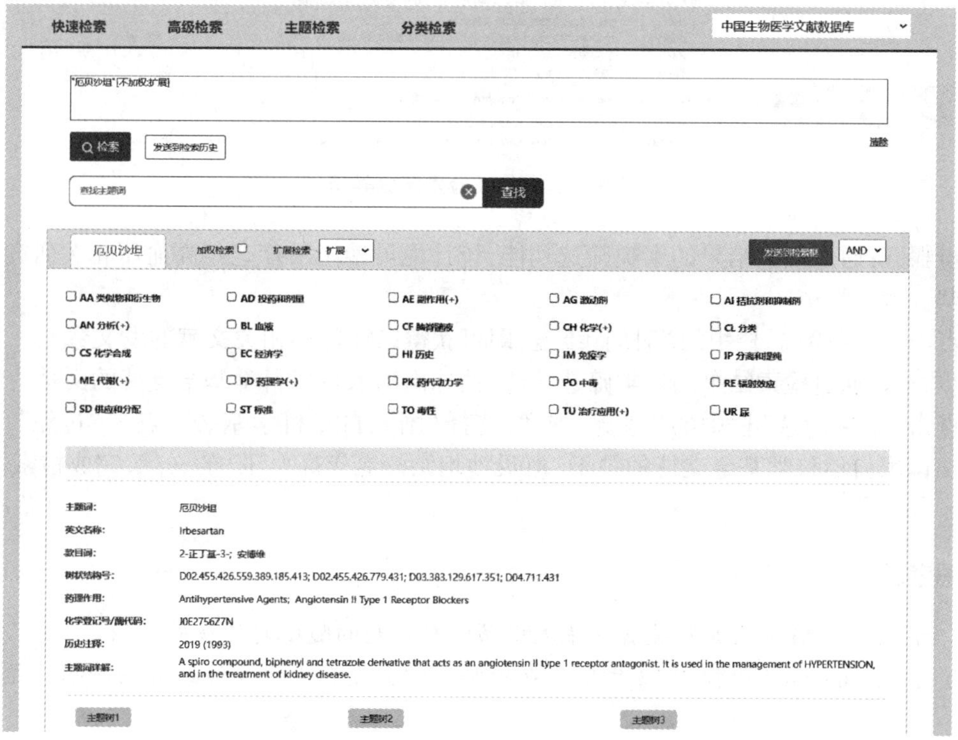

图 3–15　CBM“厄贝沙坦”主题词注释详细界面

（1）点击“检索历史”。

（2）在检索历史页面，勾选需要进行逻辑运算的序号为 2 和 3 的检索式，点击逻辑算符“AND”，自动在检索框中生成检索式“(#3) AND (#2)”（图 3-16），点击“检索”，页面将显示出有关“厄贝沙坦治疗老年高血压”的文献。

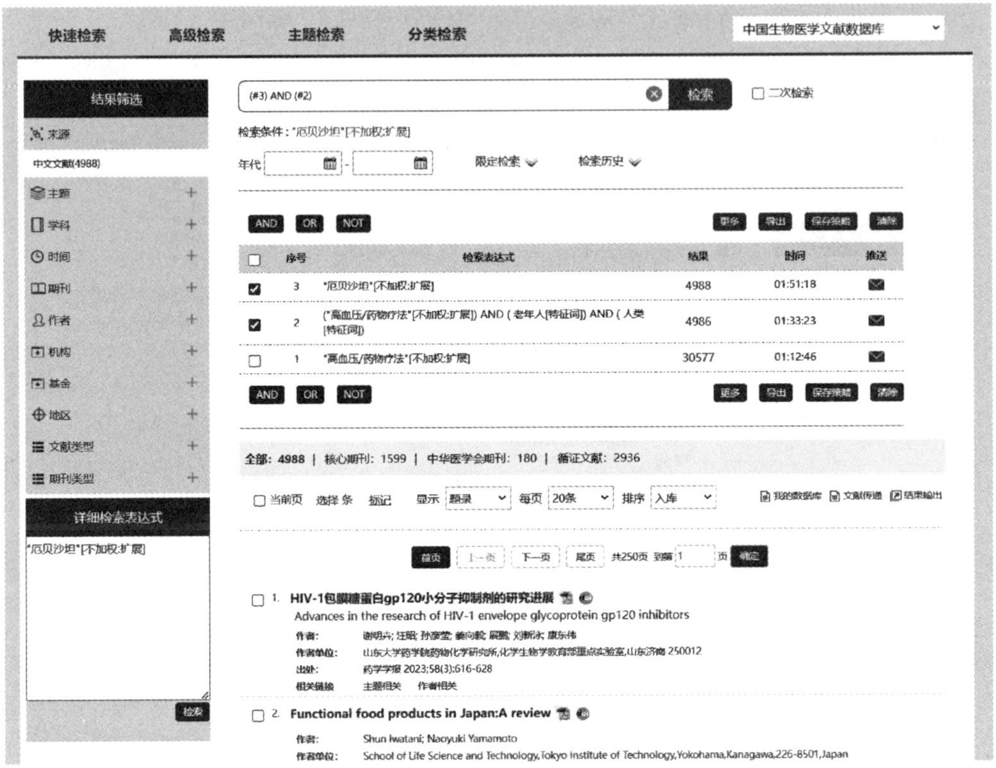

图 3-16　CBM 检索历史界面

步骤五：通过检索结果的聚类筛选功能，统计厄贝沙坦治疗老年高血压相关研究的发展趋势。

点击“结果筛选”栏中的“时间”维度，即可获得以往每年相关文献的发文数量。

步骤六：通过检索结果的聚类筛选功能，精炼由国家自然科学基金支持的文献。

点击“结果筛选”栏中的“基金”维度，选择“国家自然科学基金”，点击“过滤”，即可获取由国家自然科学基金支持的关于“厄贝沙坦治疗老年高血压”的文献，完成检索。

（仇晓春）

思考题

1. 利用 SinoMed 检索有关青少年近视预防与控制的随机对照试验文献。

2. 利用 SinoMed 检索 2023 年发表在中华医学会期刊上主要论述直肠肿瘤遗传学的文献。

第二节 中国知网

一、概述

中国知网(China National Knowledge Infrastructure,CNKI)是由清华大学、清华同方发起组织实施的中国知识基础设施工程。中国知网系列数据库包括中国学术期刊(网络版)、中国学术辑刊全文数据库、中国博士学位论文全文数据库、中国优秀硕士学位论文全文数据库、国际会议论文全文数据库、中国重要会议论文全文数据库、中国重要报纸全文数据库、中国年鉴网络出版总库、中国工具书网络出版总库等多种数据库。

(1) 中国学术期刊(网络版) 是第一部以全文数据库形式大规模集成出版中国学术期刊文献的电子期刊,是国家学术期刊权威性文献检索工具和网络出版平台,基本完整收录了我国的全部学术期刊,覆盖所有学科的内容。累计收录国内1915年至今(4 739种期刊收录回溯至创刊)出版的8 400余种学术性(含英文版)期刊,包括基础与应用基础研究、技术研究、工程研究、工程与项目管理、技术开发、实用工程技术、行业技术发展与评论、高级科普、学科教育教学类期刊。核心期刊、重要评价性数据库来源期刊完整率高于98%,其他学术期刊完整率高于93%。

网络首发是指先将论文网络出版,按出版网址和发布时间确认论文首发权,之后将论文以期刊印刷版的方式出版。按照首发时的编辑状态分为3种:录用定稿、排版定稿、整期汇编定稿。2022年,中国知网遴选学术影响力在Q1、Q2区的高质量期刊及学科特色期刊开展网络首发,年网络首发文献量18万篇,提升了高质量学术期刊的传播时效性。

(2) 中国学术辑刊全文数据库 收录自1979年至今在国内出版且由学术机构定期或不定期出版的成套论文集,辑刊的编辑单位多为高等院校和科研院所。收录国内出版的重要学术辑刊1 100余种,内容覆盖十大学科专辑:基础科学、工程科技Ⅰ、工程科技Ⅱ、农业科技、医药卫生科技、哲学与人文科学、社会科学Ⅰ、社会科学Ⅱ、信息科技、经济与管理科学。

(3) 中国博士学位论文全文数据库 收录1984年至今的国内520家博士培养单位(涉及国家保密的单位除外)的博士学位论文,内容覆盖基础科学、工程技术、农业、医学、哲学、人文、社会科学等各个领域,是目前国内资源完备、质量上乘、连续动态更新的中国博士学位论文全文数据库。

(4) 中国优秀硕士学位论文全文数据库 收录1984年至今的国内790家硕士培养单位的硕士学位论文,内容覆盖基础科学、工程技术、农业、医学、哲学、人文、社会科学等各个领域。

(5) 国际会议论文全文数据库 收录1981年至今由国内外3 500余家授权单位推荐的9 500余次国际学术会议的论文,以及会议的音像视频。文献来源于国际组织在中国境内外主办的学术性会议,高校重点实验室、研究中心及院系主办的国际会议,国内学会及其分会、专业委员会主办的国际会议。

(6) 中国重要会议论文全文数据库 收录了由国内外3 500余家授权单位推荐的

3.2 万余次国内重要学术会议的论文，收录完整率达 90% 以上。

（7）中国重要报纸全文数据库　收录 2000 年以来中央级各类报纸，各省、自治区、直辖市及其他地市级城市党报，以及面向全国公开发行的具有一定影响力的特色重要行业性报纸 500 余种。

（8）中国年鉴网络出版总库　收录 1949 年至今各种年鉴及相关资料 5 400 余种，共计 44 000 余册。内容覆盖基本国情、地理历史、政治军事外交、法律、经济、科学技术、教育、文化体育事业、医疗卫生、社会生活、人物、统计资料、文件标准与法律法规等各个领域。

（9）中国工具书网络出版总库　收录我国 200 多家出版社正式出版的 12 000 多部工具书，收录资源类型分语言文字类工具书、资料类工具书、检索性工具书三大类，语言文字类工具书包括古汉语、现代汉语、翻译、熟语、方言、语法辨析、少数民族语言等，资料类工具书包括手册、专科辞典、百科全书、专著、史书、科技图录、医学图谱、年表、志书、类书等，检索性工具书包括目录和索引。

在中国知网首页一框式检索平台，可通过点击“学术期刊”“学位论文”“会议”“报纸”“年鉴”等分别进入学术期刊库、学位论文库、会议论文库、中国重要报纸全文数据库、中国年鉴网络出版总库等（图 3-17）。在学术期刊库中点击“期刊导航”，可查询中国学术期刊（网络版）收录期刊；在学位论文库中点击“学位授予单位导航”，查询所收录博硕士论文的授予单位；在会议论文库中点击“会议导航”，可查询收录会议论文集、会议名称、主办单位等；在中国重要报纸全文数据库中点击“报纸导航”，可按报纸名称、国内统一刊号等字段查询收录报纸；在中国年鉴网络出版总库中点击“年鉴导航”，可按条目信息、编者、年鉴信息查询收录年鉴。

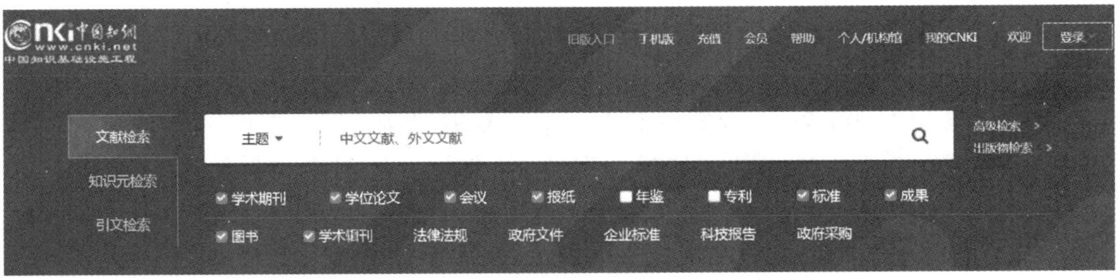

图 3-17　中国知网子数据库列表

二、检索规则

1. 布尔逻辑算符

通过布尔逻辑算符 AND（逻辑与）、OR（逻辑或）和 NOT（逻辑非）组配检索词，用于不同字段间的逻辑关系运算。

注意：

（1）逻辑运算符 AND（与）、OR（或）、NOT（非）前后要有空格。

（2）可自由组合逻辑检索式，优先级需用英文半角括号确定。

2. 复合运算符

复合运算符包括符号 *(与)、+(或)、-(非),主要用于在一个字段中表示检索词之间的逻辑关系,可以表达复杂的检索语句。

注意:

(1) 输入运算符 *(与)、+(或)、-(非)时,前后要有空格。

(2) 多个复合运算符组合可以用英文半角括号来改变运算顺序。

3. 匹配运算符

匹配运算符包括符号 =(精确检索)、%(模糊检索)、%=(相关检索),表示检索字段与检索词之间精确、模糊的关系。= 检索词:检索与检索词相等或完整包含检索词的记录;% 检索词:检索完整包含检索词或包含检索词分词的记录。%= 检索词:检索主题与检索词相关的文献。

三、检索途径

(一) 总库检索

中国知网将检索功能浓缩至"一框"中,根据不同检索需求合理组配不同的检索机制和匹配方式,实现一框式检索,既体现智能检索优势,同时保证检索结果兼顾查全率和查准率。 一框式检索平台深度整合海量的中外文文献,包括 90% 以上的中国知识资源,如学术期刊、学位论文、会议、报纸、年鉴、专利、标准、成果、图书等资源类型,累计中外文文献量逾 5 亿篇,其中包括来自 80 余个国家和地区,900 多家出版社的 8 万余种期刊(覆盖 JCR 期刊的 96%,SCOPUS 的 90% 以上)、百万册图书等。

1. 一框式检索

中国知网一框式检索分为三类检索:文献检索、知识元检索、引文检索。文献检索是指在总库中进行检索,即在学术期刊、学术论文、会议、报纸、标准、成果、图书等数据库中进行检索,默认在以上数据库中检索。知识元检索是指在工具书、手册、百科、图片、统计数据等数据库中进行检索,默认在工具书里进行检索。引文检索是指在中国引文数据库中检索。

文献检索需首先选择检索范围(子数据库:学术期刊、学术论文、会议、报纸等),再选择检索字段(主题、篇关摘、关键词、篇名、全文、作者等),在检索框内输入检索词,点击检索按钮或键盘回车,执行检索(图 3-18)。

中国引文数据库是基于 CNKI 源数据库文献的参考文献和文献注释建立的一个规范的引文数据库,涵盖期刊(中外文)、博硕士学位论文、国内 / 国际会议论文、图书、专利、标准、年鉴、报纸等文献类型的引文,可以揭示各种类型文献之间的相互引证关系。在一框式检索平台,可在被引主题、被引题名、被引关键词、被引摘要、被引作者、被引单位、被引文献来源字段中进行检索。点击"高级检索",可实现以下检索功能:

(1) 来源文献检索　通过"来源文献检索"可以检索全部来源数据。针对来源文献检索结果,支持文献导出、检索结果分析等操作。

(2) 被引文献检索　提供被引文献检索、被引作者检索、被引机构检索、被引期刊检索、被引基金检索、被引学科检索、被引地域检索、被引出版社检索等检索途径,还提供高

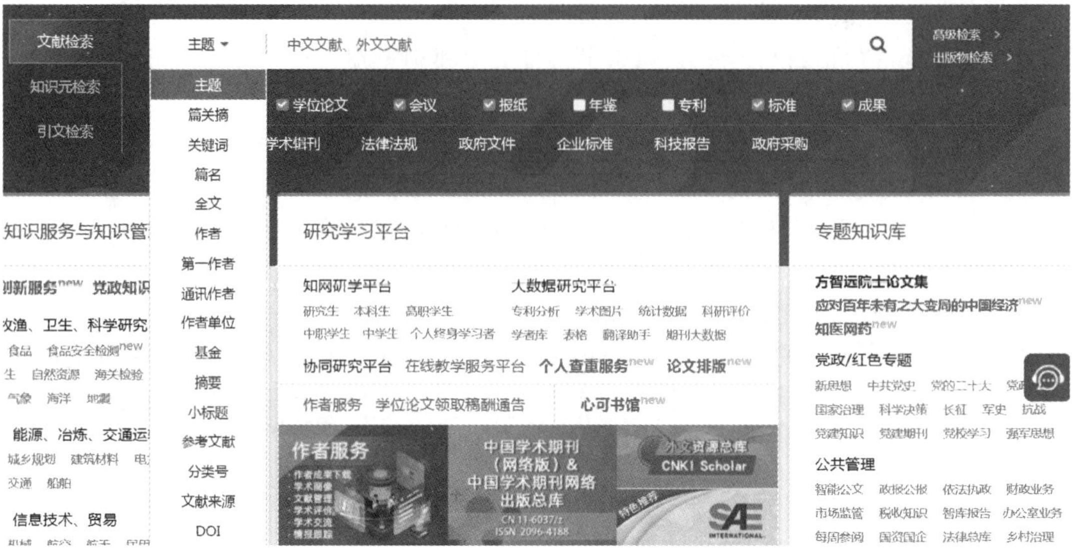

图 3-18　中国知网一框式检索平台

级检索、专业检索等多种检索模式。针对检索结果，可以进行文献导出、被引文献分析、引证文献分析、生成引证报告等操作。

（3）数据分析器　提供作者、机构、期刊、基金、学科、地域、出版社分析器，作者、基金等分析器可进行单对象指标分析，机构、期刊分析器可进行单对象和多对象指标比较分析，可用于分析发文、被引、下载等系列指标的统计信息，是科研人员和管理机构的得力助手。

（4）参考文献分析、推荐经典文献检索　可进行高级检索和专业检索。高级检索可进行主题、题名、关键词、摘要、中图分类法、作者、第一作者、作者单位字段的检索，逻辑组配关系为并且、或者、不含，同时可对出版年、被引频次、文献来源、支持基金进行限定。专业检索需构建检索表达式进行检索。

2. 检索推荐

数据库平台根据输入的检索词提供智能推荐和引导功能。检索时可根据提示进行选择，以便得到更精准的结果。使用智能推荐或引导功能后，不可在检索框内进行修改，修改后可能得到错误的结果或得不到检索结果。

中国知网一框式检索途径中，输入检索词，自动进行检索词补全提示，适用于主题、篇关摘、关键词、篇名、全文、作者、第一作者、通讯作者字段。例如，在主题字段的检索框中输入“肿瘤”，下拉列表显示“肿瘤坏死因子”“肿瘤细胞”等热词，通过鼠标选中提示词，点击检索按钮或者点击提示词，执行检索。

3. 检索设置

一框式检索平台可进行默认检索范围及检索结果的相关设置。在一框式检索平台，点击高级检索后，可在右上角点击“检索设置”。检索设置中的检索范围可添加或删除默认检索子数据库，同时可对其顺序进行调整。检索设置中的检索结果可对排序方式、分组最大显示条数、检索区自动折叠进行默认设置。

（二）单库检索

以中国学术期刊（网络版）数据库为例，在中国知网首页点击“学术期刊”标签，进入中国学术期刊（网络版）数据库，可以查看学术期刊库出版说明、网络首发期刊/文献、精彩推荐文献等，进行快速检索、高级检索、专业检索、作者发文检索、句子检索等。

1. 快速检索

在学术期刊库界面将检索词限定在检索字段项中即可执行检索。检索字段包括篇章信息、作者/机构、期刊信息三大部分。篇章信息包括主题、篇关摘、篇名、关键词、摘要、全文等，作者/机构包括作者、第一作者、通讯作者、作者单位、第一单位，期刊信息包括期刊名称、ISSN、CN、栏目信息（图3-19）。

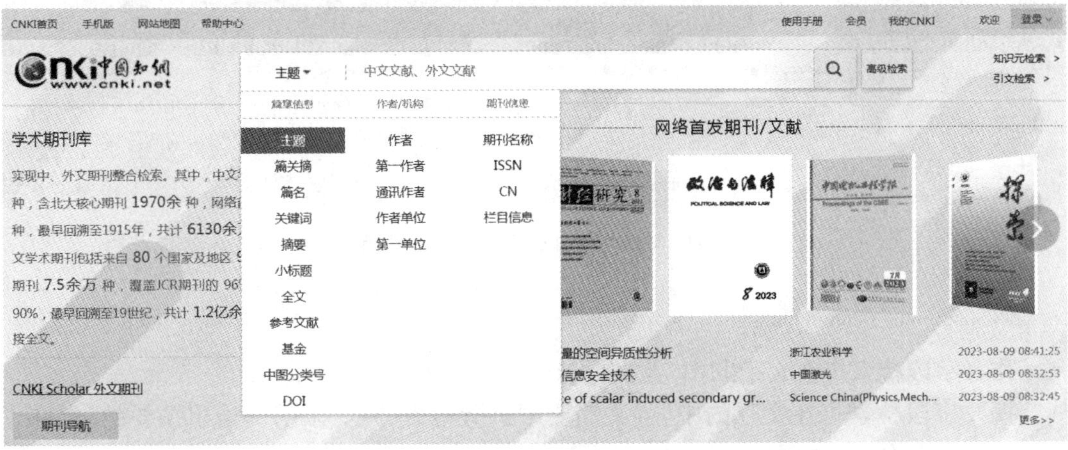

图3-19 中国知网快速检索字段

2. 高级检索

在中国学术期刊（网络版）数据库界面，点击高级检索进入。或者在中国知网首页点击高级检索，再选择检索结果处的“学术期刊”，进入高级检索界面（图3-20）。高级检索支持多字段逻辑组合，可通过选择精确或模糊的匹配方式、进行检索条件限定等方法完成较复杂的检索，得到符合需求的检索结果。

（1）检索条件　检索时按检索需求输入检索条件，以下对检索条件进行逐一介绍：

1）检索项：即检索字段，选项有主题、篇关摘、篇名、关键词、摘要、作者、第一作者、通讯作者、期刊名称、ISSN号等。

主题字段检索是以知网标引的主题（机标关键词）为核心检索内容，该字段内容包含一篇文章的所有主题特征，在检索过程中嵌入了专业词典、主题词表、中英对照词典、停用词表等工具，并采用关键词截断算法，将低相关或微相关文献进行截断。

篇关摘字段检索指在篇名、关键词、摘要范围内进行检索。

关键词字段检索指在文献原文给出的中、英文关键词以及对文献进行分析计算后机器标引出的关键词中进行检索。

篇名字段检索指在文献的中、英文标题中进行检索。

全文检索指在文献的全部文字范围内进行检索，包括文献篇名、关键词、摘要、正文、

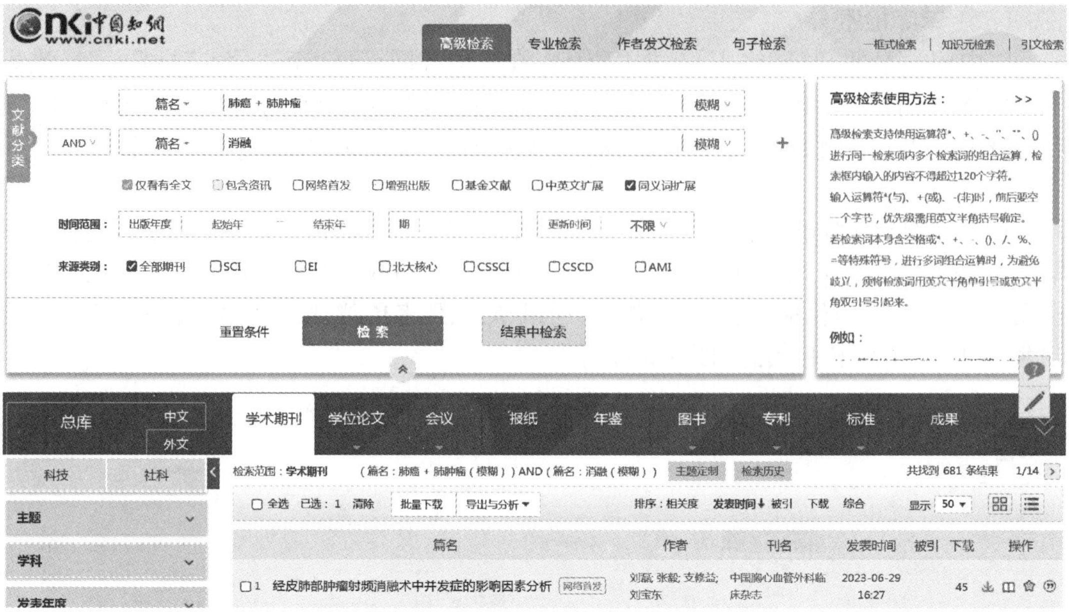

图 3–20　中国知网高级检索界面

参考文献等。

作者字段检索指在文献的中、英文作者中进行检索。

摘要字段检索指在文献的中、英文摘要中进行检索，原文未明确给出摘要的，提取正文内容的一部分作为摘要。

2）词频：指检索词在检索项中出现的频次，通过“词频”下拉菜单设定检索词在该检索项中至少出现的次数。通常词频越大，表示文献与该检索词的相关度越强。在“摘要”“全文”两个检索项中可进行词频的设置。

3）匹配方式：“精确”表示检索结果与检索词完全匹配，或者检索结果包含与检索词完全相同的词语；“模糊”表示检索结果包含检索词或检索词中的词素。

4）增加或减少检索栏：通过点击检索栏前的加号或减号可增加或减少检索栏。

高级检索还可以对限定条件进行检索，如时间范围、来源类别、是否网络首发、是否基金文献、是否中英文扩展、是否同义词扩展等。时间年份可限定检索文献的起始年份、终止年份及更新时间。如果检索同一年文献，则起始年份与终止年份相同。来源类别可限定“全部期刊”“SCI”“EI”“北大核心”“CSSCI”“CSCD”“AMI”。

高级检索的“结果中检索”功能出现在初次检索后，可实现在初次检索结果基础上的进一步检索，与之前的检索条件间用“AND”连接。例如，检索糖尿病肾病方面的文献，检索后经大致浏览检索结果，想进一步查找“血清胱抑素 C”在糖尿病肾病诊断中应用价值的文献，这时便可利用“结果中检索”功能。首先在“篇名”字段中检索出“糖尿病肾病”方面的文献，在检索结果界面的检索框中输入“血清胱抑素 C”（检索字段可根据试检索结果不断调整选择），点击“结果中检索”，可得到所需文献（图 3–21）。

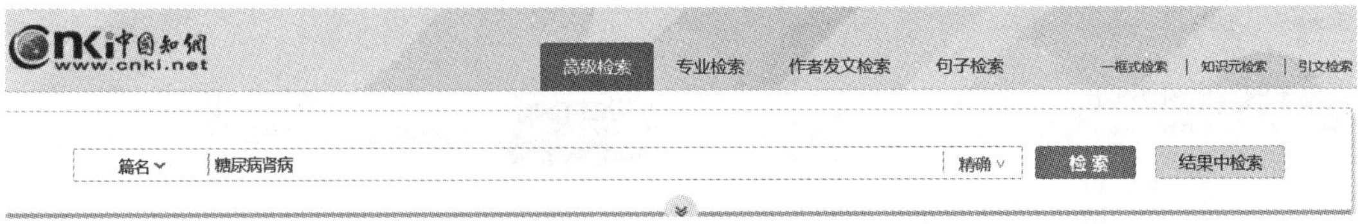

图 3-21　中国知网高级检索的“结果中检索”界面

（2）检索推荐功能　在高级检索途径中可以实现检索推荐功能。

1）检索词智能提示：高级检索的主题、篇名、关键词、摘要、全文字段提供检索词提示功能，检索推荐的是检索词的同义词、上下位词或相关词。目前只给一次提示，即输入一个词时词典根据输入词给出提示，在此检索框中输入第二个词开始不再提示。例如，在主题字段的检索框中输入“胰腺炎”，下拉列表显示“急性水肿型胰腺炎”“肿块型胰腺炎”等相关词，可多选所需检索词。

2）作者引导：输入作者姓名，出现引导列表，显示姓名的精确匹配结果。引导列表分两级，界面显示一级机构名称，且按首字母升序排序。点击展开按钮，可显示作者所在二级机构。一级机构为作者最新发文的单位规范机构名称，二级机构为作者曾经发文的全部原文机构名称。

引导列表提供清除勾选、翻页功能，最多可勾选 5 项。同一作者代码对应的一级机构和二级机构不能同时勾选。

在引导列表勾选后，勾选内容填入检索框，显示方式为：作者（勾选机构 1+ 勾选机构 2+ 勾选机构 3），同时检索框内的文本变为灰色。

在作者引导中，优先展示已经完成作者认证并进行学术成果认领的作者。认证且认领了文章的作者后有认证标识。

3）基金引导：输入检索词，下拉列表显示包含检索词的规范基金名称，勾选后用规范的基金代码进行检索，精准定位。例如，输入“自然科学”，勾选“国家自然科学基金”后点击检索，检索出基金名称规范为国家自然科学基金的全部文献。

4）文献来源引导：输入检索词，下拉列表显示包含检索词规范后的来源名称，勾选后用来源代码进行检索，精准定位。有文献来源引导功能的资源类型包括期刊、报纸、学位论文、年鉴、辑刊。例如，输入“中华肝脏”，列表中提示《中华肝脏外科手术学电子杂志》《中华肝脏病杂志》，勾选所要查找的来源名称，检索结果会包含此来源现用名及曾用名下的所有文献。

3. 文献分类

高级检索界面“文献分类”模块可实现从学科分类角度进行文献检索浏览，一般默认为收起状态。检索时只需确定检索课题所属的学科专辑，无须输入检索词，通过点击相关的专辑、相应的专题或者对应的子栏目就可以完成检索（图 3-22）。例如，依次选择医药卫生科技→呼吸系统疾病→胸膜及胸腔疾病，即可检索出有关“胸膜及胸腔疾病”的相关文献。中国学术期刊（网络版）数据库将所收录的文献按照学科领域分为十大专辑：基础科学、工程科技Ⅰ辑、工程科技Ⅱ辑、农业科技、医药卫生科技、哲学与人文科学、社会科学Ⅰ辑、社会科学Ⅱ辑、信息科技、经济与管理科学，并进一步细分为 168 个专题，各专题又

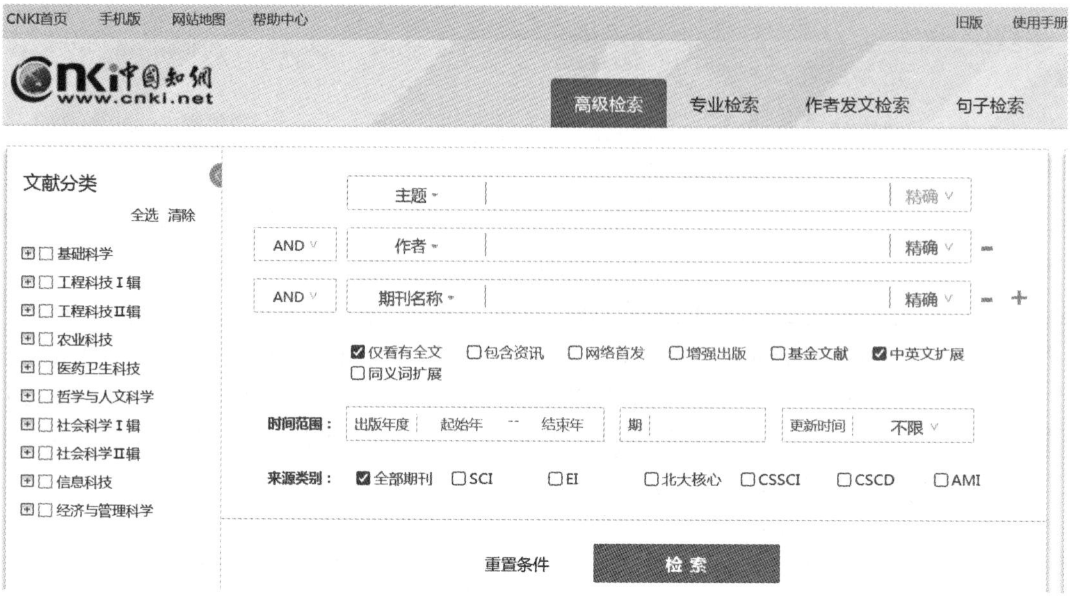

图 3-22　中国知网文献分类目录检索

进一步细分为子栏目。

文献分类目录检索也可与其他检索途径结合起来使用。在高级检索、专业检索、作者发文检索等检索途径中，通过分类目录中专辑或专题甚至下一级类目的选择进行所需学科限定，实现在该学科中检索的目的。

4. 专业检索

专业检索是指根据用户需求用逻辑运算符将带有字段名的检索词构建成检索表达式进行检索的一种方式（图 3-23），适用于熟练掌握检索技巧的专业检索人员。专业检索表达式的一般式为：< 检索字段代码 >< 匹配运算符 >< 检索词 >，如 TI = ' 肿瘤 ';SU % = ' 肿瘤坏死因子 α′。确定检索字段构造一般检索式，借助字段间逻辑运算符和字段内复合运算符构造复杂的检索式。

（1）检索字段代码　SU%= 主题，TKA= 篇关摘，TI= 篇名，KY= 关键词，AB= 摘要，CO= 小标题，FT= 全文，AU= 作者，FI= 第一作者，RP= 通讯作者，AF= 作者单位，LY= 期刊名称，RF= 参考文献，FU= 基金，CLC= 中图分类号，SN=ISSN，CN=CN，DOI=DOI，QKLM= 栏目信息，FAF= 第一单位，CF= 被引频次。

（2）匹配运算符　“=”为精确检索，“%”为模糊检索，“%=”为相关检索。

（3）组配符　检索字段之间的逻辑组配使用逻辑运算符 AND、OR、NOT，大小写均可，符号前后均要空一个字节，三种逻辑运算符的优先级相同，可用英文半角圆括号“( )”改变运算顺序。检索字段内部的关系组配使用 *、+、-。* 表示并含，+ 表示或含，- 表示不含。

（4）其他运算符

1）比较运算符：包括符号 BETWEEN（年份之间）、>（大于）、<（小于）、>=（大于等于）、<=（小于等于），表示检索词之间比较的关系。BETWEEN 适用于年份字段，其他符号适

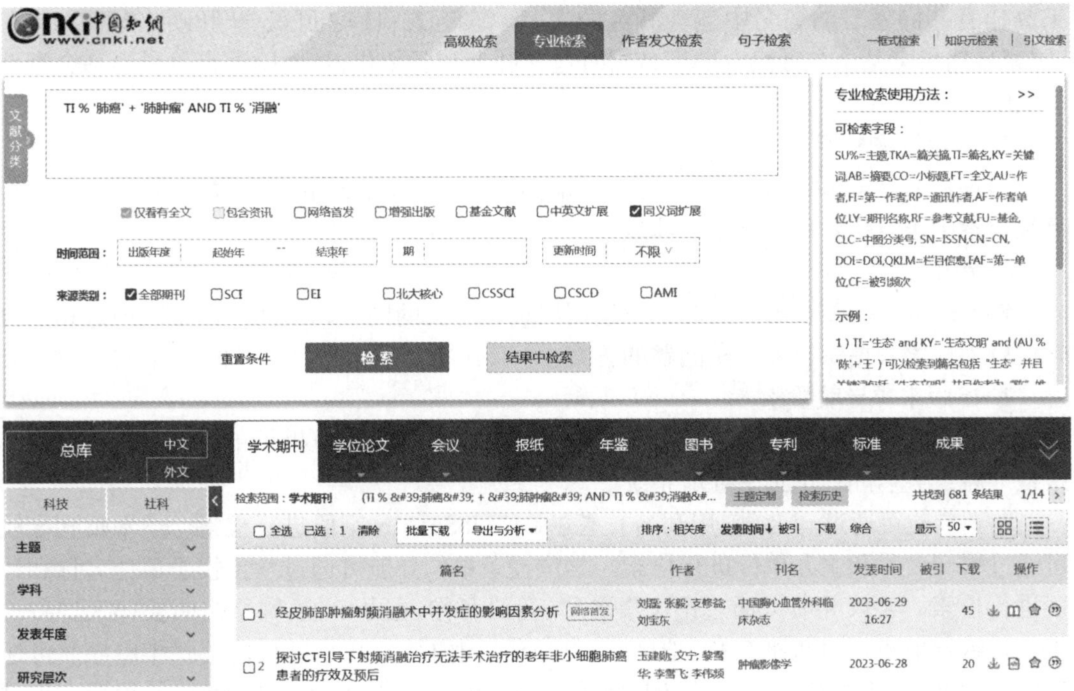

图 3-23 中国知网专业检索界面

用于年份、被引频次字段。例如，YE BETWEEN('2020','2023')，即检索发表在 2020 年至 2023 年的文献。CF > 1，检索被引频次大于 1 次的文献。

2）位置描述符：包括 #、%、/NEAR N、/PREV N、/AFT N、/SEN N、/PRG N、$ N，表示检索词之间的位置关系，适用于篇名、摘要、全文字段。

表示检索字段同时包含检索词 1 和检索词 2，且两个检索词在同一句中。

% 表示检索字段同时包含检索词 1 和检索词 2，且两个检索词在同一句中，且检索词 1 在检索词 2 前面。

/NEAR N 表示检索字段同时包含检索词 1 和检索词 2，且两个检索词在同一句中，间隔小于 N 个词。

/PREV N 表示检索字段同时包含检索词 1 和检索词 2，且两个检索词在同一句中，检索词 1 在检索词 2 前面不超过 N 个字词。

/AFT N 表示检索字段同时包含检索词 1 和检索词 2，且两个检索词在同一句中，检索词 1 在检索词 2 后面且超过 N 个字词。

/SEN N 表示检索字段同时包含检索词 1 和检索词 2，且两个检索词在同一段中，且这两个词之间的句子数量差不大于 N。

/PRG N 表示检索字段同时包含检索词 1 和检索词 2，且两个检索词相隔不超过 N 段。

$ N 表示检索字段中所检索关键词最少出现 N 次。

检索式输入时，除中文检索词，其他符号需在英文半角输入法状态下输入。

例如，在专业检索框中输入表达式：AU= 张华 * 王磊 AND TI% 肝炎，可检索出张华与王磊作者共同发表的篇名中包含肝炎的文献。表达式:TI = ' 肝炎 '*' 肝硬化 'AND FU = ' 国家自然科学基金 ',可检索出篇名同时包含肝炎和肝硬化,且由国家自然科学基金资助的文献。

5. 作者发文检索

作者发文检索可以按照作者、第一作者、通讯作者及作者单位的检索项进行检索,在高级检索中也有作者发文检索的体现。

6. 句子检索

句子检索是指要求输入的两个检索词出现在全文的同一句或同一段中。通过句子检索可以为检索者提供有关事实问题的答案。

7. 出版来源导航检索

出版来源导航检索主要包括期刊导航、学术辑刊导航、学位授予单位导航、会议导航、报纸导航、年鉴导航、工具书导航系统。

期刊导航可通过刊名(曾用刊名)、主办单位、ISSN、CN 字段进行检索。学术辑刊导航可通过辑刊名称和主办单位进行检索。学位授予单位导航可通过学位授予单位名称和地区进行检索。会议导航可通过论文集名称、会议名称、主办单位、网络出版投稿人进行检索。报纸导航可通过报纸名称、地区、主办单位、国内统一刊号进行检索。年鉴导航可通过年鉴中文名、年鉴英文名、关键词、地域、主编、出版者、ISSN、CN、ISBN 进行检索。工具书导航可通过书名、出版者、作者、地区进行检索。

四、检索结果处理

1. 检索结果筛选与排序

中国知网首页一框式检索得出结果,可以横向展示总库所覆盖的所有资源类型,各资源类型下显示符合检索条件的文献量,突显总库各资源的文献分布情况,同时可点击查看任一资源类型下的文献。

检索结果可按照中文、外文,科技、社科,主题,学科,发表年度,研究层次,文献类型,来源类别,作者,机构,基金对文献进行筛选限定。其中主题筛选包括主要主题、次要主题,依据某主题词在文献中所占的份量划分。通过对检索结果多层面或多个条件组合的筛选,可以更加快速、精准地从检索结果中筛选出所需的优质文献。

检索结果可按相关度、发表时间、被引、下载、综合进行排序(图 3-24)。检索结果默认按相关度排序,相关度排序是在兼顾发表时间的情况下降序排列。综合排序是根据相关度、重要性系数、时间系数等计算后得到的一个综合值进行排序。按相关度排序帮助找到更相关文献,按发表时间排序可找到最新研究文献,按被引及下载进行排序帮助找到高影响力文献。

2. 检索结果显示与分析

检索结果可以进行每页 10、20、50 条检索记录显示的设置。检索结果显示包括列表和详情两种格式。列表格式呈现序号、题名、作者、来源、发表时间、数据库、被引、下载、操作(HTML 阅读、收藏、引用)字段内容,将文献主要信息内容展示在结果界面,帮助读者快速获得大量的有效文献信息。

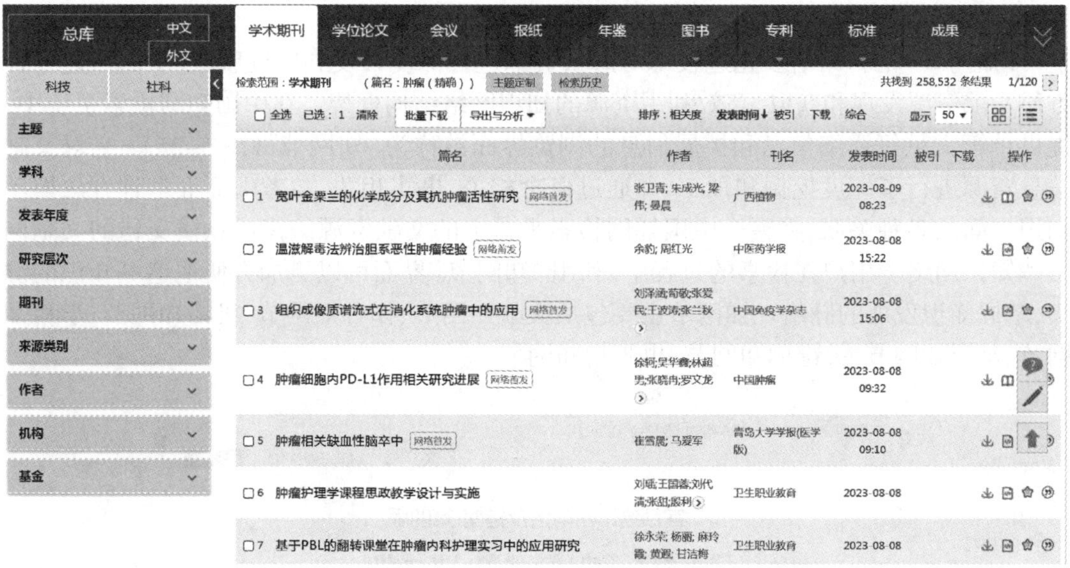

图 3-24 中国知网检索结果界面

详情格式显示较为详细的文献信息，可通过浏览题录信息确定是否为所查找的文献。详情格式包括两个部分，题录摘要区及操作功能区。题录摘要区包括序号、题名、作者、数据库、刊名、发表时间、下载频次、文献摘要、关键词。点击题名、关键词可进入相应知网节；点击文献来源名称如刊名进入出版物详情页；在期刊、会议、辑刊库中的文献作者默认显示第一作者及其单位，点击展开箭头可查看全部作者及其对应单位。作者及其机构是经过规范的，点击作者或单位名称，可跳转至作者知网节或机构知网节。操作功能区包括下载、HTML 阅读、收藏、引用。该模式显示题录信息更全，帮助读者更深层次选择所需文献并进行相关操作。

检索结果可进行计量可视化分析。把鼠标放置“导出与分析”下拉菜单中的可视化分析，可以对已选结果分析及全部检索结果分析。已选结果分析可视化内容有总体趋势分析、关系网络分析及分布分析。全部检索结果分析可视化内容有总体发文量趋势分析、主要主题、次要主题、学科、研究层次等分布分析、比较分析，同时可在检索结果主题、学科、发表年度等筛选处点击可视化图标进行可视化分析。

3. 结果输出与下载

在检索结果界面，最多可导出 500 条文献题录信息。全选或勾选检索结果题录列表前的复选框后，点击“导出与分析”“导出文献”，选择所需文献导出格式，包括 GB/T 7714-2015 格式引文、知网研学、CAJ-CD 格式引文、MLA 格式引文、APA 格式引文、查新（引文格式）、查新（自定义引文格式）、Refworks、EndNote、NoteExpress、NoteFirst、自定义，然后可“导出”txt 文本格式、复制到剪贴板、打印、导出 xls 格式、导出 doc 格式文件。

检索结果下载第一种方式，在检索结果题录列表界面直接点击文献的“下载”图标，默认下载 CAJ 格式的全文。第二种方式，点击所需下载文献的题名，进入该文献的知网节界面，可选择 CAJ 下载或者 PDF 下载。

4. 知网节

"知网节"是利用诸多先进技术对海量资源进行深度开发和广度整合，从而搭建一种方便文献资源发现和获取、高效利用资源的知识网络结构框架。在中国知网检索系统中，提供单篇文献等详细信息和扩展信息的浏览界面被称为"知网节"（图 3-25）。它对文献信息资源进行了深度挖掘和加工，并通过概念相关、事实相关、参考引证等多种方法揭示知识之间的各种关联，将整个中国知网检索平台上的文献资源编织成纵横交错的文献网络和知识网络。用户在检索的过程中，利用"知网节"界面可以更加方便地追溯知识的源头，掌握知识发展的脉络。知网节主要包括文献知网节、作者知网节、机构知网节、学科知网节、基金知网节、关键词知网节、出版物知网节。

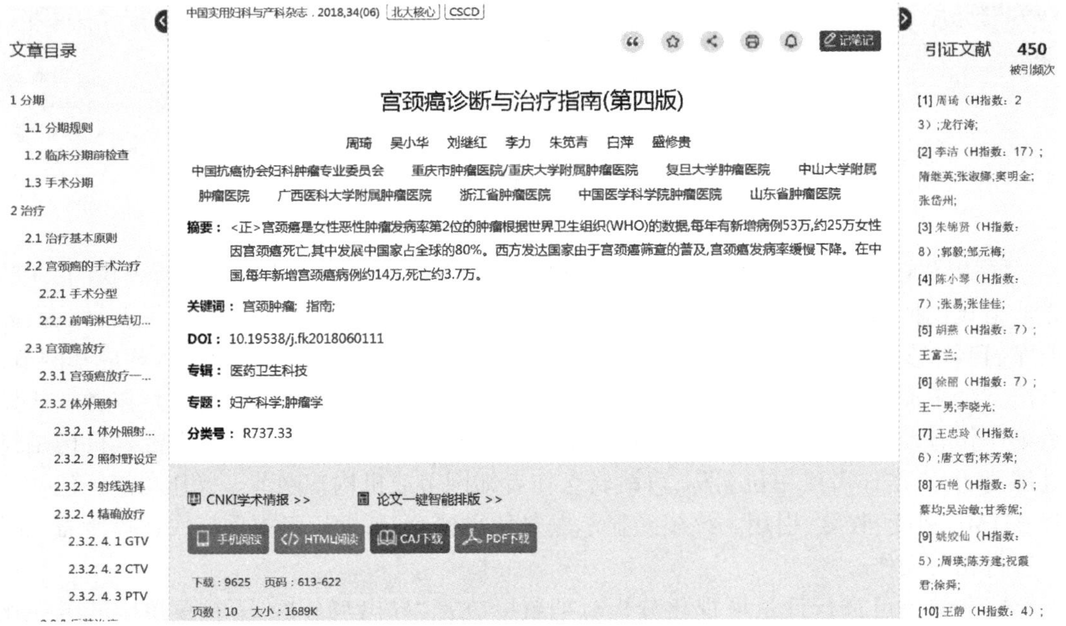

图 3-25　中国知网文献知网节界面

文献知网节，在检索结果界面上点击文献题名，进入当前篇名文献的知网节界面。提供此篇文献的基本信息、主题网络、引文网络，相关文献推荐。

基本信息包括文章目录、题录摘要信息和引证文献。引证文献指的是引用本文的文献，代表了这篇文章研究工作的继续、应用、发展或者评价。突出显示该篇文献的总被引频次，并以第一作者 h 指数为序，从高到低选择 10 条引证文献进行展示。

主题网络包括研究起点、研究来源、研究分支和研究去脉。研究起点是二级参考文献的主题词，研究来源是参考文献的主题词，研究分支是引证文献的主题词，研究去脉是二级引证文献的主题词，均按主题词出现频次由多到少遴选，最多显示 10 条。

引文网络包括参考文献、二级参考文献、引证文献、二级引证文献、共引文献、同被引文献。参考文献反映文献研究工作的背景和依据；二级参考文献是本文参考文献的参考文献；二级引证文献是本文引证文献的引证文献；共引文献是与本文有相同参考文献的文献，与本文有共同研究背景或依据；同被引文献是与本文同时被作为参考文献引用的文献。

相关文献推荐包括相似文献、读者推荐、相关基金文献、关联作者。相似文献指根据协同过滤算法，推荐与本文内容相似的文献。读者推荐是指根据相关日志记录数据，推荐其他读者下载的文献。关联作者是指参考文献及引证文献的作者。

作者、机构、学科、基金等知网节，在检索结果界面或文献知网节界面点击作者、机构等字段，可进入相应知网节。

5. 主题定制

登录个人账号后，点击“主题定制”，可定制当前的检索表达式至我的 CNKI，主题定制完成后可在我的 CNKI 中查看订制的检索式及最新的相关文献，了解所关注领域的最新成果及进展。

6. 检索历史

点击“检索历史”，可查看最近的 10 条检索历史记录。登录个人账号后，可查看更多检索历史记录。

五、案例分析

【案例一】某主治医师想查找消融技术治疗肺肿瘤方面的中文期刊文献。查看北大核心期刊发表文献，输出这些文献的题录信息并下载所需全文。

分析：检索需求中涉及的主要概念是肺肿瘤及消融技术。查找中文期刊文献可选择中国知网学术期刊库。为提高查全率，需提前了解检索主题概念是否含有同义词，或在检索过程中逐步完善检索策略。肺肿瘤概念选择检索“肺肿瘤或肺癌”。消融技术目前广泛应用于临床的主要有射频消融、微波消融和冷冻消融，可以使用“消融”进行检索。两个主题概念的逻辑关系为 AND（与）。

1. 利用中国知网学术期刊库高级检索

（1）进入高级检索界面

第一种方式：中国知网首页选择“学术期刊”，点击“高级检索”，进入期刊库高级检索界面。

第二种方式：中国知网首页点击“高级检索”，进入总库高级检索界面，在检索得出结果后，点击“学术期刊”。

（2）操作步骤

第一步：选择检索字段。为提高检出文献查准率，选择“篇名”字段。在实际检索中，可根据不同检索项的试检索结果来调整检索字段。

第二步：输入检索词。在第一行检索框中输入肺肿瘤 + 肺癌，在第二行检索框中输入消融。

第三步：选择逻辑关系。此两个主题概念的检索逻辑关系为 AND（与）。

第四步：选择匹配方式。匹配方式均选择“模糊”匹配。勾选“同义词扩展”。通过在高级检索中表达式的构建，得到检索结果。

（3）检索结果筛选　想查找北大核心期刊发表文献，在检索结果筛选“来源类别”处选中北大核心，可获取所需期刊文献。

（4）输出题录，下载全文　全选文献序号前的复选框，点击“导出与分析”“导出文献”，选择 CAJ-CD 格式引文，点击导出，便得到 txt 文本格式的文献题录信息。在这里需要注意的是，每页显示文献题录条数最多 50 条，当导出条数超过 50 时，需翻页继续选中复选框，最多可选择 500 条信息。

阅览文献题名，点击所需下载全文文献题名，进入文献知网节界面，可选择 PDF 格式下载或 CAJ 格式下载。

2. 利用中国知网学术期刊库专业检索

（1）在高级检索界面，继续点击“专业检索”，进入专业检索界面。

（2）构建检索表达式，专业检索表达式为：TI % '肺癌' + '肺肿瘤' AND TI % '消融'。

（3）检索结果筛选、题录输出、下载全文同高级检索内容。

【案例二】查找 2018—2022 年《中国糖尿病杂志》上发表的“妊娠期糖尿病”的文献。

分析：此检索需求可利用中国知网高级检索途径或期刊导航检索途径。

1. 利用中国知网学术期刊库高级检索

第一步：进入学术期刊库高级检索界面。

第二步：第一行检索框中检索字段选择“文献来源”，检索框输入检索词“中国糖尿病杂志”。

第三步：逻辑关系选择 AND。

第四步：第二行检索框检索字段选择“篇名”，检索框输入检索词“妊娠期糖尿病”。

第五步：时间范围选择 2018 年 1 月 1 日—2022 年 12 月 31 日。

点击检索，可查询所需文献内容。

2. 利用中国知网期刊导航进行检索

第一步：中国知网首页点击出版物检索，进入出版来源导航界面。

第二步：在出版来源导航右侧下拉菜单处切换为“期刊导航”。

第三步：选择“刊名（曾用刊名）”字段，检索框中输入“中国糖尿病杂志”。

第四步：点击“中国糖尿病杂志”，进入杂志检索界面，可在此界面选择检索字段“篇名”，检索框中输入“妊娠期糖尿病”，检索得出结果后，在左侧界面可选择所需年份相关文献。

（于　伟、宗红侠）

思考题

1. 中国知网有哪些子数据库？
2. 中国知网有哪些检索途径？其特点是什么？
3. 中国知网数据库检索结果如何下载所需题录信息？

第三节　万方数据知识服务平台

一、概述

万方数据知识服务平台是中国科学技术信息研究所直属的万方数据股份有限公司研发的综合性信息资源系统。该系统包括中国学术期刊数据库、中国学位论文全文数据库、中国学术会议文献数据库、中国科技成果数据库等多个数据库，收录文献类型有期刊论文、学位论文、会议论文、科技报告、专利、科技成果、标准、地方志、视频等，涵盖自然科学、工程技术、医药卫生、农业科学、哲学政法、社会科学、教科文艺等学科，实现海量学术资源统一发现及分析，支持多维度组合检索。

（1）中国学术期刊数据库（China Online Journals，COJ）　期刊资源包括中文期刊和外文期刊，其中中文期刊共 8 000 余种，包含北京大学、中国科学技术信息研究所、中国科学院文献情报中心、南京大学、中国社会科学院历年收录的核心期刊 3 300 余种，年增 300 万篇，每天更新，涵盖自然科学、工程技术、医药卫生、农业科学、哲学政法、社会科学、科教文艺等多个学科；外文期刊主要来源于 NSTL 外文文献数据库和数十家著名学术出版机构，以及 DOAJ、PubMed 等知名开放获取平台，收录了世界各国出版的 4 万余种重要学术期刊。

（2）中国学位论文全文数据库（China Dissertations Database）　收录始于 1980 年，年增 42 万余篇，涵盖基础科学、理学、工业技术、人文科学、社会科学、医药卫生、农业科学、交通运输、航空航天和环境科学等各学科领域。

（3）中国学术会议文献数据库（China Conference Proceedings Database）　会议资源包括中文会议和外文会议，中文会议收录始于 1982 年，年收集约 2 000 个重要学术会议，年增 15 万篇论文，每月更新；外文会议主要来源于 NSTL 外文文献数据库，收录了 1985 年以来世界各主要学会 / 协会、出版机构出版的学术会议论文共计 1 100 万篇全文（部分文献有少量回溯），每年增加论文 20 万余篇，每月更新。

（4）中外专利数据库（Wanfang Patent Database，WFPD）　涵盖 1.5 亿条国内外专利数据。中国专利收录始于 1985 年，共收录 4 400 万余条专利全文，可本地下载专利说明书，数据与国家知识产权局保持同步，包含发明专利、外观设计和实用新型三种类型，准确地反映中国最新的专利申请和授权状况；国外专利 1.1 亿余条，均提供欧洲专利局网站的专利说明书全文链接。收录范围涉及中国、美国、日本、英国、德国、法国、瑞士、俄罗斯、韩国、加拿大、澳大利亚、世界知识产权组织、欧洲专利局等十一国两组织及两地区数据，每年新增 300 万余条。

（5）中国科技成果数据库（China Scientific & Technological Achievements Database）　收录了自 1978 年以来国家和地方主要科技计划、科技奖励成果，以及企业、高等院校和科研院所等单位的科技成果信息，涵盖新技术、新产品、新工艺、新材料、新设计等众多学科领域，共计 65 万多项。数据库每两月更新一次，年新增数据 1 万条以上。

（6）中外标准数据库（China Standards Database）　收录了所有中国国家标准（GB）、中国行业标准（HB）及中外标准题录摘要数据共计 240 万余条记录，其中中国国家标准全文数据内容来源于中国标准出版社，中国行业标准全文数据收录了机械、建材、地震、通信标准，以及由中国标准出版社授权的部分行业标准。

（7）中国法律法规数据库（China Laws & Regulations Database）　收录始于1949年，涵盖国家法律法规、行政法规、地方法规、国际条约及惯例、司法解释、合同范本等，权威，专业，每月更新，年新增量不低于8万条。

（8）中外科技报告数据库　包括中文科技报告和外文科技报告。中文科技报告收录始于1966年，源于中华人民共和国科学技术部，共计10万余份；外文科技报告收录始于1958年，涵盖美国政府四大科技报告（AD、DE、NASA、PB），共计110万余份。

（9）地方志数据库　收录全国范围内的地方志。地方志简称"方志"，即按一定体例，全面记载某一时期某一地域的自然、社会、政治、经济、文化等方面情况或特定事项的书籍文献。通常按年代分为新方志、旧方志，新方志收录始于1949年，共计5.5万册；旧方志收录年代为新中国成立之前，共计8 600余种，10万多卷。

（10）万方视频数据库　万方视频是以科技、教育、文化为主要内容的学术视频知识服务系统，现已推出高校课程、会议报告、考试辅导、医学实践、管理讲座、科普视频、高清海外纪录片等适合各类人群使用的精品视频。截至目前，已收录视频3万余部，近100万分钟。

（11）国内外文献保障服务数据库　是万方数据与国家工程技术图书馆合作开发的文献传递服务，系统收藏工程技术、高技术等各个学科领域的科技文献，包括电子和自动化技术、计算机和网络技术、材料科学、环境科学、航空航天、生物工程、能源动力、交通运输、建筑、水利和一般工业技术等，同时兼有基础科学、农业科学、医药卫生、社会科学领域。该系统收藏的文献以英文为主，同时兼顾少量的日文、德文、俄文和法文文献。

在万方数据知识服务平台主页（图3-26），用户可以根据需求，选择相应的数据库进行检索，在主页的"资源导航"模块可选择数据库名，或者点击"全部"按钮选择数据库名，可进入相应数据库的检索界面；不进行选择，默认全部，则进行跨库检索，即在所有的数据库

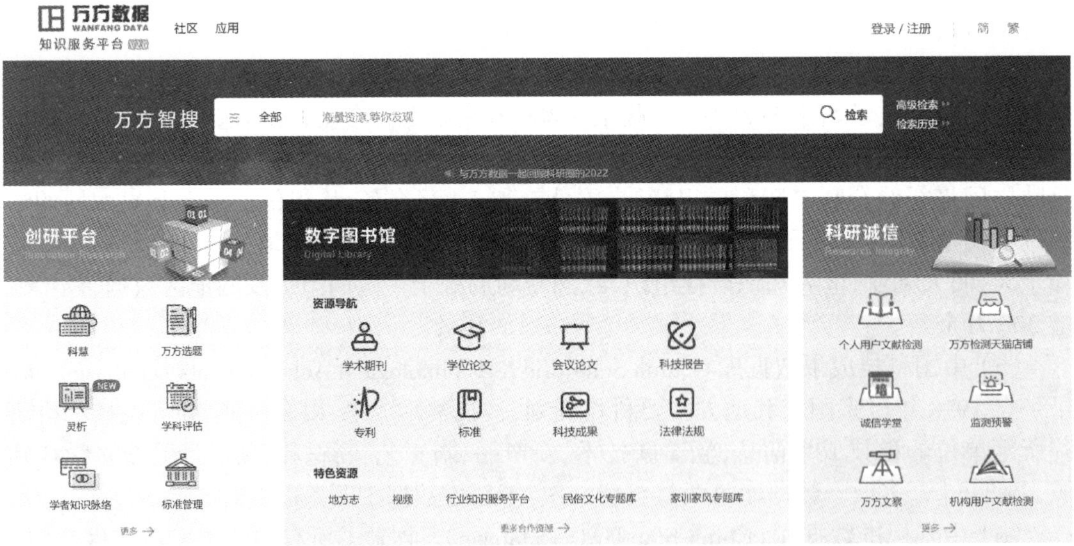

图3-26　万方数据知识服务平台主页

中进行文献检索。

二、检索规则

1. 字母大小写

不区分大小写,可使用大写、小写或混合大小写。例如,输入 DIABETES,diabetes,Diabetes 可检索到相同结果。

2. 检索符号

用户可以使用表 3-1 所示的运算符构建检索表达式。

表 3-1 万方数据知识服务平台的检索符号

运算符	检索含义	举例
AND/and	逻辑与运算 And 连接的关键词需同时出现在文献中	题名:(心力衰竭)and 作者单位:(北京协和医学院)
OR/or	逻辑或运算 其中一个出现在文献中	题名:(心力衰竭)or 摘要:(冠心病)
NOT/not	逻辑非运算 后面所跟的词不出现在文献中	题名:(心力衰竭 or 冠心病)not(北京协和医学院)
“”	精确匹配 引号中词作为整体进行查询	刊名:(“中国循环杂志”)
( )	限定检索顺序 括号中检索式作为一个子查询	(题名:(心力衰竭)or 摘要:(冠心病))not 题名:(指南)
?	单个任意字符的通配	作者:(杨红?)

注：逻辑运算符存在优先级，优先级顺序 ( ) >not>and>or；以上检索符号均需使用英文半角输入形式。

3. 智能识别及智能检索

(1) 在一框式检索框,平台能对输入的检索词智能推荐相关词语。

(2) 平台能对输入的检索词进行实体类型的识别。如输入检索式:钟南山,系统识别钟南山属于学者,并提供所有同名学者的名片供用户选择。

(3) 在高级检索和专业检索界面,提供了智能检索方式,主要有中英文扩展检索和主题词扩展检索。中英文扩展指的是基于中英文主题词典和机器翻译技术,对检索词进行中文、英文的扩展检索,帮助用户获得更加全面的检索结果。主题词扩展指的是基于主题词表,对检索词扩展同义词和下位词,在帮助用户保证查准率的条件下,扩大检索范围,提升检索的查全率。

三、检索途径

万方数据知识服务平台提供了一框式检索、高级检索、专业检索、作者发文检索、期刊导航检索等检索途径。

1. 一框式检索

平台主页的检索途径为一框式检索，也叫简单检索，默认在“期刊、学位、会议、专利、成果、标准、法规”等所有库中跨库检索，也可点击检索框左侧数据库列表，选择所需数据库（图 3-27）。同时，默认在全部字段中检索，也可以在下方弹出的字段菜单中选择“题名、作者、作者单位、关键词、摘要”中某一字段进行检索（图 3-28）。

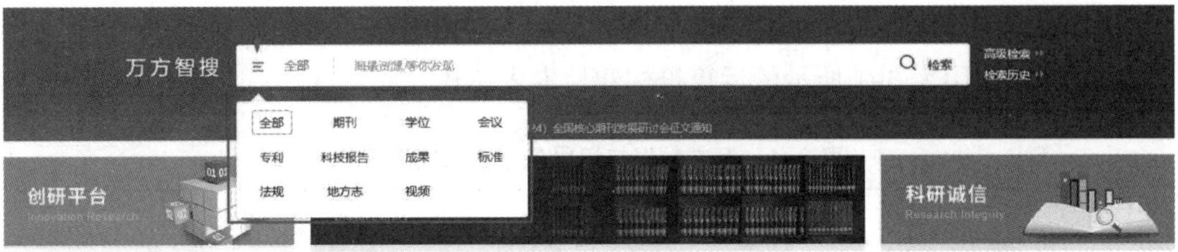

图 3-27　万方数据知识服务平台一框式检索界面

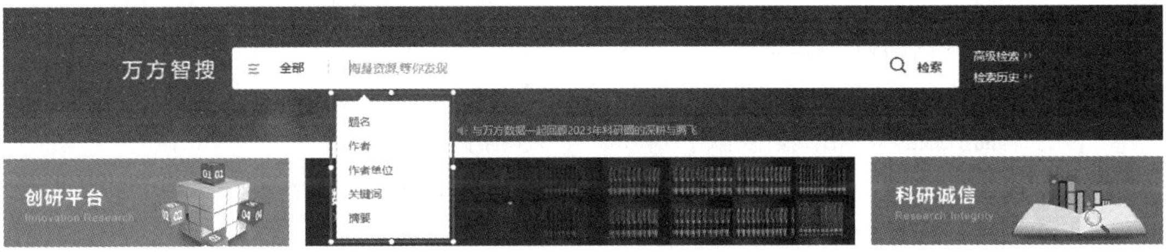

图 3-28　万方数据知识服务平台一框式检索字段选择界面

检索时，用户可以在检索框内输入检索词，多个检索词间用空格隔开，默认关系为“逻辑与”；也可以输入检索式进行检索，使用 AND、OR、NOT（不区分大小写）对多个字段及检索词进行逻辑匹配检索，“( )”号内优先。

2. 高级检索

点击主页检索框后高级检索按钮，即可进入高级检索界面（图 3-29）。高级检索界面默认提供 3 行检索框，点击“+”或“–”可以增加或减少检索框的数量，最多增加至 6 行。高级检索支持多字段逻辑组合，并可通过选择“精确”或“模糊”的匹配方式、限定条件等完成较复杂的检索，得到符合需求的检索结果。

（1）选择文献类型　默认的是期刊论文、学位论文、会议论文。文献类型可以选择“全部”，即选择全部文献类型，也可以选择一种或多种文献类型进行检索。

（2）选择检索字段　检索字段可选择“全部、主题（包含标题、关键词、摘要）、题名或关键词、题名、作者、作者单位、关键词、摘要”等字段，同时可根据检索字段需要选择“模糊”或“精确”匹配检索。“精确”匹配是指将检索词作为一个整体进行匹配，检索结果包含与检索词完全相同的词语。“模糊”匹配是指检索结果包含检索词或检索词中的词素。

（3）输入检索词　检索框内不仅可以输入检索词，多个检索词间用空格隔开，默认关系为“逻辑与”，也可以输入由 AND、OR、NOT（不区分大小写）构建的检索表达式。通常不同概念词放不同检索框，同一概念词的同义词放在同一检索框。

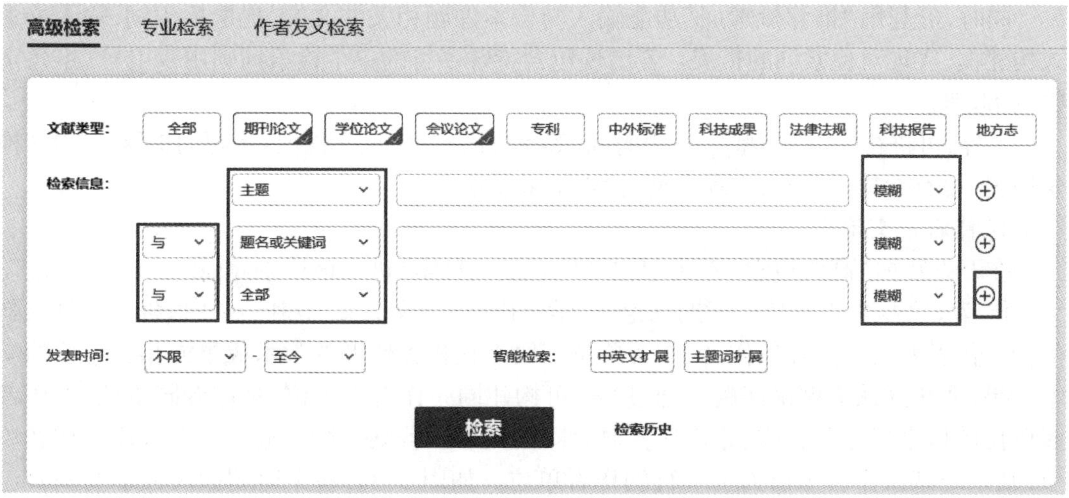

图 3-29　万方数据知识服务平台高级检索界面

（4）选择逻辑关系　分栏检索框间通过与、或、非来构建逻辑关系，按照逻辑运算优先级顺序进行运算（见表 3-1）。

（5）选择限定条件　可根据检索需要限定检索年限，利用“智能检索”功能对检索词进行中英文扩展和主题词扩展，点击“检索历史”查看检索策略、检索数据库及检索时间。

3. 专业检索

在万方数据“高级检索”界面，点击上方“专业检索”进入该检索界面。专业检索主要用于科技查新、信息分析等工作，需要用户根据系统的检索语法编制检索表达式进行检索。

每种文献类型的检索字段不同，详细的字段可以点击“展开”进行选择。选择限定检索字段后，输入相应检索词，选择逻辑关系构建表达式，如题名:(人工智能) and 题名:(大数据)，然后执行检索（图 3-30）。构建表达式时，逻辑运算符前后需空格。

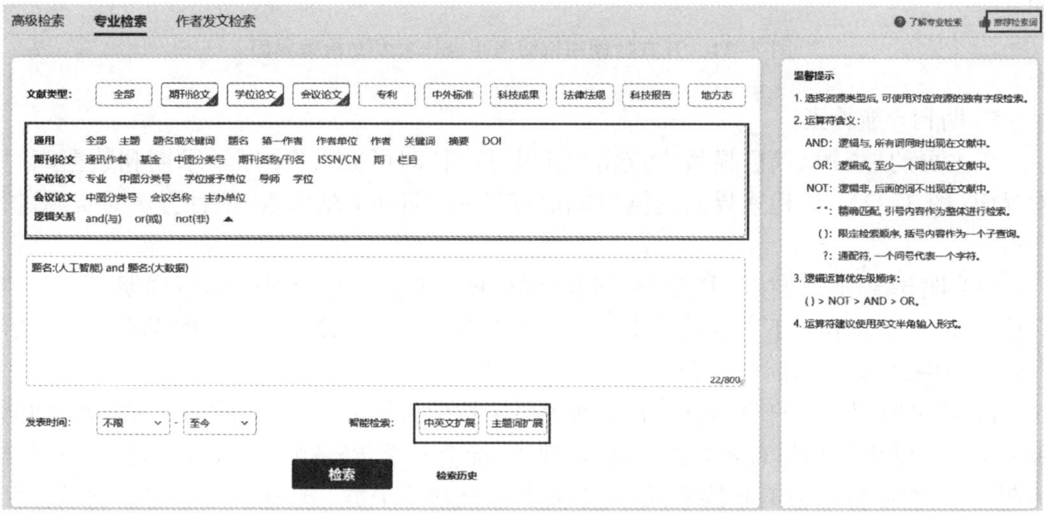

图 3-30　万方数据知识服务平台专业检索界面

同时,可利用“推荐检索词”功能输入与检索课题相关的文本,提取检索词,输入检索式构建框,实现对检索词的扩展。若出现包含特殊字符的单个检索词则用双引号(半角字符)括起来。

另外,可进行“文献类型”“发表时间”等条件限定、中英文扩展、主题词扩展。点击“检索历史”可查看检索策略、文献类型、检索结果及检索时间。

4. 作者发文检索

在万方数据“高级检索”界面,点击“作者发文检索”进入该检索界面。

作者发文检索仅支持检索期刊论文、学位论文、会议论文、专利、科技报告这五种文献类型。作者发文检索提供作者、作者单位字段查找相关作者的学术成果或相关单位的学术成果,系统默认为精确匹配。通过“+”可构建同一作者多单位、多作者同单位、多作者多单位的检索式,用与、或、非连接各概念间的关系。若某一行只输入作者未输入作者单位,则系统默认作者单位为上一行的作者单位。如图 3–31,检索得到武汉大学的同时包含李明和张明两个作者的检索结果。

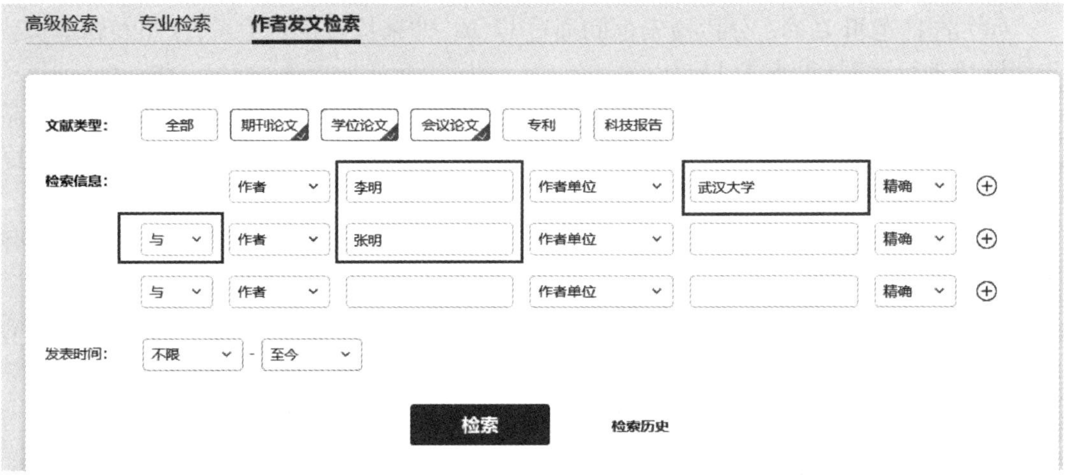

图 3–31　万方数据知识服务平台作者发文检索界面

5. 期刊导航检索

在主页的“资源导航”模块中点击“期刊”按钮,即可进入“中国学术期刊数据库”检索界面(图 3–32)。该检索界面提供“期刊导航”和“期刊文献检索”两种方法对资源进行搜索。

(1) 期刊导航　可按学科分类、刊首字母、核心收录、收录地区、出版周期、优先出版来检索期刊,也可在右下方的检索框通过输入刊名、ISSN 号或 CN 号检索期刊。多个条件可同时使用,检索出的期刊符合选定的所有条件。

1) 筛选期刊:在期刊导航页面,左侧提供了按学科划分的期刊分类表,万方数据知识服务平台将学术期刊分为 8 大类,即哲学政法、社会科学、经济财政、教科文艺、基础科学、医药卫生、农业科学和工业技术,每一个大类下又细分子类。直接点击学科名称,页面即可显示出该学科的相关期刊。

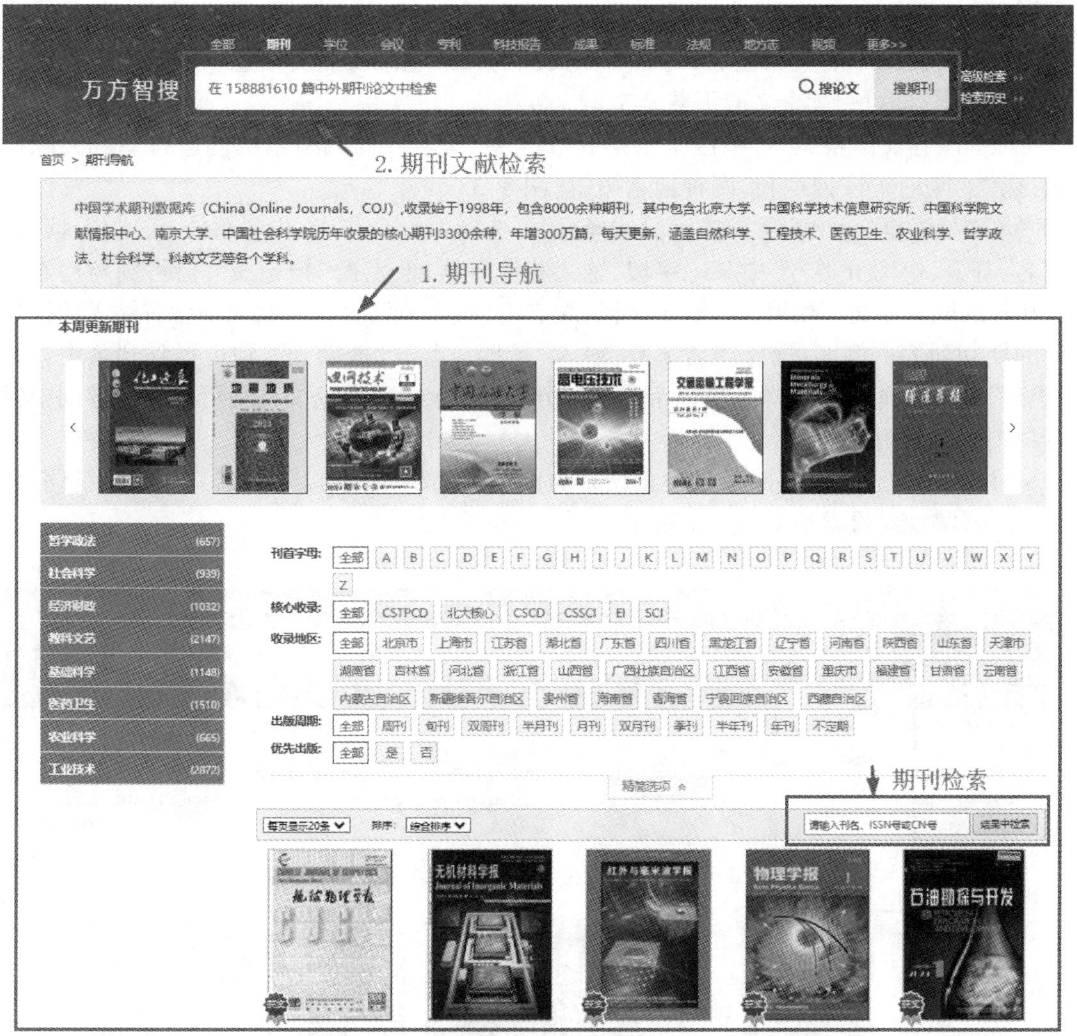

图 3-32　万方数据知识服务平台期刊导航界面

期刊列表上方，期刊导航还提供了刊首字母、核心收录、收录地区、出版周期、优先出版等条件选项来筛选期刊。例如点击字母 D，则选出以字母 D 为拼音首字的期刊。点击 CSCD 收录体系，则筛选出被 CSCD 收录的期刊。点击某一收录地区，则选出该省市出版的期刊。

2）期刊检索：在期刊导航界面的期刊列表右上方，可输入“刊名”“ISSN 号”或“CN”号，实现对期刊的检索。

3）期刊详览：点击某一种期刊的刊名，即可进入该刊主页。从该页面可了解到期刊的详细信息及发表在该刊最新一期的文章列表，有“期刊简介”（期刊简介、获奖情况、影响因子、刊号、文献量、下载量等）、“文章浏览”（选择“年 / 期”，浏览每期发表于该刊的文献）、“特色栏目”“统计分析”（发文趋势、被引趋势、影响因子）等信息。

在该刊主页中的检索框，输入题名或作者信息进行刊内检索，可检索到发表在该刊上含有此题名或作者的文章。

若点击目录中的文献题名，则显示该文献的详细题录及摘要信息。如果用户具有全文下载权限，即可阅读全文或下载全文。

（2）期刊文献检索　“中国学术期刊数据库”检索界面的检索框能进行期刊文献检索，提供“搜论文”“搜期刊”两种搜索按钮（图 3–33）。

单击检索框，会出现下拉式字段选择框，可选择“题名、作者、作者单位、关键词、摘要、刊名、基金、中图分类号”中某一字段，输入相应检索词，点击“搜论文”，会得到与检索条件相符的期刊论文。如果选择刊名字段，应点击“搜期刊”，会得到刊名中含有输入的检索词的期刊列表。例如：选择刊名字段，输入“护理”，点击“搜期刊”，则可得到刊名中含有“护理”的所有期刊。选择关键词字段，输入“护理”，点击“搜论文”，则可得到关键词中含有“护理”的期刊论文。

对检索出的结果，还能通过检索结果页面上方的检索框，输入题名、作者、关键词、刊名、年份，实现对检索结果的二次筛选。

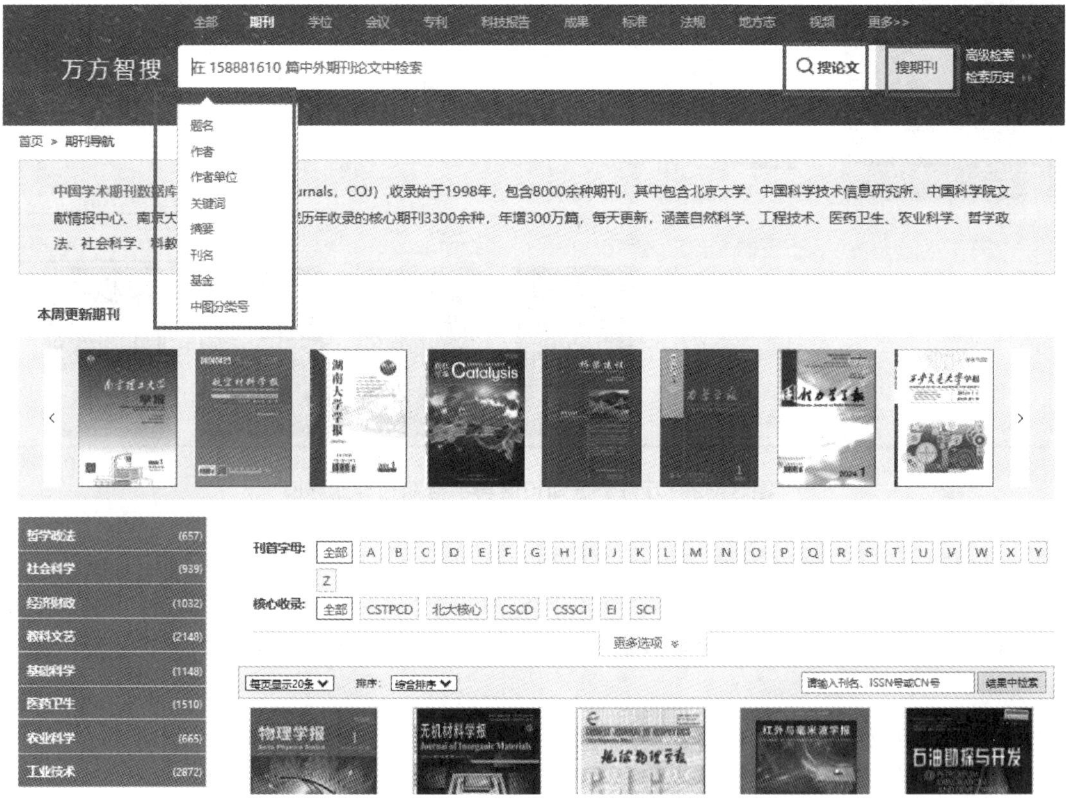

图 3–33　万方数据知识服务平台期刊文献检索界面

四、检索结果处理

执行检索后，系统显示检索结果。对于不同的检索方式，其检索结果的显示与处理略有不同。其中,高级检索和专业检索结果处理方式相同,但一框式检索的结果页面有些不同之处,例如一框式检索的检索结果页面有“结果中检索”功能和“展开更多”选项等。下面重点介绍一框式检索和高级检索结果处理。

1. 一框式检索结果处理

在一框式检索结果显示界面(图 3–34),可具体查看相关文献信息。也提供了二次检索功能,可输入题名、作者、关键词、年代等信息,点击“结果中检索”按钮,实现对结果的二次筛选。同时,在页面右侧设有“展开更多”选项,点击该按钮,可获得检索课题的智能扩展、研究趋势和相关热词,点击所需热词即可进行检索。

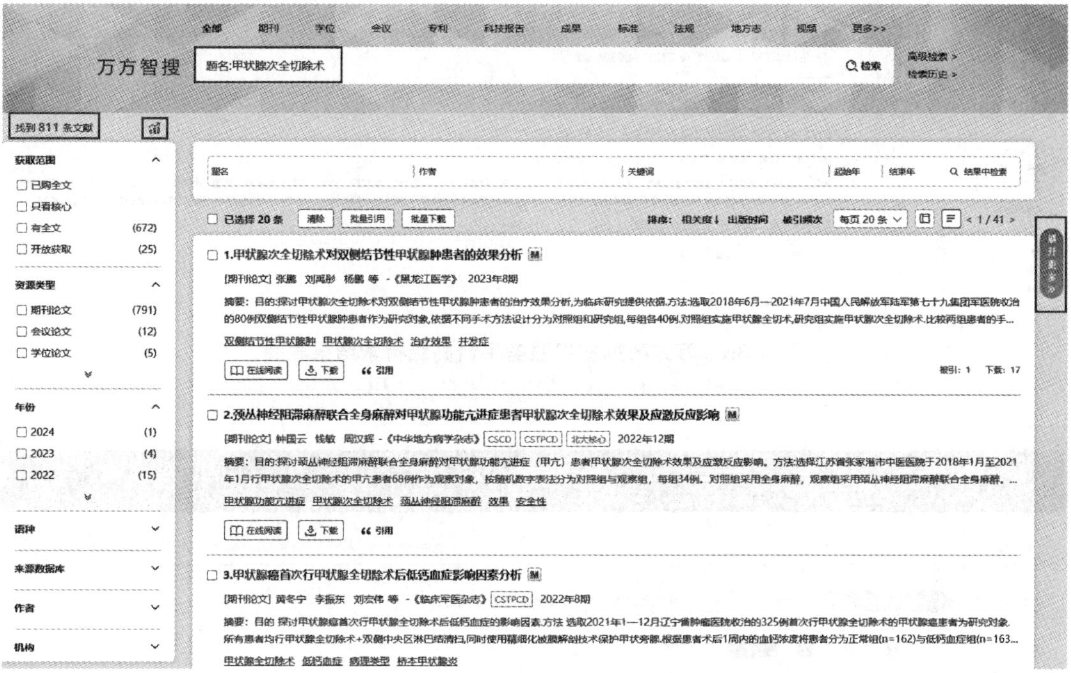

图 3–34　万方数据知识服务平台一框式检索结果界面

2. 高级检索结果处理

(1) 检索结果的浏览与排序　执行高级检索后,检索结果即在下方显示(图 3–35),检索系统对检索结果已进行聚类分组,可对检出的文献按学科分类、资源类型、年份、期刊、机构等条件分类浏览。检索结果可按相关度、出版时间、被引频次排序,系统默认按相关度排序。

(2) 检索结果显示与分析　检索结果显示包含列表和摘要两种格式,并可查看所执行的检索表达式。系统默认为摘要格式,可直观看到具体检索结果条目数及该题录标引的关键词,对结果还可进行获取范围的选择,可限定是否有全文、免费全文等,也可设置每页显示的结果条数。

可对检索结果进行分析,点击检索结果具体数据后的图标按钮,即进入检索结果分析可视化界面(图 3–36)。可设置分析时间范围,可视化显示发文量、关键词、作者、机构、学

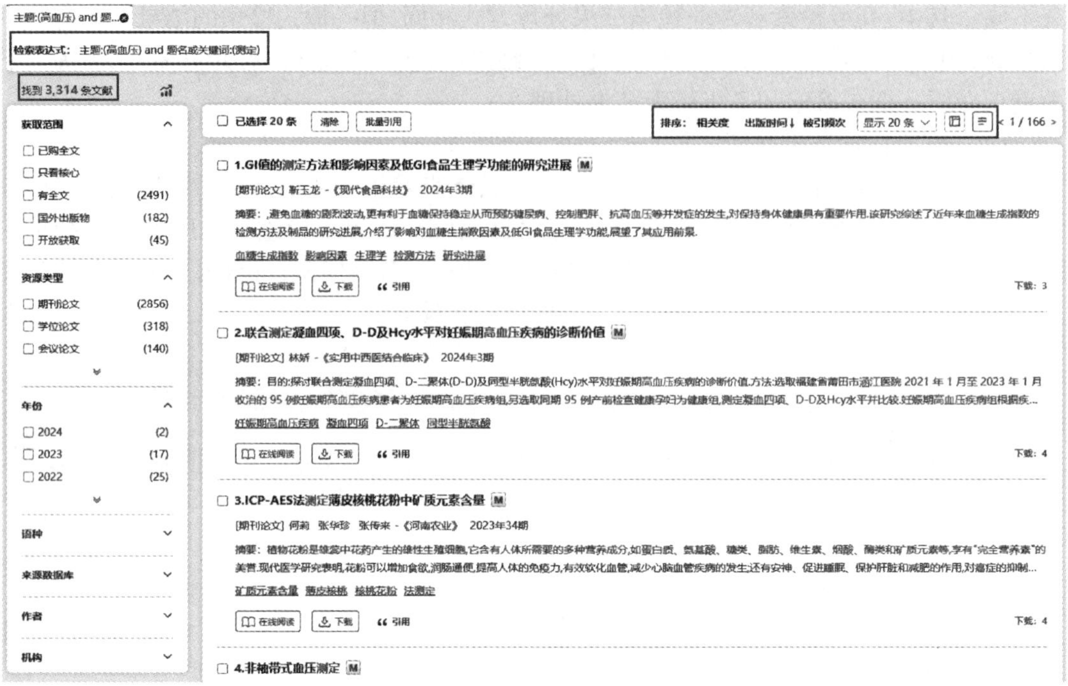

图 3-35　万方数据知识服务平台高级检索结果界面

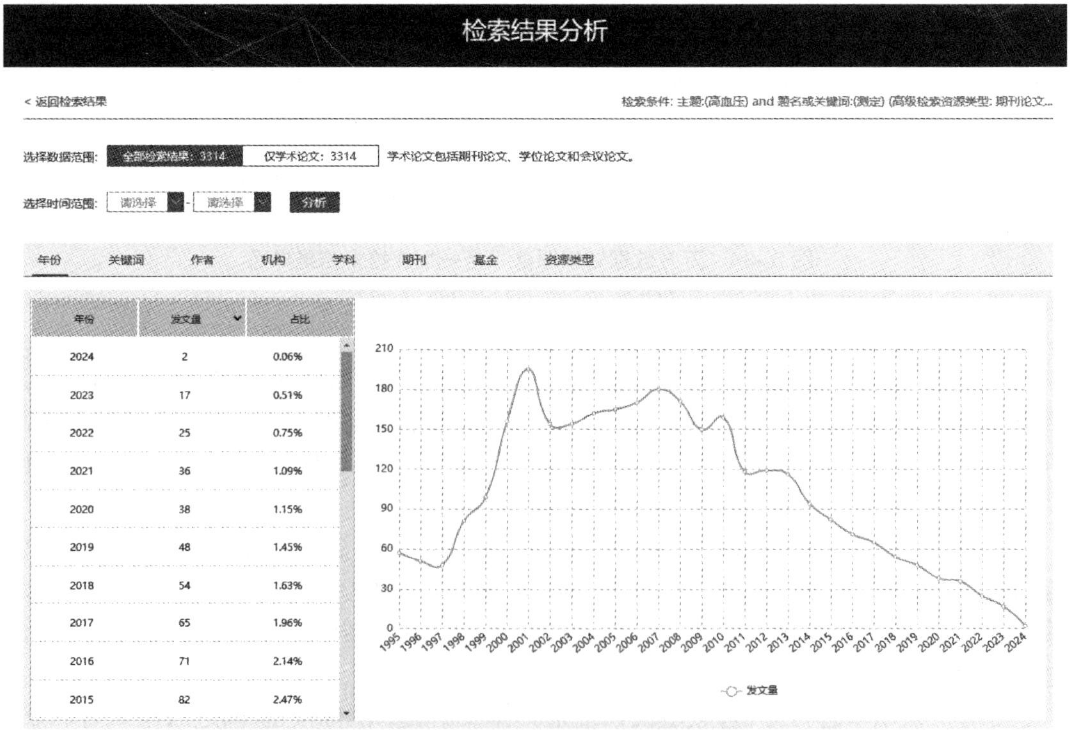

图 3-36　万方数据知识服务平台检索结果分析可视化界面

科、期刊、基金等信息。

(3) 结果下载与引用　每条题录的文献标题下方提供在线阅读、下载、引用等链接，可根据需要进行选择。

点击引用可导出文献的题录信息。对单篇文献可直接点击“引用”按钮，对多篇文献，可按需勾选题录前的复选框或勾选页面上的批量选择复选框直接选择该页面所有结果，再点击批量引用，进入文献输出界面(图 3–37)，根据需要可选择系统提供的导出文献列表、参考文献格式、NoteExpress、RefWorks、EndNote 等格式导出题录。

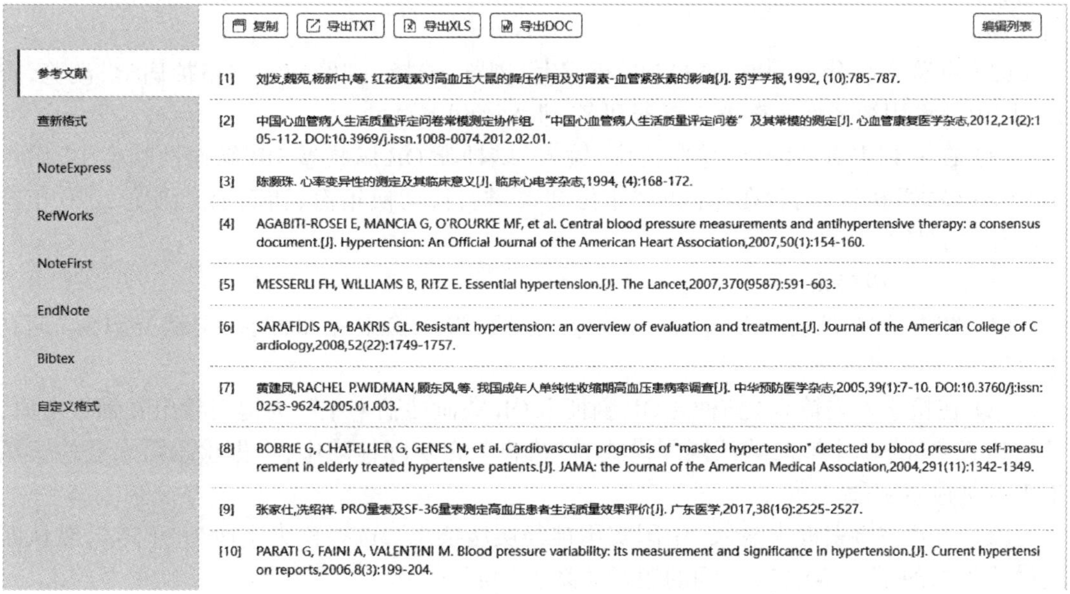

图 3–37　万方数据知识服务平台文献输出界面

3. 单篇文献详细信息

点击文献标题进入该文献的详细题录及摘要信息界面，可查看文献专家、刊物、关键词、引证文献等链接信息，点击查看全文、下载全文、导出等按钮，阅读、下载全文或导出文献。

五、案例分析

【案例一】检索 2020 年至今《中国实用神经疾病杂志》上发表的关于“脑梗死”的相关文献。

分析：该课题主题为脑梗死(cerebral infarction，CI)，又名脑梗塞、缺血性脑卒中。所需文献的出版时间为 2020 年至今，发表期刊为《中国实用神经疾病杂志》。检索途径可选择一框式检索、期刊导航检索和高级检索。

拟定检索标识：①中国实用神经疾病杂志，② 2020 年至今，③脑梗死，④脑梗塞，⑤缺血性脑卒中。

构建检索表达式为：① AND ② AND(③ OR ④ OR ⑤)。

操作步骤：

方法一：一框式检索

（1）在万方数据主页一框式检索框的左侧数据库列表选择期刊。

（2）输入“脑梗死 OR 脑梗塞 OR 缺血性脑卒中”，点击“搜论文”按钮，执行检索。

（3）二次检索，在“刊名”框输入“中国实用神经疾病杂志”，“起始年”框输入“2020”，点击“结果中检索”，获得检索结果 348 条。

方法二：期刊导航检索

（1）在万方数据主页的“资源导航”模块，选择“期刊”进入“中国学术期刊数据库”检索界面。

（2）浏览学科分类导航，选择“医药卫生”浏览，选择“神经病学与精神病学”浏览，查找到“中国实用神经疾病杂志”，点击刊名，进入该刊主页。

（3）在期刊主页，在刊内检索框中，输入“脑梗死 OR 脑梗塞 OR 缺血性脑卒中”后点击“刊内检索”执行，之后在左侧的“年份刊次”栏目，切换年份、刊期依次浏览 2020 年至今的相关文献。

方法三：高级检索

（1）在万方数据主页点击“高级检索”按钮，进入检索界面，选择文献类型为“期刊论文”。

（2）在检索框内输入“脑梗死 OR 脑梗塞 OR 缺血性脑卒中”，为提高检出文献查全率，选择检索字段为“主题”，默认匹配模式为“模糊”；在实际检索中，根据检索需求及检索结果来调整检索字段。

（3）在另一检索框中输入“中国实用神经疾病杂志”，选择检索字段为“刊名”，默认匹配模式为“模糊”。（2）、（3）之间的逻辑关系为“与”。

（4）发表时间限定为 2020 年至今。

（5）执行检索，结果 348 条（图 3-38）。

【案例二】检索中山大学第一附属医院发表的与恶性肿瘤相关的肺动脉栓塞研究。

分析：肺动脉栓塞（pulmonary embolism，PE）也称为肺栓塞，是指内源性或外源性栓子堵塞肺动脉或其分支引起肺循环障碍的临床和病理生理综合征。恶性肿瘤在医学上也称癌症，是引发肺动脉栓塞的病因之一。

该课题涉及的主题概念有肺动脉栓塞、恶性肿瘤，两者之间的关系是“逻辑与”；肺动脉栓塞有多个概念词表达，它们之间的关系为“逻辑或”，恶性肿瘤有多个概念词表达，它们之间的关系为“逻辑或”；作者单位为“中山大学第一附属医院”。检索途径可选择一框式检索、高级检索和专业检索。

拟定检索标识：①肺动脉栓塞，②肺栓塞，③恶性肿瘤，④癌症，⑤中山大学第一附属医院。

构建检索表达式：（① OR ②）AND（③ OR ④）AND ⑤。

操作步骤：

方法一：一框式检索

在万方数据主页一框式检索框内输入表达式“（肺动脉栓塞 OR 肺栓塞）AND（恶性肿

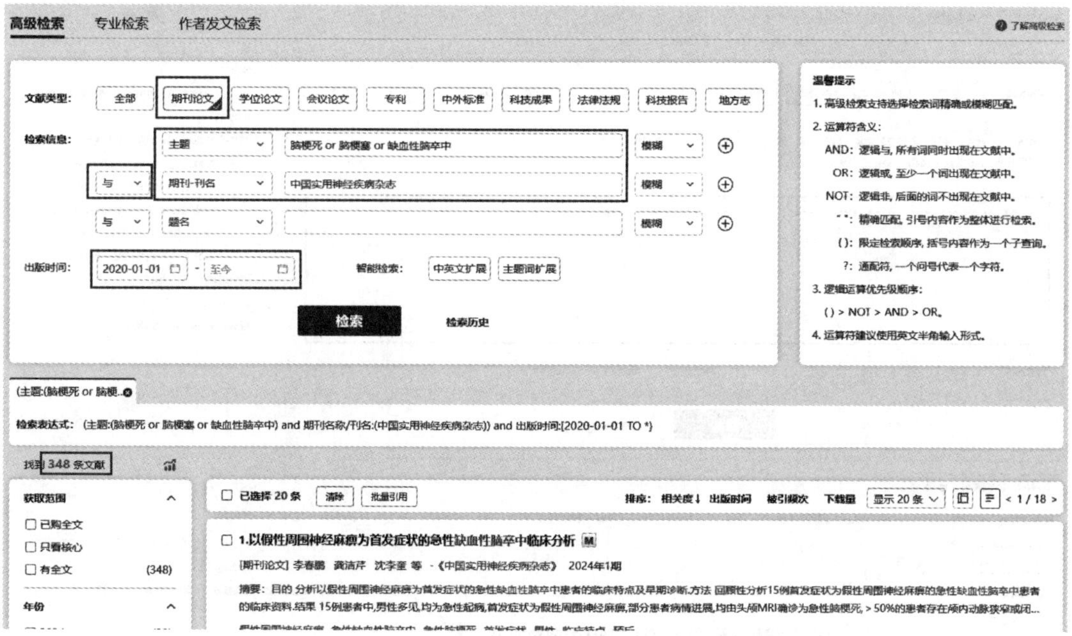

图 3-38　万方数据知识服务平台高级检索示例

瘤 OR 癌症）AND 中山大学第一附属医院”，点击检索按钮执行检索，得到检索结果 5 条。

方法二：高级检索

（1）在万方数据主页点击“高级检索”按钮进入检索界面，默认文献类型为“期刊论文、学位论文、会议论文”。

（2）在检索框内输入“肺动脉栓塞 OR 肺栓塞”，选择检索字段为“主题”，默认匹配模式为“模糊”。

（3）在另一检索框中输入“恶性肿瘤 OR 癌症”，选择检索字段为“主题”，默认匹配模式为“模糊”。

（4）在另一检索框中输入“中山大学第一附属医院”，选择检索字段为“作者单位”，默认匹配模式为“精确”；（2）、（3）、（4）之间的逻辑关系为“与”。

（5）执行检索，结果 5 条。

方法三：专业检索

（1）在万方数据主页点击“高级检索”按钮进入检索界面，点击“专业检索”，默认文献类型为“期刊论文、学位论文、会议论文”。

（2）在通用栏内选择“主题”字段，在主题字段后“( )”里输入检索词“肺动脉栓塞”，选择逻辑关系“or”，输入检索词“肺栓塞”。再选择“主题”字段，输入检索词“恶性肿瘤”，两个字段用逻辑关系“and”组配，如此反复，构建完整的表达式“主题:(肺动脉栓塞 or 肺栓塞）and 主题:(恶性肿瘤 or 癌症）and 作者单位:(中山大学第一附属医院)”。

（3）执行检索，结果 5 条（图 3-39）。

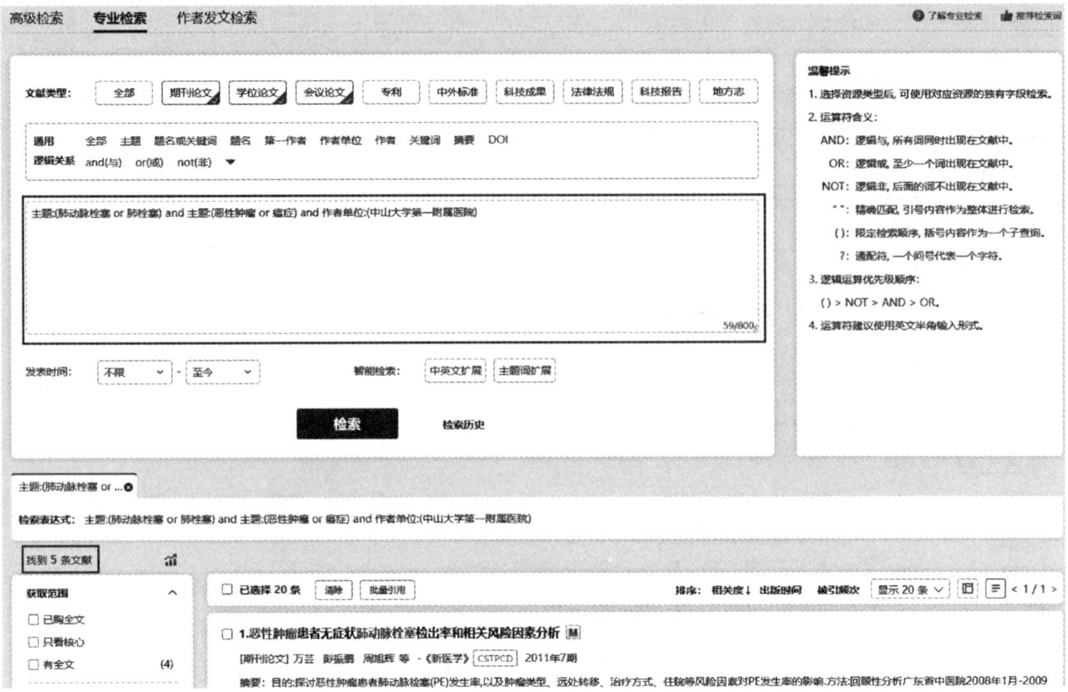

图 3-39　万方数据知识服务平台专业检索示例

（杨　芳）

思考题

1. 万方数据知识服务平台的检索字段中“主题”是指什么？

2. 请检索 2010 年以来“阿司匹林治疗风湿性关节炎”方面的文献，且要求发表在核心期刊上。

3. 请使用高级检索，检索近 10 年作者汤静发表的有关万古霉素对葡萄球菌感染治疗作用的相关文献。

第四节　维普资讯中文期刊服务平台

随着电子信息产业的迅猛发展，期刊全文数据库也得到快速发展。中国知网、万方数据知识服务平台、维普资讯中文期刊服务平台作为国内常用的中文全文数据库，为广大用户提供了海量的学术资源，拓宽了用户检索资源的渠道。这三个中文全文数据库各具特色，配合使用可以提高检索效率。本节介绍维普资讯中文期刊服务平台的特点与检索方法。

一、概述

维普资讯中文期刊服务平台由重庆维普资讯有限公司研发，该平台源于《中文科技期刊数据库》，是我国中文科技期刊数据库之一，是目前国内重要的学术、科研、人力资源评价数据库。收录期刊总量 15 366 种，现刊 9 385 种，核心期刊收录达 90% 以上，文献总量达 7 300 万余篇。收录期刊回溯至 1989 年,部分期刊可至 1933 年。学科范围涵盖自然科学、社会科学各个领域。中心网站日更新。

机构用户可通过镜像站点或远程访问方式登录维普资讯中文期刊服务平台检索文献,获取全文。本节以机构用户为例,介绍其使用方法。

个人付费用户可通过维普网免费检索期刊论文、学位论文、会议论文、专利、标准、报告、报纸、成果、法律法规、政策等文献题录和文摘,全文获取需付费。

此外,通过下载、安装"中文期刊手机助手"APP 进行手机访问,可满足个人用户对学术期刊文献下载、阅读及学术资源订阅的需求。机构用户成员可关联绑定本机构订购中文期刊服务平台的权限,获取使用权益。

二、检索规则

1. 布尔逻辑算符

高级检索和检索式检索时,AND、OR、NOT 可兼容大小写,前后须空一格;逻辑运算符优先级为:( )>NOT>AND>OR,且可通过英文半角( )进一步提高优先级。

2. 精确检索

英文半角 " " 表示精确检索,检索词不做分词处理,作为整个词组进行检索,以提高准确性。

3. 特殊字符检索

检索内容含特殊字符,检索时需加半角引号单独处理。如 "multi-display"。

4. 检索式检索

字段标识符必须为大写字母,如:A= 柯平;相同检索字段的检索词可共用字段标识符,如:M= 艾滋病 OR 获得性免疫缺陷综合征。

三、检索途径

该平台提供的检索途径有基本检索、高级检索、检索式检索、期刊导航,默认执行的是基本检索。

1. 基本检索

默认使用一框式检索,用户可在检索框中输入检索词,点击"检索"按钮即可获得检索结果。支持任意字段、题名或关键词、题名、关键词、摘要、作者、第一作者、机构、刊名、分类号、参考文献、作者简介、基金资助、栏目信息 14 个检索字段进行检索。

基本检索中,检索框中输入的所有字符均被视为检索词,不支持任何逻辑运算;如果输入逻辑运算符,将被视为检索词或停用词进行处理。

2. 高级检索

在平台首页点击"高级检索"进入检索界面。高级检索采用分栏式检索词输入的方式,检索框默认提供 3 行,点击"+"可增加检索框的数量,最多增加至 5 行。可运用"与""或""非"的逻辑算符将多个检索词进行组配检索,也称"组栏式检索"或"向导式检索"。

首行默认检索字段为"题名或关键词",提供任意字段、题名或关键词、题名、关键词、摘要、作者、第一作者、机构、刊名、分类号、参考文献、作者简介、基金资助、栏目信息 14 个检索字段，可点击检索项的下拉列表，选择检索字段进行检索。选择“模糊”或“精确”两种匹配方式，辅助检索；还可以选择“同义词扩展”获得最佳的检索结果。

高级检索还可以通过“时间限定”“期刊范围”“学科限定”进行限定检索。

3. 检索式检索

进入“高级检索”界面后，点击“检索式检索”进入“检索式检索”界面（图3–40），用户可自行在检索框中书写检索提问式完成检索，通过“时间限定、期刊范围、学科限定”调整和控制检索结果。

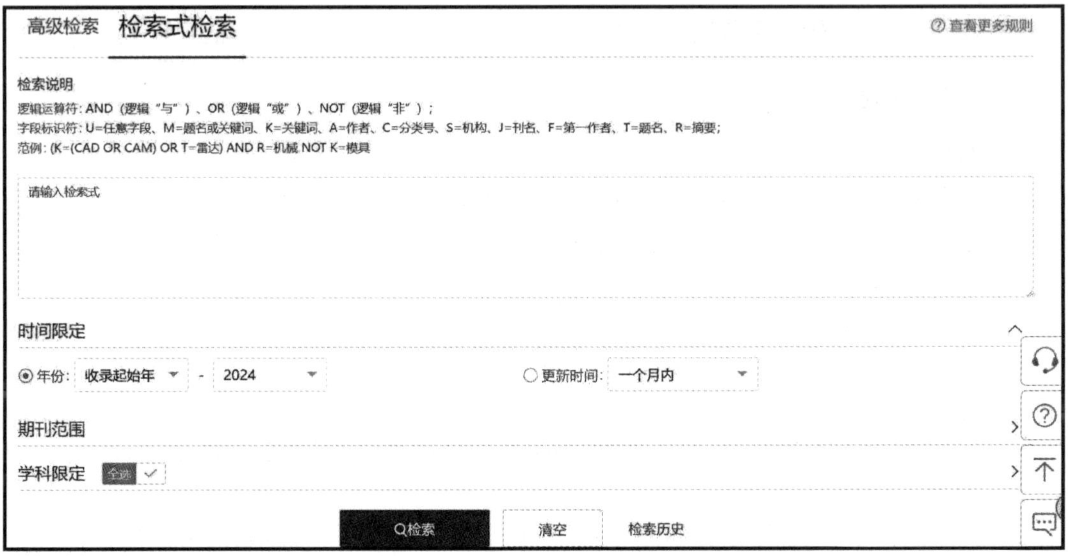

图3–40　维普资讯中文期刊服务平台检索式检索界面

4. 期刊导航

点击首页“期刊导航”进入期刊资源检索界面（图3–41）。该途径可通过期刊检索、期刊导航两种方式获取期刊相关资源。

（1）期刊检索　可通过选择“刊名、任意字段、ISSN、CN、主办单位、主编、邮发代号”共7个字段检索期刊。

（2）期刊导航　可以按学科类别的方式浏览期刊，也可以按期刊首字母查阅期刊，还可以使用左侧聚类筛选面板提供的“核心期刊、国内外数据库收录、地区、主题”筛选和查阅期刊。

（3）获取目标期刊的相关信息　检索某一期刊后，可通过点击期刊名进入该刊主页，点击页面左侧“查看全部目录封面”可按照“年”和“期”查看期刊“封面、封底、目录”信息，也可查看“期刊详情、收录汇总、发表作品、发文分析、评价报告”。通过“期刊详情”可以获悉期刊简介、获奖情况和国内外数据库收录情况，“收录汇总”可以按照“刊期”查看该刊，“发表作品”可查看该刊发表的文献信息，“发文分析”可以围绕“期刊概述、学术成果年代分布统计、主要发文学者、主要发文机构、主要发文主题、相关期刊、主要发文领域、主要发文资助”8个方面进行分析，“评价报告”通过“基本评价指标、期刊发文、期刊影响因子、

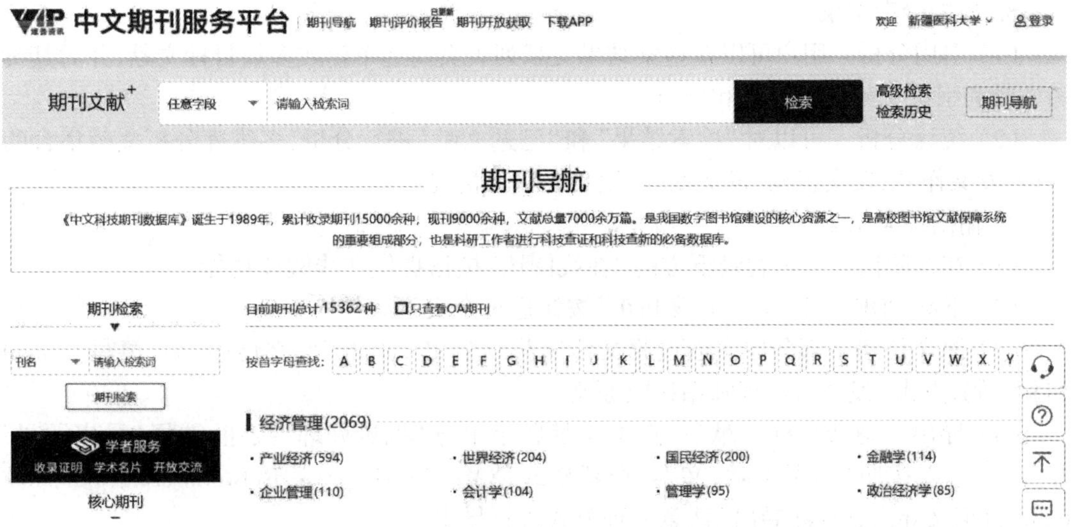

图 3-41　维普资讯中文期刊服务平台期刊资源检索界面

立即指数、期刊他引率、平均引文率、被引半衰期、引用半衰期”8 个指标对该刊进行评价。

四、检索结果处理

1. 显示检索结果

系统执行检索后，按照“文摘、详细、列表”三种方式显示检索结果，默认为“文摘”显示；还可按照“相关度、被引量和时效性”排序显示检索结果（图 3-42）。

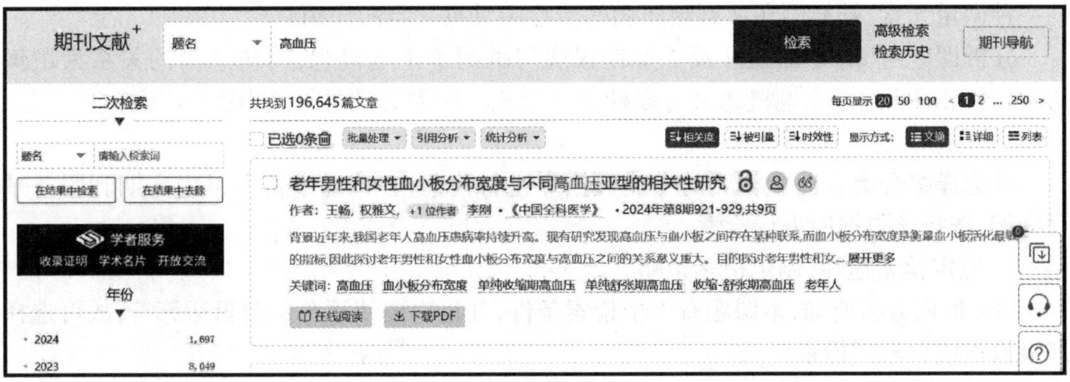

图 3-42　维普资讯中文期刊服务平台检索结果显示界面

2. 筛选检索结果

（1）二次检索　利用检索结果界面左侧的“在结果中检索”实现二次检索。点击下拉字段列表，可选择题名、关键词、摘要、作者、第一作者等 12 个检索字段，输入检索条件后点击“在结果中检索”缩小检索范围。

（2）聚类筛选　通过左侧聚类面板中的“年份、学科、期刊收录、主题、期刊、作者、机构”精炼检索结果。

3. 分析检索结果

（1）引用分析　用户可以在检索结果文献列表页勾选单篇或多篇目标文献，并对其参考文献和引证文献进行查看和分析。

（2）统计分析　可以对“检索结果”和“已选文献”进行分析，多维度分析文献集合的年份、发文作者、发文机构、发文期刊、发文领域等情况。

4. 输出检索结果

（1）在线阅读　文献题录下方的“在线阅读”按钮提供在线阅读功能。

（2）下载 PDF　可点击“下载 PDF”按钮进行全文下载。

（3）原文传递　部分原文通过原文传递获取全文。点击“原文传递”后，填写 E-mail 和验证码，点击“发送”，实现邮箱接收原文。

（4）导出　勾选目标文献后，点击文献题录上方“批量处理”按钮，选择“导出题录”并点击，可以按照“参考文献、文本、查新格式、XML、NoteExpress、Refworks、EndNote、Note First、自定义导出、Excel 导出”任意一种方式进行导出。

五、案例分析

【案例】检索 2013 年以来有关“硒与 2 型糖尿病的相关性”方面的文献，并在检索结果中筛选出“北大核心期刊”上发表的文献，下载引用量最多的一篇文献。

检索步骤：

1. 分析课题

2 型糖尿病（Ⅱ型糖尿病，type 2 diabetes）又称“非胰岛素依赖型糖尿病”（non-insulin-dependent diabetes mellitus），原名为成人发病型糖尿病。硒（selenium）是人体必需的一种微量元素，补充硒在 2 型糖尿病的治疗中具有一定的作用。

分析课题可知：本课题涉及 2 型糖尿病与硒两个主题概念，两概念间的关系为逻辑与。2 型糖尿病这个主题概念又有多种表达形式。所需文献时限是 2013 年至今。

2. 选择检索工具

可选择综合类及医学相关的专业数据库进行检索，本节以维普资讯中文期刊服务平台为例，选择该数据库进行检索。

3. 确定检索途径，制定检索策略

（1）根据分析所知，本课题有多个检索条件，并且需要使用布尔逻辑运算符，故可选择高级检索或检索式检索。

（2）提取检索词：① 2 型糖尿病，② Ⅱ型糖尿病，③非胰岛素依赖型糖尿病，④成人发病型糖尿病，⑤硒。

（3）构建检索提问式：（① OR ② OR ③ OR ④）AND ⑤。

（4）输入检索提问式。

方法一：

使用高级检索，第一行内输入表达式：2 型糖尿病 OR Ⅱ型糖尿病 OR 非胰岛素依赖型糖尿病 OR 成人发病型糖尿病；第二行内输入“硒”。两行之间选择逻辑关系“与”。可选择“任意字段、题名或关键词、题名、关键词、摘要”检索字段进行检索，选择不同的检索字段会导致检索结果不同。时间限定:2013—2024,点击“检索”。

方法二:

进入“检索式检索”界面,在检索框内输入带有字段标识的表达式:(T=2 型糖尿病 OR Ⅱ型糖尿病 OR 非胰岛素依赖型糖尿病 OR 成人发病型糖尿病)AND T= 硒,时间限定:2013—2024;点击“检索”。

4. 评价检索结果,优化检索策略

评价检索结果时,根据检索者的需求可以不断调整和优化检索策略。如本课题选择“题名”字段,检出文献较少,可选择“任意字段”或“题名或关键词”扩大检索范围。

5. 筛选文献,获取原文

在检索结果页面,选择左侧聚类面板中的“期刊收录”,点击“北大核心期刊”筛选检索结果,并按照“被引量”对检索结果进行排序。查看被引量最高的这篇文献,当可以“下载 PDF”时,点击此按钮下载原文;当需要通过原文传递获取原文时,可点击“原文传递”后填写邮箱和验证码,等待邮箱接收全文。

（赵　艳）

思考题

1. 维普中文期刊服务平台提供了几种检索途径,其特点是什么?

2. 请对比《中华结核和呼吸杂志》在中国知网、万方数据知识服务平台和维普资讯中文期刊服务平台中的收录情况。

3. 在维普资讯中文期刊服务平台中,如果有一篇文献只收录了题录或文摘信息,如何获取该篇文献的原文?

第五节　其他中文资源

阅读文献是医学临床与科研工作重要的环节,但任何一家机构都不可能订购所有的文献资源,对于那些十分重要但又没有订购全文的文献,文献传递是常用的获取文献的方式。文献传递是将用户所需的文献复制品以有效的方式和合理的费用,直接或间接传递给用户的一种非返还式的文献提供服务,它具有快速、高效、简便的特点。近年来网上开通的文献传递服务,拓展了文献资源共享的范围,提高了科技文献尤其是外文原文的保障能力和馆藏利用率,同时可以调整图书馆文献采购策略、弥补馆藏资源不足,已越来越受到人们的重视,各文献服务机构均编制了一些联合目录或馆藏目录,利用这些联合目录和馆藏目录,可了解所需文献全文的收藏单位,然后进行原文索取。

使用特定的文献保障系统进行原文传递是目前获取全文文献的一种重要途径,CALIS、NSTL 等由国家或教育系统牵头组建的文献保障机构,文献保障数目多,范围广,传送系统安全可靠,能够提供很好的原文保障。

一、CALIS 文献传递网

中国高等教育文献保障系统(China Academic Library & Information System,CALIS)是

经国务院批准的我国高等教育“211 工程”“九五”“十五”总体规划中三个公共服务体系之一。CALIS 旨在把国家的投资、现代图书馆理念、先进的技术手段、高校丰富的文献资源和人力资源整合起来，建设以中国高等教育数字图书馆为核心的教育文献联合保障体系，实现信息资源共建、共知、共享，以发挥最大的社会效益和经济效益，为中国的高等教育服务。CALIS 管理中心设在北京大学，下设文理、工程、农学、医学四个全国文献信息服务中心。

CALIS 文献传递网收录国内各主要高校图书馆购置的 10 万余种纸本期刊和电子期刊信息，其中有 4 万多种期刊的文章篇名信息周更新，目前期刊文章的篇名目次信息量达 8 000 多万条。系统标注了 CALIS 高校图书馆的纸本馆藏和电子资源馆藏；系统把各图书馆馆藏纸本期刊和图书馆购买全文数据库包含电子期刊与篇名目次有机地集成到一起，使读者可以直接通过系统的资源调度得到电子全文；并且系统连接了 CALIS 馆际互借系统，读者可以把查找到的文章信息直接发送文献传递请求获取全文。

读者通过 CALIS 文献传递网进行馆际互借，有 2 种提交馆际互借申请的方式。

1. 通过用户名密码登录馆际互借系统提交申请

用户需先在本馆的馆际互借系统注册账户，然后在 CALIS 文献传递网选择“文献传递”后，系统会自动根据 IP 判断用户所属馆；用户也可自行选择任何一个有馆际互借账户的图书馆。

2. 通过 E-mail 方式发送给本馆馆际互借员

用户仅限将馆际互借申请发送至所选图书馆的馆际互借员的 E-mail。

用户在检索页面（图 3–43）的相关字段输入检索词。浏览检索结果，点击“购买此库

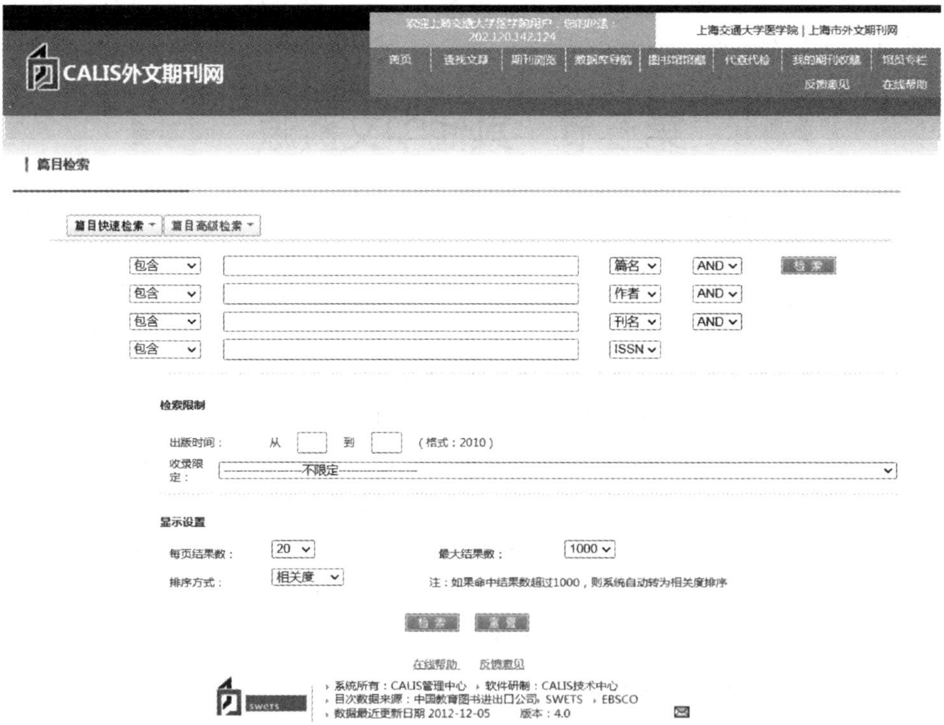

图 3–43　CALIS 文献传递网检索界面

的图书馆”按钮了解收藏该文献的图书馆信息，或点击“文献传递”向预设的图书馆发出文献传递申请。

二、国家科技图书文献中心

国家科技图书文献中心（National Science and Technology Library，NSTL）是2000年组建的一个虚拟的科技文献信息服务机构，成员单位包括中国科学院文献情报中心、工程技术图书馆（中国科学技术信息研究所、机械工业信息研究院、冶金工业信息标准研究院、中国化工信息中心）、中国农业科学院图书馆、中国医学科学院图书馆。NSTL根据国家科技发展需要，按照“统一采购、规范加工、联合上网、资源共享”的原则，采集、收藏和开发理、工、农、医各学科领域的科技文献资源，面向全国开展科技文献信息服务。目前已收录中外文学术期刊2万余种、会议录文献近20万册、学位论文220多万篇、科技报告近200万份、中外专利1 400余万条、标准和计量250余万条，外文科技类图书11万余册，形成了印本和网络资源互补的保障格局，是资源丰富、品种齐全的国家科技文献信息资源保障基地。

1. 用户注册

登录NSTL主页后在页面左上角点击“新用户注册”进入注册流程，阅读并接受“服务公约”后，个人用户点击“普通用户注册”按钮进入注册页面。用户可在注册页面填写个人信息并设定用户名和密码。

用户注册后可通过银行、邮局、网上支付等方式交纳预付款，也可通过网上银行支付当前检索后需要订购的全文文献服务费用，全文订购费不设底限，没有使用时间限制，可根据需要交费。在主页的“帮助中心”有付费方法的详细介绍。

2. 普通检索

普通检索是文献检索的基本检索方法，适合大部分用户使用。进入文献检索后所呈现的页面即普通检索，由页面顶部的“普通检索”标签标识。

（1）输入检索词　直接在查询框中输入单个词或词组后按检索按钮可在所选数据库的全部字段中检索。若需要按特定字段查询，可在下拉菜单中选择字段，然后在查询框中输入查询词或表达式。请注意：可供选择的字段是随所选数据库的不同而变化的，多库查询时所列出的字段是所选数据库共有的字段。查询框之间的逻辑关系可选择“与”“或”“非”和“异或”，也可以使用逻辑运算符and、or、not构造检索式。

（2）数据库选择　可以单选，也可以多选或部分全选。系统可在多个数据库中同时检索文献。系统提供3大类共21个数据库。选择时，需要先点击数据库类名（如期刊论文），页面将展开显示该类包含的全部数据库。同语种的多个数据库或不同语种的多个专利数据库可以同时选择进行多库查询。所选择数据库的简介在页面上端显示，若点击数据库名称将显示该库的简介和样例。

（3）根据需要设置查询条件　包括查询范围、时间范围、馆藏范围和查询方式，也可以用给出的默认选择。

1）查询范围：可选择在全部记录、含文摘记录，或者可提供全文记录中查询。

2）时间范围：可限定文献的出版时间或入库时间。若不选择，将在全部年中查询。

3）馆藏范围：用于限定文献所在的馆藏单位。

4）查询方式：包括模糊查询和精确查询。模糊查询的检索结果中包含输入的检索词。精确查询的检索结果与所输入的检索词完全匹配。精确查询用在关键词等字段。若选择在“全部字段”查询时，精确查询与模糊查询效果相同。

（4）二次查询　如果查询到的文献过多，可在“文献查询结果”页面进行二次查询，提高查询准确率。用户只需在二次查询框内选择限制字段并输入新的查询词，点击“二次检索”，系统将在前次查询的结果中进行查找。也可以点击“重新检索”不在前次结果中查询。

（5）浏览查询结果　点击文章标题，可直接浏览该文章的详细信息。点击作者，可继续查询该作者发表的其他文章。对于外文期刊文献，可以点击文章出处后的图标，列出数据库收录该期刊的全部文献。

通过每条记录前的多选框，可一次选择多篇文献，然后查看其详细内容。注册用户还可以进行“加入购物车”或“加入我的收藏”操作。“加入购物车”操作进入全文订购流程。

3. 高级检索

高级检索是为专业检索人员或熟悉检索技术的人员执行更为复杂的检索提供的一种检索方法（图 3-44）。高级检索可以使用字段限定符、布尔运算符和截词符。

（1）数据库选择和查询条件　设置同普通检索，与“普通检索”不同之处就是输入检索词的“查询”部分。

（2）构造检索表达式　检索表达式的编制可以利用系统提供的数据库、字段对照表

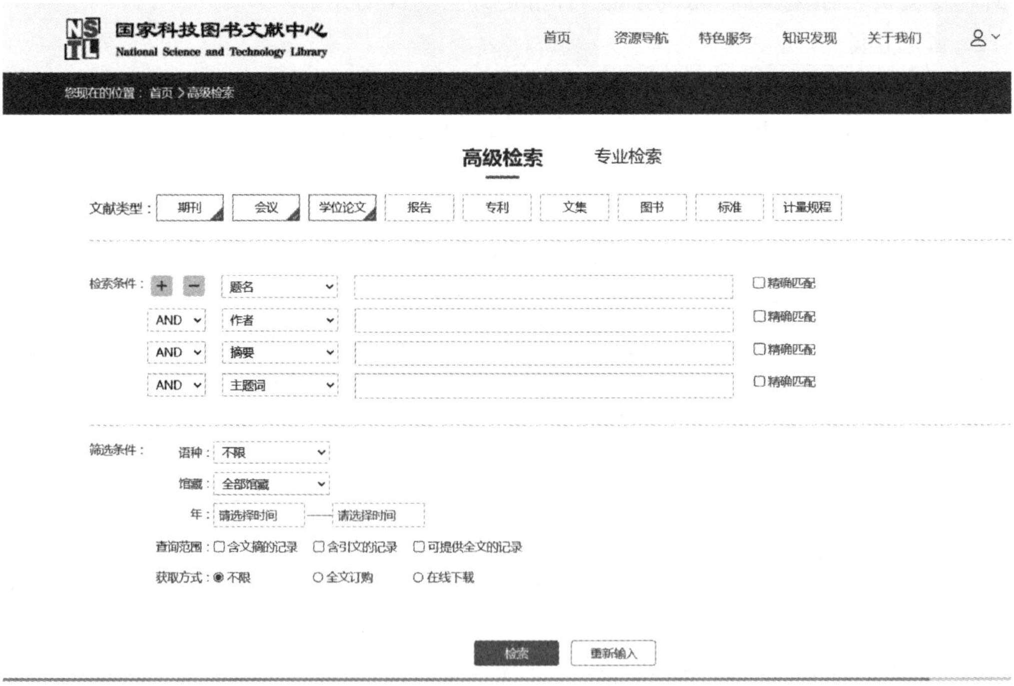

图 3-44　NSTL 高级检索界面

和逻辑运算符对照表，再通过输入查询词和小括号“( )”(半角符号)的限定，在文本框中便可组织出用户定制的查询表达式，若不用“字段对照表”选择字段而直接输入查询内容，表示在全部字段中查询。在“字段对照表”和“逻辑运算符对照表”选中后单击，系统自动将字段标识符和运算符加入输入框中。可在“=”后输入查询的词、词组或符号，也可以进行修改。可以直接在文本输入框中定制检索表达式。使用小括号“( )”限定运算的顺序。使用截词符“$”进行右边截词检索($ 代表 0 或任意个字母)。注意：运算符前后一定有半角的空格，字段名称和运算符不区分大小写。

4. 期刊检索

期刊检索是针对期刊文献的特性所提供的一种检索方法，提供对单一期刊的文献进行检索，同时也提供浏览所选期刊的目次信息。对于中文期刊，目前不提供此种检索方法。在网站首页的“资源导航”中选择“期刊”即可进入期刊检索界面。

（1）选择期刊类型　外文期刊分为西文期刊、日文期刊、俄文期刊三类，可选择其中之一。

（2）刊名选择　在当前选择的类型下通过浏览或查询的方法准确找到所需期刊。除了浏览方式外，还允许直接输入准确的刊名或 ISSN 号。

1）刊名浏览：对刊名记忆不准确时，点击“刊名浏览”按钮，选择按分类或首字母字顺 2 种方式浏览期刊列表，进而找到所需期刊，点击刊名，系统自动将该刊名加入“期刊检索”页面的输入框内。

2）刊名检索：输入刊名或刊名缩写或 ISSN 号，点击“刊名检索”查询获得所需期刊，点击刊名，系统自动将该刊名加入“期刊检索”页面的输入框内。

期刊列表包括刊名和刊名缩写。在浏览中可以用翻页的方式查找刊名，也可以输入内容进行刊名查询。分类浏览将提供按学科属性所分的 19 个大类以及大类下二级类目的分类表，可以按照分类浏览期刊。字顺浏览提供刊名首字母字顺选择。期刊列表的下方设有刊名查询输入框，按“在当前结果中查询”按钮，可在当前列表范围内做进一步检索，逐步缩小查询结果。按“重新查询”按钮，则在所有期刊中重新查询。如果用户已经登录，在期刊列表下方设有“添加到我的期刊”“查看我的期刊”和“添加到 SDI 服务”三个功能按钮。先勾选刊名序号前的复选框，然后选按功能按钮。“我的期刊”和“SDI 服务”属于“我的图书馆”中的服务项，可以进入“我的图书馆”使用这些功能。在期刊列表中设有查看目次信息图标，点击刊名序号前的查看目次图标，进入期刊目次浏览流程，这与在“期刊检索”中使用“浏览此刊目次”功能按钮相同。刊名确定以后，选择“查询此刊内容”功能按钮，页面自动展开显示查询条件设置和查询表达式输入区，这与普通检索页面类似，只是多了卷期的限定输入框。查询条件设置及检索方法可参见“普通检索”。若选择“浏览此刊目次”功能按钮，可查看该期刊的目次信息。如果在前面确定刊名时是用户输入的刊名或 ISSN 号，有可能输入的内容有误或系统内没有收录此刊，此时将有提示信息反馈给用户，根据情况用户可以尝试修正后再查询。

此外，也可在网站首页选择“会议录”“学位论文”“科技报告”“图书”“标准、计量”和“专利”模块完成对应出版物的检索，方法与期刊检索相似，也可对检索结果按“字顺”或“学科分类”进行筛选与导航。

5. 全文订购与查询

当注册用户经检索获得“检索结果”后，浏览相关题录或摘要信息后想申请阅读全文时，可点击出版物信息右侧的“文献传递”，并按要求完成相关传递费用的支付，即可完成该出版物的全文传递申请。

（仇晓春）

思考题

列举 NSTL 文献传统平台主要包括哪些出版机构的生物医学期刊文献资源。

数字课程学习

教学 PPT　　拓展阅读　　自测题

第四章

外文文献检索系统

学习目标

通过本章的学习，学生能够准确复述 PubMed、Embase、SciFinder^n 等外文文献检索系统的主要检索途径、检索规则与结果输出方式，通过检索实践能够准确运用检索途径和检索技术。能够简述各检索系统的收录范围与检索方法。

第一节 PubMed

一、概述

PubMed 是一个免费资源，由美国国立卫生研究院（National Institutes of Health，NIH）下属美国国家医学图书馆（National Library of Medicine，NLM）的国家生物技术信息中心（National Center for Biotechnology Information，NCBI）开发和维护。

PubMed 前身是 20 世纪 60 年代 NLM 为实现著名医学检索工具 Index Medicus（IM）的自动化编辑而开发的 MEDLARS 系统（Medical Literature Analysis and Retrieval System）。1971 年 NLM 推出了 MEDLINE（MEDLARS Online）联机检索服务，1983 年 MEDLINE 光盘版发行，1997 年 NCBI 在 Entrez 检索平台的基础上开发了基于互联网以 MEDLINE 数据库为核心内容的 PubMed 检索系统，并免费向全世界开放。

PubMed 收录的文献主要来自生物医学和健康领域，以及生命科学、行为科学、化学科学和生物工程等相关学科。数据库包含超过 3 600 万篇生物医学文献的题录和摘要，不包括期刊论文的全文，但可能提供指向全文提供者（付费或免费）的链接。

PubMed 的三个组成部分是 MEDLINE、PubMed Central（PMC）和 Bookshelf。MEDLINE 是 PubMed 最大的组成部分，文献来源主要是学术期刊（目前包括约 40 个语种的 5 600 多种生物医学期刊），也有小部分被认为有益于广大用户群体的报纸、杂志和时事通讯。为了保证收录期刊的质量，NIH 成立专门的文献选择技术审查委员会（Literature Selection

Technical Review Committee, LSTRC）对期刊进行遴选。MEDLINE 收录的文献都会标引医学主题词（MeSH），并标注有资助来源、基因、化合物和其他元数据。PMC 是 NLM 的生物医学和生命科学期刊文献的免费全文档案，包含 800 多万篇全文文章记录，涵盖 18 世纪末至今的生物医学和生命科学研究。这些内容包括已在学术期刊上正式发表的文章、经过同行评审并被接受在期刊上发表的作者手稿，以及在同行评审前公开的文章预印本。PMC 自 2000 年起在网上向公众开放。Bookshelf 主要收集生物医学、健康和生命科学相关的书籍、报告、数据库和其他文献的全文。PubMed 包括 Bookshelf 的书籍和一些单独的章节。

二、检索规则

（一）词汇自动转换功能

词汇自动转换（automatic term mapping）功能是 PubMed 特有的功能。对于用户在基本检索界面中输入的未带任何限制的检索词或词组，系统会自动使用四种转换表和索引来对其进行核对、匹配和转换后再进行检索。这四种转换表和索引依次为：MeSH 转换表（subject translation table）、刊名转换表（journals translation table）、作者索引（author index）和研究者（合著者）索引[investigator（collaborator）index]。当系统按顺序在转换表或索引中找到一个术语或短语的匹配项时，匹配映射过程就完成了，不会继续到下一个转换表或索引中进行检索。

1. MeSH 转换表

该表包括英国和美国不同拼法、单复数、同义词或近义词、药品商品名、MeSH 主题词、款目词、副主题词、出版类型、药理作用术语（pharmacologic action terms）、统一医学语言系统（Unified Medical Language System, UMLS）中的同义词或英语变异词、增补概念表（supplementary concept）中的物质名称及其同义词等词汇。如果系统在该表中发现了与检索词相匹配的词，就会自动将其转换为相应的 MeSH 词（并扩展至其在树形结构表中的下位词）进行检索，同时也在所有字段（标记为 [All Fields]）中进行检索。

例 1：键入 vitamin A，由于 vitamin A 就是一个主题词，所以系统自动将其转换成“vitamin a”[MeSH Terms] OR“vitamin a”[All Fields]。

例 2：键入 vitamin B，系统自动将其转换成“vitamin b complex”[Pharmacological Action] OR“vitamin b complex”[MeSH Terms] OR“vitamin b complex”[All Fields] OR“vitamin b”[All Fields]。可以看出来系统将 vitamin B 转化为主题词 vitamin B complex，且由于 vitamin B complex 也是药理作用术语，所以增加了一个“vitamin b complex”[Pharmacological Action]。

例 3：键入 vitamin C，系统自动将其转换成“ascorbic acid”[MeSH Terms] OR（“ascorbic”[All Fields] AND“acid”[All Fields]）OR“ascorbic acid”[All Fields] OR“vitamin c”[All Fields] 后进行检索。其中 ascorbic acid 即抗坏血酸，是 vitamin C 对应的主题词。由于主题词 ascorbic acid 是个词组，所以在所有字段中进行检索时，也同时进行了拆分检索，以保证最高的查全率。例 2 中的主题词 vitamin B complex 没有进行拆分，是因为该词组中间有一个单独的字母 B，按照系统的规则，词组中有一个单独的数字或者字母的，均不进行拆分后的检索。

2. 刊名转换表

该表包括刊名的全称、刊名的 MEDLINE 形式缩写，以及期刊的 ISSN 号和 eISSN 号。当输入刊名全称时，该转换表能将其转换为“MEDLINE 形式缩写”[Journal]，并且同时在所有字段中进行检索。例如，在检索提问框中键入 endocrine pathology，PubMed 会将其转换为“Endocr Pathol”[Journal] OR（“endocrine”[All Fields] AND “pathology”[All Fields]）OR “endocrine pathology”[All Fields] 后进行检索。如果刊名本身就是一个 MeSH 主题词，例如 Cell，那么 PubMed 首先在 MeSH 转换表中找到匹配的词条，然后进行检索，而不会再到刊名转换表中进行匹配，所以其检索结果不包括 Cell 作为刊名的情况。

3. 作者索引

如果用户使用的检索词在主题转换表和刊名转换表中找不到匹配的术语，并且检索词不是单个单词，PubMed 会在作者索引进行映射匹配。作者索引包括作者姓全称和名首字母缩写，以及 2002 年以后发表文章的完整作者姓名。

PubMed 会自动截断对作者姓名进行匹配，以考虑不同的首字母缩写，例如，o'brien j 可以检索出 o'brien ja，o'brien jb，o'brien jc jr，以及 o'brien j。

当检索多个作者时，为了避免系统将其当成一个作者的完整名字进行匹配，应包含首字母缩写或使用 [au] 字段限制符，例如 ryan[au] james [au]。按自然或反向顺序输入作者完整姓名，均可执行检索。

在姓后面加一个逗号进行检索，可以有效区别姓和名，检索结果更准确。例如，输入 james ryan，系统实际执行检索表达式为 Ryan，James [Full Author Name] OR James，Ryan [Full Author Name] OR Ryan，James [Full Investigator Name] OR James，Ryan [Full Investigator Name] OR james ryan [Author] OR james ryan [Investigator]。如果输入的是 james，ryan，系统执行的是 James，Ryan [Full Author Name] OR James，Ryan [Full Investigator Name]，检索结果大大减少。需要注意的是，逗号后面要空一格，否则检索结果与不加逗号一样。

为了避免系统将姓名中的某些部分当做缩写进行检索，可以在检索框中使用 [fau] 字段，进行作者全名检索，例如 peterson do [fau]。

4. 研究者（合著者）索引

如果没有在上述转换表（作者索引除外）中匹配到，并且输入的词不是一个单一的词汇，PubMed 会同时在研究者（合著者）索引中查找。如果文献提供的话，研究者（合著者）索引包含参与研究者的全名，全名按自然顺序和反向顺序输入均可。

如果仍然找不到匹配词，PubMed 就会把检索词断开分成单个单词后再重复上述自动词汇转换过程，单个词之间用 AND 连结起来。PubMed 会忽略检索式中的禁用词（stopwords，是指没有检索意义的词）。若某个词仍找不到匹配词，则在全部字段中检索。要查验检索词的详细转换情况，可在高级检索界面下方的检索历史和检索细节部分查看 Details。

（二）布尔逻辑检索

PubMed 支持各检索术语之间逻辑关系的运算，逻辑运算符主要有 AND、OR、NOT 三种，分别用于逻辑与、或、非运算。

PubMed 中布尔逻辑运算的顺序为从左至右，可使用圆括号（ ）来改变其运算顺序。

如 sillicosis AND(treatment OR therapy),括号中的检索式优先运算。

(三)限定字段检索

PubMed 允许在检索词后附加字段标识符以限定检索字段,字段标识符要用方括号 [] 括起来,位于检索词之后。例如:RNA[mh] AND Mello[au] AND 2001[dp]。表 4-1 列出了常用字段的标识符及其含义。

表 4-1 PubMed 常用可检索字段

字段标识	字段名称	字段含义
AB	Abstract	英文摘要
AD	Affiliation	著者或合作者的地址
ALL	All Fields	所有字段
AU	Author	著者
CN	Corporate Author	承担作者责任的公司或团体名称
DP	Publication Date	文献的出版日期
EDAT	Entry Date	文献收入 PubMed 的日期
FAU	Full Author Name	著者全名
GR	Grant Number	获资助项目的编号或合同号
IP	Issue	期刊的期号
JT	Full Journal Title	期刊全名
LA	Language	语种
MAJR	MeSH Major Topic	主要主题词
MH	MeSH Terms	主题词
NM	Substance Name	增补概念记录数据
PG	Pagination	文献在期刊中的起始页码
PL	Place of Publication	期刊的出版国别
PMID	PubMed Unique Identifier	PubMed 文献唯一识别码
PT	Publication Type	文献出版类型,包括综述、临床试验等
SB	Subset	PubMed 下属数据库子集
SH	MeSH Subheadings	副主题词
TA	Journal Title Abbreviation	期刊标准缩写、期刊全称、ISSN/eISSN
TI	Title	文献的题目
TIAB	Title/Abstract	题目、摘要或作者关键词
TW	Text Words	关键词
VI	Volume	期刊的卷号

在多个词后面用字段标识符，系统会把这些词当一个词组，例如 kidney allograft [tiab]，系统执行的命令是在 Title/Abstract 字段检索肾移植相关的文献。若不希望当词组检索的话，则可以给每个词都加字段标识符，如 vaccine [ti] children [ti]。

（四）截词检索

PubMed 允许使用 * 号作为无限截词符进行右截词检索，截词符前面至少要有 4 个字符，例如键入 flavor*，系统会找到那些前一部分为 flavor 的单词，如 flavored，flavorful，flavoring 等，并对其分别进行检索，最后用逻辑或（OR）把检索结果合并起来。

要对一个词组进行截词的话，有三种表达方式：①使用双引号，如"breast feed*"；②使用字段标识符，如 breast feed*[all]；③使用连字符，如 breast-feed*。三种表达方式的结果是一样的。

截词符只能用在词组中的最后一个单词上，且进行截词检索后该词汇将不执行自动转换功能。

（五）邻近检索

用户可以使用邻近检索功能在 [Title][Title/Abstract] 或 [Affiliation] 字段中搜索在指定距离内以任何顺序出现的多个检索词。格式为："两个或多个检索词"[字段标识符：~N]，N 限定词与词之间相距多少个单词。

例如搜索标题中 rationing 和 healthcare 出现在两个词以内的文章，不限定前后顺序，检索表达式为："rationing healthcare" [Title：~2]。检出结果包含 rationing healthcare，healthcare rationing，rationing of healthcare，rationing in healthcare，rationing universal healthcare，rationing strategies in healthcare，rationing limited healthcare 等。

（六）精确检索

精确检索的方法是使用双引号。采用精确检索时，PubMed 会自动关闭词汇自动转换匹配功能，直接将输入的词或词组作为一个检索词进行检索，提高查准率。例如输入 indigestion 检索，系统自动匹配后形成的检索式为"dyspepsia"[MeSH Terms] OR"dyspepsia"[All Fields] OR"indigestion"[All Fields]，检出结果上万篇；而输入"indigestion"，系统关闭自动匹配功能，执行的检索为"indigestion"[All Fields]，检出结果只有上千篇。

精确检索更多地使用在短语检索中，因为短语往往会被系统的自动匹配功能拆分进行误检，为了避免这种情况出现，进行短语的精确检索可以利用以下几种方法：①使用双引号，例如"kidney allograft"；②使用字段标识进行限定检索，例如 kidney allograft [tw]；③使用连字符，如 kidney-allograft；④使用截词符，如 kidney allograft*。

三、检索途径

（一）基本检索

进入 PubMed 后，系统默认为基本检索界面（图 4-1）。在输入框中键入检索词，点击右方的按钮 Search，系统开始检索，并在页面下方显示检索结果。基本检索简单易用，有智能拼写检查及词语自动提示功能，还可进行著者检索、期刊检索、强制检索、截词检索、限定字段检索、布尔逻辑检索等。

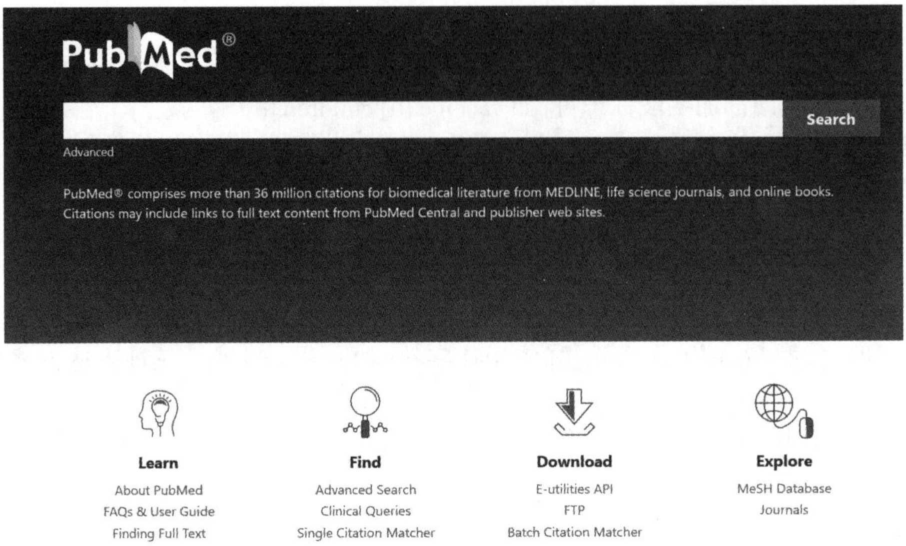

图 4-1　PubMed 基本检索界面

1. 关键词检索

在输入框中键入英文单词或短语后回车或点击 Search，PubMed 即会使用其词汇自动转换功能进行检索，并将检索结果直接显示在主页下方。例如检索腹痛与消化不良，输入 indigestion AND abdominal pain，系统执行的检索表达式为：("dyspepsia" [MeSH Terms] OR "dyspepsia" [All Fields] OR "indigestion" [All Fields]) AND ("abdominal pain" [MeSH Terms] OR ("abdominal" [All Fields] AND "pain" [All Fields]) OR "abdominal pain" [All Fields])。

2. 著者检索

在输入框中键入著者姓氏全称和名字的首字母缩写，例如 Lederberg J，然后回车或点击 Search，系统会自动到著者字段去检索，并显示检索结果。如果只输入著者的姓氏，则系统将在 MeSH 词表、文本词及著者索引中进行匹配。2002 年以后的文献，如果提供作者姓名的全称，还可通过作者姓名全称进行检索。

3. 期刊检索

在输入框中键入刊名全称或 MEDLINE 形式的简称、ISSN 号，例如 Journal of diabetes investigation，或 J Diabetes Investig，或 2040-1116，然后回车或点击 Search，系统将在刊名字段检索，并显示检索结果。如果刊名与 MeSH 词表中的词相同，或者刊名仅为一个单词，例如，Gene Therapy、Science 或 Cell 等，PubMed 将把这些词作为 MeSH 词检索。在这种情况下，需要用刊名字段标识 [ta] 加以限定，如 science[ta]。值得注意的是，使用 ISSN 号进行检索，不能保证检到数据库中较早的记录。

若刊名有方括号、圆括号等特殊符号，输入时应将符号略去。如 J Hand Surg [Am] 应键入 J Hand Surg Am。

PubMed 有专门的期刊数据库（Journals in NCBI Databases），可利用其查找期刊的详细信息。

（二）高级检索

高级检索融合了检索构建器（Search Builder）、检索史与检索式详情（History and Search Details）功能，可以对文章的标题、作者、刊名、出版日期等 40 余种字段进行限定，自由构建复杂的检索式，提高检索者的检索效率。在 PubMed 主页点击检索框下的 Advanced 链接即可进入（图 4-2）。

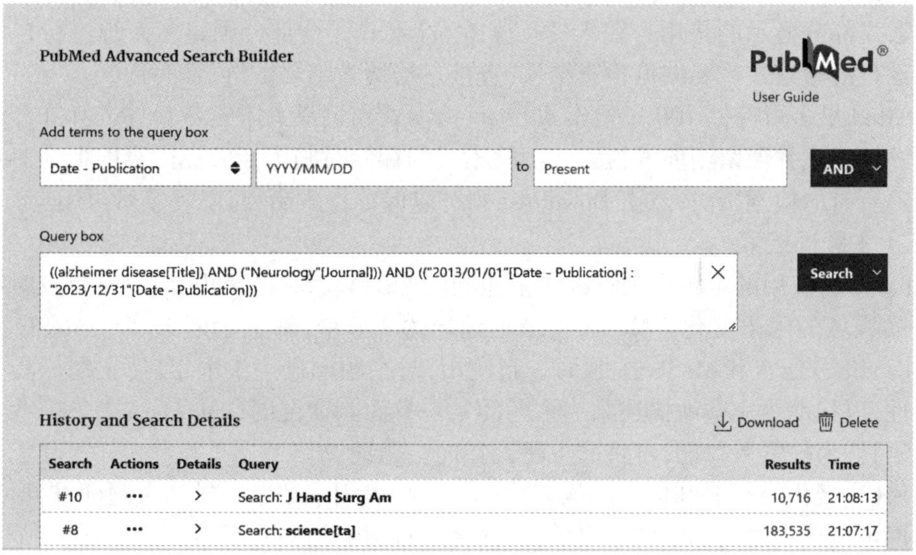

图 4-2　PubMed 高级检索界面

1. 检索构建器

应用检索构建器可以很方便地实现多个字段的组合检索，提高查准率；也可以结合检索史的操作，完成复杂的布尔逻辑运算。检索时，先在左侧的下拉菜单中选择检索字段（默认为 All Fields），输入检索词，选择布尔逻辑运算符 AND、OR 或 NOT，检索框中即显示输入的检索词及运算符。重复上述步骤，完成检索式的构建，点击 Search，显示检索结果。

如图 4-2 所示，检索 2013 至 2023 年期刊 Neurology 上发表的标题中包含 Alzheimer disease 的文献，用检索构建器的步骤如下：①在 Add terms to the query box 输入框左侧的下拉菜单中点选 Title 字段，输入 alzheimer disease，点选输入框右侧的 AND 加入 Query box；②重复第一步的操作，在输入框左侧的下拉菜单中点选 Journal 字段，输入 Neurology，点选右侧的 AND 加入 Query box；③再次重复操作，在输入框左侧的下拉菜单中点选 Date-Publication 字段，输入 2013/01/01 to 2023/12/31，点选输入框右侧的 AND 加入 Query box，检索框中生成的检索式为：((alzheimer disease [Title]) AND ("Neurology" [Journal])) AND (("2013/01/01" [Date-Publication]:"2023/12/31" [Date-Publication]))，点击 Search，系统显示检索结果。

高级检索提供索引方便选词，具体方法是输入全部或部分检索词后，点击右侧的 Show Index，即可显示该检索词的相关索引词，以及用该词检索命中的记录数。

2. 检索史与检索式详情

检索史与检索式详情在高级检索页面的下方，主要用于查看之前所执行的检索策略和检索结果数量，显示内容包括检索序号（Search）、操作（Actions）、检索式详情（Details）、检索式（Query）、检索结果数量（Results）和检索时间（Time）。

用户可以利用检索序号再次检索，例如#1 AND #2 NOT animal。操作部分的功能包括：将本条检索历史进行重新加入 Query box、删除本条检索历史和创建跟踪服务。

检索式部分显示的是用户输入的检索式，检索式详情部分则显示系统进行自动匹配后实际运行的检索式。要浏览检索结果，直接点击检索结果数链接即可。

PubMed 最多可存储 100 条检索式，一旦检索式超过最大限定数目，PubMed 会自动去除最早的检索式并保留当前的检索式。检索式的存储时间为 8 h，点击页面上的 Delete 按钮可清除所有的检索历史，点击 Download 则可以保存检索历史，以备今后再用。

（三）主题词检索

PubMed 所使用的主题词来自医学主题词（MeSH）表，它每年更新一次，以及时反映医学和药品领域的术语变化。MeSH 收录主题词约 3 万个，副主题词 76 个。MeSH 副主题词（subheading）通常和 MeSH 主题词一起使用，对主题词进一步限定，使主题词具有更高的专指性，以帮助更完整地描述某一主题的某一方面。款目词（entry terms）是一些常用的医学术语，作为检索入口词，可将非主题词指向主题词。

MeSH 主要由字顺表和树形结构表构成。字顺表用来按字顺排列主题词，树形结构表则用来揭示主题词之间的纵向隶属关系，两者通过树形结构号联系起来，形成一个功能完善的检索体系。

1. 字顺表

字顺表（alphabetic list）将 MeSH 收录的主题词和款目词按照英文字顺进行排列。主题词一般采用自然语序，如 lung neoplasms，但有时为了把概念相近的某一类主题词集中在一起，有些词组形式的主题词采用倒置形式，如 abortion，legal；abortion，induced；abortion，habitual；abortion，missed 等。词组倒置后，有关的主题词按字顺排到了一起，便于用户选择合适的主题词，并方便进行扩检和缩检。

每个主题词都有一个或多个树形结构号，有些主题词下还有历史注释、参照注释和其他相关信息。

2. 树形结构表

树形结构表（hierarchical structure）将字顺表中的全部主题词按照学科属性归入 16 个大类，多数大类按需要再划分为若干二级类目、三级类目……最多可达九级类目。主题词用逐级缩格的排列方法来表达它们之间的逻辑隶属关系，同级类目下的主题词按字顺编排。例如：

Cardiovascular Diseases　C14
　Vascular Diseases　C14.907
　　Hypertension　C14.907.489
　　　Hypertension，Malignant　C14.907.489.330
　　　Hypertension，Pregnancy-Induced　C14.907.489.480

Hypertension, Renal　　C14.907.489.631

　Hypertension, Renovascular　　C14.907.489.631.485

……

医学主题词可以在主题词数据库(MeSH Database)中直接查找并检索,点击 PubMed 主页 Explore 栏目下的 MeSH Database(见图 4-1),进入主题词数据库。在输入框中键入一个词或词组后,系统会将与该词有关的主题词及其定义都显示出来供用户浏览选择。

选好主题词 Alzheimer disease 后,可通过以下两种方式进行检索:

第一种方式:勾选选中的主题词,点击右侧的 Add to search builder 按钮,然后点击 Search PubMed 执行检索(图 4-3)。系统默认主题词与所有副主题词组配,并在全部主题词字段(包括主要主题词和次要主题词)进行扩展检索。

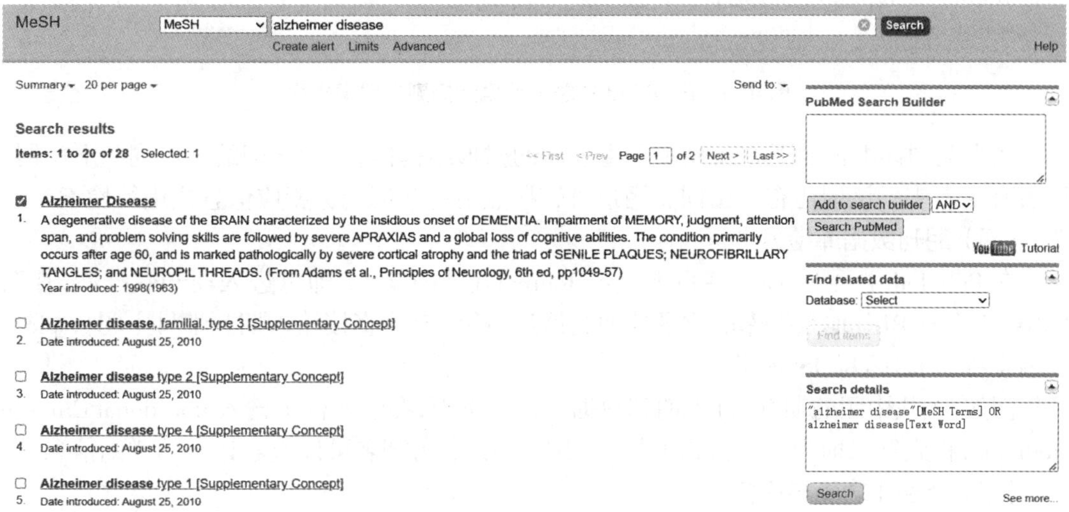

图 4-3　PubMed 主题词检索界面

第二种方式:点击 Alzheimer disease 的超链接,进入主题词详细页面。在主题词的下面列出了所有可以跟该主题词组配的副主题词,并附有限制主要主题词检索(Restrict to MeSH Major Topic)和非扩展检索(Do not include MeSH terms found below this term in the MeSH hierarchy)两个选项(图 4-4)。

主要主题词检索又称加权检索,是一种缩小检索范围提高查准率的有效方法。系统默认的是不进行加权检索。

扩展检索是对当前主题词及其下位主题词进行检索。非扩展检索则仅限于对当前主题词进行检索。系统默认为扩展检索。

本例如图 4-4 所示,选择副主题词 therapy,点击 Add to search builder 按钮将检索式加入到检索构建器(PubMed Search Builder)中。然后点击 Search PubMed 执行检索,即可查找关于阿尔茨海默病治疗方面的相关文献。如果一次检索多个主题词,可以选择合适的逻辑关系,逐个加入检索构建器,最后点击 Search PubMed。

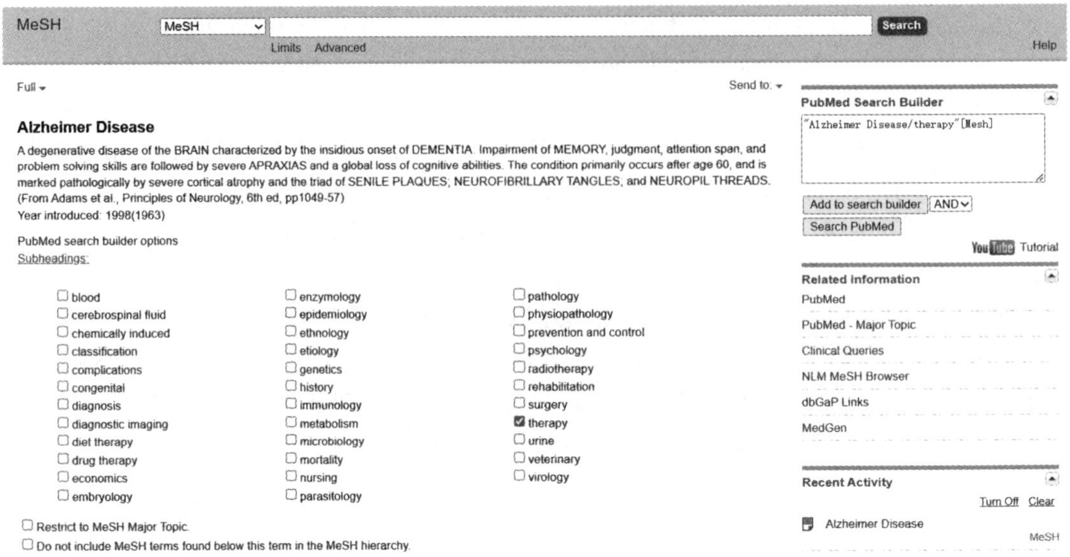

图 4-4　PubMed 主题词检索选择副主题词界面

在主题词详细页面下方还显示了主题词的树形结构信息，即该词的上位词和下位词，词后有 + 者表示该词还有下位词。用户可直接点击这些词浏览相应信息或进行检索。

（四）期刊数据库检索

在 PubMed 主页 Explore 栏目下点击 Journals（见图 4-1），即可进入期刊数据库，查询 PubMed 及 NCBI 其他数据库所收录的期刊信息。检索时可直接输入期刊学科主题（topic）、刊名全称、刊名缩写、ISSN 号。

例如，查找中医的期刊，进入期刊数据库检索页面，在输入框中输入 traditional Chinese medicine，检索结果即为与中医相关的期刊或丛书，点击刊名可以查看该刊的详细信息。

（五）个性化功能与服务

1. 题录匹配

在 PubMed 主页 Find 和 Download 栏目下，提供了两种用来查找特定文献的方式：单篇题录匹配器（Single Citation Matcher）和多篇题录匹配器（Batch Citation Matcher）（见图 4-1）。

已知某篇文献的发表期刊、年卷期、著者或标题等信息，点击单篇题录匹配器，输入相关信息进行检索，系统会准确匹配到该篇文献记录。如果要同时查找多篇文献，则可选用多篇题录匹配器，然后在输入框内分行输入每篇文献的查询项目。这些项目的输入顺序为：journal_title|year|volume|first_page|author_name|your_key|，your key 为用户自己拟定的任意字符，也可上传文件。系统通过电子邮件返回检索结果的 PMID 号。

2. 临床查询

利用 PubMed 主页 Find 栏目下的 Clinical Queries 功能，用户可以方便快捷地检索到有关疾病主题方面的文献。临床研究（Clinical Studies）的检索范围（Scope）分宽泛（Broad）和专指（Narrow）两种，宽泛属于敏感性检索，查全率高；专指属于特异性检索，查准率高。

检索的筛选主题有：治疗（Therapy）、临床预测指南（Clinical Prediction Guides）、诊断

（Diagnosis）、病因学（Etiology）和预后（Prognosis）。

3. My NCBI

My NCBI 是 PubMed 为用户提供的个性化服务，检索者可以通过它实现对检索策略的保存和调用，并提供 E-mail 追踪定题服务；自定义个人喜欢的检索结果显示的格式，设置常用的限制过滤选项；为用户保存 6 个月内的搜索记录等，对于经常使用 PubMed 数据库检索特定专题文献的用户十分有用。PubMed 主页右上角的 Sign in to NCBI 提供注册或登录 NCBI 的链接。支持利用第三方账号注册，一旦注册成功并登录后，PubMed 主页右上角即会出现个人账号信息。

四、检索结果处理

（一）检索结果显示

PubMed 检索结果显示界面分为左、右两个不同的功能区（图 4–5）。右部显示检索结果，用户可以点击界面上方的 Display options 选择其他文献显示格式，包括 Summary、Abstract、PubMed 和 PMID 四种格式。系统默认每页显示 10 篇 Summary 格式文献，显示内容包括文章的篇名、第一作者、期刊名缩写、出版时间、PMID 号等，如果可以获取免费全文，还提供免费全文的链接。

图 4–5 界面上方另一个选项是文章排序依据（Sort by），检索结果默认按相关度（Best match）排序，也可以选择按最近新增（Most recent）、出版时间（Publication date）、第一作者

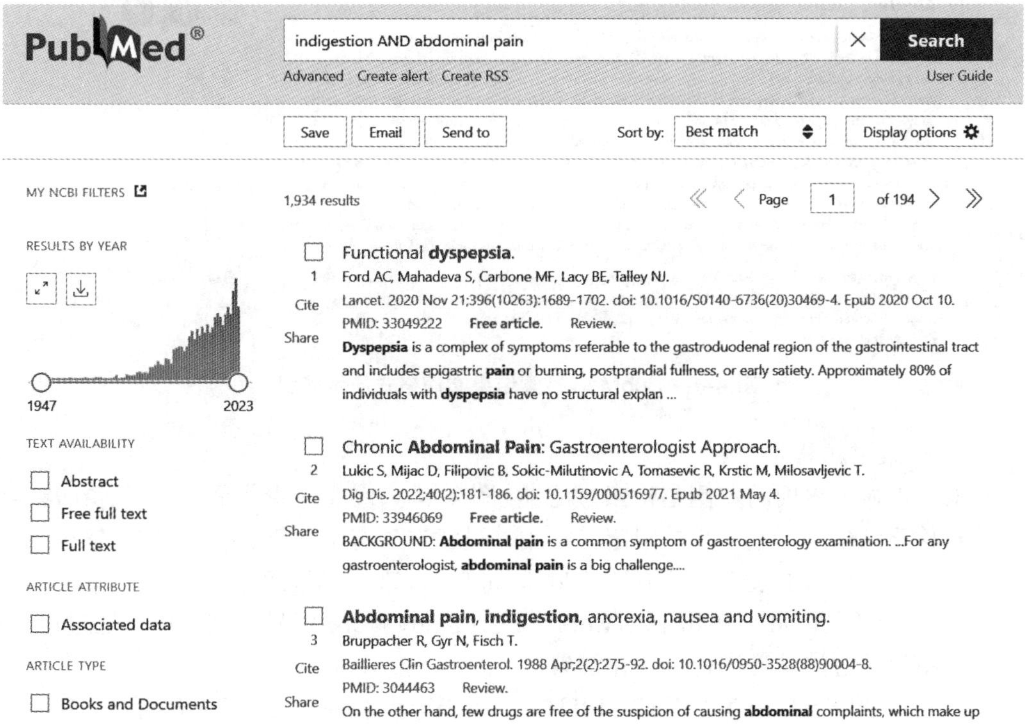

图 4–5　PubMed 检索结果显示界面

（First author）或期刊名称（Journal）字顺等进行升 / 降排序。

点击篇名链接，则可以看到该记录更详细的信息，图 4–6 所示的文章原文为德文，篇名加方括号以示原文非英文。除篇名外，用户还可以看到该篇文章详细的来源信息、全部作者的姓名和所属机构、文摘和作者关键词，有的文章还呈现相似文献（Similar articles）、出版类型（Publication types）、主题词（MeSH terms）、图片（Figures）、参考文献（References）、利益相关声明（Conflict of interest statement）、基金支持（Grant support）、相关信息（Related information）和外部资源链接（LinkOut–more resources）等信息，有的还有全文链接（FULL TEXT LINKS）。

LinkOut 提供了 PubMed 及 NCBI 的其他数据库与互联网上的外部资源建立的链接，如在线全文数据库、图书馆馆藏信息和其他资源。如果用户所在的图书馆购买了电子期刊在特定机构内或一定 IP 范围内的使用权，用户在 IP 允许范围内使用 PubMed 时，通过 LinkOut 即可直接链接到这些电子期刊，获取全文。

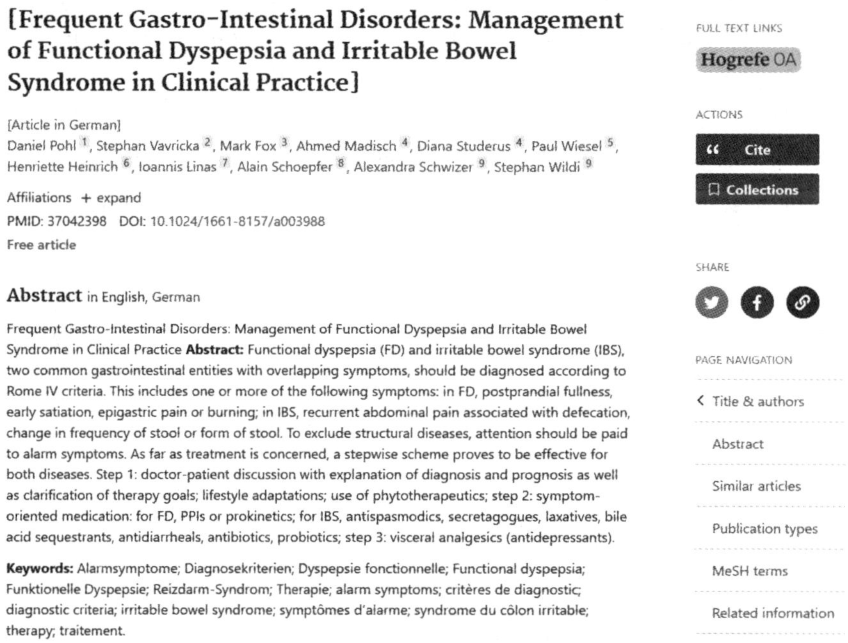

图 4–6　PubMed 检索结果文摘格式显示界面

（二）检索过滤器

检索结果显示界面的左侧是检索过滤器（图 4–5）。检索过滤器是让检索者在检索结果界面对检索结果进行进一步的限定。常用的过滤选项有出版年、是否提供文摘全文、出版日期等。用户还可通过点击下方的 Additional filters 来增加过滤选项。

（1）过滤器管理（MY NCBI FILTERS）　注册了 My NCBI 账号的用户可以通过这个链接对检索结果的过滤功能进行个性化设置。

（2）是否提供全文（TEXT AVAILABILITY）　可限定检索结果是否必须有摘要（Abstract）、免费全文（Free full text）或全文（Full text）。

（3）文献属性（ARTICLE ATTRIBUTE） 表示筛选出有相关数据的文献，如有ClinicalTrials.gov、GenBank、figshare、Dryad等链接数据的文献。

（4）文献类型（ARTICLE TYPE） 可限定文献类型为图书与文件（Books and Documents）、临床试验（Clinical Trial）、Meta分析（Meta-Analysis）、随机对照试验（Randomized Controlled Trial）、综述（Review）和系统性综述（Systematic Review），还可通过Additional filters选择更多文献类型，如病例报告、指南、字典、报纸文章等。

（5）出版日期（PUBLICATION DATE） 可以将检索结果限定在1年、5年、10年，或者自定义一个时间段。

（6）研究对象（SPECIES） 将检索限定在研究对象为人类（Humans）或动物（Other Animals）。

（7）语种（ARTICLE LANGUAGE） 默认语种为英文，系统提供58种选择。

（8）性别（SEX） 可将检索结果限定为雌性（Female）或雄性（Male）。

（9）年龄（AGE） 提供了14种年龄分段供选择。

（10）其他（OTHER） 排除预印本（Exclude preprints）和MEDLINE两个选项。

需要注意的是，选择检索过滤器的选项并执行检索后，在检索结果显示页的上方会提示被激活的过滤条件，并保持激活状态，在此后的检索中仍起作用，可以点击Clear all清除过滤条件。采用过滤器对文献类型、研究对象、性别等进行过滤时，将会把正在进行标引尚未导入MEDLINE的相关记录排除在外。

（三）检索结果的保存与输出

PubMed提供三种选中的检索结果的输出方式，分别是图4-5检索结果上方的Save、Email和Send to下拉菜单。

（1）保存（Save） 选择要保存的记录，选择项包括：本页所有记录（All results on this page）、所有记录（All results）和选中记录（Selection），以文件的形式保存，记录格式可选Summary（text）、PubMed、PMID、Abstract（text）和CSV。

（2）Email 直接将选中的记录发送到指定的电子邮箱中，系统提供四种记录格式：Summary、Summary（text）、Abstract和Abstract（text）。

（3）发送到（Send to） ①剪贴板（Clipboard），被选中的文献下方会显示Item in clipboard；②我的题录（My Bibliography），注册了My NCBI账号的用户可以把选中的检索结果发送到个人账户下的“我的题录”中；③收藏（Collections），注册了My NCBI账号的用户可以把检索结果发送到个人账户的收藏夹中实现云保存；④文献管理软件（Citation manager），可以将选中的检索结果保存为文献管理软件认可的文件格式，随时可以导入EndNote、NoteExpress等文献管理软件中。

五、案例分析

【案例一】某主治医师想查找国外闭塞性细支气管炎机化性肺炎（bronchiolitis obliterans organizing pneumonia，BOOP）病理学方面的文献，以解决在临床遇到的实际问题。

第一步：在基本检索界面进行试检索，由于病的全称和缩写平常都有使用，所以在制订检索策略时应全部都考虑，在 PubMed 首页的检索输入框内直接输入（boop OR bronchiolitis obliterans organizing pneumonia）AND pathology，检索结果逾千篇，系统实际检索的表达式为：（"cryptogenic organizing pneumonia" [MeSH Terms] OR（"cryptogenic" [All Fields] AND "organizing" [All Fields] AND "pneumonia" [All Fields]）OR "cryptogenic organizing pneumonia" [All Fields] OR "boop" [All Fields] OR（"bronchiolitis obliterans organising pneumonia" [All Fields] OR "cryptogenic organizing pneumonia" [MeSH Terms] OR（"cryptogenic" [All Fields] AND "organizing" [All Fields] AND "pneumonia" [All Fields]）OR "cryptogenic organizing pneumonia" [All Fields] OR（"bronchiolitis" [All Fields] AND "obliterans" [All Fields] AND "organizing" [All Fields] AND "pneumonia" [All Fields]）OR "bronchiolitis obliterans organizing pneumonia" [All Fields]））AND（"pathology" [MeSH Terms] OR "pathology" [All Fields] OR "pathologies" [All Fields] OR "pathology" [MeSH Subheading]）。从这个表达式可以看出，有很多检出文献是不符合要求的，如 "boop"[All Fields] 就意味着在所有字段里，包括地址、著者姓名等，出现 BOOP 的文章都被检出来了。

第二步：在高级检索界面进行字段限制检索。检索字段选择题目或文摘，输入表达式（boop OR bronchiolitis obliterans organizing pneumonia）AND pathology，检索结果大大减少，系统执行的检索表达式为：（boop [Title/Abstract] OR bronchiolitis obliterans organizing pneumonia [Title/Abstract]）AND pathology [Title/Abstract]。通过浏览检出结果发现有的文章并不符合要求，例如某文讨论的是 SARS 的病理学，但因为文章中提到个别病例有类似闭塞性细支气管炎机化性肺炎表现，而被检索出来。可见本课题采用此检索途径查全率和查准率都不高。

第三步：通过主题检索途径进行检索。在 PubMed 主题检索界面输入 BOOP，系统自动显示 BOOP 对应的主题词 cryptogenic organizing pneumonia，在下面的副主题词表中选中病理学 pathology，点击右侧的“Add to search builder”将其加入检索构建器，点击“Search PubMed”进行检索；系统执行的检索表达式为：“Cryptogenic Organizing Pneumonia/pathology”[Mesh]，检索结果为 300 余篇。

此次的检索结果均为闭塞性细支气管炎机化性肺炎病理学研究方面的文章，完全符合需求。检索者还可以通过加权检索或限定出版年限、语种等进一步进行缩检。

【案例二】某研究生想了解国外内镜逆行胰胆管造影术（endoscopic retrograde cholangiopancreatography，ERCP）应用于肝硬化（liver cirrhosis）治疗方面的进展情况。

分析：此案例因对查全率要求并不高，所以选用临床查询，首先点击 PubMed 主页中部 Find 下面的 Clinical Queries 进入临床查询界面；在检索框内输入 liver cirrhosis AND ercp，过滤器选择治疗（Therapy），点击 Search，显示检索结果。

（马　路）

思考题

1. 简述 PubMed 词汇自动转换功能是依据哪几个转换表来实现的。

2. PubMed 词汇自动转换功能可能会引起检索结果敏感性太低，请问可以通过哪些方法关闭词汇自动转换功能？

3. 简述 PubMed 主题检索的优点与缺点。

4. 至少采用两种检索方法检索膝关节(knee joint)滑囊炎(bursitis)诊断(diagnosis)方面的文献,并分析对比不同方法的优缺点。

5. 自选一个课题进行检索,并采用检查过滤器对结果进行限定。

第二节 Embase

一、概述

Embase(曾称 embase.com)是爱思唯尔(Elsevier)公司 2000 年推出的生物医学网络检索系统,其前身是 1946 年荷兰阿姆斯特丹国际性非营利机构医学文摘基金会(The Excerpta Medica Foundation)编辑出版的印刷型出版物《医学文摘》(Excerpta Medica,简称 EM),该文摘 1972 年并入 Elsevier 科学出版社。1974 年,荷兰《医学文摘》推出 Embase 光盘版和联机检索版本。

Embase 收录 1947 年以来全球范围内与生物医学和药物主题有关的文献信息(偏重收录欧洲、中国与日本的文献),包括基础医学、临床医学、药物研究、药理学、配药学、药剂学、药物副作用、毒物学、生物工艺学、保健策略与管理、药物经济学、医疗公共政策管理、卫生经济学、公共职业与环境卫生、药物依赖性及滥用、精神科学、替代与补充医学、医学管理学、法医学和生物医学工程学等。并收录 1950 年以来的 MEDLINE 数据库数据,形成收录 95 个国家和地区的 8 622 种(其中 3 000 余种是 Embase 独家收录期刊)生物医学期刊,拥有 4 400 余万条记录(其中 400 万条是会议摘要)的生物医学网络检索系统。约 30% 的记录数据是 Embase 独有。

Embase 是文摘数据库,完整录入作者文摘,采用 Emtree 主题词表对收录的每篇生物医学文献进行主题标引。每个工作日新增 8 000 余条记录。

二、检索规则

1. 布尔逻辑算符

支持 AND、OR 和 NOT 三种布尔逻辑运算。

2. 邻近算符

支持“NEAR/n”和“NEXT/n”两种邻近算符,两者均表示连接的两个检索词之间相隔不能超过 n 个单词,“NEAR/n”对两词的前后顺序没有要求,“NEXT/n”则要求两词的前后顺序不能改变。

3. 截词符

支持“*”“?”和“$”三种截词符,其中“*”号可替代 1 或多个字符,“?”号可替代 1 个字符,“$”表示 0 个或者 1 个字符。

4. 短语检索

将短语加上单、双引号表示精确查找某一短语或词组,此时系统不再自动对词组进行拆分。含有连字符“-”的短语,系统也不进行拆分。短语检索不支持邻近算符和截词符。

5. 字段限定符

字段限定符有“:”和“/”两种。“:”可用于所有字段，并可同时限定多个字段，字段标识符之间用逗号分隔，例如，‘heart attack’:ti,ab,de;“/”仅用于对部分字段进行精确限定检索，例如，‘hiv infection’/de，即实现与检索词完全一致的检索。Embase的常用可检索字段共有45个(表4-2)，高级检索界面有常用字段选项。

表4-2 Embase常用可检索字段一览表

字段	代码	举例	简要说明
Abbreviated journal title	ta	‘am j med sci’:ta	刊名缩写
Abstract	Ab	‘free form text’:ab	文摘
Author keywords	kw	‘Vitamin c’:kw	作者关键词
Accession number	an	‘1998265323’:an	存取号
Article title	ti	‘chronic asthma’:ti	文献篇名
Author address	ad	‘new york’:ad	作者地址
Affiliation	ff	Buck Institute for Research on Aging:ff	所属的机构
Author e-mail	em	aodoi@utk.edu:em	作者电子邮件地址
Author name	au	‘smith a b’:au	作者姓名
Author’s first name	af	John:af	作者名
ORCID:	oc	0000-0002-5380-4622:oc	学术身份证
CAS registry number	rn	‘54 04 6’:rn	化学物质登记号
Clinical trial number	cn	NCT01030367:cn	临床试验号
CODEN	cd	BMJOA:cd	刊名识别代码
Conference date	dc	‘2011 06 25’:dc	会议日期
Conference editor	ed	johnson:ed	会议编者
Conference location	lc	nanjing:lc	会议地点
Conference name	nc	‘5th international stroke summit’:nc	会议名称
Country of author	ca	Spain:ca	著者国别
Country of journal	cy	‘united states’:cy	期刊国别
Device manufacturer	df	Baxter:df	器械制造商
Device trade name	dn	Dianeal:dn	器械商标名
Digital Object Identifier(DOI)	do	10.1126/science.abn9257:do	数字对象唯一标识符
Drug manufacturer	mn	Merck:mn	药品制造商
Drug trade name	tn	Afrin:tn	药品商标名
Embase classification	cl	‘033’:cl	EM分册号
Index term	de	cancer:de	Emtree主题词
ISSN	is	‘0034-9887’:is	国际标准刊号

续表

字段	代码	举例	简要说明
Issue	ip	9:ip	期号
Language of article	la	japanese:la	文章语种
Language of summary	ls	English:ls	文摘语种
Molecular sequence number	ms	AF334781:ms	分子序列号
Original non-English title	tt	oncologie:tt	非英文原文题名
Original non-English abstract	oa	oncologie:oa	非英文原文摘要
Original non-English author keywords	ok	oncologie:ok	非英文原文作者关键词
MEDLINE PMID	ui	37748514:ui	MEDLINE 唯一标识码
Page range	pg	'61-88':pg	起止页码
Publication date	pd	2017-01-01:pd	出版日期
Publication type	it	review:it	文献类型
Publication year	py	'2009':py	出版年
Publisher item identifier	ii	S0093691x02011287:ii	出版商标识号
Source title	jt	'cell':jt	刊名
Source type	pt	book:pt	资源类型
Start page	sp	'27':sp	起始页
Subheading	lnk	'adverse drug reaction':lnk	副主题词
Volume	vi	'39':vi	卷

6. 非字母数字字符处理规则

许多药物名称带有非字母数字字符，检索此类药物时要将这些字符转换成系统规定的形式才能检索，具体转换方法参见表 4-3。例如，“1(1,4 benzodioxan 5 yl)4(2(1 indanyl)ethyl)piperazine”。

表 4-3 非字母数字字符与检索用字符转换表

非字母数字字符	键盘字符
上撇号(’)	重音符号 '
圆括号( )	圆括号( )
方括号 [ ]	圆括号( )
连字符(–)	连字符 - 或空格
句点(.)	句点 . 或空格
逗点(，)	逗点,或空格
冒号(：)	Embase 检索不支持

三、检索途径

Embase 主页有 5 个功能项，分别为 Search、Emtree、Journal、Results 和 My tools。系统默认“Search”界面的“Quick Search”（图 4-7）。

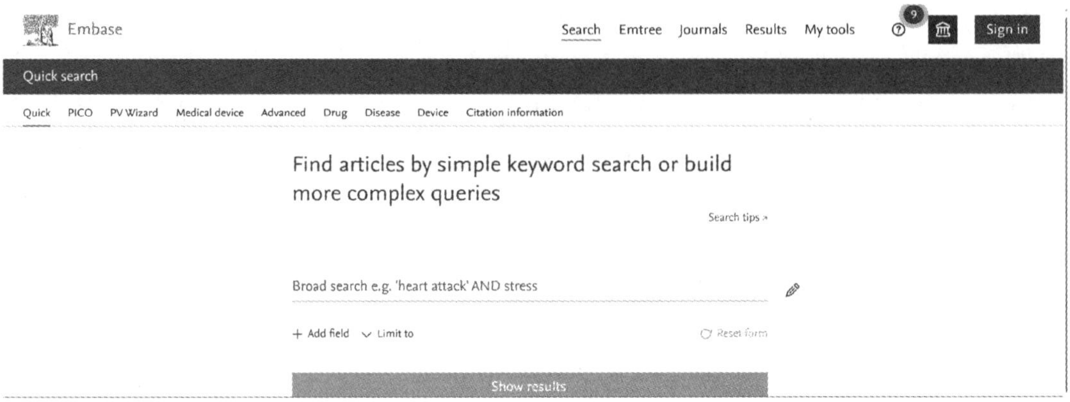

图 4-7　Embase 数据库初始界面

1. “Search”检索途径

“Search”检索途径有快速检索、PICO 检索、PV Wizard、医疗器械检索、高级检索、药物检索、疾病检索、器械检索和论文查找 9 个检索项。

（1）快速检索（Quick search）　在快速检索界面文本框输入一个或多个检索词，然后点击“search”按钮即完成检索。默认“Broad search”方式（图 4-7，图 4-8），具有与 PubMed 类似的词汇自动转换功能，即根据用户输入的检索词，系统将其与 Emtree 的词汇索引进行对比，采用 Emtree 词汇索引中相对应的主题词扩展检索，同时也采用用户输入的关键词检索，两个检索结果逻辑“或”组配（见图 4-17 检索序号 5、6、7）。也可以点击“Add field”选择字段检索（图 4-8，参见表 4-2 和高级检索 Mapping 复选项）。

（2）PICO 检索　在 Search 界面，点击 PICO 即可进入 PICO 检索界面。PICO 是基

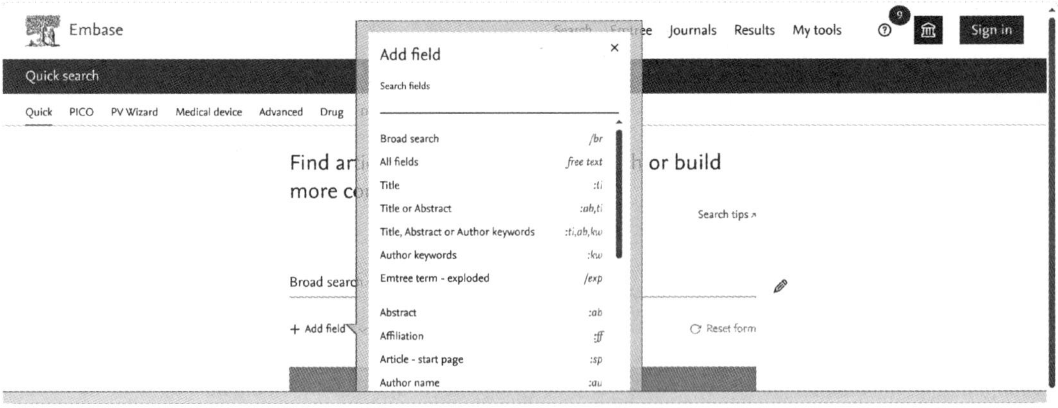

图 4-8　Embase 快速检索界面

于循证医学（EBM）理论的信息格式化的检索，通过研究人群（Population）、干预措施（Intervention）、对照措施（Comparison）和结局（Outcome）及研究设计（Study design）五个方面进行检索。系统默认匹配最佳主题词扩展检索（图 4-9）。

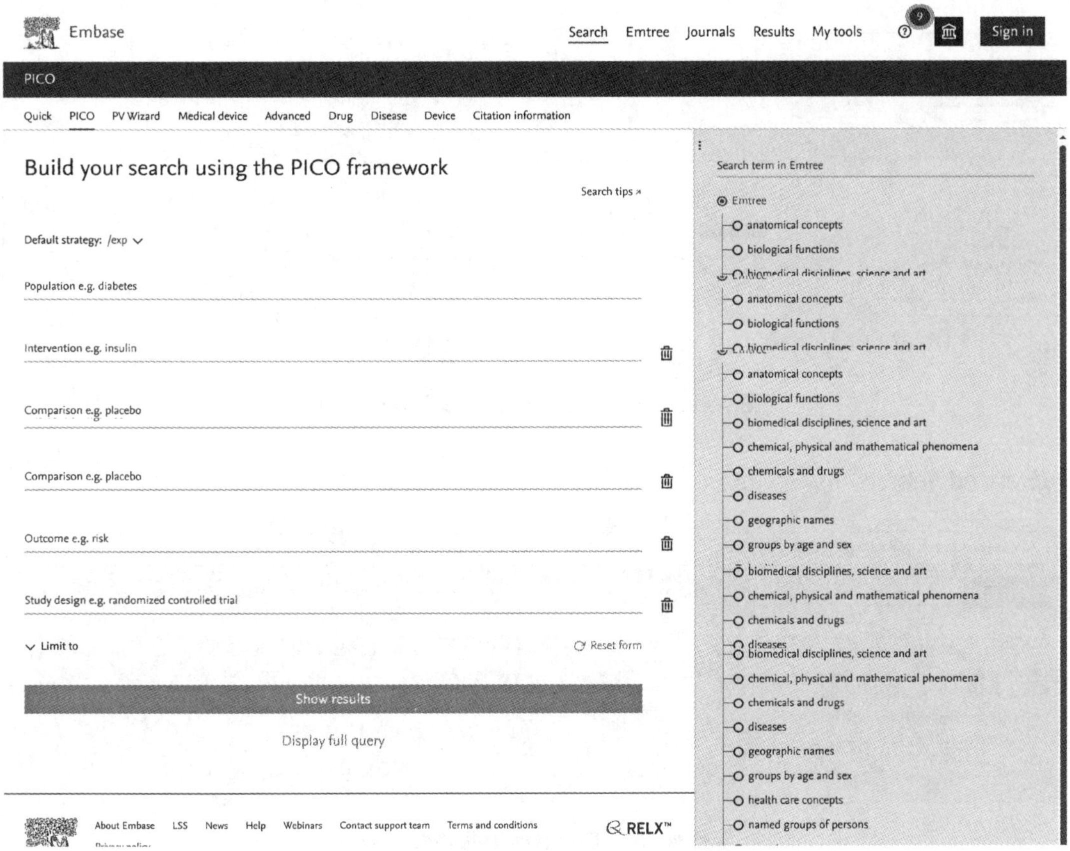

图 4-9　Embase PICO Search 界面

（3）PV 检索（PV Wizard）　药物警戒（PV）是从用药者安全出发，发现、评估、预防药品不良反应。此项功能在于通过文献监测提供药物警戒。通过五步骤表单式向导，选择药物的主题词（Drug name）、同义词（Alternative drug names）、不良反应（Adverse drug reactions）、特定条件（Special conditions）和人类限定（Human limit），获取药物警戒方面的文献（图 4-10）。

（4）医疗器械检索（Medical device）　输入医疗器械名称及其同义词，快速检索医疗器械文献。

（5）高级检索（Advanced Search）　高级检索途径提供 Mapping、Date、Sources、Fields、Quick limits、EBM、Pub.types、Languages、Gender、Age 和 Animal 限定选项。

1）Mapping 复选项：有“Map to preferred term in Emtree”“Search also as free text in all fields”“Explode using narrower Emtree terms”“Search as broadly as possible”和“Limit to terms indexed in article as 'major focus'”复选框项，系统默认复选一至四项（图 4-11）。

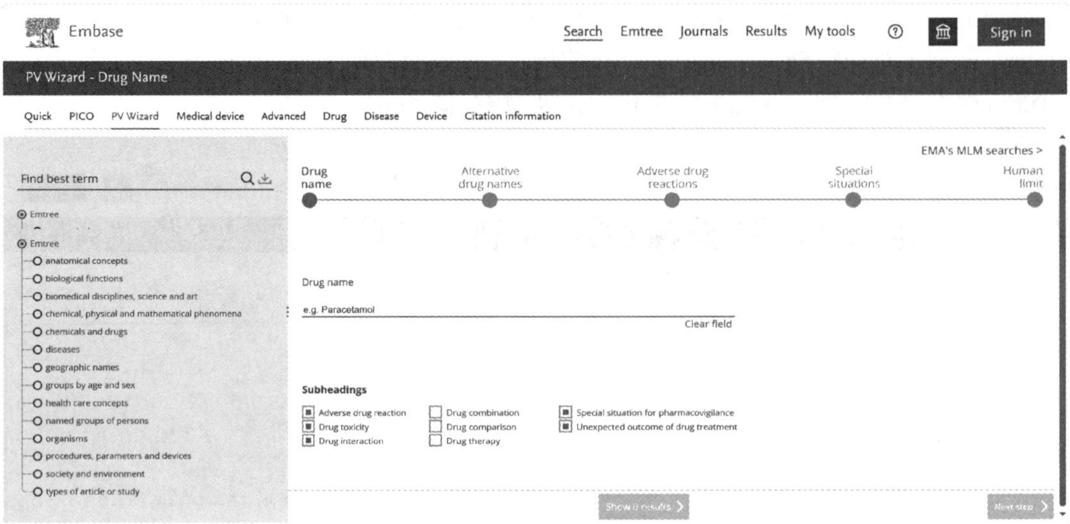

图 4-10　Embase PV Wizard Search 界面

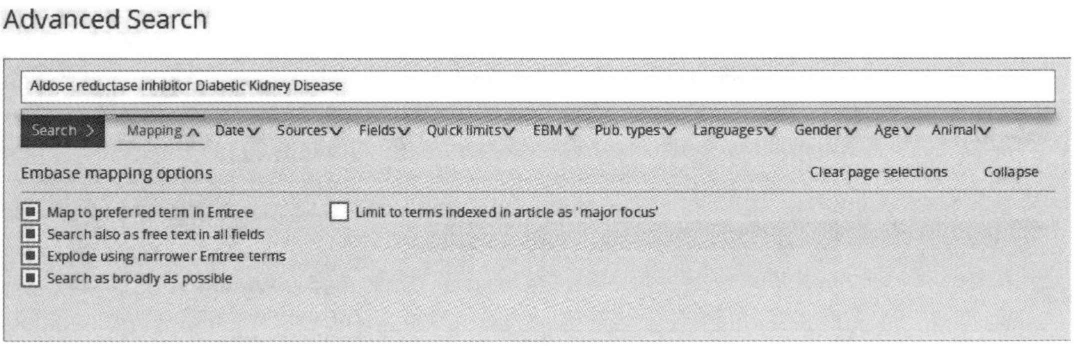

图 4-11　Embase 高级检索界面

选择“Map to preferred term in Emtree”复选框后，根据用户输入的检索词，系统将其与 Emtree 索引进行比对，自动转换为 Emtree 索引中相对应的优先词（preferred terminology）检索。

“Search also as free text in all fields”代表按照用户输入的文本词检索。

“Explode using narrower Emtree terms”代表按照 Emtree 进行扩展检索（即包括被检索词及其所有下位词的检索）。

“Search as broadly as possible”代表检索用户输入的检索词转换成 preferred terminology 并扩展检索，同时查找检索词的所有同义词，两者结果“或”逻辑运算。

“Limit to terms indexed in article as 'major focus'”代表限定检索主要主题词，即加权检索，提高检索结果的相关性。

2）Date 复选项：可选择 1966 年至今（Publication years from）的复选项，也可以选择文摘添加时间[Records added to Embase（including end date）]的复选项。

3）Sources 复选项：有源数据库为 Embase、MEDLINE、Preprints 和 PubMed-not-MEDLINE

复选项选择。

4）Fields 复选项：输入检索词，点击限定字段。字段含义参见表 4-2。

5）Quick limits 复选项：可限定选项有人（Humans）、动物（Animals）、临床研究（Clinical studies）、文摘（With abstract）、英文（Only in English）、预上线待刊文献（Article in Press）、正在标引文献（In Process）、MEDLINE 预上线待刊文献（MEDLINE Article in Press）、MEDLINE 正在标引文献（MEDLINE In Process）、分子序列号（With molecular sequence number）、临床试验号（With clinical trial number）。

6）EBM 复选项：EBM 是循证医学"Evidence Based Medicine"的缩写，复选框有 Cochrane 系统评价（Cochrane Review）、临床对照试验（Controlled Clinical Trial）、系统评价（Systematic Review）、随机对照试验（Randomized Controlled Trial）和荟萃分析（Meta Analysis）。

7）Pub.types 复选项：可选择出版类型有论文（Article）、预上线待刊文献（Article in Press）、会议文摘（Conference Abstract）、会议论文（Conference Paper）、会议综述（Conference Review）、数据论文（Data Papers）、社论（Editorial）、勘误（Erratum）、信件（Letter）、札记（Note）、综述（Review）、短篇调查（Short Survey）和预印本（Preprint）。

8）Languages 复选项：有 61 种语言复选框选择。

9）Gender 复选项：有 Male（男、雄性）、Female（女、雌性）复选框选择。

10）Age 复选项：有 Newborn（0–1 month）、Infant（1–12 months）、Child（1–12 years）、Preschool child（1–6 years）、School child（7–12 years）、Adolescent（13–17 years）和 Adult（18–64 years）等 13 组年龄段的复选框选择。

11）Animal 复选项：有动物细胞（Animal Cell）、动物实验（Animal Experiment）、动物模型（Animal Model）和动物组织（Animal Tissue）复选框可选择。

（6）药物检索（Drug Search） 提供 Mapping、Date、Sources、Quick limits、EBM、Pub.types、Languages 等选项同高级检索，另有药物方面限定检索的 Drug fields、Drug subheadings、Routes 专业选项（图 4-12）。

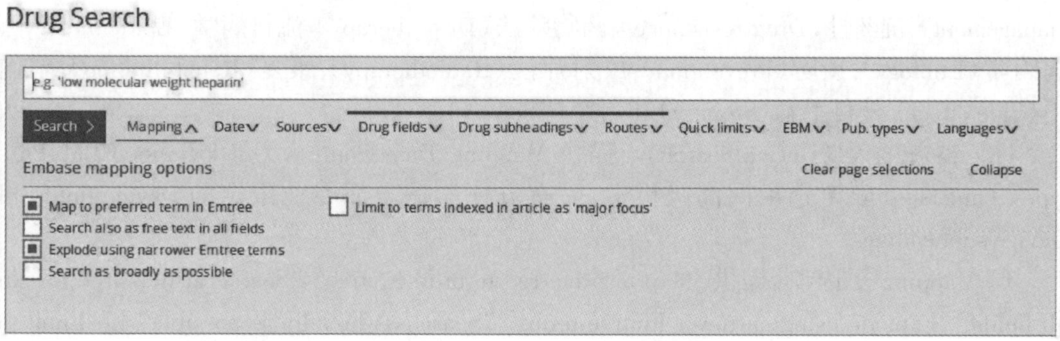

图 4-12 Embase 药物检索界面

1）Mapping 复选项：提供"Map to preferred term in Emtree""Search also as free text in all fields""Explode using narrower Emtree terms""Search as broadly as possible"和"Limit to terms indexed in article as 'major focus'"复选框，默认一、三项复选。输入检索词后，可自动

转换成 Emtree 的优先词并扩展检索。

2）Drug fields 复选项：药物制造商（Drug manufacturers）有 Phrase search：mn 和 Exact search/mn 选择，药物商标名称（Drug trade names）有 Phrase search：tn、Exact search/tn 和 Mapped to Emtree/de 选择。

3）Drug subheadings 复选项：提供 19 个药物副主题词供组配，即药物不良反应（Adverse drug reaction）、临床试验（Clinical trial）、给药方式（Drug administration）、药物分析（Drug analysis）、药物配伍（Drug combination）、药物比较（Drug comparison）、药物浓度（Drug concentration）、药物开发（Drug development）、药物剂量（Drug dose）、药物相互作用（Drug interaction）、药物治疗（Drug therapy）、药物毒性（Drug toxicity）、内源性物质（Endogenous compound）、药剂学（Pharmaceutics）、药物经济学（Pharmacoeconomics）、药代动力学（Pharmacokinetics）、药理学（Pharmacology）、药物警戒的特殊情况（Special situation for pharmacovigilance）和药物治疗非预期结果（Unexpected outcome of drug treatment）。

4）Routes 复选项：提供颊部给药（Buccal drug administration）、硬膜外给药（Epidural drug administration）、吸入给药（Inhalational drug administration）、动脉内给药（Intraarterial drug administration）、关节内给药（Intraarticular drug administration）、支气管内给药（Intrabronchial drug administration）、囊内给药（Intrabursal drug administration）等 47 个给药途径副主题词供组配。

（7）疾病检索（Disease Search）　提供 Mapping、Date、Sources、Fields、Quick limits、EBM、Pub.types、Languages 选项同高级检索，另有疾病方面专业限定的 Disease subheadings。

1）Mapping 复选项：提供“Map to preferred term in Emtree”“Search also as free text in all fields”“Explode using narrower Emtree terms”“Search as broadly as possible”和“Limit to terms indexed in article as 'major focus'”复选框项，默认一、三项复选。输入检索词后，可自动转换成 Emtree 的优先词并扩展检索。

2）Disease Subheadings 复选项：提供疾病方面的副主题词 14 个，分别为并发症（Complication）、先天性疾病（Congenital disorder）、诊断（Diagnosis）、疾病管理（Disease management）、抗药性（Drug resistance）、药物疗法（Drug therapy）、流行病学（Epidemiology）、病因学（Etiology）、预防（Prevention）、放射疗法（Radiotherapy）、康复（Rehabilitation）、副作用（Side effect）、外科手术（Surgery）和治疗（Therapy）。

（8）器械检索（Device Search）　提供 Mapping、Date、Sources、Quick limits、EBM、Pub.types、Languages 限定选项同高级检索，另有方便器械方面专业限定的 Device fields 和 Device subheadings。

1）Mapping 复选项：提供“Map to preferred term in Emtree”“Search also as free text in all fields”“Explode using narrower Emtree terms”“Search as broadly as possible”和“Limit to terms indexed in article as ‘major focus’”复选框项，默认一、三项复选。输入检索词后，可自动转换成 Emtree 的优先词并扩展检索。

2）Device fields 复选项：器械制造商（Device manufacturers）有 Phrase search：df 和 Exact search/df 的选择，器械商标名称（Device trade names）有 Phrase search：dn、Exact search/dn 和 Mapped to Emtree/de 的选择。

3）Device subheadings 复选项：提供器械方面的副主题词 4 个，分别为器械不良反应（Adverse device effect）、器械比较（Device comparison）、器械经济学（Device economics）与临床试验（Clinical trial）。

（9）论文查找（Citation information） 用于迅速查找具体一篇文献的线索，类似 PubMed 的引文匹配检索（Single Citation Matcher）。可选择的检索字段有：作者（姓在前，名的缩写在后）、期刊全称及其缩写、DOI、ISSN、CODEN 代码、期刊卷号、期号及论文首页（图 4-13）。

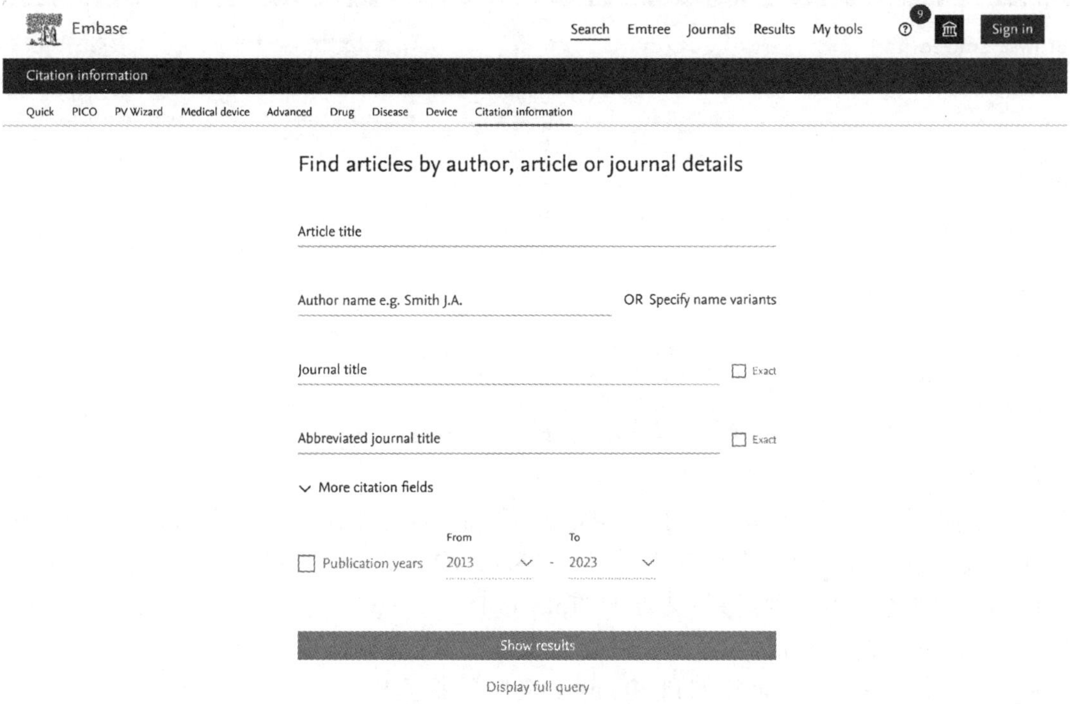

图 4-13 Embase 论文查找界面

2. "Emtree"功能

点击 Emtree 进入 Emtree 界面。Emtree 是 Embase 的受控词表（也称优先词表或主题词表），词表由字顺表和树状结构表组成。Emtree 2023 版有 97 000 多个优先词（33 000 是药物和化学制品）和近 500 000 同义词（200 000 是药物和化学制品），共 14 个大类，从一般到专指，层层划分。另配以 19 个药物副主题词、47 个给药途径副主题词、14 个疾病副主题词和 4 个器械副主题词及 52 个特征词。词表涵盖所有的 MeSH 词，与 25 000 个 CAS 登记号相关联，Emtree 同义词在药品术语方面尤其突出，包括多国的通常叫法（INN，USAN，BAN）、化合物名称、所有权名称（商标名）和实验室代码（研究药品），检索药学方面文献的查全率和查准率超过 MeSH。

Emtree 界面有两种查找主题词的途径："Search term in Emtree"和"Browse by Facet"。"Search term in Emtree"方式是输入检索词（字词或词组无需引号），通过字顺索引查找主题词，如果检索词是入口词用“use”指引主题词，主题词为蓝色字体表示，点击主题词可以链接至主题词树状结构，如 diabetic kidney disease use：diabetic nephropathy（图 4-14）。“Browse Emtree”查找方式是按照 14 个大类，从一般到专指，层层划分浏览。一旦通过上述任何一种方法找到需要的主题词，可查看主题词树状结构表中的主题词的上下位词、检索词对应记录数、检索词的历史、同义词和 Dorland's 词典的名词解释（图 4-15）。

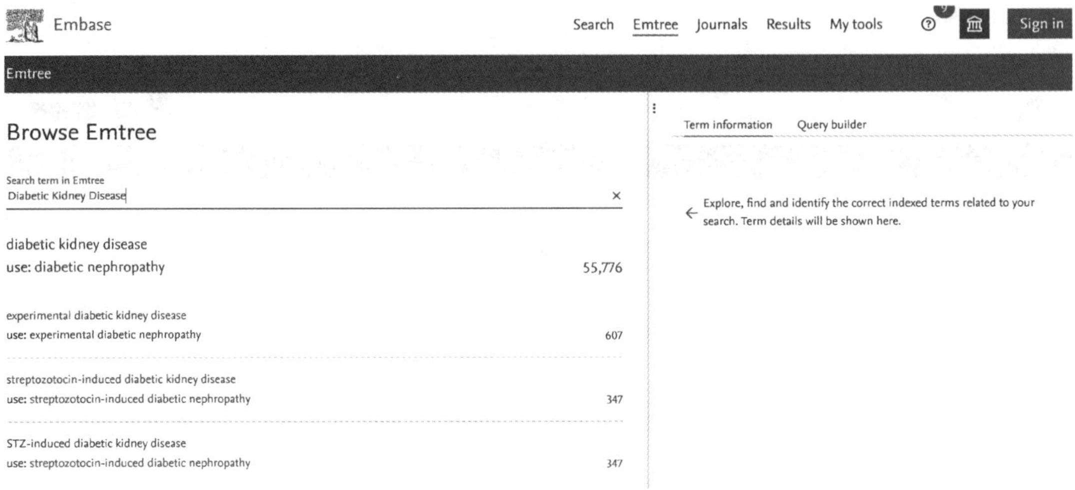

图 4-14　Embase Emtree 字顺检索界面

每个主题词默认的检索方式为扩展检索（Explosion），加权检索（As major focus）为可选项。获得检索结果的方式有三种：①点击“Show 8340 results”链接，直接显示有关该受控词标引的所有文献记录结果；②点击“Take to Drug Search”链接，添加到“Drug Search”检索界面，方便选择对应的副主题词进一步组配，提高检索的专指度；③点击“Add to Query Builder”链接，检索词添加到“Query Builder”（提问构建框），方便多检索词的检索表达式构建。

3.“Journals”期刊查找途径

Journals 界面提供收录期刊名或 ISSN 检索和刊名浏览两种方式查找期刊（图 4-16），按字顺找到期刊、卷、期号和相应文章是传统期刊阅览室浏览方式的延伸，通过与世界上主要电子期刊全文资源的超链接，实现网络电子期刊浏览、全文阅读。可链接的合作出版商有 ScienceDirect、SpringerLink、Karger Online、Ingenta Connect 和 Wiley 等。另外，还提供刊内检索的功能。

四、检索结果处理

Embase 的检索结果界面包括检索历史区（History）、检索结果显示区（Results）和检索结果筛选优化区（Results Filters）（图 4-17）。

1. 检索历史区（History）

检索结果页面右侧上方为检索历史区，显示最近检索的次序、检索表达式及检索结

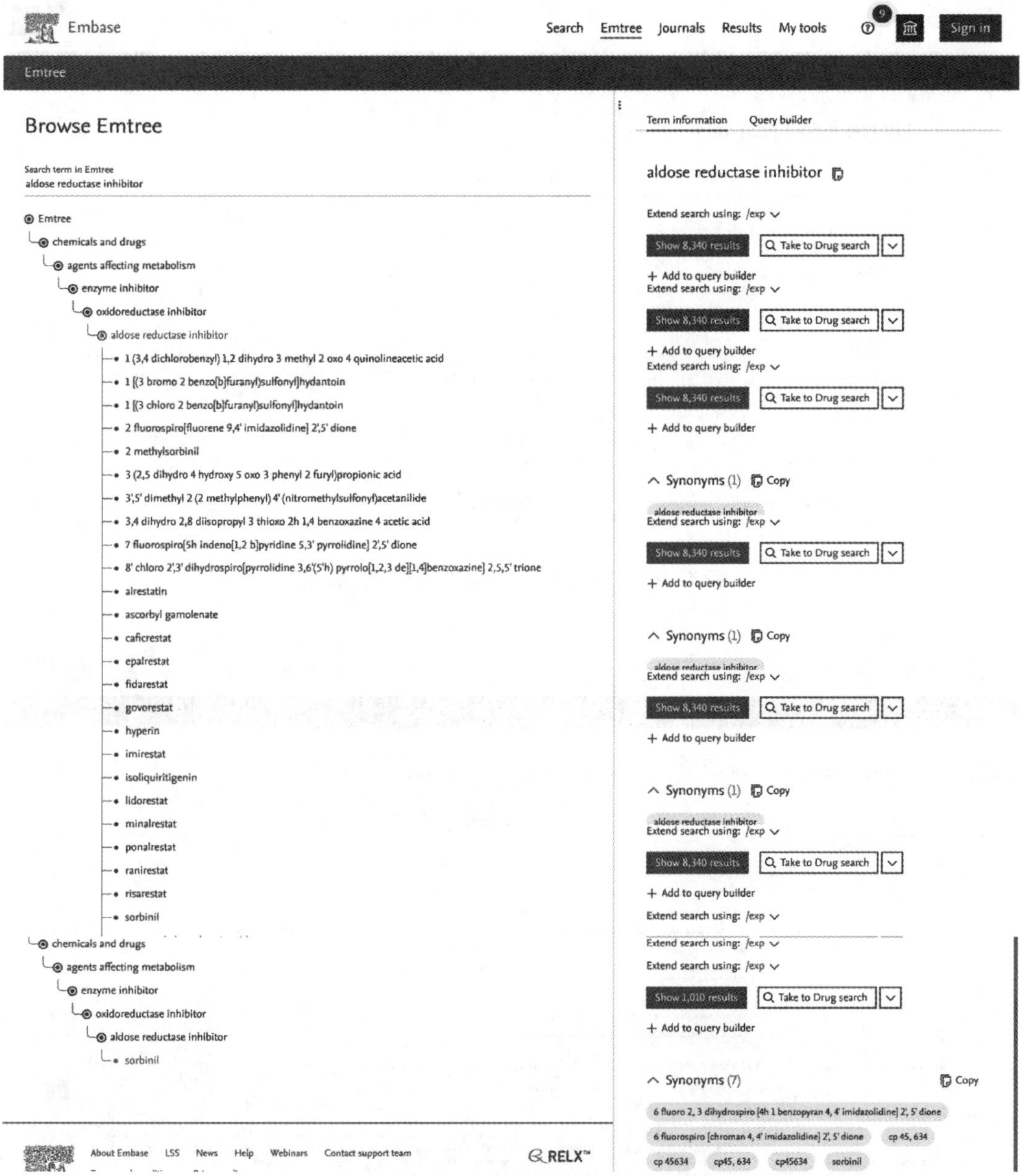

图 4-15 Embase Emtree 树状结构界面

果命中文献篇数。用户可以对检索历史进行保存(Save)、删除(Delete)、打印预览(Print view)、导出(Export)、发送至电子邮箱(Email)及逻辑组合(Combine)等操作。检索历史可以导出为 HTML 格式、TXT 记事本格式或 CSV 格式。检索式逻辑组合可以使用逻辑与(And)或逻辑或(Or)。检索历史区可对检索结果收起(Collapse)或展开(Expand)。

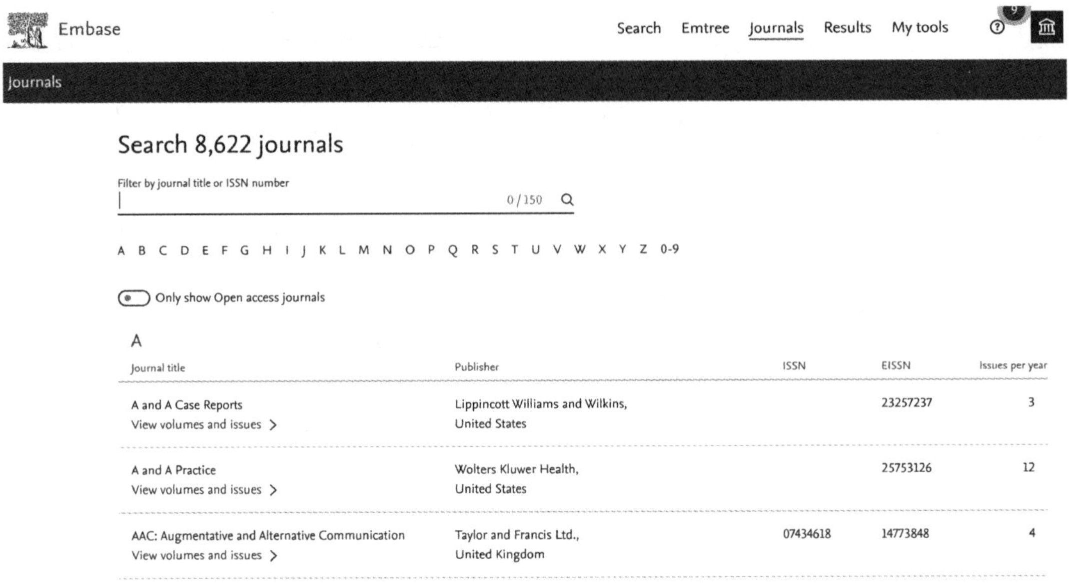

图 4-16　Embase Journals 期刊查找界面

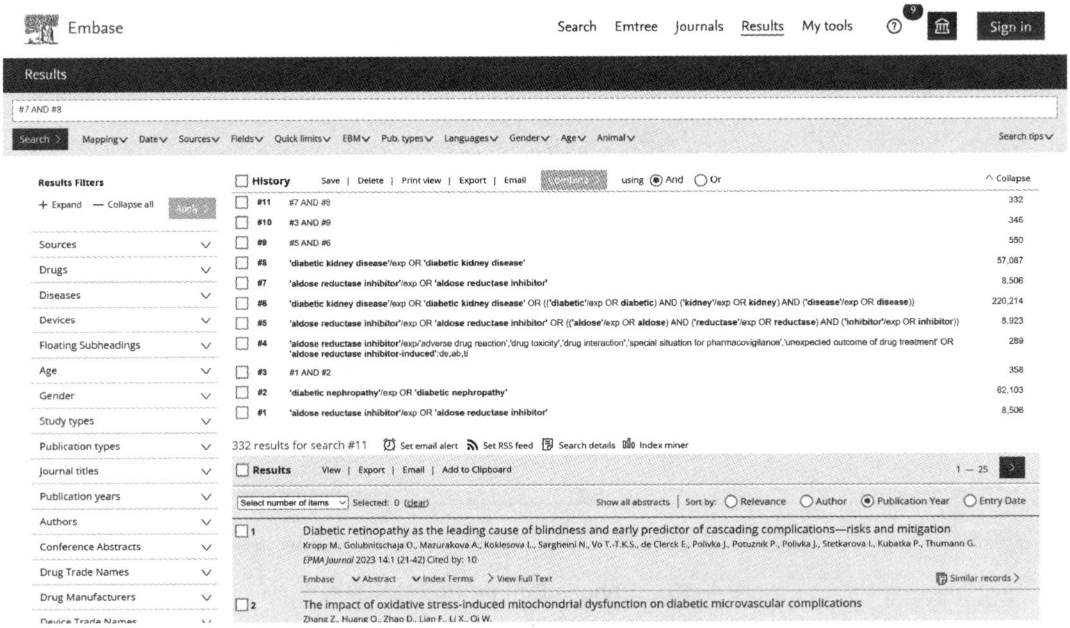

图 4-17　Embase 检索结果界面

2. 检索结果显示区(Results)

检索结果页面右侧下方为检索结果显示区,显示检索结果命中文献篇数,每页系统默认显示 25 条记录,每条记录显示篇名、作者、出处(刊名缩写、出版年、卷、期、页码)等信息,并显示数据来源(MEDLINE、Embase)。点击“Abstract”可以展开显示该篇文献的文摘;点击“Index Terms”可以展开显示该篇文献的药物和医学主题词;点击“View Full Text”可以链接到该篇文献的电子全文；点击文献篇名可以浏览该篇文献的全记录（Full Record），查看所有字段信息（图 4-18）。

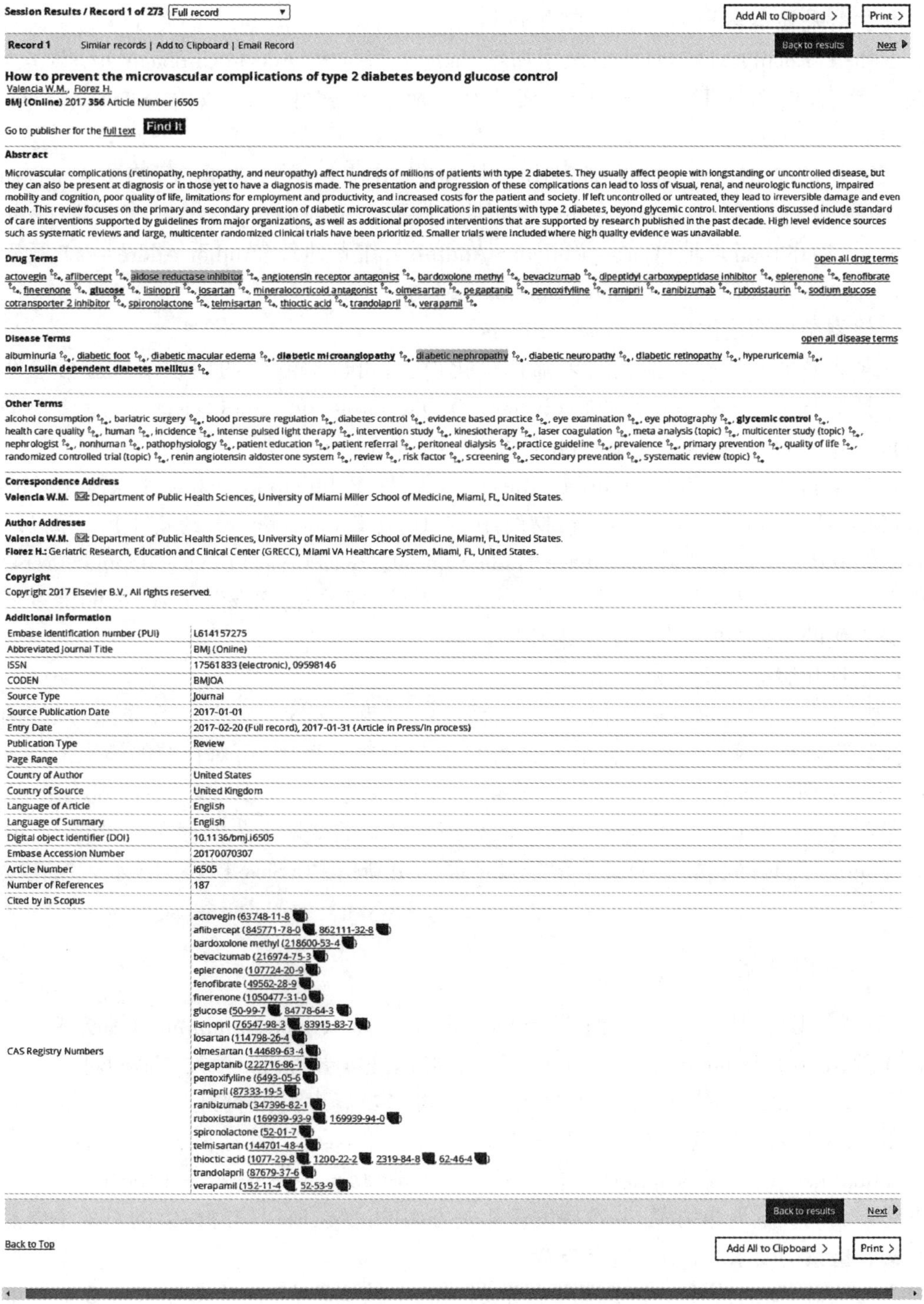

图 4-18　Embase 全记录界面

检索结果显示区上方点击“Show all abstracts”可一键显示当前页25篇文献的文摘。点击“Sort by”可以按照相关度(Relevance)、作者(Author)、出版年代(Publication Year)和记录录入日期(Entry Date)四种方式对检索结果排序。

检索结果显示区还可对检索结果进行浏览(View)、打印(Print)、导出(Export)、发送至电子邮箱(Email)、订购(Order)及添加到Embase剪贴板(Add to Clipboard)等操作。检索结果导出,可选择TXT格式、CSV格式和文献管理软件格式(如Mendeley、Endnote、Refworks)。

在文献的全记录页面,详细列出文献篇名、作者、出处、摘要、药物主题词(Drug Terms)、疾病主题词(Disease Terms)、其他主题词(Other Terms)、作者关键词(Author Keywords)、通讯作者地址(Correspondence Address)、作者地址(Author Addresses)、版权信息(Copyright)、附加信息(Additional Information)等。

3. 检索结果筛选优化区(Results Filters)

检索结果页面左侧为检索结果筛选优化设置,可以对右侧的检索结果进行筛选优化。包括数据来源(Sources)、药物(Drugs)、疾病(Diseases)、设备(Devices)、浮动副主题词(Floating Subheadings)、年龄(Age)、性别(Gender)、研究类型(Study types)、出版类型(Publication types)、刊名(Journal titles)、出版年(Publication years)、作者(Authors)、会议名称(Conference Abstracts)、药物商用名(Drug Trade Names)、药物生产厂商(Drug Manufacturers)、设备商品名称(Device Trade Names)、设备制造商(Device Manufacturers)等优化方法。勾选好相应的优化设置后,点击应用(Apply),优化设置生效,右侧检索结果会根据优化的条件,进一步缩小结果范围。

4. 个性化服务功能与My tools

点击主页右上角的Sign in链接,可在系统中免费注册个人账号。登录账号后,用户可将检索策略及检索结果保存在个人文档中,在随后的检索中,可对存储的检索策略进行编辑、修改和重新检索,实现定题信息服务。My tools选项下有四种功能:Clipboard(用于暂时保存搜索结果)、Saved Clipboards(可将Clipboard里的结果永久保存在注册的账户中)、Email Alerts(定时接收最新的文献记录及产品的更新信息)、Saved Search(永久保存检索策略)。

五、案例分析

【案例】用户欲撰写一篇醛糖还原酶抑制剂(aldose reductase inhibitor)预防或治疗糖尿病肾病(diabetic kidney disease)方面的论文,做国外医学期刊的相关文献调研。

第一,分析课题主题。先概念分解,本课题主要概念是醛糖还原酶抑制剂(aldose reductase inhibitor)和糖尿病肾病(diabetic kidney disease),次要概念有预防或治疗(prevention/therapy)。学科范围属于自然科学的医学领域。用户是希望了解国外医学期刊发表此方面的文献分布情况,并希望发表相关方面的论文,所以信息检索的对象主要是期刊论文。检索的要求,首先是追求查全。

第二,数据库的选择。鉴于国外医学期刊的文献调研需求,从循证医学查全角度出发,不要遗漏Embase数据库,该数据库不仅与PubMed收录范围有三分之一不重合,而且

Embase 数据库的主题词数量比 PubMed 多，特别是药学方面，专指主题词多，收集的同义词也较全面，能够保证更好的查全率和查准率。

第三，确定检索途径。Embase 数据库的 Quick、PICO、Advanced 等都可以直接输入课题概念查找。

（1）快速检索（Quick search）：在 Quick search 检索框输入 aldose reductase inhibitor 与 diabetic kidney disease，由于没有采用短语检索，提问被系统视为词组或 6 个单词检索（图 4-17 检索序号 5、6、9），查全上升而查准下降，命中文献 550 篇。采用 'aldose reductase inhibitor' 'diabetic kidney disease' 检索，系统采用两个短语分别检索，命中文献 332 篇（图 4-17 检索序号 7、8、11）。

（2）PICO 检索：Population 和 Intervention 处分别输入 diabetic kidney disease 和 aldose reductase inhibitor，数据库自动匹配最佳主题词。aldose reductase inhibitor 在 Emtree 有对应的专指主题词，并且有 20 多个下位概念（图 4-15），方便 Embase 数据库的用户选择更专指的主题词。

（3）高级检索（Advanced Search）：在 Advanced Search 检索框输入 'aldose reductase inhibitor' 'diabetic kidney disease' 检索，系统采用两个短语分别检索，命中文献 332 篇。

预防和治疗可以考虑不加入检索式，因为一个化学物质和一个疾病名称之间逻辑"与"的关系，本身就隐含预防或者治疗的概念，预防和治疗不加入检索式可以提高查全率。如在 Advanced Search 检索框输入 aldose reductase inhibitor AND diabetic kidney disease AND（prevention OR therapy）进行试检，检索结果则会减少。检索过程应采用主要概念检索，然后对检索结果再采用检索结果优化设置，如数据来源（Sources）、药物（Drugs）等方面设置，让用户从繁杂的原始文献信息中进一步提取共性的或者特征性的内容。如图 4-17 第 11 条检索式所示醛糖还原酶抑制剂与糖尿病肾病方面的相关文献有 332 篇，点击"Drug"可以显示这 332 篇文献中涉及的药品名。"Study type"可以显示研究类型方面的词频统计，如果想了解"controlled clinical trial"方面的文献，只需在该词前勾选，然后点击"Apply"按钮，显示优化后的文献信息，方便掌握目前哪些药物进入了临床试验阶段。

（周晓政）

思考题

1. 简述 Embase 与 PubMed 收录方面的联系与区别。
2. 简述 Emtree 与 MeSH 的异同，在查找文献时会出现什么现象？
3. Embase 是全文检索系统吗？
4. Embase 循证医学检索途径是什么名称？

第三节 SciFinder^n

一、概述

（一）SciFinder^n 简介

SciFinder^n 由美国化学学会（ACS）的化学文摘服务社（Chemical Abstract Service，CAS）编辑出版。CAS 于 1997 年首次推出《化学文摘》（CA）的网络版。它整合了 MEDLINE 数据库和欧洲、美国等 109 家专利机构的专利资料，以及 1907 年至今 CA 的所有内容。涵盖应用化学、化学工程、普通化学、物理、生物学、生命科学、医学、聚合体学、材料学、地质学、食品科学和农学等诸多领域。可以查阅 1907 年以来 CA 收录的所有期刊文献和专利摘要，SciFinder^n 是化学和生命科学研究领域中不可或缺的研究工具，也是世界上信息量最大、最具权威性的检索化学化工及其相关信息的系统之一。

（二）SciFinder^n 的主要内容

SciFinder^n 的内容包括以下几部分。

1. CAS Reference

CAS Reference 收录 1907 年以来全世界 109 家专利发行机构的专利（含专利族）文献、5 万多种期刊、会议记录、技术报告、图书、学位论文、评论、会议摘要、电子期刊、网络预印本。内容涵盖化学研究的各个方面，包括生物化学、有机化学、大分子化学、应用化学与化学工程，以及物理化学、无机化学和分析化学等方面内容。

2. MEDLINE

MEDLINE 是由美国国立医学图书馆出版的世界上最具权威性的生物医学文献数据库，收录 1946 年以来全世界 80 多个国家的 5 600 余种期刊数据。

3. CAS REGISTRY

CAS REGISTRY 是世界上最大、最全面的物质数据库，包含 2.04 亿以上的有机及无机化合物（合金、配位化合物、矿物质、混合物、聚合物、盐类）及 7 000 多万基因序列，收录 1957 年至今的全部化学物质数据，其中部分物质回溯至 1800 年。通过该数据库可检索到物质的同义词、分子式、环分析数据、立体结构等信息。

4. CAS Reactions

CAS Reactions 收录 1840 年至今来源于期刊论文及专利文献中的 1.5 亿条单步及多步反应，包括有机反应、有机金属反应、无机反应、生化反应等。通过该数据库可检索到反应物及产物的立体结构信息，产物、反应物、试剂等的化学物质登记号，化学反应的产率及催化剂等信息。

5. CAS Commercial Sources

CAS Commercial Sources 收录世界范围内的化学品目录，内容包括目录名称、订购号、化学名称和商品名、化学物质登记号、结构式、质量等级等，可检索到化学物质的最新商业来源信息，包括供货商的联系信息、价格情况及运送方式。

二、检索规则

1. 布尔逻辑检索

SciFinder^n 支持布尔逻辑与、或和非检索，检索者可根据需求选择不同的逻辑关系进行布尔逻辑检索。

逻辑运算符的运算顺序为 OR > AND > NOT，如果想改变顺序可以加括号( )，括号内的算符优先运算。

2. 截词检索

可以使用＊和？作为通配符，其中＊代表 0 或多个字符，？代表 0 或 1 个字符。

通配符使用注意事项：

(1) 通配符可以用于检索词的词中或词尾，但不能用于词首。用于词首的通配符在检索中会被忽略。

(2) 引号中的通配符会被忽略。

(3) 1 个检索词中只能使用 1 个通配符(＊或？)。具有两个或多个非连续通配符(或不同类型的连续通配符)的检索词，通配符不起作用。在一个检索词中，相同类型(＊或？)的连续通配符被视为一个。

(4) 检索词中必须至少有 3 个非通配符的字符，如果一个词中的非通配符少于 3 个，则将按字面检索出带有通配符的 1 个或 2 个字符的结果。

(5) 一个检索式中不可使用超过 5 个应用通配符的词。

3. 词组(短语)检索

将检索词置于双引号“”中可进行精确短语检索，在检索结果中，检索词以其在引号中词序呈现，且检索词之间不可插入其他词(不区分大小写)。

检索结果可匹配检索词的复数拼写，但不包括英美不同拼写及其同义词。

当检索两个连续的带有引号的检索词或短语时，默认两个引号中的检索词或短语的逻辑运算关系为 AND。

4. 特殊字符的检索

如检索式中有希腊字母，直接输入字母或其等同表达形式均可。如希腊字母 α，既可以直接输入 α，也可以输入 alpha 或 .alpha.。

三、检索途径

SciFinder^n 的检索界面如图 4-19 所示，其主要检索途径有一站式检索、文献检索、物质检索、反应检索。此外，还可以进行供应商检索、生物序列检索及逆合成路线设计。

(一) 一站式检索

在一站式检索中，可以同时查找符合检索要求的物质、反应、文献和供应商。

1. 一站式检索途径

一站式检索的途径包括基本检索和结构检索。

(1) 基本检索　在基本检索框中，可以输入以下几类信息进行检索。

1) 文本词：文本词可以是某一研究主题(Research Topic)、一个关键词(Keyword)或者

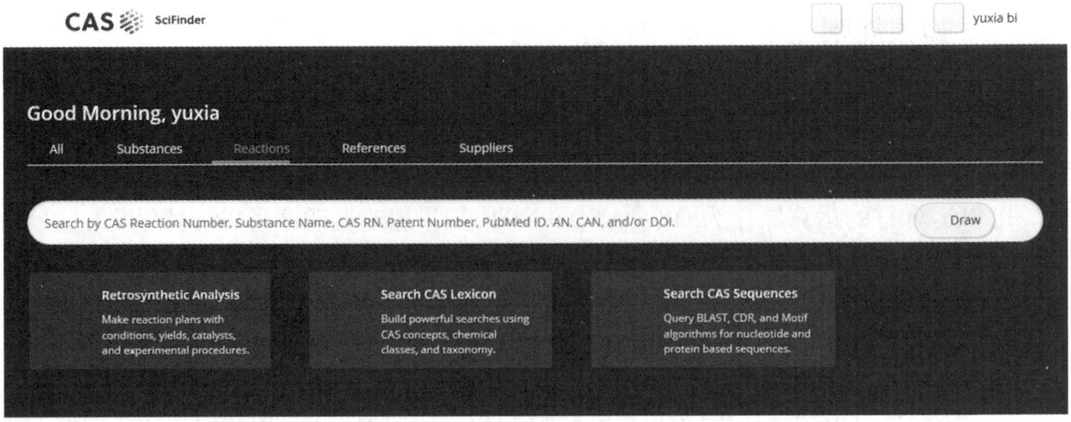

图 4-19 SciFinder^n 的检索界面

概念词(Concept)。

2) 物质标识符：物质标识符既可以是物质的名称(Substance Name)，也可以是物质登记号(CAS Registry Number)，输入登记号时需带连字符一起输入。

3) 文献标识符：文献标识符可以是 CAplus 收录号(Accession Number)、PubMed ID 号(PubMed ID Number)、数字对象标识符(Digital Object Identifier，DOI)。

在基本检索中，一次可输入多个 CAS 登记号，不同 CAS 登记号之间用空格隔开。基本检索每次最多可输入 2 000 个字符。输入检索词后，单击放大镜图标提交即可进行检索。

(2) 结构检索　点击“Draw”打开结构编辑器，在打开的结构编辑器中绘制结构式。可以选择 CAS Draw 或 ChemDoodle 两种编辑器来绘制结构。从左上角的菜单中选择首选编辑器。绘制结构，然后点击“OK”。

如果需要，可以点击“Edit Drawing”返回结构编辑器重新对结构进行编辑，或点击“Remove”删除结构式。点击放大镜按钮提交检索。

除单独选择基本检索或结构检索外，也可同时选择这两种检索方式，如同时输入文本和结构式，物质和文献结果则同时对文本和结构式进行匹配，而反应和供应商结果将仅匹配结构式，文本将被忽略。

2. 一站式检索结果筛选

通过一站式检索可以获得符合检索要求的物质、反应、文献和供应商。每种结果类型的两个最佳结果被显示在检索结果页面上。要查看某一检索类型的所有结果，点击左侧选项栏中的检索结果类型即可完成。

(1) 筛选物质　点击“Substances”，可筛选检索结果中的物质，对于物质检索结果，点击 CAS 登记号查看该物质的详细信息，点击“View All Substances”可查看 Substances 页面上的所有物质。

(2) 筛选反应　点击“Reactions”，可筛选检索结果中的反应，对于反应检索结果，点击物质图像或名称可浏览该物质信息，点击“View All Reactions”查看 Reactions 页面上的所有反应。

（3）筛选文献　点击“References”，可筛选检索结果中的文献，对于文献检索结果，点击文献标题可浏览该篇文献详细信息，点击“Full Text”可链接全文，点击“View All References”查看所有文献。

（4）筛选供应商　点击“Suppliers”，可筛选检索结果中的供应商。对于供应商检索结果，点击供应商名称可浏览供应商详细信息，点击“Order From Supplier”打开供应商网站上的订购页面，点击“Product Information”打开供应商网站上的物质信息页面，点击“View All Suppliers”查看供应商检索结果页面上的所有供应商。

（二）文献检索

1. 文献检索途径

在 SciFinder^n 中，可通过基本检索、高级检索、结构检索及 CAS 词典检索等方法检索文献。

（1）基本检索　在基本检索框中，可以输入以下几类信息进行文献检索。

1）文本词：文本词可以是某一研究主题（Research Topic）、一个关键词（Keyword）或者概念词（Concept）。

2）物质标识符：物质标识符既可以是物质的名称（Substance Name），也可以是物质登记号（CAS Registry Number），输入登记号时需带连字符一起输入。

3）文献标识符：文献标识符可以是 CAplus 收录号（Accession Number）、PubMed ID 号（PubMed ID Number）、数字对象标识符（Digital Object Identifier，DOI）及专利标识符（Patent Identifier），专利申请号和专利号均可以。

（2）高级检索　在高级检索中，可以对不同的字段进行限定，并运用布尔逻辑算符（AND/OR/NOT）对两个及以上的字段进行逻辑组配，多个字段之间的逻辑运算顺序按 OR/AND/NOT 执行。

高级检索中可检字段主要有以下几种。

1）作者（Authors）：通过文章作者进入检索。

2）作者识别码（ORCID ID）：ORCID ID 为 16 位数字，带或不带连字符输入均可。

3）出版物名称（Publication Name）：可同时限定卷（可选）、期及起始页码。

4）组织 / 机构名称（Organization Name）：可按组织 / 机构的名称进行检索。

5）标题（Title）：按文献题名进行检索。

6）摘要 / 关键词（Abstract/Keywords）：在文献的摘要和关键词中检索。

7）概念词（Concept）：检索 CAplus 索引词、Medline 医学主题词（Medline Mesh）和 Medline 补充概念词（Medline Supplementary Concepts）。

8）物质（Substances）：可通过物质的 CAS 登记号和化学名称进行检索。

9）出版年份（Publication Year）：按出版物的出版年代进行检索。

10）文献识别符（Document Identifier）：包括 CODEN，ISBN，ISSN，CAN 和 AN 等。

11）专利标识符（Patent Identifier）：包括专利号或专利申请号。

12）出版者（Publisher）：一般为出版社的名称。

（3）结构检索　点击“Draw”打开结构编辑器。SciFinder^n 的结构编辑器有两种（CAS

Draw 和 ChemDoodle)，可以从左上角的菜单中选择自己喜好的结构编辑器，绘制新结构(Draw A New Structure)或导入现有文件(Import An Existing File)，绘制完查询结构后，点击“OK”。如果需要，可以点击“Edit Drawing”返回结构编辑器，或点击“Remove”删除查询结构。点击放大镜按钮即可查找包括该结构或亚结构的文献。

除了单独选择上述三种检索方式的一种进行文献检索外，也可以选择其中的两种或者三种方式同时进行限定，使检索结果更为精确。

(4) CAS 词典检索　通过选择 CA 概念词(Concepts)及其他相关概念词，以实现精准文献检索。词典中的词是文献中标引的 CA 概念词或物质名称(只有在没有与查询词相同的概念词时，才会对物质进行匹配)。

输入检索词后，会出现自动提示词条，词条按照与检索词/词组相近的程度进行排列，此外还会显示检索词的上位词(Broader Terms)、下位词(Narrower Terms)及相关词(Related Terms)，对这些词勾选之后，点击“Add Term(s)”按钮将对其进行文献检索。

2. 文献检索结果筛选

SciFinder^{n} 与很多检索系统的设计理念不同，SciFinder^{n} 提倡检索者从广域的概念开始检索，获得大量相关的信息，然后利用其提供的筛选功能(Filter Behavior)来保证检索结果的准确与精炼。其中 Filter by 是显示与筛选选项匹配的结果，Exclude 是排除与筛选选项匹配的结果。

可以按照文献类型(Document Type)、物质角色(Substance Role)、语言(Language)、出版年(Publication Year)、作者(Author)、机构(Organization)、出版物名称(Publication Name)、概念词(Concept)等对文献检索结果进行筛选。

另外，可通过选择“Search Within Results”，输入不超过 3 个检索词对检索结果进行二次检索。

(三) 物质检索

1. 物质检索途径

(1) 基本检索　在基本检索框中，可以输入物质标识符和文献标识符两类信息进行物质检索。

1) 物质标识符：物质标识符既可以是物质的名称(Substance Name)，也可以是物质登记号(CAS Registry Number)，输入登记号时需带连字符一起输入。

2) 文献标识符：文献标识符可以是 CAplus 收录号(Accession Number)、PubMed ID 号(PubMed ID Number)、数字对象标识符(Digital Object Identifier，DOI)及专利号。

(2) 高级检索　在高级检索中，可以对不同的字段进行限定，并运用布尔逻辑算符(AND/OR/NOT)对两个及以上的字段进行逻辑组配，多个字段之间的逻辑运算顺序按 OR/AND/NOT 执行。

高级检索中可检字段主要有以下几种。

1) 分子式(Molecular Formula)：分子式输入规则为：单字母元素不区分大小写，双字母元素首字母大写，第二字母小写，数字不用下标；含碳化合物，C 排第一位，H 排第二位，其他元素符号按照首字母顺序进行排列，不含碳化合物，按照元素符号的首字母顺序进行排列；多组分物质，各组分以“·”相连，如 C4 H11 N O3·C2 H4 O；输入盐类，可分为酸碱组分以“·”相连；聚合物则输入单体组成以括号加 X，如（C8H8·C4H6）X。

2）CAS 登记号（CAS Registry Number）：既可以限定物质 RN，也可以限定组分的 RN。

3）化学标识符（Chemical Identifier）：可以是物质的化学名称或国际化合物标识。

4）文献识别符（Document Identifier）：包括 CODEN，ISBN，ISSN，CAN，和 AN 等。

5）专利标识符（Patent Identifier）：包括专利号或专利申请号。

6）实验谱图（Experimental Spectra）：包括 Proton NMR、Carbon–13 NMR、Nitrogen–15 NMR、Fluorine–19 NMR 和 Phosphorous–31 NMR，检索结果包括 ±0.2 ppm 偏差。

7）其他：包括生物学性质、化学性质、密度、结构相关特性等。

（3）结构检索　点击“Draw”打开结构编辑器。SciFinder^n 的结构编辑器有两种（CAS Draw 和 ChemDoodle），可以从左上角的菜单中选择自己喜好的结构编辑器，绘制新结构（Draw A New Structure）或导入现有文件（Import An Existing File），绘制完查询结构后，点击“OK”。如果需要，可以点击“Edit Drawing”返回至结构编辑器，或点击“Remove”删除查询结构。点击放大镜按钮即可查找包括该结构或亚结构的物质。

除了单独选择上述三种检索方式的一种进行物质检索外，也可以选择两种或者三种方式同时进行限定，使检索结果更为精确。

2. 物质检索结果筛选

（1）通过结构匹配精确度（Structure Match）来筛选物质　用结构检索物质时，会自动同时获得 As Drawn、Substructure 和 Similarity 三种不同结构匹配精准度的结果。

1）As Drawn：与被检索结构完全匹配，且包括以下种类的物质：立体异构体、互变异构体、两性离子、带电化合物、混合物和盐、自由基或自由基离子、同位素、配位化合物、均聚物等。

2）Substructure：被检索结构为其结构的一部分，即亚结构检索。除非特别定义（如原子锁定），否则亚结构上所有开放的原子位点都允许出现取代。可以应用亚结构检索功能来缩小或扩大亚结构的检索范围。

3）Similarity：获取与被检索结构相似的物质。根据查询结构计算相似度分值。具有较高相似度分值的物质与被检索结构更相似。可以通过 Similarity 筛选选项中的相似分值范围来筛选物质结果。

（2）通过过滤功能（Filter Behavior）筛选物质结果　SciFinder^n 与很多检索系统的设计理念不同，SciFinder^n 提倡检索者从广域的概念开始检索，获得大量相关的信息，然后利用其提供的筛选功能来保证检索结果的准确与精炼。其中 Filter by 是显示与筛选选项匹配的结果，Exclude 是排除与筛选选项匹配的结果。

可以按照相似度（Similarity）、物质在反应中的角色（Reaction Role）、文献中研究角色（Reference Roles）、商业来源可得性（Commercial Availability）、组合物数量（Number of Components）、分子量（Molecular Weight）、物质种类（Substance Class）、实验谱图（Experimental Spectrum）等对物质进行筛选。

另外，可通过选择“Search Within Results”，绘制不超过 3 个结构对检索结果进行二次检索。

（四）反应检索

1. 反应检索途径

（1）基本检索　在基本检索框中，可以输入物质标识符、文献标识符及反应编号进行反应检索。

1）物质标识符：物质标识符既可以是物质的名称（Substance Name），也可以是物质登记号（CAS Registry Number），输入登记号时需带连字符一起输入。

2）文献标识符：文献标识符可以是 CAplus 收录号（Accession Number）、PubMed ID 号（PubMed ID Number）、数字对象标识符（Digital Object Identifier，DOI）及专利号。

3）反应编号：可按反应编号检索到该反应。

（2）结构检索　点击“Draw”打开结构编辑器。SciFinder^{n} 的结构编辑器有两种（CAS Draw 和 ChemDoodle），可以从左上角的菜单中选择自己喜好的结构编辑器，绘制新结构（Draw A New Structure）或导入现有文件（Import An Existing File），绘制完查询结构后，点击“OK”，检索得到的反应中的底物、试剂或产物与绘制的查询结构一致或是其亚结构。如果需要，可以点击“Edit Drawing”返回结构编辑器，或点击“Remove”删除查询结构。

除了单独选择上述两种检索方式的一种进行反应检索外，也可以对两种检索方式同时进行限定，使检索结果更为精确。

2. 反应检索结果筛选

（1）通过结构匹配精确度（Structure Match）筛选反应　用结构检索反应时，会自动同时获得 As Drawn 和 Substructure 两种不同结构匹配精准度的结果。

1）As Drawn：与被检索结构完全匹配，且包括以下种类的物质：立体异构体、互变异构体、两性离子、带电化合物、混合物和盐、自由基或自由基离子、同位素、配位化合物、均聚物。

2）Substructure：被检索结构为其结构的一部分，即亚结构检索。除非特别定义（如原子锁定），否则亚结构上所有开放的原子位点都允许出现取代。可以应用亚结构检索功能来缩小或扩大检索范围。

（2）通过筛选功能（Filter Behavior）筛选反应结果　其中 Filter by 是显示与筛选选项匹配的结果，Exclude 是排除与筛选选项匹配的结果。

可以按照物质在反应中的角色（Substance Role）、产率（Yield）、Number of Steps（反应步数）、不参加反应的官能团（Non-Participating Functional Groups）、反应匹配度（Reaction Mapping）、反应规模（Reaction Scale）、实验过程信息（Experimental Protocols）、反应类型（Reaction Type）、立体化学（Stereochemistry）、试剂（Reagent）、催化剂（Catalyst）、溶剂（Solvent）、商业来源可得性（Commercial Availability）和反应注释（Reaction Notes）对反应进行筛选。

另外，可通过选择“Search Within Results”，绘制不超过 3 个结构对检索结果进行二次检索。

（五）供应商检索

1. 供应商检索途径

可按物质标识符和物质结构查找该物质的供应商信息。

（1）物质标识符检索　物质标识符可以是物质名称和 CAS 登记号。输入的信息必须与物质标识符完全匹配。CAS SciFinder^{n} 不支持匹配部分名称或 CAS 登记号。可以同时输入多个 CAS 登记号,登记号间用空格隔开。输入物质名称时,会出现自动提示,可以从提示词列表中选择,也可以直接输入。点击放大镜按钮提交即可进行检索。

(2)结构检索 按物质化学结构查找供应商,首先需绘制或上传要检索的结构。点击"Draw"按钮,打开结构编辑器。从左上角的菜单中选择结构编辑器 CAS Draw 或 ChemDoodle 导入结构或绘制结构均可,输入化学结构后,单击"OK"按钮,开始检索符合该结构的物质供应商。如需要修改查询结构,则可以点击"Edit Drawing"返回结构编辑器,或点击"Remove"删除该查询结构。点击放大镜按钮以提交检索。

2. 供应商检索结果筛选

利用系统提供的"Filter Behavior",可对供应商检索结果进行筛选。其中 Filter by 是显示与筛选选项匹配的结果,Exclude 是排除与筛选选项匹配的结果。

可以按照优选的供应商(Preferred Suppliers)、供应商名称(Supplier)、物质纯度(Purity)、数量(Quantity)、船运时间(Ships Within)、存储状态(Stock Status)、可订购的供应商(Order From Supplier)、国家/地区(Country/Region)对供应商结果进行筛选。

(六)生物序列检索

1. 生物序列检索途径

可按 BLAST(Basic Local Alignment Search Tool)、CDR(Complementarity-Determining Region)和 Motif 三种方法检索生物序列。

(1)BLAST 使用一组局部比对算法(BLASTn、MegaBlast、BLASTp、tBLASTn、BLASTx)检索蛋白质和核苷酸序列。

(2)CDR 检索抗体和 T 细胞受体。

(3)Motif 检索含有可变氨基酸或核苷酸的 DNA、RNA 或蛋白质中的短序列。

首先直接输入或复制粘贴蛋白质/核苷酸序列,或上传序列文件,单一序列文件为 .txt 格式,多条序列文件为 fasta 格式,最多可导入 100 条序列;之后选择序列类型"Sequence Type",并可勾选"Include NCBI Sequences"复选框,设定检索结果中包含 NCBI 数据库中的序列;同时可通过"Total Sequence Result Limit"限定检索结果数量,结果数量的选择范围为 10 ~ 20 000,默认数量为 100;最后点击"Start Biosequence Search"开始序列检索。

2. 生物序列检索结果筛选

可通过以下任意参数组合对生物序列检索结果进行筛选。

(1)期望值(E 值) 指随机情况下,期望的匹配数。E 值降低,匹配分值升高,因此选择较低的 E 值范围会显示匹配更严格的结果。

(2)查询序列与目标序列匹配百分比(Query Coverage %) 查询序列与目标序列匹配的最小百分比。如果目标序列中必须包含整段查询序列,那么选择 Query Coverage 100%。

(3)目标序列与查询序列匹配百分比(Subject Coverage %) 目标序列与查询序列匹配的最小百分比。如果整段目标序列必须被包含在查询序列中,那么选择 Subject Coverage 100%。

(4)匹配度(Alignment Identity %) 查询序列和目标序列之间的匹配百分比。

(5)有机体(Organisms) NCBI 序列结果的相关生物有机体名称。

（6）序列长度（Sequence Length）　目标序列长度范围。

（7）CDR 数量（CDR Segments）　目标序列中包含的查询 CDR 数量（仅用于 CDR 检索）。

（七）逆合成路线设计

在主界面，点击下方的“Retrosynthetic Analysis”创建逆合成反应设计路线。

首先需要绘制或导入要合成的物质结构，绘制完成后点击“Start Retrosynthesis Plan”按钮。之后在左侧 Retrosynthesis Plan Options 页面，对合成路线的参数进行设置。主要参数有：选择合成的步骤（Select Synthetic Depth），设置合成方法是常规的还是稀有的（Set Rules Supporting Predicted Reactions），设置物质的费用（Set Starting Materials Cost Limit），设置对化学键的保护情况（Break and Protect Bonds）。参数设置好，之后点击“Create Retrosynthesis Plan”即可完成逆合成路线的设计。

四、检索结果处理

在检索结果页面，选择相应的图标，可以对检索结果进行处理。

1. 下载检索结果

在检索结果页面，点击“下载”图标可以下载检索结果，同时可对下载文件的类型（PDF，RTF，Excel，xlsx 等）和下载记录的数量（All Results，Selected Results，Range）进行选择。

2. 邮件分享检索结果

首先点击邮件图标，之后可选择分享检索结果的方式，选择“Use My Default Mail App”是在默认的电子邮件应用程序中打开电子邮件；选择“Send with CAS SciFinder^n”是打开一个对话框，在其中输入邮件地址和消息进行分享。

3. 保存检索结果

在检索结果页面，选择“Save”图标，可保存检索结果，保存的同时可以对检索结果加标签。但使用保存命令时，检索结果不是保存到本地，而是保存到服务器上，登陆后可查看。

五、案例分析

【案例】某用户在网上获得了一则消息：某制药公司研发了一种新型血液系统药物，目前只获悉该药物的化学物质登记号为 960539-70-2，他想进一步了解该药物具体的名称、理化性质、药理作用、合成方法及如何购买等详细信息。

分析：遵循文献信息检索的步骤。

首先分析检索课题。该课题的已知条件非常有限，只有该药物的化学物质登记号。学科范围属于自然科学的药学领域；用户是希望全面了解该药物的各种信息，所以信息检索的对象不仅有文献，还有物质、反应及供应商。检索的要求，追求查准率。

第二，数据库的选择。鉴于该用户对该药物的全面信息的需求，选择 SciFinder^n 数据库，符合检索要求。

第三，确定检索途径。因该课题既不知道该药物的名称，也不清楚其化学结构式，所以，无法直接应用物质名称和化学结构式等进行检索。SciFinder^n 数据库的一站式检索、文献检索、物质检索、反应检索及商业来源检索中均可按化学物质登记号进行检索。要获得该药物的全部信息，既可以分别选择文献检索、物质检索、反应检索及供应商检索途径，也可以在一站式检索中同时获得文献、物质、反应及供应商信息，可见一站式检索更简单、快速且高效，因此，选择 SciFinder^n 的一站式检索，在基本检索框中输入化学物质登记号 960539-70-2，检索结果如图 4-20，查找到该登记号对应物质 1 个，该物质参与的反应 62 个，关于该物质的文献 202 篇，该物质的供应商有 36 个。

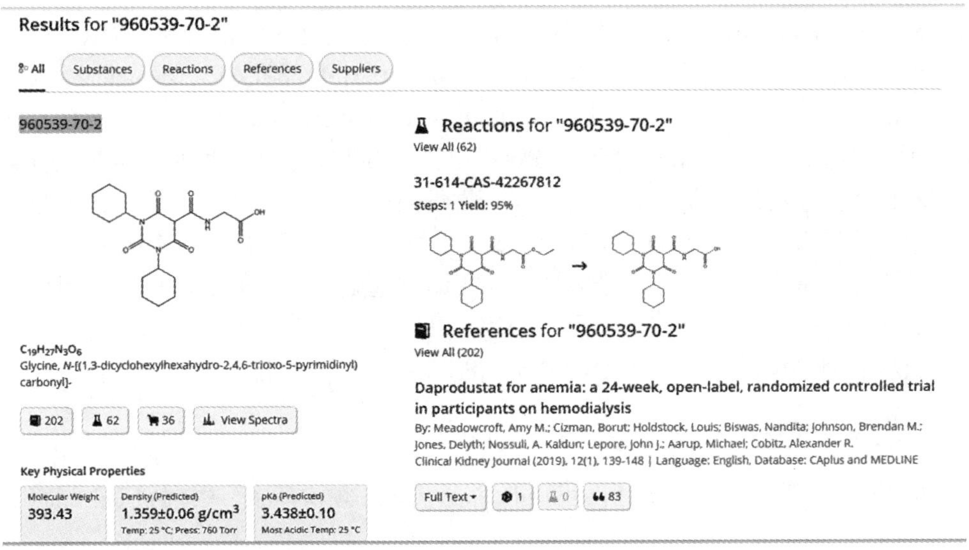

图 4-20 SciFinder^n 一站式检索结果页面

点击"Substances"，进入物质检索结果页面，点击化学物质登记号，可获得该物质的信息，如其通用名为 Daprodustat（GSK 1278863），化学名为 Glycine, *N*-[（1, 3-dicyclohexylhexahydro-2,4,6-trioxo-5-pyrimidinyl）carbonyl]-（ACI），分子式为 C19 H27 N3 O6，相对分子质量为 393.43；点击下边的 Key Physical Properties，可获得物质的各种性质、谱图等信息。

点击"Reactions"，进入反应检索结果页面，可获得该药物参与的反应的详细信息，如反应的过程、反应条件、反应产率、催化剂、溶剂等。

点击"References"，进入文献检索结果页面，可获得该药物的文献信息，通过文献的阅读，可进一步获得该药物的各种信息。阅读文献发现，该药物主要用于慢性肾疾病及围术期相关性贫血的预防与治疗。如想了解该药物的专利信息，限定文献类型为专利（Patent），可获得该药物的相关专利文献 49 篇。

点击"Suppliers"，进入供应商检索结果页面，可知在 37 个化学品目录中均查到了该药物，点击目录名称，可查询产品的价格、详细的购买方法及运送方式等信息。

（毕玉侠）

思考题

请说明 SciFinder^n 文献检索、物质检索、反应检索三者的关系。

第四节　BIOSIS Previews

一、概述

BIOSIS Previews（美国生物学数据库，BP）是由美国生物科学信息服务社（BIOSIS）建立的世界知名的关于生命科学的文摘数据库。BP 由《生物学文摘》（Biological Abstracts，1969— ）和《生物学文摘 / 综述、报告、会议》（Biological Abstracts/RRM。1980— ）组成。BP 收录世界上 100 多个国家和地区的 5 000 余种期刊和 1 650 余种其他类型的文献，包括会议文献、技术报告、专利、标准、图书等。收录内容涵盖所有生命科学内容，包括生物学、农业、解剖学、细菌学、行为科学、生物化学、生物工程、生物物理、生物技术、遗传学、免疫学、病理学、药理学、生理学、毒理学等。内容偏重基础和理论方法的研究。目前 BP 主要在 Web of Science（WOS）和 Ovid 平台上检索，因本教材的第五章第二节介绍 WOS 平台的使用方法，因此，本节以 Ovid 平台的 BP 为例，介绍其使用方法。

二、检索规则

BP 的检索规则包括布尔逻辑运算符、邻近算符、频次算符、截词符、通配符、禁用词等。

1. 布尔逻辑运算符

布尔逻辑运算符常用于多个主题词或关键词之间组配，通过布尔逻辑运算符 AND、OR、NOT 组配检索词，用于扩大或缩小检索范围，运算符不区分大小写。

2. 邻近算符

邻近算符 ADJ 是用于检索包含按特定顺序相邻的检索词的文献。在 Ovid 平台，检索词之间不需要通过插入 ADJ 分隔，仅需要在命令检索时，用空格分隔检索词即可自动检索彼此相邻的词。例如，检索“blood pressure”与检索“blood adj pressure”结果相同。算符 ADJn 是用于检索包含任意顺序的检索词并在其中间相隔 n–1 个词的文献，其中 n 可为 1 ~ 99 任意数字。例如，ADJ1 表示检索词相邻，但顺序不限；ADJ3 表示检索词相邻，中间最多可相隔 2 个词，顺序不限。

3. 截词符

截词符有无限截词符和有限截词符，分别是 * 和 $，两者的功能相同。无限截词是指在检索词中使用截词符后，其可替代任意字符，字符数量没有限制，例如，diagnos$，可检索出包含 diagnose、diagnosis、diagnostic、diagnostically 等的文献；有限截词是在截词符后加数字，用以表示在词根或短语后可替代的最大字符数，例如，diagnos$2，仅能检索出包含 diagnose、diagnosis 的文献。

4. 通配符

符号 # 和? 用于替代单词中指定位置的任意字符。两者功能略有不同，# 在单词中可替代任意字母，但不可缺省；而? 则可替代任意字母，可缺省。例如：colo?r 可检索出包含 color 和 colour 的文献，而 colo#r 仅能检索出包含 colour 的文献。

5. 扩展检索

在主题词检索时，如果主题词有下位主题词，可使用 Explode 来检索该主题词及其所有下位主题词的文献。

三、检索途径

BP 主要提供基本检索、题录信息检索、辅助工具检索、字段限定检索、高级检索、多字段检索 6 种检索途径，同时平台还提供多种辅助检索功能。

1. 基本检索（Basic Search）

基本检索即自然语言检索，是该数据库的默认检索模式（图 4-21）。基本检索不考虑检索语言和语法规则，可直接输入检索词或提问语句，系统将对检索词或语句进行自动分析，并将与其同义的各种词形加以搜集并检索，同时还将常用的缩写自动转换为全称，如输入“DVT”，系统将其转换成“deep vein thrombosis”。使用基本检索时应尽量避免用动词来表达检索语义。基本检索还提供拼写检查及包含相关词的检索功能。

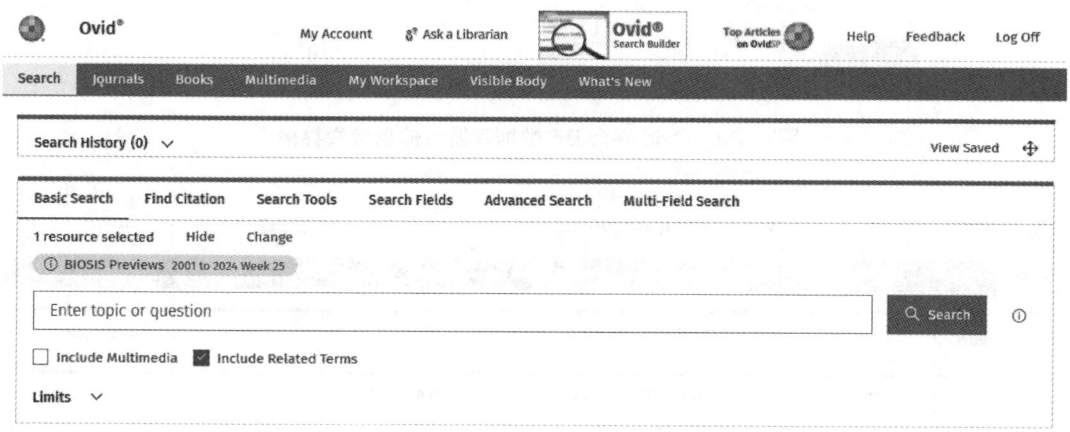

图 4-21　Ovid 平台 BP 数据库基本检索界面

2. 题录信息检索（Find Citation）

题录信息检索是 Ovid 平台为用户提供的一项用于查找特定文献的功能（图 4-22），是利用文献的题录信息查找特定文献的最好方法，可查找字段包括文献篇名、刊名、著者姓名，文献出版的年、卷、期，以及首页页码、索取号码和数字文献识别符等。

3. 辅助工具检索（Search Tools）

辅助工具检索是指词表辅助检索。在此提供主题词自动匹配“Map Term”、主题词的学科范畴表“Tree”、检索词轮排索引“Permuted Index”、主题词注释“Scope Note”及主题词扩展“Explode”等功能（图 4-23）。

在 BP 数据库的词表中，主题词学科分类表将主题词分为 12 类，分别是主要概念词，上位生物类目，生物体，生物类群，生物体的局部、结构和系统，疾病，化学物质与生化物质，序列数据，地理位置，地质时期，方法与设备及概念编码，每一类中都包括数量不等的主题词（图 4-24），具体内容如下：

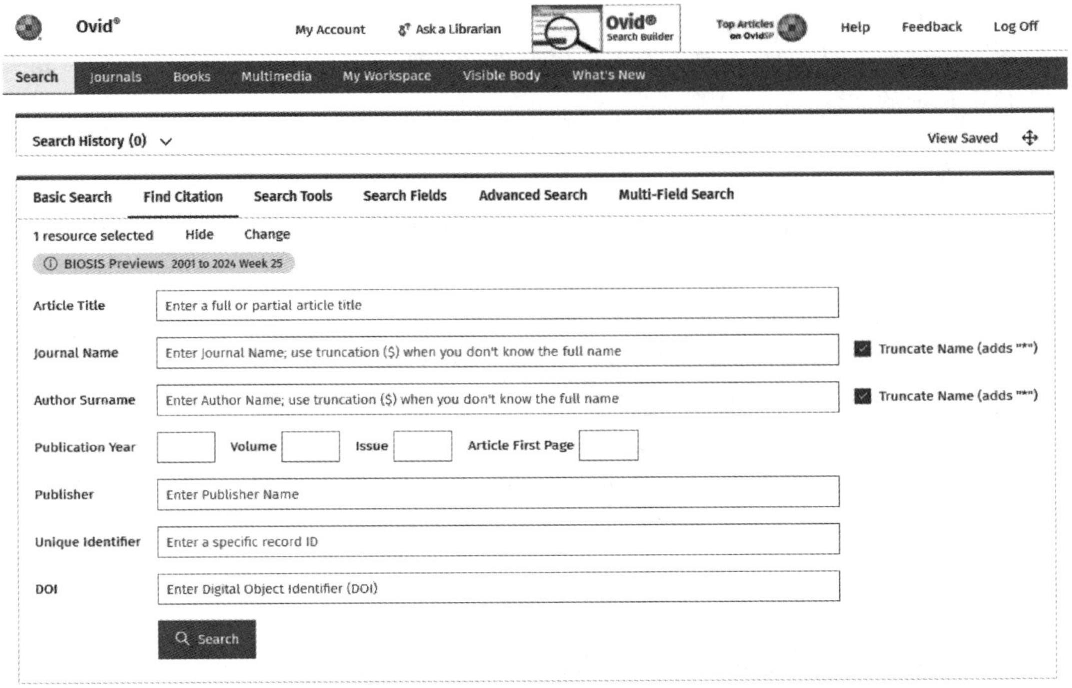

图 4-22　Ovid 平台 BP 数据库题录信息检索界面

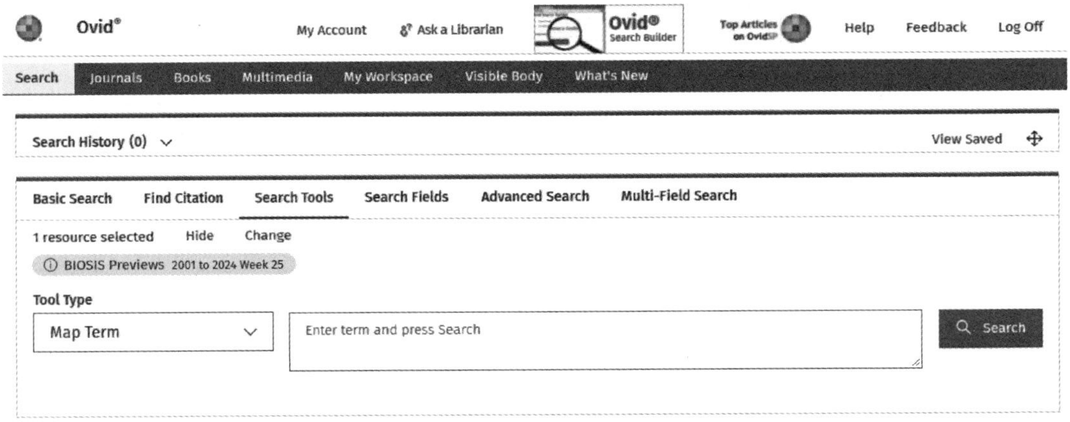

图 4-23　Ovid 平台 BP 数据库辅助工具检索界面

（1）主要概念词（Major Concepts）　提供168个主要概念词并按其字母顺序进行排列，在每个主要概念词下集中了与该概念有关的全部文献。

（2）上位生物类目（Super Taxa）　提供完整的生物分类体系，全部生物体按界、门、纲、目、科的顺序排列，用于指代生物体种以上的高层次的分类术语，每一个生物分类类目都对应一个生物系统代码。使用任一生物体的科以上类目名称，均可检索出与该生物有关的文献。如检索疱疹病毒（herpes virus）文献，则从 Microorganisms（微生物界）→ Viruses（病毒）→ dsDNA Viruses（双链 DNA 病毒）→ Herpesviridae（疱疹病毒科），找到疱疹病毒

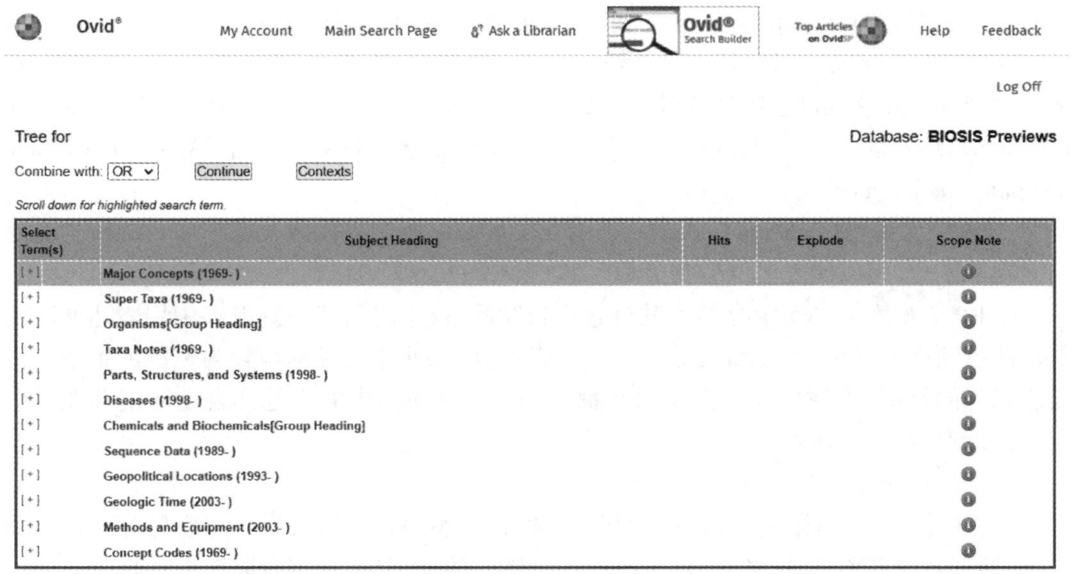

图 4–24　Ovid 平台 BP 数据库主题词学科分类表显示界面

的主题词。

(3) 生物体(Organisms)　包括所有生物、上位生物类目及细胞序列的正式名称或俗名,包括补充性词汇,用以说明生物体的进化状态、年代、性别等。该类主题词分为新发现的生物(New Taxon Modifiers)、古生物(Fossil Modifiers)、命名类型(Type of Name)、发育阶段(Developmental Stage)、生物角色(Organism Role)及性别(Gender)等。

(4) 生物类群(Taxa Notes)　该类以文献中提及的主要的生物群名称为主题词,包括人类(Humans)、啮齿类(Rodents)、灵长类(Primates)、鱼类(Fish)、鸟类(Birds)等。

(5) 生物体的局部、结构和系统(Parts,Structures,and Systems)　是生物各系统名称,如血液与淋巴系统(Blood and Lymphatics)、循环系统(Circulatory System)、消化系统(Digestive System)、内分泌系统(Endocrine System)、生殖系统(Reproductive System)、神经系统(Nervous System)、呼吸系统(Respiratory System)等。

(6) 疾病(Diseases)　是关于文献中涉及的人类、动物和植物疾病类主题词,关于疾病的主题词有两类:一类是疾病类型,另一类是 MeSH 中的疾病主题词。如先天性疾病(Congenital Disease)、骨疾病(Bone Disease)、结缔组织病(Connective Tissue Disease)、消化系统疾病(Digestive System Disease)、耳疾病(Ear Disease)等。

(7) 化学物质与生化物质(Chemicals and Biochemicals)　主题词分为药物改良剂(Drug Modifiers)、化学作用(Chemical Role)及化学物质 CAS 登记号(CAS Registry Number)等。

(8) 序列数据(Sequence Data)　所谓序列数据是指氨基酸序列(Amino Acid Sequence)和核苷酸序列(Nucleotide Sequence)数据。

(9) 地理位置(Geopolitical Locations)　主要是指大洲、洋、国家、地区等地理名称,包括所有的地域或者行政划分区域。

（10）地质时期（Geologic Time）　包括各地质学时期的名称。

（11）方法与设备（Methods and Equipment）　用以描述文献中涉及的方法、仪器和技术手段，主要指应用领域技术（Applied and Field Techniques）、临床技术（Clinical Techniques）、实验室技术（Laboratory Techniques）及数学与计算机技术（Mathematical and Computer Techniques）等。

（12）概念编码（Concept Codes）　采用五位数字编码用以代表文献中涉及的较为宽泛的生物学概念，用以代表上位生物类目。

在 BP 数据库的词表中有的主题概念比较宽泛，检索时若找不到能够确切表达课题的专指性主题概念，就需要使用关键词进行检索，也可以使用关键词与较为宽泛的主题词进行逻辑与的组配，以便找到所需要的文献。词表辅助检索中的主题词自动匹配功能可以在高级检索中实现，在此不再赘述。

4. 字段限定检索（Search Fields）

系统提供 52 个可限定字段，包括刊名、书名、文摘、索取号、著者 / 编者 / 发明者、生物系统号码、基因名称、DOI 号、题目、专利号等，输入检索词后，在字段列表中选择限定的字段，单选、多选均可，多个字段之间的关系为“逻辑或”，检索词出现在其中任一字段即为命中检索结果。

5. 高级检索（Advanced Search）

高级检索是 Ovid 平台主要的检索功能。提供关键词（主题词自动匹配）、著者、题名及期刊名称四种检索途径（图 4–25）。

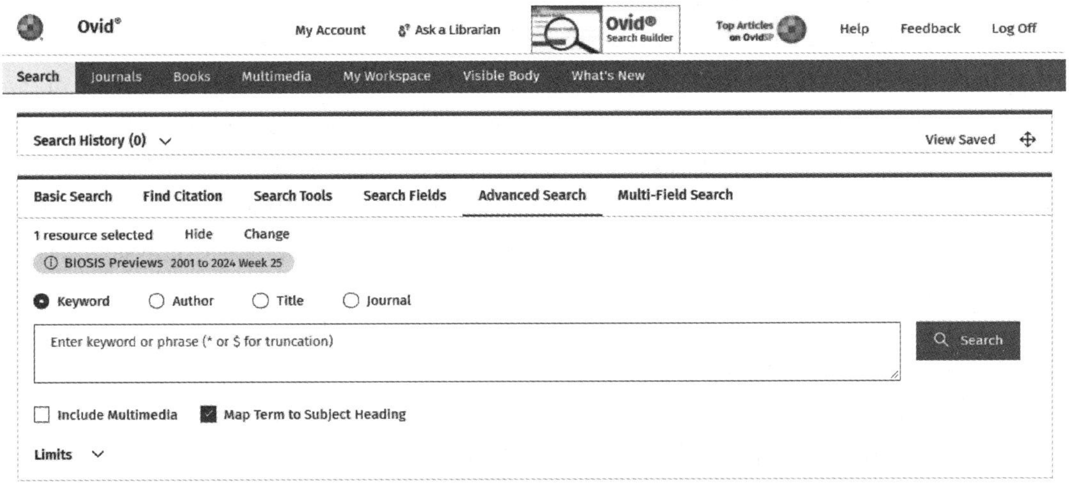

图 4–25　Ovid 平台 BP 数据库高级检索界面

（1）关键词检索（Keyword）　是指在文献的标题、文摘、全文及标题文本（指正文中图表的标题）“Caption Text”等字段中检索所输入的关键词，可使用“$”或“*”进行截词检索，因主题词自动匹配功能默认是选中的，在使用关键词检索时，需要将该功能取消。

主题词自动匹配检索（Map Term to Subject Heading）是高级检索页面中默认的检索途径。输入检索词后，点击检索，系统自动进入主题词匹配页面，可根据需要选择相应主题词，若需要可对主题词进行扩展检索；如果在匹配出来的主题词中找不到专指性主题词，可选择该页面最后一个选项，将所输入的检索词作为关键词检索，可以直接用关键词检索，也可选择一个主题词与其进行逻辑与组配检索。

（2）著者检索（Author） 直接输入著者姓名进行检索，输入格式为姓在前，名在后（可用全称或首字母），姓名间用空格即可。

（3）题名检索（Title） 在文献题目中检索所输入的词或词组，也可使用“$”或“*”进行截词检索。

（4）期刊名称检索（Journal） 利用期刊名称进行检索，输入刊名时可输入全称或部分刊名。要注意不能使用缩写刊名检索，利用部分刊名时，一定输入期刊全称的开头部分，而不能用刊名中的关键词进行检索。利用刊名检索时，系统显示刊名索引，可以在刊名前的复选框中选取所要检索的一个或多个刊名进行检索。

6. 多字段检索

系统提供多个检索词输入框，检索框间可用逻辑“与”“或”“非”进行组配，检索词的限定字段可在全部字段中任意选择。

7. 其他辅助检索功能

其他辅助检索功能包括条件限定检索、检索结果的筛选、相关资源链接及个性化服务等功能。

（1）条件限定检索 对检索结果进行条件限制。条件限制分为两种方式，一是在检索输入框下直接点击“Limits”打开限制条件的外部选项，即英文语种（English Language）、期刊论文（Article）、研究对象是人/动物/植物（Huma/Animal/Plants）、有全文的文献（Full Text）、综述（Reviews Articles）、有文摘的文献（Abstracts）及文献发表年限（Publication Year）等，这些外部选项的项目可以通过“Edit Limits”自行编辑设置；二是通过点击“Additional Limits”打开条件限定界面，在此提供更多的限制条件选项，包括各种语种文献（Languages）、出版类型（Publication Types）、文献类型（Literature Types）、藻类（Algae）、细菌（Bacteria）、真菌（Fungi）等多种选项。

（2）相关资源链接 Ovid 平台可与其他数据库的资源无缝链接，既包括 Ovid 平台的其他数据库，也包括其他外部资源，如图书馆馆藏书目数据库、其他平台的外文期刊全文数据库及网络免费期刊资源等，方便获取全文。

（3）个性化服务功能 在 Ovid 平台申请个人账户（My Account）后，可使用个人空间（My Workspace），同时有 50M 的存贮空间，用于贮存课题相关的文献信息。个人空间提供我的项目管理（My Projects）、保存检索策略式及设置自动文献传递（My Searches & Alerts）、最新期刊目次通报（My eTocs）等功能。

四、检索结果处理

1. 检索结果的显示

执行检索指令后，检索结果的题录信息列表会出现在检索界面的下方，包括记录顺序号、选择框、文章题目、著者、出处及多种链接等。在题录列表上方，有输出检索记录范围、清除选择、显示文献格式等选项（图 4-26）。

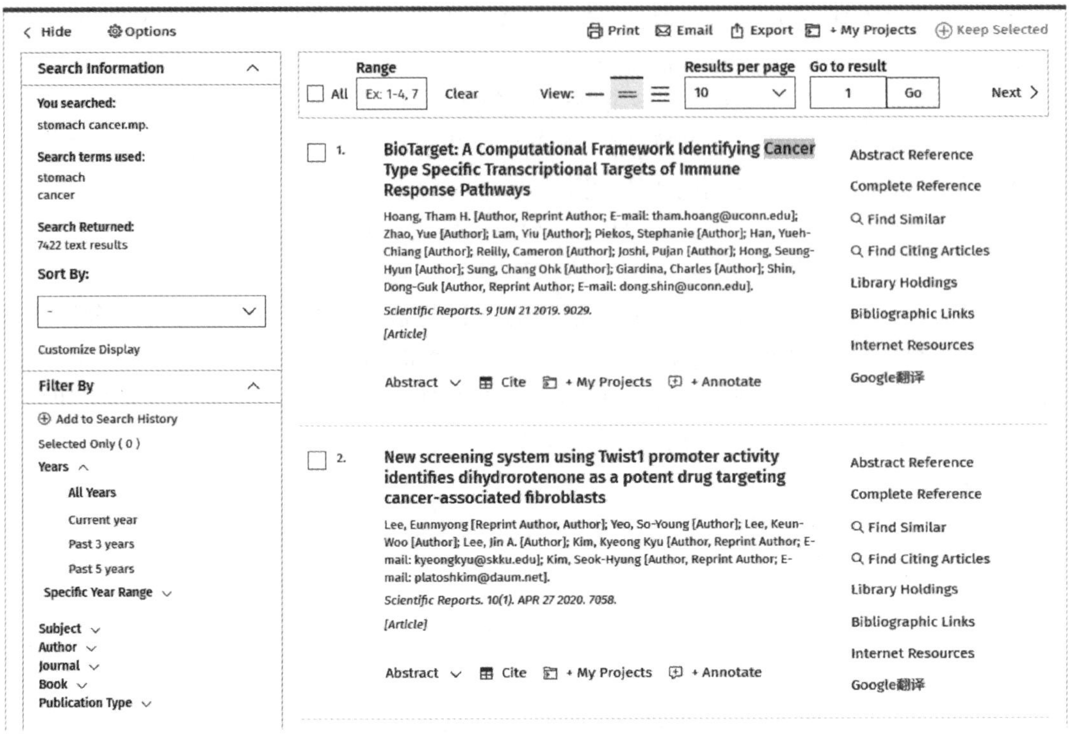

图 4–26　Ovid 平台 BP 数据库检索结果文章列表显示界面

2. 检索结果的筛选过滤功能

在检索结果文章列表的显示界面的左侧，Ovid 平台提供检索结果的筛选过滤功能。在检索信息中列出检索词（You searched）、检索到的文章数（Search Returned）、检索结果排序（Sort By）及检索结果显示格式的设置（Customize Display）等；当对检索结果不满意时，还可通过筛选过滤功能“Filter By”增加检索选项或按照文章出版的年限、主题、作者、期刊及出版类型等再次筛选。

3. 检索结果的输出

在检索结果文章列表的上下方，均有选择输出范围、打印、发送 E–mail、输出及将检索结果保存在个人项目管理等选项。在输出题录时，需要先选择输出记录的范围，Ovid 系统输出文章题录每次不能超出 200 条；如果需要单篇挑选文献，可直接点击每篇题录前的选择框，选择完毕后，点击“Keep Selected”即可将所选择的文献列表显示出来；输出检索结果时先选择输出格式，系统提供包括 Microsoft、PDF、文本及多种文献管理软件的输出格式，也可对所发送检索结果中所包含记录的字段、格式进行设置。

五、案例分析

【案例】EB 病毒（Epstein Barr virus）与胃癌（stomach cancer）相关性研究方面近 5 年发表的文献。

分析：遵循文献信息检索的步骤。

第一，分析检索课题。该课题的主要概念是 EB 病毒和胃癌，根据课题要求，两者的逻辑关系应该是与（AND）的关系，同时检索结果应该用时间限定检索近 5 年的文献。

第二，数据库的选择。该课题的首选数据库应为 PubMed 数据库，但 BP 数据库收录范围与 PubMed 相比，不仅期刊有近一半的文献不重合，且有多种文献类型 PubMed 并不收录。另外 BP 数据库更侧重收录生物学、动植物、药学等方面的相关文献，因此在检索相关课题时，要利用 BP 来扩大检索范围，以保证更好的检索效果。

第三，确定检索途径。高级检索是 Ovid 平台 BP 数据库的主要检索途径之一，也是在检索课题时最常用的检索途径。在检索时，应该首选高级检索的主题检索途径，利用其主题词自动匹配功能将检索词转换成主题词，以提高检索效率。

概念转换：在高级检索模式状态下，输入“Epstein Barr Virus”后系统自动匹配转换出与该词相关的 10 个主题词，其中“Herpesviridae”为疱疹病毒科，是人类疱疹病毒的主题词（图 4–27）；同样方法再输入“stomach cancer”，也转换出 10 个主题词，但这些主题词都比较宽泛，不能准确表达此概念，这时只能选择列表中的最后一项，将“stomach cancer”做关键词检索，也可同时在列表中选择主题词“Neoplastic Disease”，如果选择了该主题词，注意其上方的逻辑关系应选择“AND”，即可将胃癌的文献查出来（图 4–28）。但是要注意，由于胃癌是作为关键词检索，它还有 stomach carcinoma、stomach tumor、stomach neoplasms、gastric carcinoma、gastric cancer、gastric tumor 等多种拼写方式，这些词都要用于检索，以避免漏检，最终检索结果为 757 篇（图 4–29）。

由本课题可以看出，在利用 BP 数据库检索生物体时，可使用其上位生物类目进行检索，本课题就是采用疱疹病毒科作为人疱疹病毒的主题词进行检索；系统不能转换出专指的主题词时，可以使用关键词检索；但在关键词检索时，要注意同一概念的多种表达方式，要将其都用于检索，尽量避免漏检。

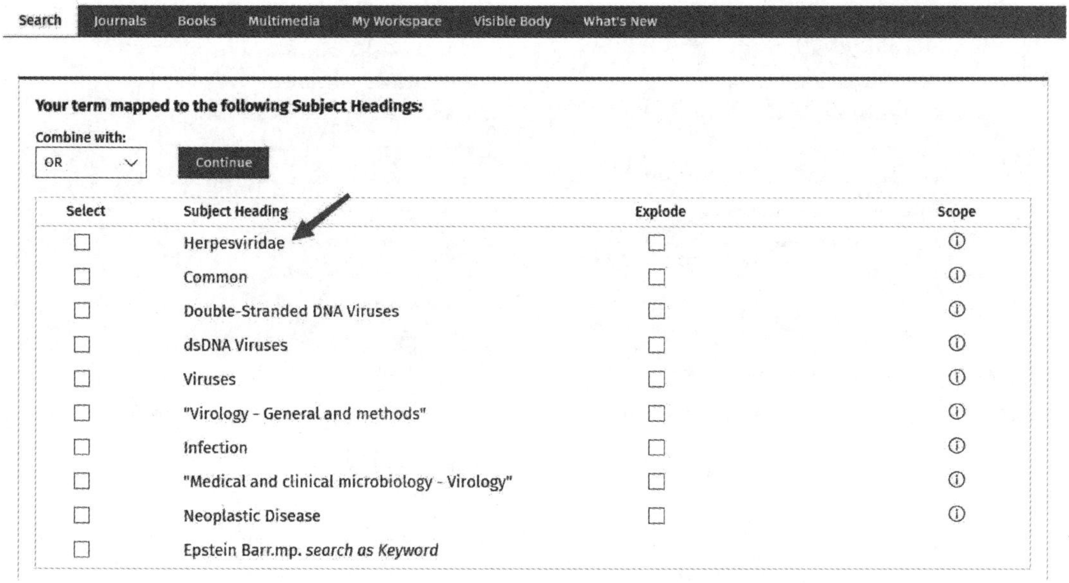

图 4–27　检索词“Epstein Barr Virus”主题词转换界面

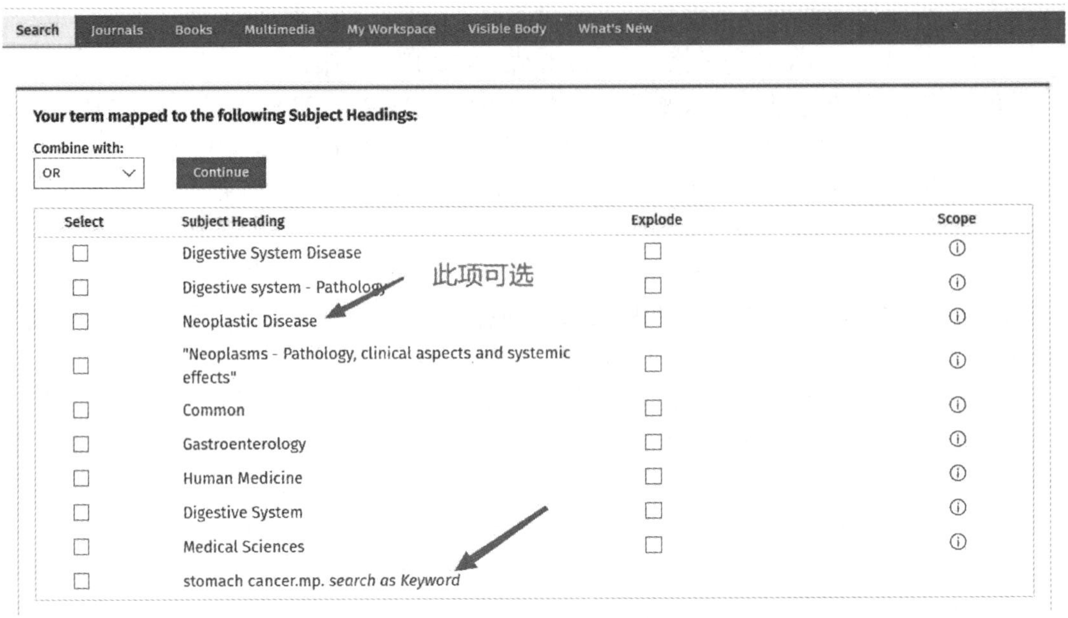

图 4-28　检索词“Stomach Cancer”主题词转换界面

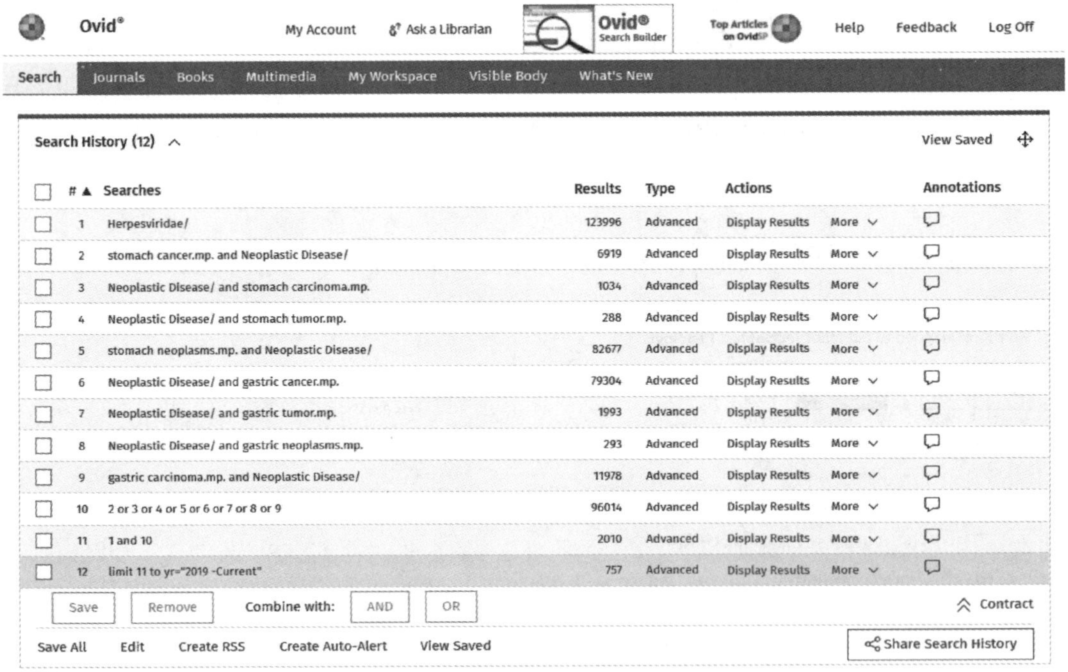

图 4-29　课题检索表达式显示界面

（刘薇薇）

思考题

1. 利用 BP 数据库检索时，在没有专指性主题词时需要使用关键词检索，请问关键词检索与主题词检索的区别是什么？

2. 利用 BP 数据库检索时，能否使用副主题词与主题词匹配检索？为什么？遇到此类问题如何解决？

第五节　其他外文检索系统

本章前四节介绍的检索系统都是由专业图书馆或者专业协会等编辑出版的二次文献检索系统。二次文献检索系统通过因特网链接一次文献资源检索系统（如 ProQuest、ScienceDirect、Wiley Online Library 等），可直接获得一次文献。一次文献网络资源检索服务系统主要由信息技术服务商、期刊代理商和出版商开发，如 EBSCOhost、Ingenta Connect、Ovid 和 ScienceDirect 等，这些文献资源检索服务系统通过整合资源提供二次文献和一次文献服务。检索途径主要有基本（快速）检索和高级检索等。

一、EBSCOhost 和 Ingenta Connect

EBSCO 工业公司（EBSCO Industries Inc. 简称 EBSCO）1944 年成立于美国。EBSCO 信息服务业务有期刊代订（纸本和电子，是世界最大的订阅代理服务商，并提供相关的增值服务）、文献数据库（一次文献和二次文献库）、一系列的文献资源管理工具（如导航与链接工具 A-to-Z、二次文献到一次文献的链接服务器 Linksource）、EBSCOhost Integrated Search 整合检索工具、EBSCONET 电子和期刊订购管理系统等。EBSCOhost 是 1994 年 EBSCO 公司开发的三大数据系统之一，属多数据库、单引擎的在线检索系统，也是全球高等学校图书馆最常用的检索系统。在 EBSCOhost 检索系统中，可检索到 EBSC0 公司制作的全文资源和其他检索系统（如 MEDLINE Complete、CINAHL 等）。EBSCOhost 中最著名的是学术资源检索系统（Academic Search Complete，简称 ASC）和商业资源检索系统（Business Source Complete，简称 BSC）。

学术资源检索系统主要涉及工商、经济、信息技术、人文科学、社会科学、通讯传播、教育、艺术、文学、医药、通用科学等多个领域。收录 8 500 多种期刊全文资源，其中 7 300 多种同行评议期刊（peer-reviewed journals），PDF 全文最早可回溯到 1887 年。数据库提供超过 12 500 种期刊和总计超过 13 200 种专题论文、报告、会议记录等出版物的索引和摘要。

商业资源检索系统主要包括营销、经济管理、金融、会计、经济学、劳动人事、银行、国际商务方面的期刊论文，以及市场、行业、国家的研究报告、案例分析、Working paper、哈佛大学研讨课视频及 1 万多家大公司的概况等资源。收录期刊近 9 000 种，其中 1 100 多种为同行评议期刊，最重要学术类商业期刊的书目信息可回溯到 1886 年。此外，还收录 1 300 多种期刊的可检索参考文献。

CALIS 引进的 EBSCOhost 检索系统中的数据库还有：①教育资源信息中心（ERIC），数据库收录 130 多万条教育方面的书目信息。②美洲观感：1493 至 1750 欧洲作品

(European Views of the Americas:1493 to 1750),收录 1493 年至 1750 年欧洲出版的美国题材史料 32 000 条。③环境保护文档(GreenFILE),内容涉及全球变暖、绿色建筑、污染、可持续农业、再生能源、资源回收等主题。数据库收录 384 000 条索引与摘要,以及 4 700 多条记录的 Open Access 全文。④图书馆、信息科学与技术文摘(Library,Information Science & Technology Abstracts),收录 20 世纪 60 年代中期以来的图书馆、信息科学与技术方面的期刊 500 余种以及图书和研究报告,其中同行评议期刊近 50 种,涵盖主题有图书馆、分类、编目、文献计量学、网络信息检索、信息管理等。⑤医学文献分析与检索联机系统(MEDLINE),是美国国立医学图书馆收录 5 600 种生物医学期刊编制的书目数据库。采用 MeSH 标引主题词,提供主题词、副主题词和树状结构扩展等检索功能。⑥医学文献分析与检索联机系统全文版(MEDLINE Complete),在 MEDLINE 数据库基础上,MEDLINE Complete 能够提供 2 546 种医学期刊全文,索引可追溯到 1857 年,全文回溯到 1865 年。⑦区域商业新闻(Regional Business News),涵盖美国所有大都市和农村地区 80 多个区域的商业出版物。⑧教师参考中心(Teacher Reference Center),涵盖教育领域 280 种最流行期刊的索引和摘要。⑨新闻专线(Newswires),是收集 30 天前的美联社、美通社、新华社、CNN 和美国商业资讯等全球新闻制作的索引数据库。⑩护理及相关健康文献累积索引(The Cumulative Index to Nursing & Allied Health Literature,CINAHL®),是全球 610 余种护理和相关健康期刊的全文数据库,全文可回溯到 1981 年。⑪美国博士论文数据库(American Doctoral Dissertations),收录 1902 年迄今美国博士论文 172 000 余篇。

EBSCOhost 检索系统有三个最基本资源组合检索界面,即全球最大综合类检索系统 ASC/BSC-ASP/BSP 完整版(含哈佛商学院讲座)、EBSCO 学术检索大全(全学科)和 EBSCO 商管财经类资源检索系统。检索途径除常用的基本检索和高级检索,还设有主题词检索、出版物检索、参考文献检索、索引检索和图像检索等辅助检索方式。

Ingenta 公司成立于 1998 年,是为已发表的科学、专业和学术研究的在线分发提供技术服务的公司。Ingenta Connect 是其旗舰产品,是全球 350 家出版商的 500 多万篇文章和 16 000 种出版物的托管平台。Ingenta Connect 是全球最大期刊二次文献检索系统,提供免费检索和文摘浏览服务。Ingenta Connect 为研究人员提供因特网访问订购电子期刊全文、因特网购买单篇文章或订阅出版物的服务。

二、Ovid 和 ProQuest

Ovid Technologies 公司创建于 1988 年,并于 1998 年 11 月被威科(Wolters Kluwer)收购。Ovid 隶属于威科集团的健康出版事业集团。Ovid 信息服务领域主要包括医学、护理和卫生健康、行为科学、基础科学、人文学科和科技、农业和食品科学和工程。通过 Books@Ovid 检索系统可访问 6 000 多种电子图书,通过 Ovid® 期刊全文资源检索系统可访问 1 400 多种经过同行评议的期刊(如 Lippincott Williams & Wilkins),通过 Ovid® 检索系统可访问 100 多个书目和全文资源数据库(如 APA PsycInfo® 心理学数据库、BIOSIS Previews®、JBI 循证医学数据库、Embase®、EBMR 循证医学数据库、MEDLINE、FSTA 食品和营养学数据库、IPA 药学文摘检索系统和 DIFT 药学全文检索系统等)。数据库需授权访问。

ProQuest 公司前身是尤金·鲍尔(Eugene Power)1938 年建立的 University Microfilms (UMI)公司。2021 年 5 月 17 日科睿唯安(Clarivate)公司宣布收购 ProQuest 公司,现为科睿唯安子公司。其资源类型包含:珍贵原始档案、英美政府文献、全球顶级高校博 / 硕士学位论文、著名学术期刊文献、具有历史价值的文献资料、古典书籍、重要的国际报刊及电子书等。公司旗下与生命科学相关数据库产品有:①健康与医学全文资源库(Health & Medical Collection),收录了 3 600 多种出版物,其中 3 000 多种提供全文,最早可回溯到 1969 年。②生物学全文资源库(The Biological Science Database),包括生物学期刊全文数据库(Biological Science Database)与生物学文献索引数据库(Biological Science Index),收录了 3 800 多种出版物,其中学术期刊 3 600 多种,行业出版物与杂志 120 多种,超过 60 000 篇博 / 硕士论文全文,逾 91 000 篇会议论文 / 研究手稿全文。③ PQDT 博 / 硕士论文文摘数据库(ProQuest Dissertations & Theses),收录了来自 1 700 多所全球研究院和大学的研究论文,涵盖各个研究学科。该数据库包含美国和加拿大各重点研究大学的论文,同时也不断增加其他国家 / 地区的高品质博 / 硕士论文。PQDT 提供全球 400 多万篇博 / 硕士论文记录,最早可回溯至 1861 年。非订购用户可以通过快速检索方法访问检索系统的题录及摘要信息。

三、ScienceDirect 和 ClinicalKey

爱思唯尔(Elsevier)科学出版商 1580 年创立于荷兰。现每年出版 2 800 种期刊,每年期刊发表约 60 万篇文章,占全球文章发表总量的 18%,占全球引用量的 28%。ScienceDirect(简称 SD)是爱思唯尔科学出版商开发的网络全文检索系统,该平台收录期刊 4 834 种、图书 34 339 种、教科书 356 种、手册 82 种、参考工具书 269 种和丛书 435 种。检索系统支持全文检索。参订单位的用户可直接登录,获得机构订购付费全文阅览和下载。非订购用户可以通过快速检索方法访问检索系统的题录、摘要信息及 Open Access 的全文。

爱思唯尔(Elsevier)科学出版商 2012 年推出临床参考检索系统 ClinicalKey。该检索系统收录 1 000 多种医学经典教科书和参考书,如骨科的《坎贝尔骨科手术学》,内科的《希氏内科学》《Braunwald 心脏病学》,解剖学的《格氏解剖学》和《奈氏解剖学》。收录 600 多种权威期刊,如 *The Lancet* 系列、*Journal of the American College of Cardiology*、*Cell*、*Brain Research* 和 *Immunity* 等业内顶级刊物。收录的事实型资源有美国国立卫生研究院(NIH)在全球范围的 23 万多个临床试验;临床药理学数据库 Gold Standard's monographs 的 3 000 多种药物专论;专业学 / 协会和政府机构的 4 500 多种临床指南全文,以及国立指南库(NGC)的摘要;提供疾病全面详尽的循证医学专论。收录的辅助型资源有 15 000 多种患者教育资料;多媒体资料,包含来自图书和期刊的 580 多万张图像及 80 000 多个医学视频。帮助医生、护士和医学生通过一系列跨专科的可信内容找到临床相关答案。参订单位的用户可直接登录,获得单位订购的付费全文阅读或下载。非订购用户可以通过快速检索方法访问检索系统的题录及摘要信息。

四、Wiley Online Library 和 SpringerLink

约翰威立国际出版商(John Wiley & Sons Inc.)1807 年创建于美国，是全球学术出版、高等教育出版和专业及大众图书出版领域的知名出版商。Wiley Online Library(简称 Wiley)是约翰威立国际出版商的网络检索系统，该检索系统收录期刊 1 600 多种，250 多种参考工具书，22 000 多种电子图书，19 种生物学、生命科学和生物医学的实验室指南(current protocols)和循证医学数据库(cochrane library)。Wiley 的期刊学科范围广，包括化学、高分子与材料科学、物理学、工程学、农业、兽医学、食品科学、医学、护理学、口腔医学、生命科学、心理学、商业、经济、语言学、新闻传播学、历史学、政治学、社会学、艺术、人类学等全部学科。非订购用户可以通过快速检索方法访问检索系统的题录、摘要信息及 Open Access 的全文。

施普林格科学 + 商业媒体(Springer Science + Business Media)公司 1842 年成立于德国柏林。麦克米伦科学和教育公司(Macmillan Science and Education)1834 年成立于英国，公司旗下出版《自然》(*Nature*)、《科学美国人》(*Scientific American*)等知名期刊。2015 年施普林格科学 + 商业媒体公司与麦克米伦科学和教育公司合并，成立施普林格 · 自然集团(Springer Nature)。SpringerLink 学术资源检索系统是施普林格 · 自然集团旗下的主打产品。该检索系统收录 2 500 多种英语期刊、150 多种德语期刊和 30 多万种图书，其中 Springer 参考工具书、手册和实验室指南(Protocols)是研究人员认可的高品质资源，如《分子生物学方法》(*Methods in Molecular Biology*)。非订购用户可以通过快速检索方法访问检索系统的题录、摘要信息及 Open Access 的全文。

五、ACS Publications 和 RSC Publications

美国化学学会(American Chemical Society，ACS)成立于 1876 年，ACS Publication 是 ACS 的出版机构。该机构出版期刊近 100 种和图书 6 种，内容涵盖生化研究方法、药物化学、有机化学、普通化学、环境科学、材料学、植物学、毒物学、食品科学、物理化学、环境工程学、工程化学、应用化学、分子生物化学、分析化学、无机与原子能化学、资料系统计算机科学、学科应用、科学训练、燃料与能源、药理与制药学、微生物应用生物科技、聚合物和农业学等化学研究领域。ACS 出版期刊被 Journal Citation Report(JCR)评为“化学领域中被引用次数最多的化学期刊”。 非订购用户可以通过快速检索方法访问系统的题录、摘要信息及 Open Access 的全文。

英国皇家化学学会(Royal Society of Chemistry，RSC)成立于 1841 年，RSC Publications 是 RSC 的出版机构。该机构出版期刊 56 种、图书 200 余种和 MarinLit、The Merck Index* Online、ChemSpider 数据库，内容涵盖核心化学科学，包括生物学、生物物理学、能源与环境、工程、材料、医学和物理学等相关领域。非订购用户可以通过快速检索方法访问系统的题录、摘要信息及 Open Access 的全文。

(周晓政)

思考题

1. Ebscohost 与 PubMed 和 Embase 的收录范围有哪些重合？医学全文获取方面有哪些特色？

2. 帮助医生、护士和医学生通过一系列跨专科的可信内容找到临床相关答案的检索系统叫什么名称？

3. “化学领域中被引用次数最多的化学期刊”出版检索系统叫什么名称？

数字课程学习

教学 PPT　　拓展阅读　　自测题

第五章

引文检索系统

学习目标

通过本章的学习，学生应该能够：用自己的语言简要概述引文索引的发展历史；准确描述引文索引的相关概念；充分认识引文索引在科学研究领域中的重要作用，并能辨别其局限性。通过实操训练和小组讨论，初步应用引文检索系统的检索技术及引文分析方法，追踪检索文献，分析科学研究发展过程和学科发展趋势，评价学术期刊质量，评估学术论文的影响力和科研工作者的学术水平；初步展示基于引文分析的JCR、ESI、InCites、SciVal 等学术评价工具的应用。

引文源于科学研究著述活动，科研人员在撰写学术论文时常常需要参考引用许多其他文献，以体现学术研究的继承与发展。引文检索系统通过收录学术论文及其参考文献编制而成，以一篇论文的参考文献作为检索起点，获取文献之间的相互引证关系，从而揭示文献内容的关联性，进而分析文献间、学科间的纵横交叉关系，具有其他文献检索工具所不具备的特性，而以此为基础的引文分析更具有强大的学术评价分析功能，引文检索的独特魅力由此可见。

第一节　概　　述

引文索引的产生与发展有其历史的必然，它突破了传统的分类法与主题法框架，开创了一种全新的、独特的文献检索方法。引文索引在学术研究和科研评价领域的应用日益广泛。

一、引文索引的产生与历史

1873 年，一部专业检索法律判例的工具书《谢泼德引文》(*Shepard's Citation*)在美国出版。1911 年，俄国科学院院士瓦尔金从当时最著名的化学史著作中，提取大量涉及俄国化学家的脚注和参考文献进行分析，评价俄国科学家对化学发展所作的贡献。1927 年，格罗斯等人对某些化学期刊论文中的参考文献进行统计，按期刊被引频次排列"化学教育"领域的核心期刊。

1951 年，美国著名情报学家尤金·加菲尔德参与美国国立医学图书馆（NLM）的《医学主题词表》（MeSH）的编制和修订工作，发现了抽词标引的局限性，决定另辟蹊径而转向引文标引。1953 年，加菲尔德经人指点阅读《谢泼德引文》后大受启发，这部 80 年前出版的法律工具书将他关于引文的一些模糊想法勾勒成了一幅清晰的图画。此后，他与美国图书馆学家谢拉等人合作，开始小规模试验，先后试编了一些引文索引。1955 年，加菲尔德在美国《科学》（*Science*）杂志上发表了一篇论文，系统地提出了应用引文索引检索科技文献的新方法，从而打破了分类法和主题法在文献检索中的垄断地位，开辟了从引文角度来研究文献及科学发展动态的新领域。

1960 年，加菲尔德创办科技情报企业——科技信息研究所（Institute for Scientific Information，ISI），并争取政府资助，进行引文的可行性试验。1961 年，ISI 编辑出版《科学引文索引》（*Science Citation Index*，SCI）单卷本，1964 年正式出版发行《科学引文索引》（季刊），1973 出版《社会科学引文索引》（*Social Science Citation Index*，SSCI），1978 出版《艺术与人文科学引文索引》（*Arts & Humanities Citation Index*，A&HCI），此即世界著名的三大引文索引。至此，引文索引这项富有创意的发明在图书情报界牢固地确立了自己的地位。此后，加菲尔德和美国著名的科学史专家普赖斯在引文索引基础上又发展出了引文分析技术。

在加菲尔德引文索引的影响下，美国普林斯顿大学、苏联阿塞拜疆科技情报所等机构也编制了引文索引，停刊多年的《谢泼德引文》也更名重新出版。

1988 年，ISI 推出 SCI 光盘版。1997 年，ISI 将 SCI、SSCI、A&HCI 三大索引集成，推出网络版，此即著名的 Web of Science。

在我国，引文索引的研制工作起步较晚。1985 年，中国科学院文献情报中心成功研制《中国科学引文索引》，1998 年推出光盘版《中国科学引文数据库》（CSCD）。1989 年，中国科学技术信息研究所也研制出《中国科技论文与引文数据库》（CSTPCD）。这两个引文索引为我国进行自然科学论文的分析和评价提供了科学计量工具。1998 年，南京大学与香港科技大学联合研制《中文社会科学引文索引》（CSSCI），2000 年出版了光盘版和网络版。此后，清华同方和重庆维普在各自全文期刊数据库的基础上分别开发出了《中国引文数据库》和《中文科技期刊数据库（引文版）》。至此，我国的引文索引及数据库建设初具规模。

二、引文索引的相关概念

1. 引文（citation）

引文与"引证文献"相对，又称被引文献（cited article），即被引证文献引用的文献，指出现在文章末尾参考文献（references）、正文中括号内文字说明或脚注（footnote）中的被引用过的文献，是学术文献的重要组成部分。其作者称为引文作者（reference author）或被引作者（cited author）。

2. 引用文献（citing article）

引用文献与"被引文献"相对，又称引证文献或施引文献，即主动引用其他文献的文献，一般指附有参考文献的学术研究文献。其作者称为引用作者（citing author）或施引作者。

3. 来源文献（source article）

来源文献指引文索引（数据库）中收录的文献，对应引用文献，多为学术期刊论文、专著、会议录、专利文献等。刊载来源文献的期刊、专著等称为来源出版物（source publication）。引文数据库中的文献引用与被引用信息都是从来源文献中提取的。有极少数来源文献没有标注参考文献或脚注，仍称为来源文献，但不能称为引用文献，因此，来源文献不完全等同于引用文献。一般来说，引文数据库中某一年的来源出版物是固定的，但也有例外，如 SCI 中有极少数来源期刊未到年末即被剔除。

4. 引文索引（citation index）

依据文献之间的相互引证关系，收录来源文献及其引文的检索工具称为引文索引。引文索引利用文献内容的横向联系，揭示文献内容的关联性，通过引文索引不仅可以检索到来源文献，也可以检索某一文献被他人引用情况，了解文献之间的引用与被引用关系，进而分析文献间、学科间的纵横交叉关系，具有其他文献检索工具所不具备的特性。实际上，引文检索系统是包括引文索引在内的综合检索系统，其检索点包括引文作者、引用作者及其所属机构、城市、国别，文献涉及的关键词、人物及来源出版物信息等。

5. 引文耦合（bibliographic coupling）

若文献 A、文献 B 同时引用或参考了先前发表的另一文献 C，则称文献 A 和文献 B 为引文耦合，文献 C 是文献 A 和文献 B 的引文耦。引文耦越多，文献 A 与文献 B 之间的相关性就越高。

6. 同被引（co-citation）

若文献 A、文献 B 同时被后来发表的一篇或多篇文献所引用，则称文献 A 和文献 B 之间的关系为同被引。同被引频次（或称同被引强度）越高，文献 A 与文献 B 之间的关系就越密切。

7. 自引（self-citation）

自引指某一作者引用自己以前发表的文献，也指同一种期刊上后发表的文献引用先发表的文献，而非同一作者之间或非同一种期刊之间的引用则称为他引。一般来说，作者自引可以在某种程度上反映其科学研究工作的延续性，而他引更能体现学术研究成果的价值和社会效应。虽然文献之间的引证关系比较简单，但是作者引用参考文献的动机与目的却极为复杂，因此，在学术和科研管理领域评价科研人员或期刊的学术水平时，自引频次通常不纳入评价范围。

8. h 指数（h-index）

h 指数指某作者有 N 篇论文分别被引用了至少 N 次。该指数兼顾文献产出量和被引量，是对个人学术水平的一种综合评价指标。同理，也有可用来衡量期刊、机构学术水平的所谓期刊 h 指数、机构 h 指数。

9. 影响因子（impact factor，IF）

影响因子是指某期刊前两年发表的论文在评价当年平均被引用的次数。如 Web of Science 中期刊 *New England Journal of Medicine* 2021 年的 IF 为 176.082，其计算方法是用该刊2019、2020两年发表的论文在2021年被引用的总次数114 101除以该刊2019、2020两年发表的论文总数648。

三、引文索引的作用

引文索引在学术研究和科研评价中具有重要作用，主要体现在以下几个方面：

1. 追踪检索文献

通过引文索引，以作者姓名为检索起点，可以获知某作者历年发表的论文曾被哪些人的哪些文章引用过，并能检出这些引用文献的题录和引用作者所在的工作机构。还可以进行循环追溯检索文献，即从已知的某一篇论文开始，查到该篇文献引用的其他论文；再以这些引文作为新的检索起点，查到更多的被引论文，如此循环，可使查到的文献线索越来越多。

2. 分析科学研究发展过程和学科发展趋势

引文索引的主要作用不在于查找某一篇或几篇文献的线索，而是从科学研究的某一点出发来查明某一篇论文与其他文献的引证关系，并进行引文分析，从而了解科学的纵横网系状况及学科之间的交叉渗透关系。通过引文索引可以从最早提出某一观点或问题的作者开始，查到这一观点和问题被旁人、后人引用的文献，得知这一观点或问题的产生原因、发展、修正及目前的研究进展等情况，从而揭示科学的发展过程和科技成果之间的继承与创新关系。通过引文索引可以检索到国家、地区、学科领域的高被引文献，利用引文分析法从中了解学科的研究热点，推测其对当前研究的影响，提供重要、新兴交叉学科的早期预警，发现进展突然加速的研究领域，判断学科发展的宏观态势。此外，引文索引还有助于深入了解科学交流的模式，如新学说、新理论的传播限度，语言不同给交流造成的障碍，基础研究与应用研究的关系，基础学科与应用学科之间或专家与大众之间的交流障碍等。

3. 评价学术期刊的学术质量

引文索引涉及的学科范围广泛，包括自然科学、社会科学和人文科学的各个领域，它用纯机械方法、不分学科编制的索引反映文献之间纯粹的引证关系，用户可从中看到学科之间相互交叉、渗透，发现学术出版物之间的联系，从中了解本学科以及与本学科密切相关的其他学科的出版物，其中被引用率最高的往往就是质量好、情报密集的核心学术期刊或专著。引文索引所提供的期刊引证报告，以影响因子、即年指标、被引半衰期、总被引频次、篇均被引频次等文献计量指标，对收录的学术期刊进行综合评价，为学术期刊的质量评价提供重要依据。

4. 评价学术论文的影响力和科研工作者的学术水平

引文索引可以揭示某作者发表的论文曾被哪些作者的哪些文章引用，以及这些文章的出处。论文的被引频次是衡量一篇文章质量高低的重要参数，一般来说，有价值的、创造性大的学术著作的被引用率高，有生命力的论点被引用的年限长，经常被引用的作者常常是某一学术领域里工作卓有成效的人。因此，科研人员常常通过引文索引了解自己的论文被引用情况，人才学家甚至把引文索引作为评价科研工作者学术水平的重要参考工具。

5. 评估国家/地区、机构的科研实力

某个国家/地区、机构发表的文献被权威引文检索系统收录的数量及总被引频次，在一定程度上能反映该国家/地区、机构的科研总体实力。文献的总被引频次主要取决于文献发表的数量和文献本身的学术水平。目前,可以利用 Web of Science 平台上的基本科学指标(Essential science indicators,ESI)数据库来检索某个国家/地区、某个机构的论文被引频次的排名情况。

四、引文索引的局限性

引文索引在学术研究和科研评价领域的应用日益广泛,但也有其局限性。

1. 文献之间的引证关系存在虚假的可能

引文索引所反映的文献之间引证关系,只是简单地根据引用与否来推测其内容上是否具有联系。但在学术实践中,引用文献的原因千差万别,两篇论文可能出于不同的原因或从不同的角度引用同一篇早期文献,一篇可能是引用其方法,另一篇可能是引用其结论,那么这两篇文献在内容上的联系就有可能是虚假的。如果引文出现在引用文献中的不同位置(标题、摘要、正文、结论、讨论等),作者对原著的引用内容和程度就有很大差别,引文与引用文献的关系和重要性也就很不同,但目前的引文索引对这些情况都是一视同仁,不加区分,这样也容易造成虚假的联系。此外,作者引用参考文献的动机也极为复杂,一些引用行为还很不规范,存在引而未用、用而不引、过度自引、违规自引、关照他引等问题。

2. 文献被引用与否及被引用频次不完全等同其学术水平

一般情况下,一篇文献被引用表明其具有一定的学术水平,被引用频次高说明其学术影响力大。但有些存在错误观点或结论的论文,甚至数据及结论均存在学术不端的论文,后人出于批评商榷或批判证伪的目的,其被引频次也可能很高。另一方面,也不能一概认为被引频次低的论文学术水平低,文献是否被引用常受到发表时间、语种、学科专业等诸多因素的影响。

作者选用列举参考文献还受可获得性影响,往往以方便为原则,以占有为前提,同时还受到个人语言能力、文献发表时间和流通周期,以及二次文献检索工具收录的影响。此外,文献引用方面还存在"马太效应",人们往往追求把"名著""权威"作为选择参考文献的标准,有的确实是出于需要,有的则是为了"拉大旗作虎皮",自抬身价。一种期刊可能因为发表名人的论文而被引用,导致连锁效应,结果其被引频次虚高。这些都可能影响文献引用的真实性和有效性。

引文索引本身的局限可能导致在引文检索实践中产生"噪声",造成误检,从而影响检索的全面性、准确性及引文分析的可靠性。正如科学引文索引(SCI)的创始人加菲尔德所说:"SCI 的发明者告诫人们对这些数据不要不加区分地使用,……(SCI 数据的使用)尽管很方便,但很危险,虽然对期刊的评估很重要,但对科研人员的评价更重要,因为其影响到个人的职业生涯,影响因子不应作为人的评价的替代物。"因此,我国科学研究和科研管理领域需要在应用引文检索系统及引文分析方法的基础上,区分不同学科,结合同行专家评议或网络匿名评审等定性方法,探讨并建立一种比较科学、合理的综合性学术评价体系。

第二节 Web of Science 核心合集

Web of Science 核心合集是 Web of Science 平台中影响力最大的书目数据库合集。Web of Science 核心合集揭示了自然科学、社会科学、艺术和人文及新兴来源学科等研究领域中的期刊、图书、会议录文献之间的相互引证关系，体现了文献间、学科间的纵横交叉关系与关联性。

一、概述

1. Web of Science 基本概况

1961 年，美国科技信息研究所（ISI）出版《科学引文索引》（SCI），1988 年推出数据库光盘版，1997 年推出网络版 Web of Science（WOS）。目前由科睿唯安（Clarivate Analytics）公司独立运营的 WOS 平台整合的资源包括：Web of Science 核心合集、Current Contents Connect（1998 年至今）、Derwent Innovations Index、BIOSIS Previews（1926 年至今）、MEDLINE（1950 年至今）、SciELO Citation Index（2002 年至今）、中国科学引文数据库（1989 年至今）、CABI：CAB Abstract 和 Global Health（1910 年至今）、Date Citation Index（1900 年至今）、FSTA（1969 年至今）、Inspect（1898 年至今）、Korean Journal Database（1980 年至今）、Russian Science Citation Index（2005 年至今）、Zoological Record（1864 年至今）、Preprint Citation Index（2023 年 3 月推出）、ProQuest Dissertations & Theses Citation Index（PQDT Citation Index，2023 年 7 月推出）等书目数据库，分析评价工具 Research Analytics、InCites、Essential Science Indicators、Journal Citation Reports 等，投审稿工具 ScholarOne，同行评议平台 Publons（2023 年 8 月创办），最新研究信息管理系统 Converis，以及文献管理与论文写作工具 EndNote。

2011 年 4 月，Web of Science 平台推出引文数据库 BIOSIS Citation Index（BCI），引文数据来源于 Biological Abstracts 与 BIOSIS Previews，最早回溯到 1926 年。BCI 是生命科学与医学领域重要的引文研究工具，内容涵盖临床前与实验阶段研究、方法与仪器、动物研究等方面的生命科学与生物医学研究。

2. Web of Science 核心合集的构成

WOS 核心合集收录 21 700 多种高影响力的国际权威学术期刊，超过 225 000 篇国际学术会议论文，123 900 种图书及报告等多种类型的资源，内容涵盖自然科学、工程技术、生物医学、社会科学、艺术与人文等领域 100 多年的研究发现与创新，最早可回溯至 1900 年，数据每周更新。Web of Science 核心合集包括 8 个索引数据库和 2 个化学数据库。

（1）科学引文索引扩展版（Science Citation Index Expanded，SCIE） 收录 9 500 多种高质量科技期刊，最早可回溯至 1900 年，涵盖农学、植物学、数学、物理学、化学、计算机科学、材料科学、生物学、生物化学、外科学、神经科学、肿瘤学、儿科学、药理学、精神病学、兽医学、动物学等 178 个自然科学学科。

（2）社会科学引文索引（Social Science Citation Index，SSCI） 收录 3 500 多种社会科学领域权威学术期刊，同时从 3 500 多种世界一流科技期刊中选择性收录与社会科学相关的文献，最早可回溯至 1900 年，涵盖人类学、历史学、哲学、政治学、法学、公共卫生学、心理学、精神病学、社会问题、社会工作、社会学、药物滥用、城市研究和妇女研究等 58 个社会科学学科。

（3）艺术与人文科学引文索引（Arts & Humanities Citation Index，A&HCI） 收录艺术与人文科学领域国际性学术期刊近 1 800 种，同时从 6 000 多种自然科学和社会科学期刊中选择性收录与人文、艺术相关的文献，最早回溯至 1975 年，涵盖考古学、建筑学、音乐、艺术文学、历史、语言、古典文学、舞蹈、诗歌、戏剧、哲学、宗教等 28 个学科。A&HCI 期刊 2023 年首次公布影响因子（IF）。

（4）新兴来源引文索引（Emerging Source Citation Index，ESCI） 2015 年 WOS 核心合集中新增的一个引文索引数据库，主要收录 2015 年至今 SCIE、SSCI、A&HCI 尚未涵盖的期刊中的论文记录。收录 249 个学科的 8 000 多种国际性学术期刊，这些期刊尚未经过 WOS 期刊遴选编者的评估，但期刊符合编辑质量、时效性和影响力方面的最低标准，包括在世界范围或地区内具有重要影响力、新兴科学领域中的高质量、同行评审期刊。因期刊相对较新，需评估一段时间才能将其编入 SCIE、SSCI 或 A&HCI。ESCI 期刊 2023 年首次公布影响因子（IF）。

（5）科学会议录引文索引（Conference Proceedings Citation Index-Science，CPCI-S） 收录 1990 年至今自然科学领域的会议录文献，涵盖农学、生物化学、生物学、生物工艺学、化学、物理学、计算机科学、环境科学、医学等学科。

（6）社会科学与人文科学会议录引文索引（Conference Proceedings Citation Index-Social Science & Humanities，CPCI-SSH） 收录 1990 年至今社会科学与人文科学领域的会议录文献，涵盖心理学、社会学、公共卫生学、管理学、经济学、艺术、历史学、文学和哲学等学科。

（7）科学图书引文索引（Book Citation Index-Science，BCI-S） 收录 2005 年至今出版的自然科学领域的纸质或电子版学术图书，涵盖农学、工程学、生物化学、生物学、生命科学、临床医学、计算机科学等学科。主要包括博士论文、研究生用教科书、丛书、再版 / 再发行图书、译著和非英语图书、引证量高且重要的学术传记以及含有参考文献的学术参考书，绝大部分是英语语种图书。

（8）社会科学与人文科学图书引文索引（Book Citation Index-Social Science & Humanities，BCI-SSH） 收录 2005 年至今出版的社会科学和人文科学领域的纸质或电子版学术图书，涵盖历史学、心理学、社会科学与行为科学、教育学、应用科学等。包括博士论文、研究生用教科书、丛书、再版 / 再发行图书、译著和非英语图书、引证量高且重要的学术传记以及含有参考文献的学术参考书。

（9）最新化学反应数据库扩展版（Current Chemical Reactions Expanded，CCRE） 收录 1985 年至今的超过 125 万种化学反应，数据来源于权威出版社的一流期刊和 36 家专利授予机构的化学新合成方法，每一个方法都提供完整化学反应过程，并配有详细精确图形来表示每个化学反应步骤。

（10）化学物质索引（Index Chemicus，IC） 收录 1993 年至今国际一流期刊上报道的最新有机化合物化学结构与评论信息，其中许多记录展示了从最初的原料到最终产品的整个化学反应过程。IC 是检索有关生物活性化合物和天然产物最新信息的重要信息源。

收录化合物超过 655 万个。

3. Web of Science 平台上基于引文分析的学术评价工具

（1）期刊引证报告（Journal Citation Reports，JCR） JCR 是一个基于引文数据统计信息的独特的多学科期刊评价工具。通过对参考文献的标引和统计，JCR 在期刊层面衡量某项研究的影响力，显示出引用和被引期刊之间的相互关系。2024 年版 JCR 收录来源于 SCIE、SSCI、A&HCI、ESCI 的 254 个学科的期刊共计 21 762 种（数据截至 2024 年 5 月）。JCR 除了提供期刊基本信息，如刊名（缩写和期刊更名）、出版周期、语种、出版国家、出版商、所属学科及分区信息等内容外，还提供被引总次数、期刊影响因子（JIF）、5 年影响因子（5-year impact factor）、即年指数（immediacy index）、被引半衰期（cited half life）、期刊引文指标（journal citation index，JCI）、特征因子分值（eigenfactor score，EFS）、论文影响力（article influence score）、学科集合影响因子等常用数据指标。

JCR 在学术研究及相关领域具有重要的作用。对于图书馆员和信息专家，JCR 帮助管理、开发和规划期刊馆藏，决定馆藏期刊的保留、剔除或存档。对于出版商和编辑，JCR 可以协助测定、评价期刊的市场影响力，明确自身定位，提升期刊竞争力。对于作者，JCR 协助识别合适的期刊投稿，确认刊登作者文章的期刊的学术地位。对于教授和学生，JCR 帮助发现与他们各自研究领域相关的期刊文献。对于信息分析师，JCR 协助跟踪各学科期刊的发展趋势，深入研究各期刊之间的引证关系。JCR 界面如图 5-1。

（2）基本科学指标（Essential Science Indicators，ESI） ESI 是一个基于 WOS 核心合集的深度分析研究工具，确定在某个研究领域有影响力的国家 / 地区、机构、出版物和论文，

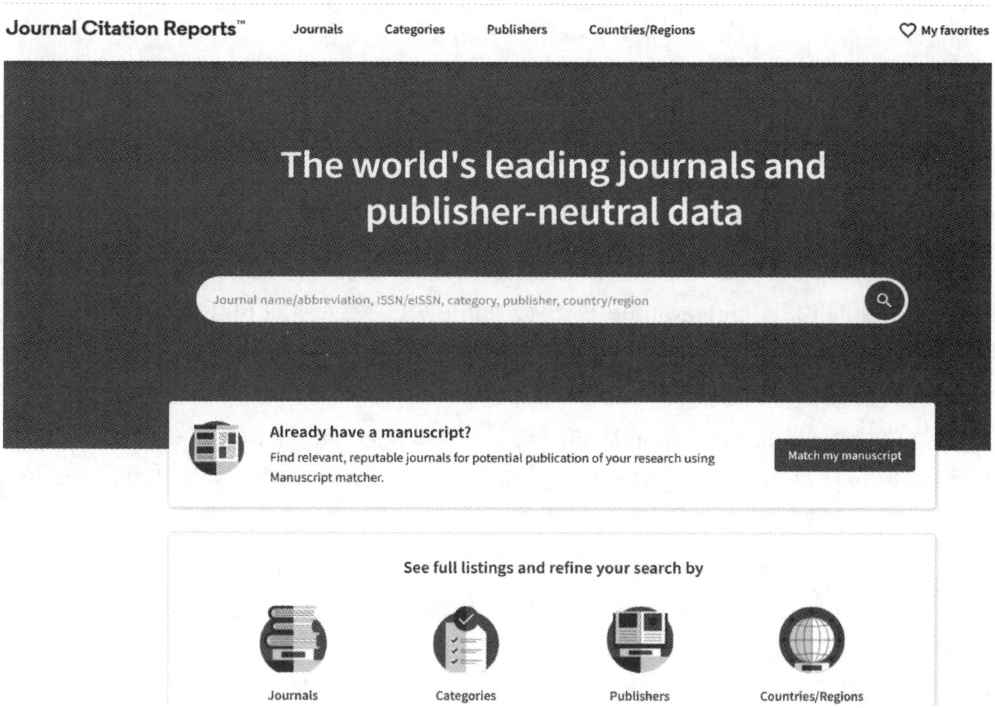

图 5-1 Web of Science 期刊引证报告界面

以及研究前沿。这种独特而全面的基于论文产出和引文影响力深入分析的数据，是政府机构、大学、企业、实验室、出版公司和基金会的决策者、管理者、情报分析人员和信息专家理想的分析资源。通过 ESI，可以对科研绩效和科学发展趋势进行长期的定量分析。基于期刊论文发表数量和引文数据，ESI 提供对临床医学、化学、物理学等 22 个学科研究领域中的国家、机构和期刊的科研绩效统计和科研实力排名。ESI 界面如图 5-2。

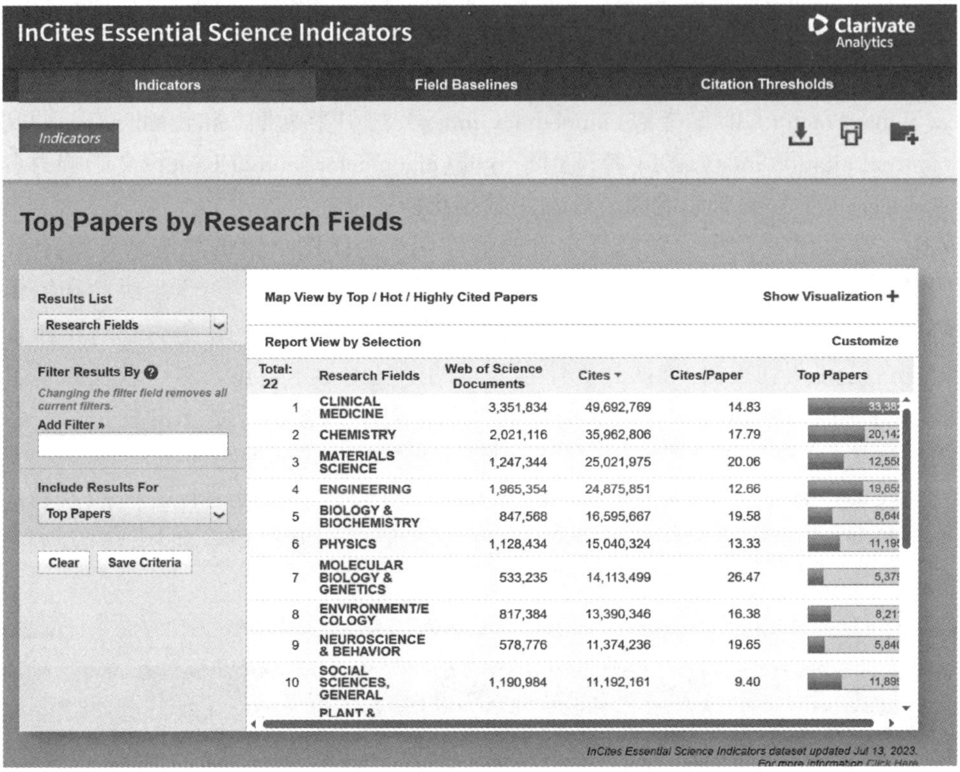

图 5-2　Web of Science 基本科学指标界面

ESI 数据来源于 SCIE 和 SSCI 中 12 379 种期刊（数据截至 2024 年 5 月）、最近 10 年的论文（article）和综述（review），每 2 个月更新一次。每一种期刊都按照 22 个学科进行分类标引，提供国家 / 地区、机构、论文和期刊排名，以及全球 5 000 多个规范化的机构名称、客观的科研绩效基准值等。

ESI 提供指标（Indicator）、学术基准值（Field Baselines）和引用阈值（Citation Thresholds）三大类数据，包括高被引论文、热点论文、高水平论文、研究前沿、学科基准值（评价基准线）、引用阈值、学科排名、论文篇数、被引频次（Cites，默认的排序指标）、篇均被引频次（Cites/Paper）、百分位、ESI 学科阈值、高被引论文阈值、热点论文阈值等。

ESI 是对科研文献进行多角度、全方位分析的理想资源，通过 ESI 可以实现：分析机构、国家和期刊的论文产出和影响力；按研究领域对国家、期刊、论文和机构进行排名；发现自然科学和社会科学中的重大发展趋势；确定具体研究领域中的研究成果和影响力；评估潜在的合作机构，对比同行机构。

（3）InCites　集合了近 30 年来 WOS 核心合集索引数据库中客观、权威数据的 InCites，拥有多元化的指标和丰富的可视化效果，可以辅助科研管理人员更高效地制定战略决策。InCites 可以提供：涵盖全球 5 000 多所机构的规范名称信息，囊括 30 多年所有文献的题录和指标信息，更丰富、更成熟的引文指标，包含了基于中国国务院学位委员会和教育部《学位授予和人才培养学科目录（2011 年）》的学科分类。InCites 界面如图 5–3。

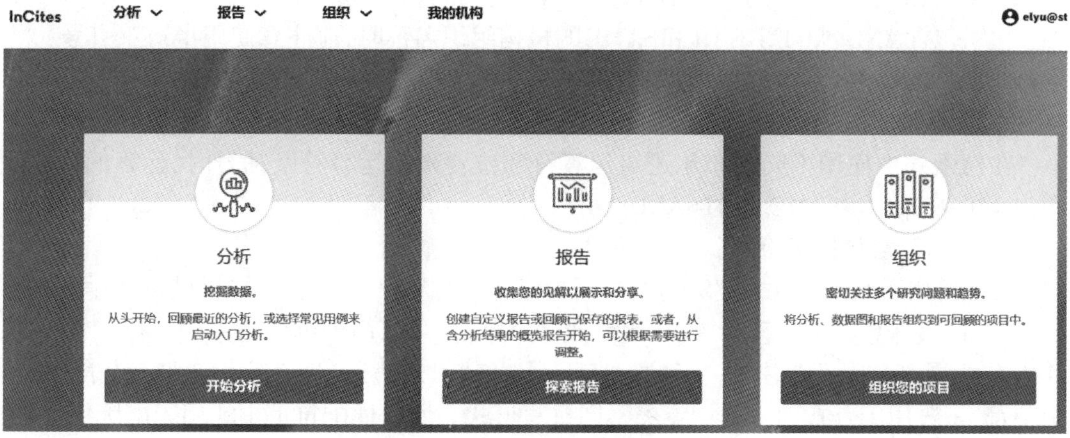

图 5–3　Web of Science InCites 界面

InCites 作为基于 WOS 高质量的权威数据，并经过数据清理与机构名称规范化处理生成的研究绩效评价工具，能够为科研管理人员提供科研项目管理、人才评估、学科建设、科研合作等方面决策的分析结果与数据支撑；能够提供全球基准数据用于将本机构与其他机构进行横向对比，掌握本机构在全球学科领域的相对位置。利用 InCites 数据库可以定位重点学科、优势学科，发展潜力学科，优化学科布局；跟踪和评估机构的科研绩效；与同行机构开展对比分析，明确机构全球定位；分析本机构的科研合作开展情况，识别高效的合作伙伴；挖掘机构内高影响力和高潜力的研究人员，吸引优秀人才。

InCites 提供学科规范化的引文影响力、期刊规范化的引文影响力、平均百分位、被引频次排名前 10% 的论文百分比等重要相对指标。InCites 与 WOS 核心合集的数据相互连接，采用清晰、准确的可视化方式来呈现数据，用户可以很方便地创建、存储和导出报告。

二、检索规则

WOS 核心合集主要检索规则如下：

1. 布尔逻辑运算符（AND、OR、NOT）

检索词及逻辑运算符均不区分大小写，系统默认检索词之间空格为 AND 运算符。当“自动建议的出版物名称”打开或关闭时，来源出版物名称中的逻辑运算符都可以检索包含 OR 的期刊刊名。

2. 位置限定运算符（NEAR/x、SAME）

NEAR/x 运算符连接的两个检索词之间相隔指定数量的单词。用数字取代 x 可指定将检索词分开的最大单词数，如果只使用 NEAR 而不使用 /x，则系统将查找其中的检索词彼此相隔不到 15 个单词的记录。需要注意的是，在“主题”和“标题”字段中不能将 AND 运算符作为 NEAR 运算符的一部分使用。如果来源出版物（期刊、图书、会议录文献或其他类型的著作）的标题中包含单词 NEAR，检索时需要使用半角双引号（“”）精确检索。

SAME 运算符主要用于“地址”字段检索，使用 SAME 可检索运算符所分隔的两个检索词出现在同一个地址中的记录。当在其他字段如“主题”或“标题”中使用 SAME 时，如果检索词出现在同一记录中，SAME 与 AND 的作用完全相同。

检索包含 AND、NOT、NEAR 和 SAME 的机构组织名称时，应注意使用半角双引号（“”）进行精确匹配检索。

3. 运算符的优先顺序

在检索式中使用不同的布尔逻辑运算符和位置限定运算符及括号时，运算的优先顺序为：( )>NEAR/x>SAME>NOT>AND>OR。

4. 截词检索与精确检索

支持使用通配符“?”“*”“$”进行截词检索，使用半角双引号（“”）进行精确短语检索。

“?”代表任意 1 个字符。“*”代表 0 或多个字符，可以用于单词的左、中、右三个位置，其中左截词符只限于“主题”“标题”“入藏号”和“识别代码”四个字段。“$”代表 0 或 1 个字符，一般用于查找同一单词英美不同拼写形式。所有通配符都不能用于出版年检索。不能在使用半角双引号的检索词内插入“$”。在检索词已使用通配符进行截词检索，匹配范围很广的情况下，应尽量避免再在同一检索词中重复使用通配符。

三、检索途径

WOS 核心合集提供文献、研究人员、被引参考文献、化学结构和高级检索五种检索途径。

1. 文献检索

文献检索是系统默认检索途径（图 5-4）。提供的检索字段有主题、标题、作者、出版物名称、DOI、出版年、地址、文献类型、PubMed ID 等。

主题字段是最常用的检索字段，是对标题、摘要、作者关键词三个字段进行检索。必要时可限定时间跨度和子库范围。文献检索常用于检索某个课题的相关文献，也是检索文献被 WOS 核心合集收录与被引用情况的主要方式。

2. 研究人员检索

用户可以通过输入研究人员（Researchers）的姓氏和名字来查找作者记录情况（图 5-5），也可选择研究者所在的组织机构或作者标识符（Web of Science Researcher ID 或 ORCID ID）作为检索入口。研究人员检索可检索来源文献的所有作者和编者。一条作者记录可能是由同一作者撰写的若干组文献，同一位作者的文献可能会显示在多条作者记录中，也可能一条作者记录中出现不属于该作者的错误文献。检索结果支持作者名称变体、机构组织名称、学科等多种精练方式，支持合并作者记录。新增作者记录认领功能控制面板，全方位展示作者影响力。

3. 被引参考文献检索

可以通过被引用文献获得引用文献。检索字段包括被引作者、被引著作、被引 DOI、被引年份、被引卷期页码、被引标题。可选择单一字段检索，也可选择多个字段组合检索

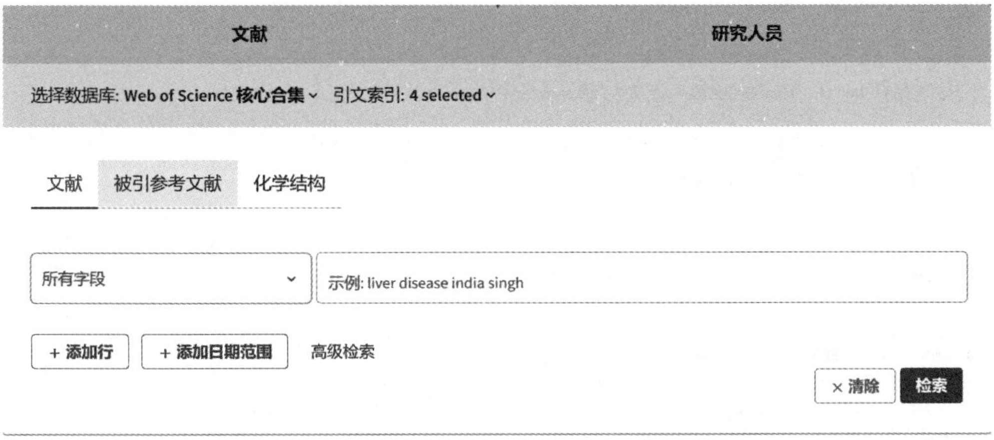

图 5-4 Web of Science 核心合集文献检索界面

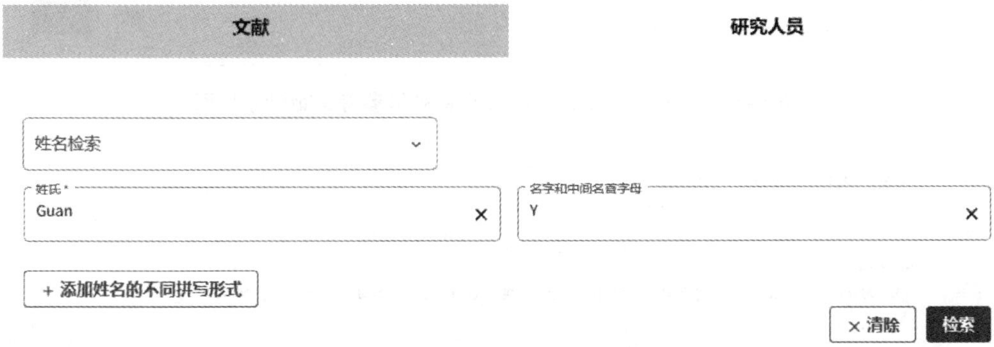

图 5-5 Web of Science 核心合集研究人员检索界面

(图 5-6)。

引文索引数据库最大特点是对所收录的每篇文献文后参考文献进行标引,编制引文索引,提供被引参考文献检索(即引文检索),这是 WOS 核心合集的特色检索方式,可以检索文献(包括期刊论文、图书、专利文献等)的被引用情况。

作者在编制文后参考文献时,有时也会出现错漏,如标注的被引文献标题及刊名拼写、年、卷、期、页码出现错漏或顺序有误。因此,在进行被引参考文献检索时,系统会将正确或错误的参考文献信息全部列出,检索时要加以甄别。需要注意的是,即使一篇文献没有被 WOS 核心合集收录,用户通过被引参考文献检索,也可能了解该文献的被引情况。如果一篇文献被 WOS 核心合集收录,除了可以通过被引参考文献检索获得被引情况外,还可以通过文献检索或研究人员检索检出该篇论文,点击检索结果中该篇文献的被引用次数,也能够获知该篇文献被哪些文献引用。

4. 化学结构检索

通过绘制化学结构图或输入文本检索词,可从 WOS 核心合集中的 Current Chemical Reactions 与 Index Chemicus 两个数据库中,检出化学反应信息和化合物信息。在化学结构检索界面绘制化学结构图(提供绘图软件绘制化合物化学结构图)(图 5-7),或选择化

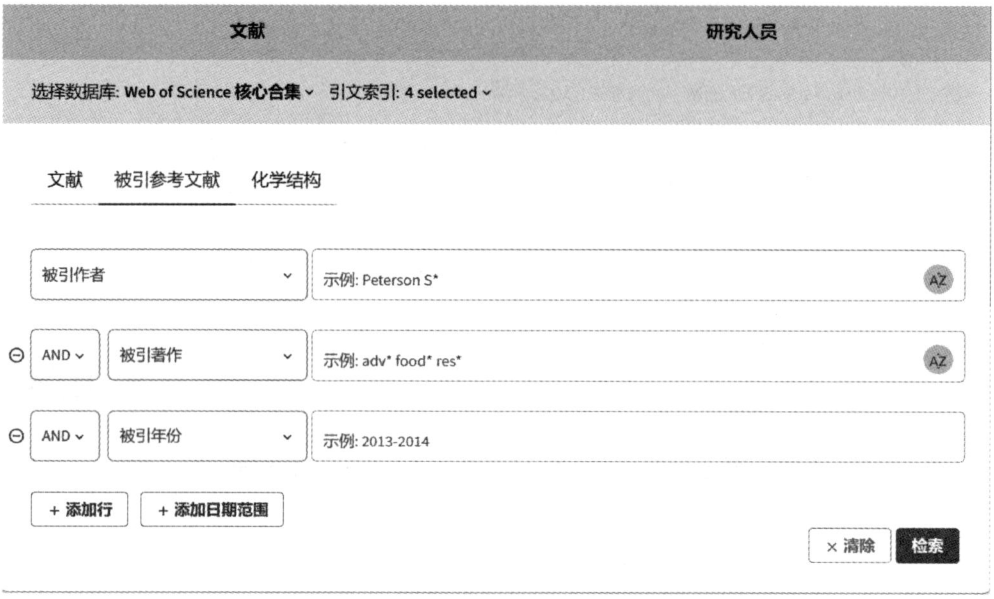

图 5-6　Web of Science 核心合集被引参考文献检索界面

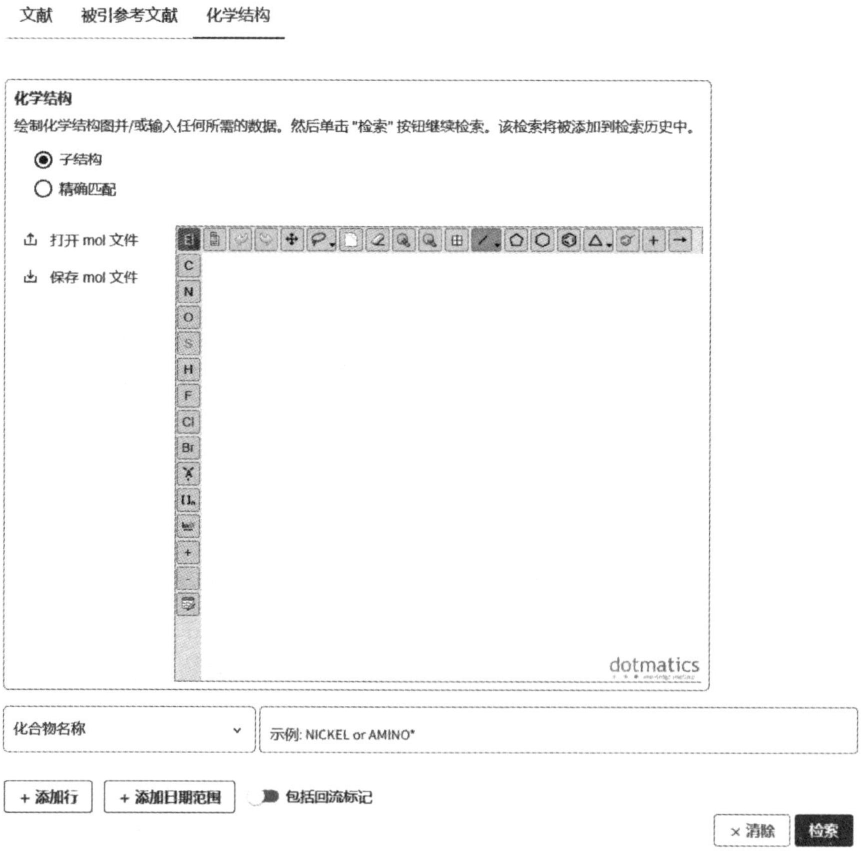

图 5-7　Web of Science 核心合集化学结构检索界面

合物数据（包括化合物名称、化合物生物活性、分子量等）和化学反应数据（包括气体环境、反应检索词、大气压、时间、温度、反应关键词等）检索字段，输入相关数据，获得与之相匹配的结果。

5. 高级检索

在高级检索界面可使用字段标识符、布尔逻辑运算符、括号和检索词在检索框中构建检索式（图 5-8）。高级检索提供比文献检索更多的检索字段，更适合专业用户使用，可提高检索效率。检索结果显示在界面底部的“检索历史”中，用户可以对检索历史中执行过的检索式进行组合检索，检索历史可以保存，创建定题跟踪服务。高级检索仅限于检索来源文献，不能进行引文检索。

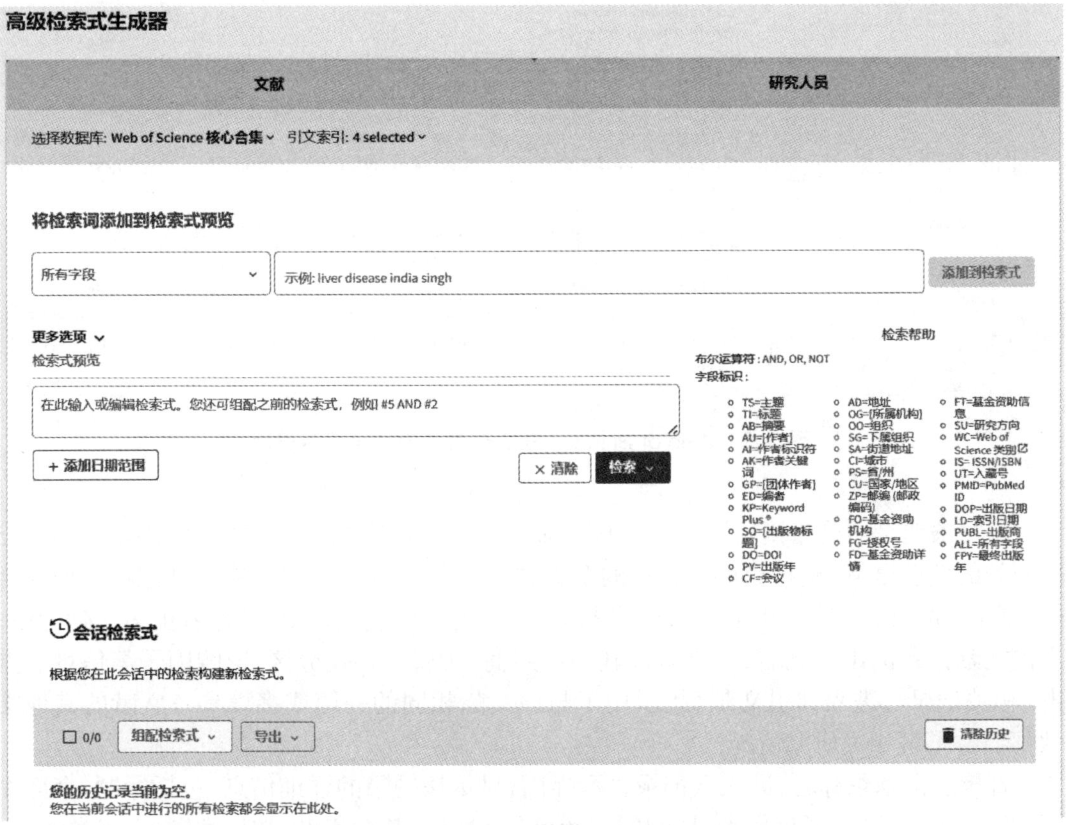

图 5-8　Web of Science 核心合集高级检索界面

四、检索结果处理

1. 显示检索结果

在检索结果显示界面，上部显示检索结果的记录数量、检索的数据库、检索框及检索式，还可再添加关键词精练检索结果。系统默认检索结果以摘要格式显示，包括标题、作者（3 个以内）、文献出处、简略摘要及被引频次，题录默认按相关性降序排列。如选择按被引频次降序排列，可以把被引频次最高的论文显示在题录列表最前面（图 5-9）。

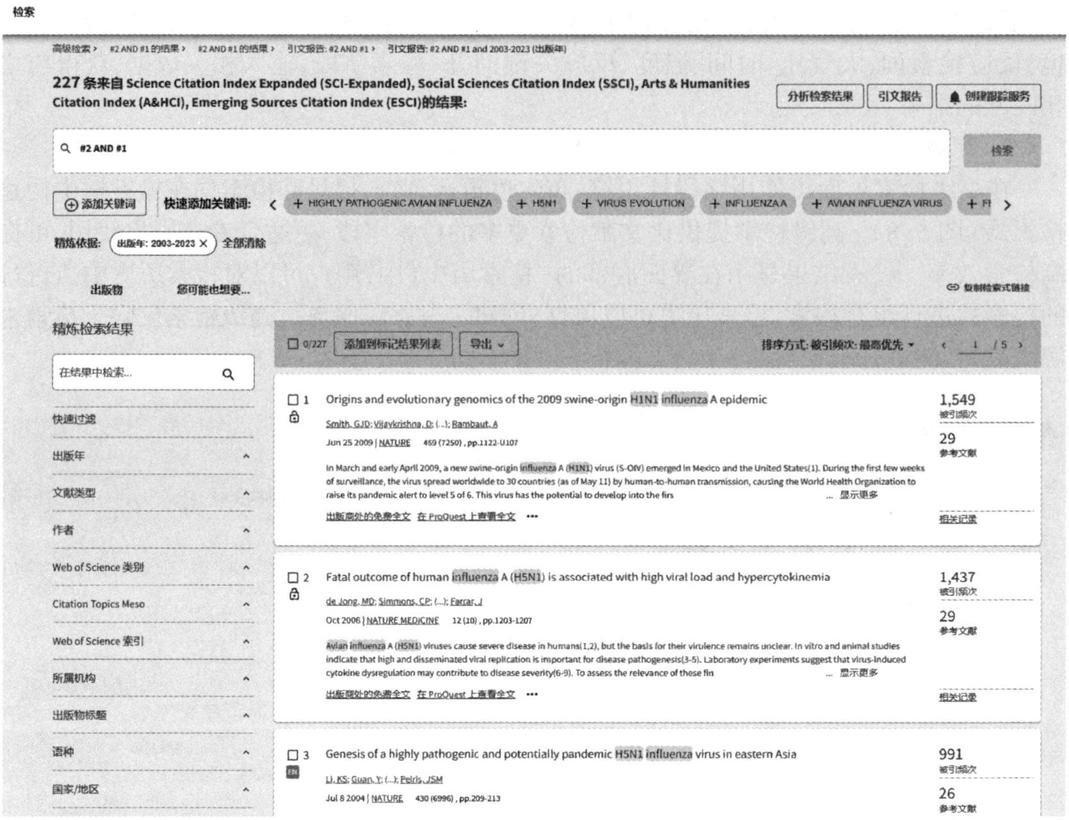

图 5-9　Web of Science 核心合集检索结果显示界面

在每条题录的简略摘要下方，可点击“显示更多”来浏览该题录的详细文摘，点击“出版商处的免费全文”链接获取该题录的全文文献。点击“…”可将相应文献记录添加到列表、复制入藏号、复制 DOI、查看施引文献等。点击作者姓名可查看该作者更多文献记录；点击文献记录的出处刊名，可查看该刊的出版商、所属学科及分区、影响因子等信息。点击“相关记录”，进入共引文献（指引用了与该文献相同的一篇或多篇参考文献的其他文献）列表，了解相关研究情况。

直接点击题录标题，进入全记录显示界面，显示该题录的详细信息，包括标题、全部作者、期刊信息、摘要、通讯作者、详细的作者单位 / 地址、基金资助、学科类别、文献类型、全文链接及引文网络等（图 5-10）。

在全记录界面，点击“被引频次”数字，可以查看该文献的引证文献（施引文献），了解该文献的被引用情况。如再点击引证文献的标题，又可以查看它的全记录，包括它的引证文献，依此循环，可以不断查到新的引证文献，文献越查越新，从而跟踪课题研究的发展趋势。

在全记录界面，点击“引用的参考文献”数字，可以查看该文献本身引用了哪些参考文献。再点击这些文献标题，又可以查看它的全记录，包括它引用的参考文献，依此循环，可以不断查到更旧的参考文献，文献越查越旧，从而能够追溯课题研究的渊源和发展过程。

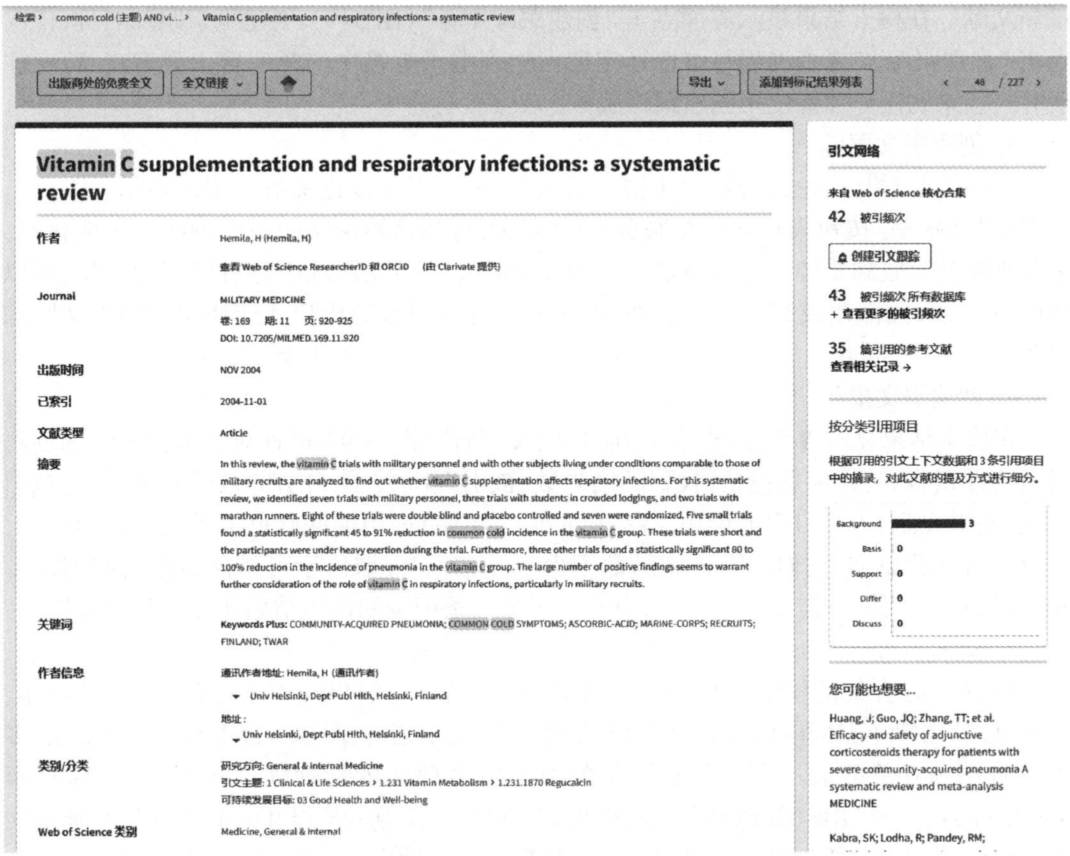

图 5-10　Web of Science 核心合集检索结果全记录显示界面

此外，全记录界面还新增了“按分类引用项目”的区分统计的新功能。

2. 精炼检索结果

在检索结果显示界面，左边栏中下部设有精炼检索结果的功能（图 5-9），可以选择快速过滤、出版年、文献类型、作者、Web of Science 类别、研究方向、所属机构、基金资助机构、语种、国家 / 地区、ESI 高水平论文、开放获取等一个或多个维度对检索结果进行精炼，缩小检索范围。

3. 分析检索结果

分析检索结果功能对检索结果进行多维度的数据挖掘和可视化分析，一次最多可分析 10 万条记录。在检索结果显示界面，点击右上方的“分析检索结果”即可对当前检索结果进行分析（图 5-9）。可分析的字段包括文献类型、作者、Web of Science 类别、Citation Topics Meso、研究方向、Citation Topics Micro 等。通过分析，从宏观把握检出文献的各种分布情况，发现某个研究领域潜在发展趋势，了解特定课题在不同学科的分布，获知某学科研究的核心研究人员、重要产出机构、重要期刊，促进科研合作。

4. 创建跟踪服务

使用创建跟踪服务功能可以保存当前检索式以备日后调用，或者定期获得该课题的最新文献。在检索结果显示界面点击“创建跟踪服务”(图 5-9),创建检索跟踪名称,依次点击“管理跟踪”“更多选项”,可选择定期发送到电子邮箱中的频率等。只有在 WOS 注册并且登录的用户才能使用创建跟踪服务。

5. 创建引文跟踪

如果需要对某篇论文的被引用情况持续关注,可以在该论文的全记录显示界面点击“创建引文跟踪”按钮来建立跟踪服务(图 5-10),每当这篇论文的被引频次发生变化时,电子邮箱就会收到系统发送的新增的引用文献信息。引文跟踪服务有效期为一年,可以随时进行续订、修改或删除。只有在 WOS 注册并且登录的用户才能使用创建引文跟踪服务。

6. 创建引文报告

在检索结果显示界面,点击右上方的“引文报告”(图 5-9),可针对当前检索结果创建引文统计报告,统计信息包括:找到的结果数、被引频次、去除自引的被引频次、篇均被引频次、施引文献、去除自引的施引文献、h-index。h-index 用加深蓝色水平线表示,此线上方总共有 h 篇论文,它们的引证文献数不少于 h,h-index 取决于可访问数据的回溯深度和选择的入库时间。需要注意的是,只有少于 1 万条记录的检索结果才能创建引文报告。

7. 检索结果输出

WOS 核心合集的检索结果输出,可以在检索结果显示界面点击“导出”,选择打印、E-mail、导出到 EndNote Online 等文献管理软件或学者个人 Research ID 中,每次最多可以输出 500 条记录。“导出”下拉菜单中提供多种文献管理软件选择,如要保存至 NoteExpress,选择“RIS(其他参考文献软件)”。可以在浏览检索结果过程中对感兴趣的文献进行标记,点击“添加到标记结果列表”,最后一次性输出所有标记的文献记录。

五、案例分析

【案例】利用 WOS 核心合集分析汕头大学医学院管轶教授(管轶教授同时在香港大学从事研究工作)2003 年以来在流感领域(主要为禽流感)研究的贡献与影响。

分析:利用 WOS 核心合集研究人员检索及精练检索功能,可以获取该作者在该领域的论文发表情况,从中可以获取论文被引用情况,创建引文报告,并通过排序结果析出高被引文献和高水平论文。由于 WOS 核心合集不提供真正意义上的主题词检索,精练检索时需要考虑同义词,以防止漏检。禽(畜)流感的同义词除了 avian influenza、bird flu 外,还应考虑 H1N1、H3N2、H5N1、H5N2、H7N7、H7N9、H9N2 等特定流感病毒检索词及相关词 influenza 等。

检索方法:

(1) 进入 WOS 核心合集检索平台,选择“研究人员”,进入研究人员检索界面,输入作者姓 Guan,名字首字母 Y(图 5-5)。

(2) 点击“检索”按钮,因符合条件的作者太多,可以再次选择作者姓名、组织、学科、国家 / 地区等条件,缩小范围,精炼结果(图 5-11)。

(3) 根据组织(Shantou University、University of HongKong)确定管轶教授姓名拼写方式,选择姓名、机构相同的作者记录,点击“作为组合的记录查看”(图 5-11)。

（4）获取管铁教授发表论文被 WOS 核心合集收录篇数为 467 篇（1996—2024）（注：汕头大学订购 WOS 起始年份为 2003 年）（图 5-12）；点击篇数数字，获得在当前 WOS 核心合集中收录的管铁教授相关论文 434 篇。

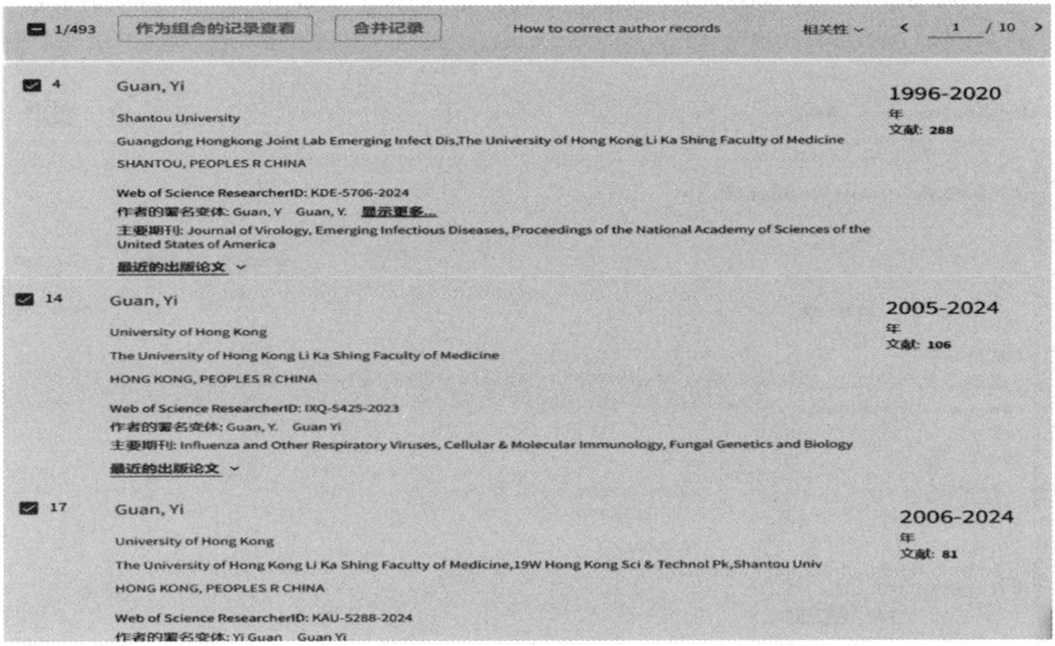

图 5-11 研究人员检索（1）

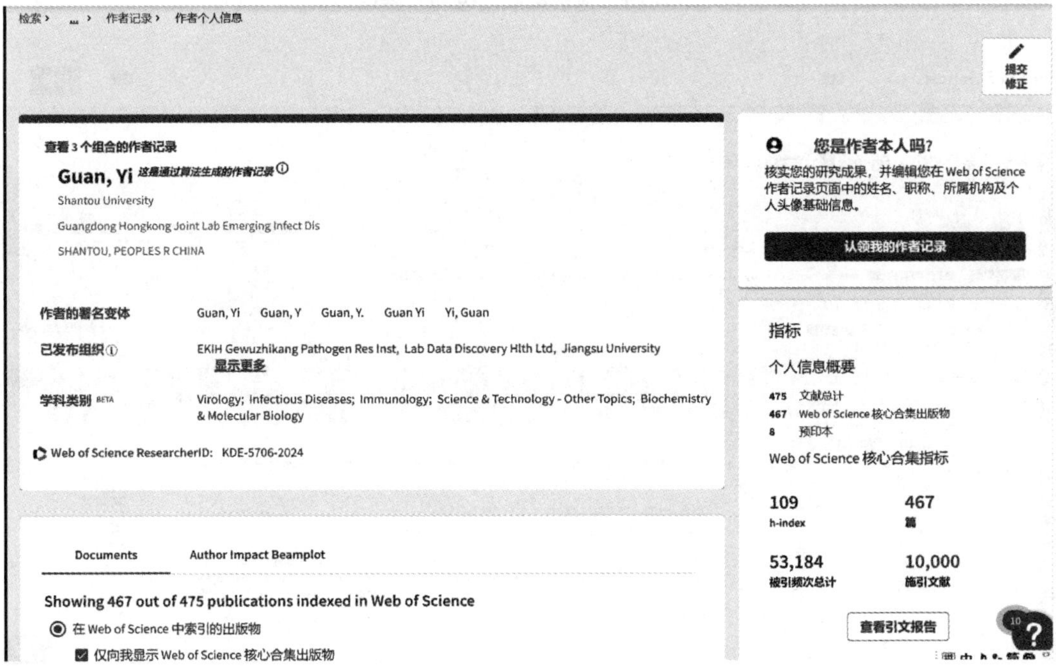

图 5-12 研究人员检索（2）

（5）在文献检索结果界面左侧的“精炼检索结果”检索框内输入 avian influenza OR bird flu OR influenza OR H1N? OR H3N? OR H5N? OR H7N? OR H9N?，点击检索标识按钮（图 5-13）。

（6）获得管轶教授 2003 年以来发表的流感研究相关论文被 WOS 核心合集引文索引收录 245 篇（图 5-14）。

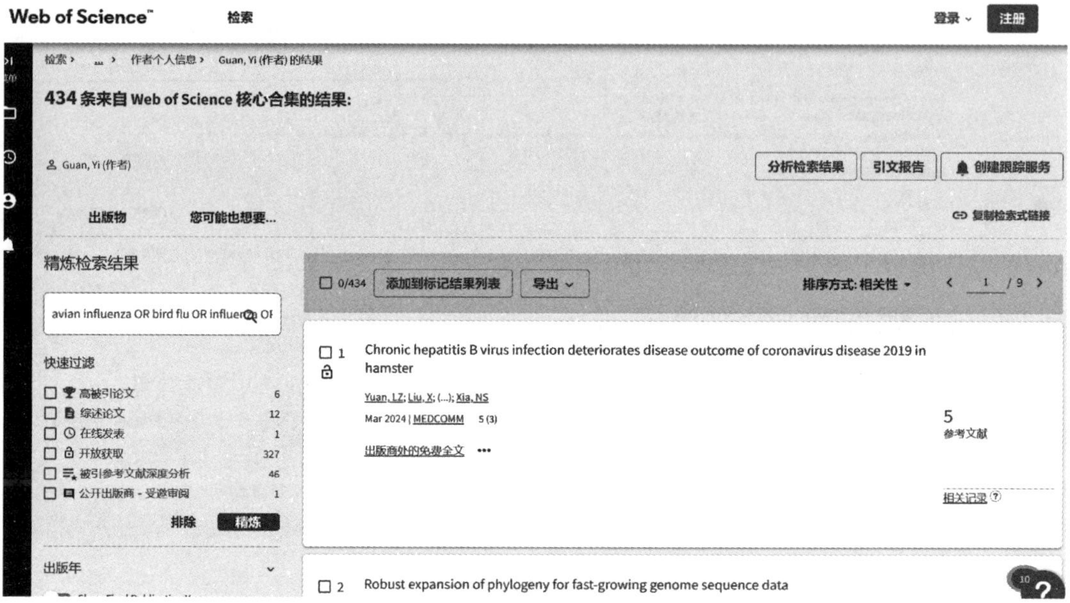

图 5-13　检索结果精炼检索界面

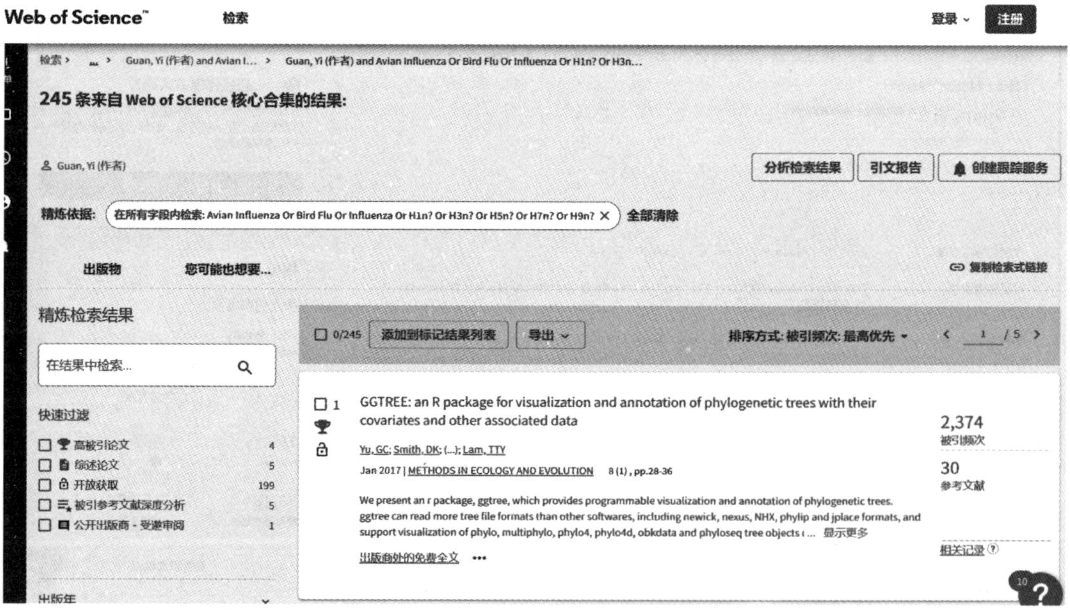

图 5-14　精炼检索结果按被引排序界面

(7) 显示文献列表,选择按被引频次降序排列,管铁教授 2017 年发表一篇论文被引频次最高,为 2 374 次。

(8) “领域中的高被引论文”4 篇。

(9) 针对管铁教授 2003 年以来发表的 245 篇关于流感方面的论文创建引文报告,总被引频次为 29 576 次,他引频次 28 695 次,篇均被引用 120.72 次,h 指数(h-index)为 82。由此可见,管铁教授在流感研究领域作出了卓越贡献,具有较大的学术影响力。

第三节 Scopus

Scopus 是目前世界上规模最大的集信息检索、引文分析、资源整合及分析功能于一体的引文数据库,其来源文献的收录范围比 WOS 更为广泛。

一、概述

1. Scopus 基本概况

Scopus 是 Elsevier 出版社 2004 年推出的科研检索分析和学科规划管理平台,是全球规模最大的同行评审期刊文摘和引文数据库,收录学术文献文摘与题录 9 060 多万条,资源类型包括期刊、图书和会议论文,文献记录最早回溯至 1788 年,涵盖科学、技术、医学、社会科学、艺术和人文等研究领域。每日更新,支持多语种可选检索界面,提供底层元数据(Xml)及 API 对接其他信息系统。

目前,Scopus 收录 7 000 多家国际出版商的 43 400 多种期刊,其中同行评审期刊 26 591 种,金色开放存取(OA)期刊 6 128 种;收录 292 000 多种图书,丛书 1 167 套;收录 148 500 多个全球会议的论文 1 170 多万篇;收录美国、英国、欧洲、日本、世界知识产权组织等专利机构的 49 200 多万条专利文献。

Scopus 提供全球 7 000 多个机构的 3 000 多万名学者信息,为每位收录学者提供独立 Scopus Author ID;支持一键生成作者的文献产出分析、引文报告,并可以灵活地去除自引、去除图书引用等。

Scopus 具有强大的文献检索及专业的引文分析功能,提供作者及机构识别系统,同时借助 Elsevier 的索引词表,深入标引所收录的文献记录,文献检出率较高;Scopus 支持学者检索、机构检索、文献检索,其平台拥有多种工具,提供精炼检索结果、引文分析、智能跟踪、可视化分析等功能。

2024 年 1 月,Elsevier 正式发布生成式人工智能工具 Scopus AI,它将生成式人工智能、大型语言模型技术和 Scopus 引文索引数据库相结合,能够快速提炼生成简明、清晰、易懂且可信赖的研究主题摘要,并支持实现“进一步探索”、自然语言查询、“思维导图演示”和查找研究主题顶级研究人员等功能,将人工智能生成虚假信息——“幻觉”带来的风险降至最低,帮助用户快速查找、分析和整合相关领域的海量数据,助力科学研究探索,辅助教育教学。

2. Scopus 的评价指标

(1) 学者学术成就指标——h 指数(h-index) h 指数是加州大学圣地亚哥分校物理

学教授乔治·希瑞奇(Jorge E. Hirsch)在2005年提出的一种定量评价科研人员学术成就的方法。h代表“高引用次数”(high citations)。一个学者的h指数是指他至多有N篇论文分别被引用了至少N次,同时剩余论文引证文献数都小于N。Hirsch认为h指数能够比较准确地反映一个研究人员的学术成就。

(2) 期刊声望指标(SCImago Journal Rank,SJR)　2007年西班牙格拉纳达大学等四所高校组成的SCImago研究团队,基于“并不是所有引文都是被平等地产生出来的”理念,以Scopus为基础提出了一种新的期刊评价指标——SJR。SJR是以学术期刊被引用次数与这些引用来自哪里的重要性或声望性来衡量期刊的影响力,即某一期刊越多地被高声望期刊引用,该期刊的声望也就越高。SJR的独特性在于它是一个既考虑了期刊被引数量,又考虑了期刊被引质量的指标,即同时考虑期刊发文量、引文量和引证期刊声望。

在计算过程中,SJR考虑到了期刊的学科领域、期刊的质量和声望都会对期刊的引文产生直接的影响,而不仅仅是引文的数量。同时,SJR也对不同学科领域的引文行为差异进行标准化处理,并排除自引,使之更加合理、公正地反映学术期刊的影响力。SJR需要3年的引文数据,纳入的文献类型包括期刊论文、会议录和综述。

(3) 期刊标准化指标——Source Normalized Impact per Paper(SNIP)　Scopus中用于衡量期刊影响力的期刊度量指标,是由荷兰莱顿大学社会科学学院汉克·茂德(Hank Moed)博士2010年提出的,其基本思想是从篇均引文数的角度减少不同主题领域引用行为的差异,从而实现不同主题领域来源期刊的直接比较。SNIP是某一来源出版物3年引文中的每篇论文平均被引次数与该学科领域“引文潜力”之间的比值,其中“引文潜力”是指估计一篇文章在指定的学科领域中所达到的平均被引次数(包含自引)。SNIP特别考虑了不同学科领域来源出版物的特点、作者引用其他领域的参考文献的引用频次、引用影响的成熟速度和所用数据库在学科领域内的文献覆盖程度等,综合考量了期刊发文量、引文量和学科领域间引用行为的差异,其目的就是使SNIP可用来比较任何期刊而不受学科领域限制。SNIP计算时间是3年,一年更新两次。

(4) 期刊引用影响力指标——CiteScore　用CiteScore来简单衡量来源出版物的引用影响,与WOS核心合集中的影响因子(IF)类似,区别是它的计算方法是对期刊在4年内所发表文献(论著、综述、会议论文、图书章节、数据论文)的被引用次数除以编入Scopus索引的相同类型文献在这4年内的发表总数。CiteScore计算的引文区间是4年,且无权重处理,包含自引。CiteScore每年报告一次。

对于基于当前年的最新数据的引用则使用CiteScore Tracker指标,该指标计算方法与CiteScore相同,但其针对的是当前年份,而非过去几年的全部年份,CiteScore Tracker计算每月更新。

3. 基于Scopus数据源的分析工具SciVal

SciVal基于Scopus数据源,应用超算系统平台(High Performance Computing Cluster,HPCC),可在几秒钟内完成海量数据分析及处理,提供丰富的数据分析及可视化工具,帮助科研人员更快速获取学科领域进展。SciVal由4个模块组成。

(1) 总览分析(Overview)　针对国家、机构或团队等进行多方面的绩效总鉴,分析其科研优势所在及跨领域的研究方向，如文献领域分布、主要学者、各文献计量指标统计、基于文献共引分析交叉学科竞争优势。

（2）对比分析（Benchmark） 配合所选不同指标，将任意对象如国家、机构、科研团队、个人置于同一平台上进行横向评估，如观察某一学者国际合作水平与文献影响水平是否达到清华大学的平均水平；与 QS 排名更高的机构对比差距，提供国际上非常知名的雪球影响力（Snowball Metrics）评估指标体系；对比某一高校内计算机系与数学系的发文影响力（归一化）。

（3）合作分析（Collaboration） 基于论文产出和引文影响力，分析已合作机构并挖掘潜在合作机构，如当前某高校的合作机构有哪些？与这些合作机构产出水平如何？在每个领域内，通过该校目前研究方向，匹配还未合作的潜在机构。

（4）趋势分析（Trends） 通过 Elsevier 专利文本挖掘技术 FingerPrint（内嵌一个类似医学领域 MeSH、工程领域 EV 的主题词表），对某一组文献内特质性的主题词进行文本挖掘，以更加科学单纯的词频统计，分析各科研领域内各主题词的研究趋势。同时结合文献的引用数据及使用数据（阅读及下载数据），预测哪些领域是潜在热点，如通过关键词、期刊组合或直接选取某一高校的某一研究方向等多种方式建立文献集合后，分析该领域的各研究主题的历年趋势，并挖掘各研究主题下的主要作者和研究机构，探索热点研究领域、前沿领域，以及这些领域都是谁在研究等。

二、检索规则

1. 布尔逻辑检索

Scopus 支持布尔逻辑运算符 OR、AND、AND NOT。如果要从字面上检索 OR、AND、AND NOT 这些词，需要在输入的时候加上半角双引号，如“OR”“AND”“AND NOT”。如果在同一个文本框中输入多个单词或短语但不加运算符，则默认为 AND。存在多个运算符的情况下，建议将 AND NOT 放在检索式末尾处，以防止返回预期以外的检索结果。

2. 位置检索

Scopus 支持 PRE/n、W/n 两种位置限定运算符：① PRE/n：表示“居前”，限定检索式中的第一个检索词必须在第二个检索词之前，并且之间间隔的单词数为指定的数量 n 以内。② W/n：表示“以内”，限定检索式中两个检索词之间的单词数应小于所指定的数量 n。不考虑两个检索词的先后关系。

n 应替换为两个检索词之间最多可以有的单词数量。n 可以为 0 到 255 之间的任何数字。选择 n 的值时，应遵循以下指南：如果两个检索词在同一个短语内，请使用 3、4 或 5；如果两个检索词在同一个句子内，请使用 15；如果查找同一段落中的单词，请使用 50；查找相邻的词，请使用 0。例如“heart PRE/0 attack”所返回的检索结果与“heart attack”相同。

Scopus 不支持将运算符 AND 和 AND NOT 作为位置限定表达式的运算符，但 OR 可以随位置运算符一起使用。

在同一个检索式中使用多个布尔运算符或位置运算符时，运算优先次序为：( ) >OR>W/n，PRE/n>AND>AND NOT。

3. 截词检索

Scopus 支持使用"?""*"两个通配符来替代检索单词的变化形式，从而让检索式更短、更简单。"?"可以替换单词中任意位置上的一个字符，方法是在每个要替换字符的位置上使用一个问号。"*"可以替换单词中任意位置上的 0 个或多个字符。

4. 短语检索

根据匹配程度的不同，Scopus 提供两种短语检索方式：

（1）完全匹配的精确短语检索　将检索词放在大括号 {} 内，实现精确检索（包括非检索用词、空格和标点）。

（2）大体或近似匹配的短语检索　将检索词放在半角双引号""内，检出检索词彼此相邻的文献（忽略检索词之间的非检索用词、空格和标点，AND 不会插入两个检索词之间，包含单词的复数形式，通配符按通截词检索）。

5. 字段检索

按照"字段标识(检索词)"的格式进行检索。需要注意的是，"AUTH""CHEM""CONF""EDITOR""FUND-ALL""KEY""PAGES""REF""TITLE-ABS""TITLE-ABS-KEY""TITLE-ABS-KEY-AUTH"为组合字段，用于同时对多个字段的组合检索。

三、检索途径

Scopus 提供文献（Documents）、作者（Authors）、研究人员发现（Researcher Discovery）、归属机构（Affiliations）、高级（Advanced document search）等检索途径。Scopus 主页如图 5-15。

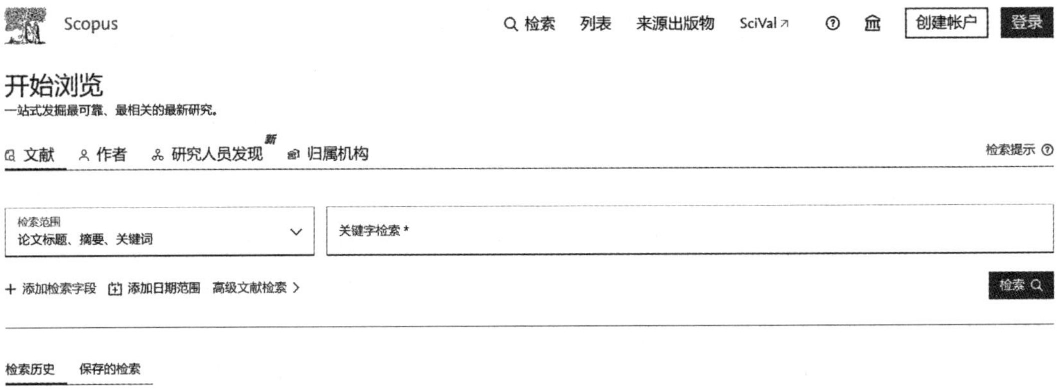

图 5-15　Scopus 主页和文献检索界面

1. 文献检索

文献检索是 Scopus 默认检索途径（图 5-15）。通过在检索框中输入检索词，选择不同检索字段实现检索。系统提供选择的检索字段包括：论文标题、摘要、关键词，作者，归属机构，语言，ISSN，DOI，化学物质名称，化学物质登记号等，必要时可以限定时间范围。

2. 作者检索

Scopus 提供作者姓氏（全称）、名字（全称或缩写）、归属机构名称三个检索字段实现对某作者发表论文的组合检索（图 5-16）。Scopus 同时提供开放研究者与贡献者身份识别码（Open Research and Contributor ID，ORCID）检索，ORCID 是一组 16 位的数字，与用于识别书籍和论文的 ISBN 和 DOI 类似，该号码可用于对学者个人进行可靠性识别。

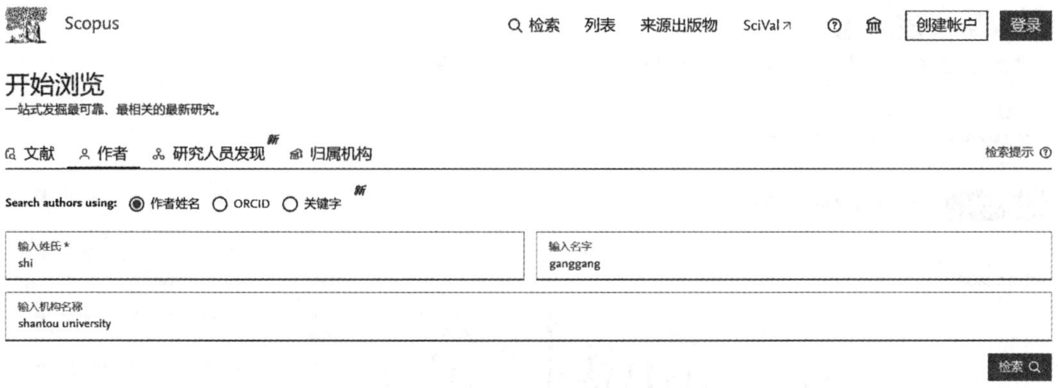

图 5-16 Scopus 作者检索界面

在检索结果界面，系统提供作者姓氏及名字全称的所有作者列表，并可通过来源出版物名称、归属机构、城市、国家 / 地区及学科类别进行范围限制或排除，从而精炼结果。图 5-17 显示汕头大学石刚刚教授的检索结果。

为了区分具有相似姓名的作者，Scopus 提供独具特色的作者标识符（AU-ID）功能，根据作者的所属机构、城市和国家 / 地区、学科领域、来源出版物名称、出版日期、引文及合著作者等信息来匹配作者姓名并建立关联，从而识别同一作者的不同姓名形式，区分同名作者，为每个作者分配一个唯一编号并将其所著述的所有文献分为一组。图 5-18 中作者详情页面作者姓名下方的一串数字即为作者标识符。

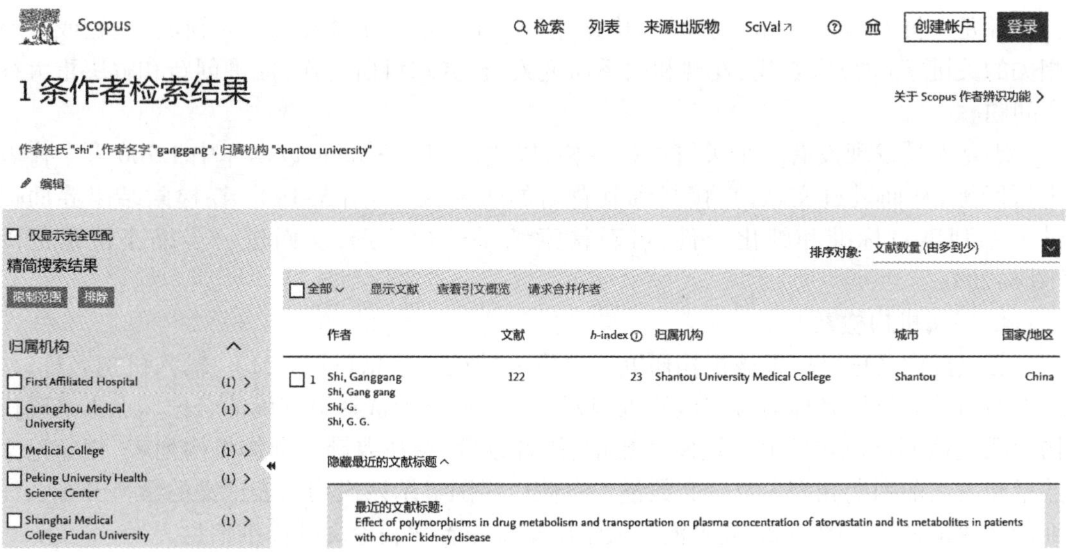

图 5-17 Scopus 作者检索结果界面

点击作者姓名，进入作者详情界面（图 5–18），可获取作者的 ORCID、h 指数、合著者数量、被引频次和引证文献数量、研究领域及论文列表，分析作者产出，查看引文概览，查看 h 指数图表。中间显示作者论文发表的时间趋势柱状图和引文折线图。

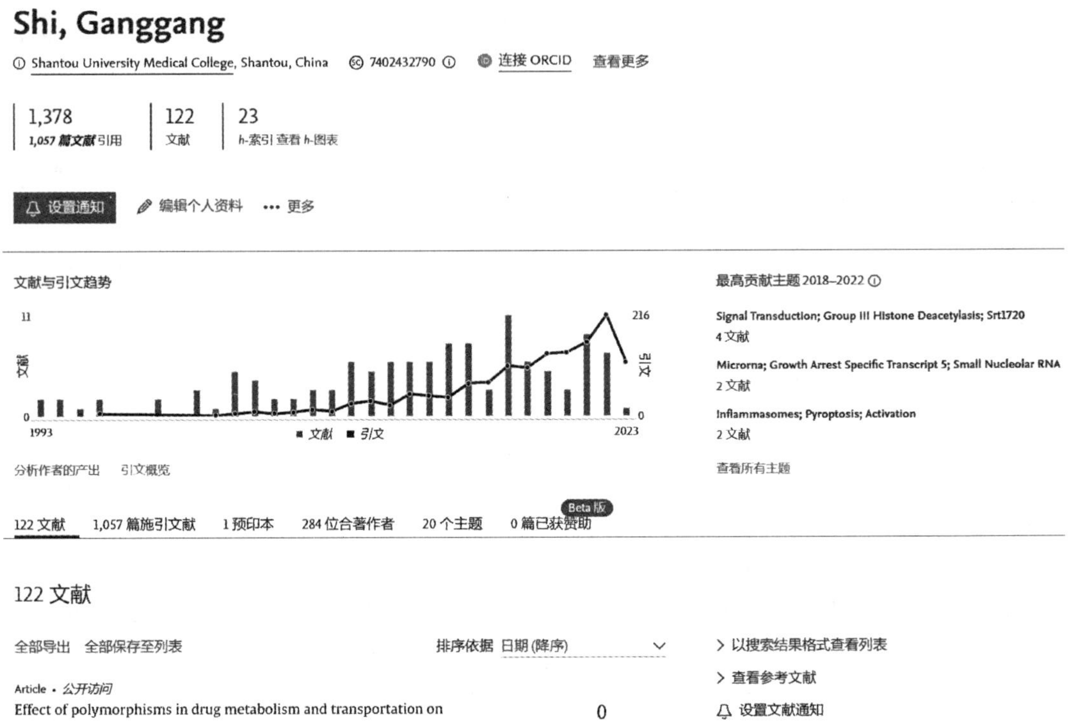

图 5–18　Scopus 作者详情界面

3. 研究人员发现检索

研究人员发现是 Scopus 新增的检索途径，用户可通过输入与研究领域、主题或兴趣相关的关键字（词）来查找、发现和联系研究人员，寻求科研合作，促进创新和解决重大社会问题。

研究人员发现设有一个关键词检索栏，以关键词与 Scopus 数据库中 1 700 万个作者进行匹配，从而跳过文献，直接找到其背后的研究人员（图 5–19）。在检索结果界面提供一系列度量标准和细化条件，可对检索结果进行筛选，从而进一步缩小检索范围（图 5–20）。

4. 归属机构检索

已知机构名称可检索该机构研究人员发表的论文信息（图 5–21）。输入机构名称，系统返回与检索机构名称书写相似的机构列表以便检索者选择更准确的名称。点击准确机构后系统返回该机构的 ID 号、发文数量、作者数量、专利数量及合作机构列表、相应论文数量和发文前列期刊列表及论文数量。右侧以饼图显示该机构发表论文的学科分布及详细论文数量列表。图 5–22 显示汕头大学医学院作者发表论文的详细信息。

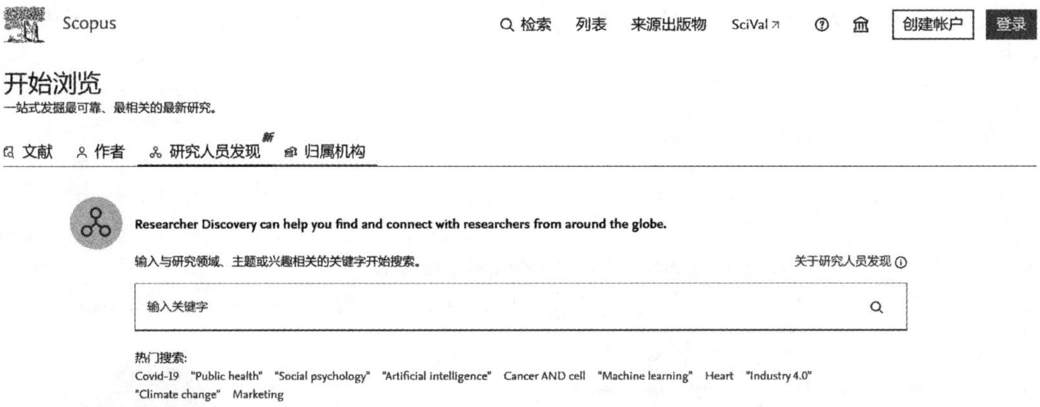

图 5-19　Scopus 研究人员发现检索界面

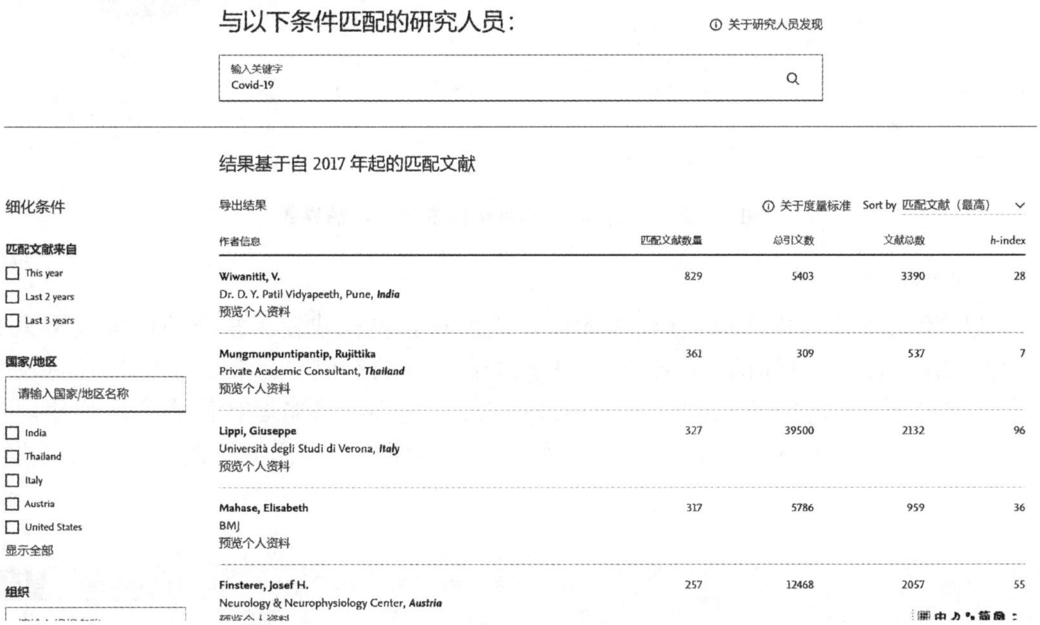

图 5-20　Scopus 研究人员发现检索结果界面

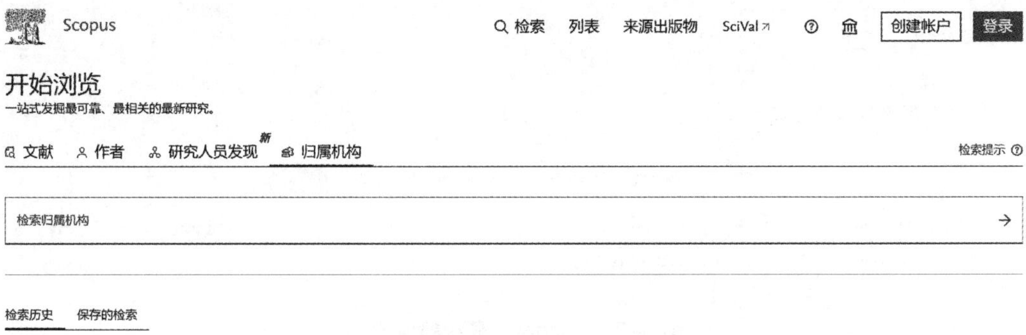

图 5-21　Scopus 归属机构检索界面

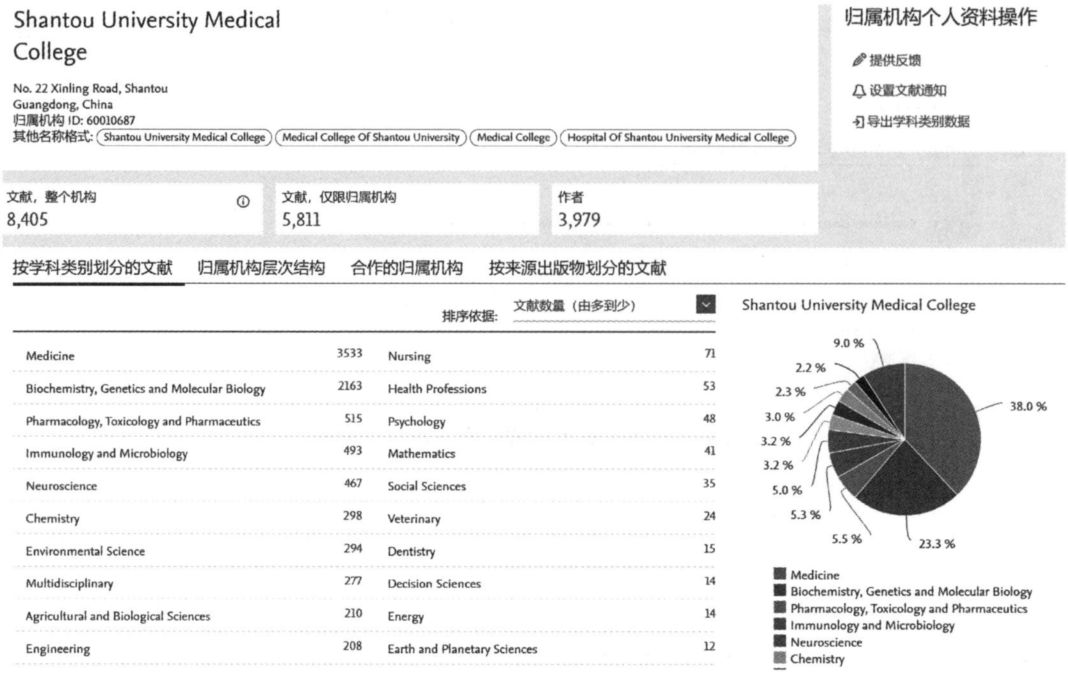

图 5-22　Scopus 归属机构检索结果详情界面

5. 高级检索

高级检索支持使用字段代码、邻近算符或逻辑算符构建较为复杂的检索式检索文献，输入格式为“字段标识(检索词)”，检索式输入框的右侧显示相关逻辑运算符及字段代码名称提示，供编辑检索式时选用及参考，点击“+”添加运算符或字段代码。检索式有“大纲检索式”和“紧凑检索式”两种。高级检索中可以添加作者姓名和归属机构(图 5-23)。

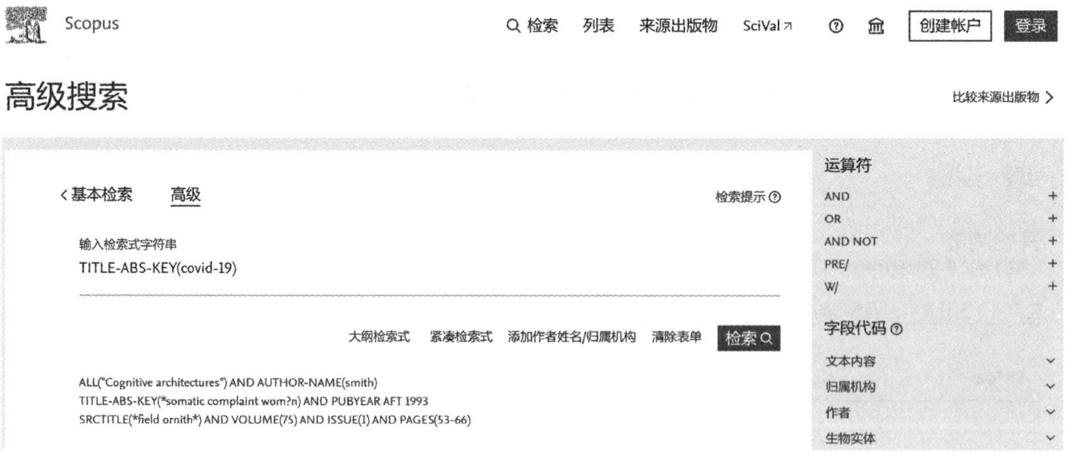

图 5-23　Scopus 高级检索界面

6. 来源出版物检索

Scopus 的来源出版物包括期刊、丛书、会议文献及商业出版物。

（1）浏览来源出版物　通过学科类别和来源出版物名称字顺浏览。可以按 CiteScore、SJR、SNIP 指标进行排序（图 5-24）。

（2）检索来源出版物　可通过学科类别、标题、ISSN、出版商检索。

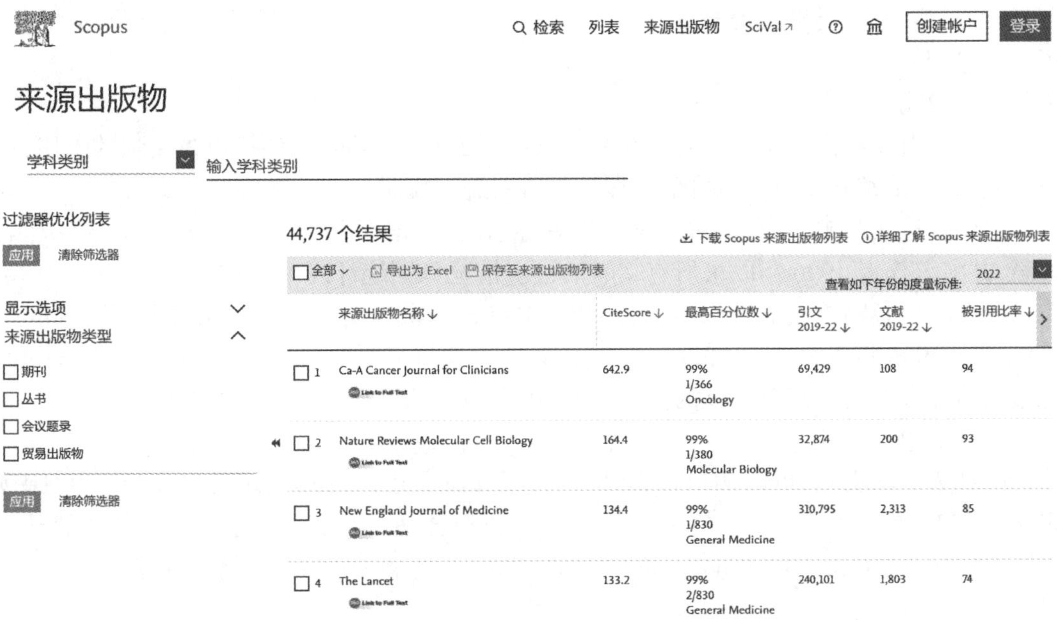

图 5-24　Scopus 浏览来源出版物界面

7. 比较来源出版物

比较来源出版物（Compare source）可通过来源出版物名称、ISSN、出版商来查找获取所有学科类别或相关学科的来源出版物列表，列表可以选择按 CiteScore、SJR、SNIP、ISSN 等指标中的一项来显示和排序。Scopus 规定，最多可以从列表中选择 10 个来源出版物按多种参数进行分析和比较，这些参数包括 CiteScore、SJR、SNIP、总引文数量、总文献数量、未受到引用文献百分比、综述文献百分比。Scopus 提供折线图表和表格视图两种形式呈现分析比较结果。

四、检索结果处理

1. 检索结果显示与排序

检索结果界面显示检索结果数量（默认为文献数量，除文献外，还包括专利、辅助文献和研究数据）及检索式框，检索式可以编辑、保存、设置检索通知定题跟踪服务。显示结果除了文献标题、作者、来源出版物名称、年份、引文（被引次数）外，还提供出版社、文摘和相关文献链接，并注明文献类型及是否为开放获取。系统默认按发表时间显示检索结果，还可按被引次数、相关性、第一作者、来源出版物名称等选项对检索结果排序。

2. 检索结果精炼

系统提供出版年份、学科类别、文献类型、语种、关键词、国家 / 地区、来源出版物类型和名称、作者姓名、出版阶段、归属机构、资金赞助商、开放存取等限定条件精炼检索结果，也可输入关键词在检索结果内进行二次检索。

3. 检索结果分析

检索结果界面点击“分析结果”，即可从年份、来源出版物、作者、归属机构、国家 / 地区、文献类型、学科类别和资金赞助商 8 个维度“分析搜索结果”，以折线图、条形图和饼图可视化呈现。

4. 引文分析

Scopus 引文分析功能主要表现在其检索结果的显示界面上，包括单篇文献的引用，被引、共引文献追踪和一组文献的引文概览与查看施引文献。

在作者检索结果界面上，选择某一作者姓名后，点击“引文分析”按钮，将呈现该作者文献，并将该作者 1996 年以来所有文献的被引情况分别统计列出。

在来源出版物检索的结果显示界面上，选择某一来源期刊，点击“引文分析”按钮，可将该期刊 1996 年以来所有被 Scopus 收录文献的被引情况按年代列出，从而了解该刊的总被引情况以及具体某篇文献的被引情况，确定该刊和该具体文献的权威性。

5. 检索结果输出

针对选定的文献，可以输出检索结果，包括文献导出、下载、创建引文分析概览、阅读引文文献和参考文献、打印、E-mail 等方式。选择合适的格式，可将检索结果文献导入 Mendeley、Zotero（RIS）、EndNote（RIS）等文献管理工具及 SciVal。支持批量下载全文，通过 SFX 链接免费获取或订购全文。

6. 个性化功能和服务

用户免费注册并登录后，点击 Scopus 界面右上角个人账号展开个性化服务菜单。主要有：仪表板（Dashboard）、保存的检索（Saved searches）、通知（Alerts）、保存的列表（Saved lists）、导出和参考文献管理设置（Export and reference management settings）、隐私中心（Privacy center）等。

（1）仪表板　显示用户与 Scopus 请求互动情况及处理状态。如用户、作者、机构向 Scopus 反馈更正请求、合并作者，以及 Scopus 支持请求的处理状态及结果。

（2）保存的检索　执行文献检索后，单击检索结果界面顶部的“保存”链接，或者单击“检索历史”界面上的“保存”，可以保存检索式，最多可以在“保存的检索”列表中保存 50 条检索式。

（3）通知　包括“检索通知”“作者引文通知”和“文献引文通知”。

执行一次新检索后，单击结果界面上“设置通知”链接，即可创建新的检索通知，每当这些检索在 Scopus 中呈现新的检索结果时，用户便会通过注册邮箱收到检索通知。

执行新的作者检索，选择某个作者的姓名链接（位于“作者”列表中），选择“个人资料”操作框“通知”部分中的“设置引文通知链接”，即可创建新的作者引文通知，每当 Scopus 引用该作者文献时，用户便会收到电子邮件。

执行新检索，单击检索结果之一的文献标题链接，单击右侧“施引”列下方的“设置引文通知”链接，即可创建新的文献引文通知，每当 Scopus 中引用该文献时，用户便会收到电子邮件。

（4）保存的列表　在检索结果中可以分别将文献、作者、来源出版物保存到列表中。执行检索后，在检索结果列表中，选择想要加入保存列表中的文献 / 作者 / 来源出版物，在检索结果列表的菜单中，选择“保存到列表”，使用弹出菜单为新列表命名，选择“保存列表”以创建列表，即可将选中的文献 / 作者 / 来源出版物保存到相应列表中。

（5）导出和参考文献管理设置　Scopus 对导出检索结果及参考文献管理提供个性化的设置，以方便用户按照个人要求对检索结果进行科学分析、有效利用和管理。

（6）文献原文全文下载扩展程序插件　安装一个 Scopus Document Download Manager 扩展程序插件后，用户可以在文献检索结果界面，直接批量下载原文全文文献，每次最多下载 50 篇。

五、案例分析

【案例】请利用 Scopus 检索汕头大学医学院李恩民教授发表的论文及被引用情况。

分析：从来源出版物的收录范围来看，Scopus 比 WOS 核心合集收录的学科及文献数量更多，选择 Scopus 检索国内学者论文发表情况更加全面。通过作者检索及归属机构检索进行组合检索，也可以通过高级检索构建逻辑运算表达式进行检索。

检索方法：登录 Scopus 检索平台，选择高级检索，点击“添加作者姓名 / 归属机构”按钮，在弹出界面的检索框中依次输入作者姓 Li，名字全称 enmin 或首字母缩写 EM 及归属机构 Shantou University，点击“检索”按钮（图 5-25）。

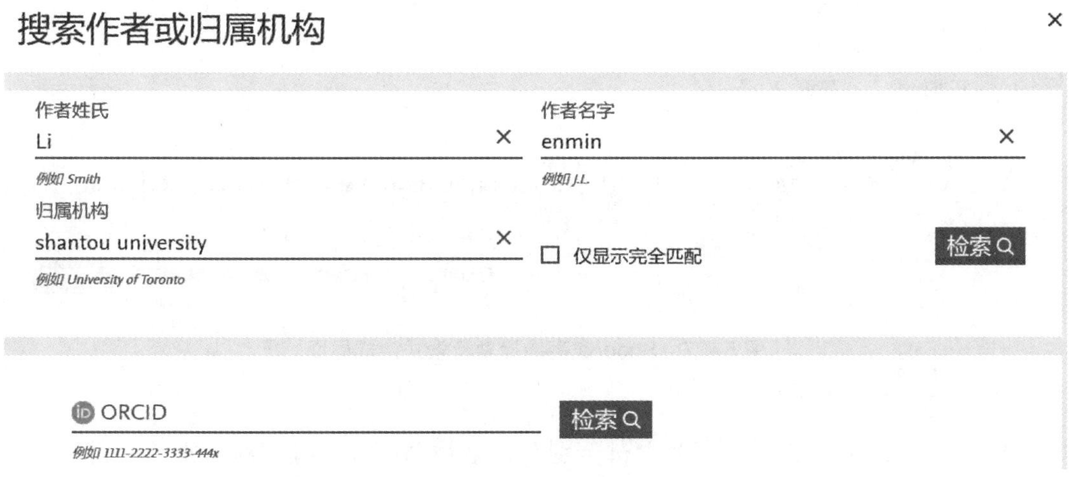

图 5-25　Scopus 添加作者姓名 / 归属机构界面

浏览作者检索结果，根据学科及归属机构，确定显示的 3 条作者记录均符合要求并勾选（图 5-26），点击“添加到检索”按钮，返回到高级检索界面，同时在检索框中生成检索式（图 5-27）。点击“检索”按钮，得到李恩民教授发表的论文被 Scopus 收录 299 篇，选择按施引文献排序（即被引次数），如图 5-28。点击“分析结果”将从年份、来源出版物、作者、

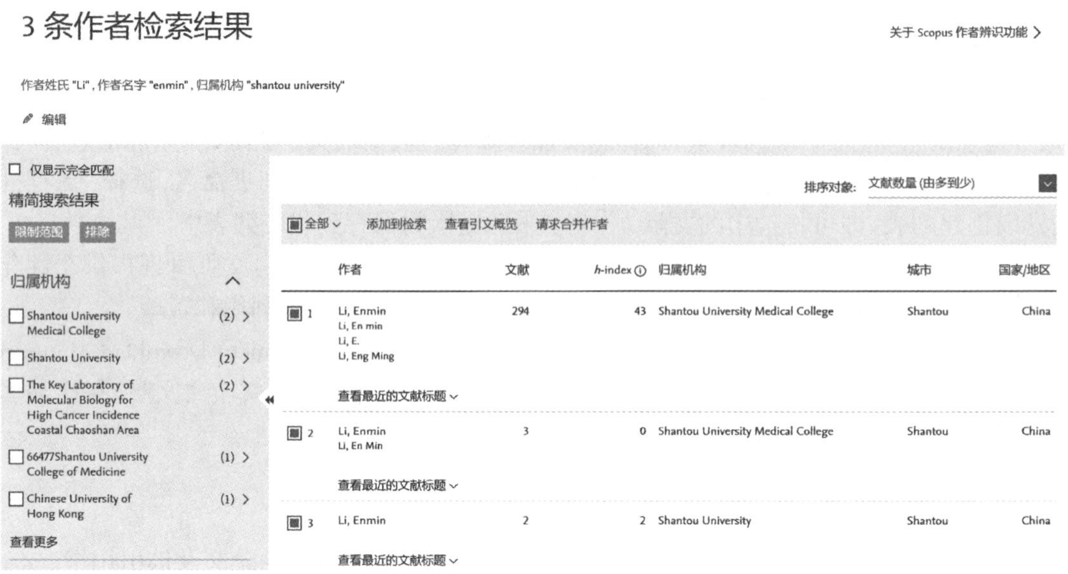

图 5–26　Scopus 作者检索结果界面

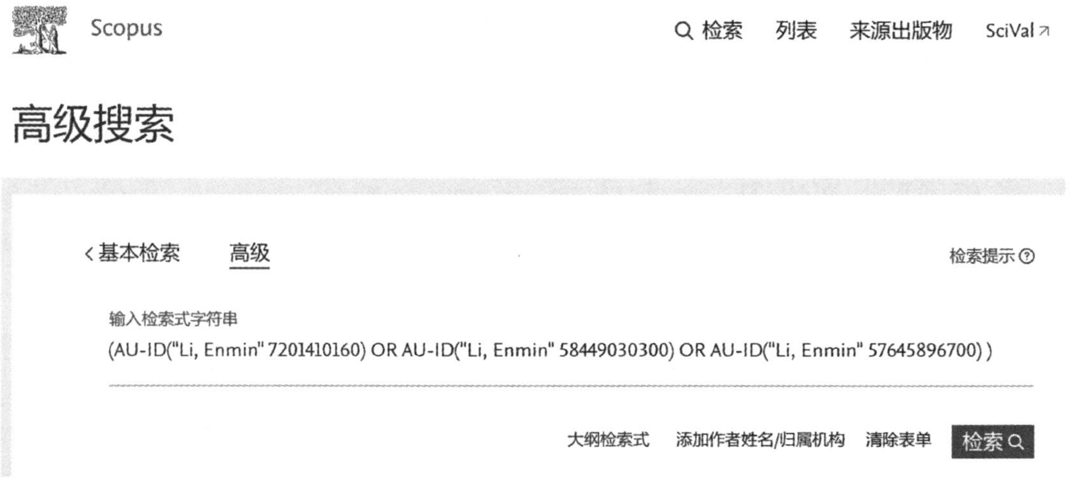

图 5–27　Scopus 高级检索检索式生成界面

归属机构、国家 / 地区、文献类型、学科类别和资金赞助商 8 个维度对检索结果进行可视化分析，系统默认以年份呈现分析结果（图 5–29）。

由于同一作者在 Scopus 中有 3 条记录，需要由作者本人或机构向出版商“请求合并作者”（图 5–26）。勾选 3 条作者记录，点击“查看引文概览”（最多可显示 15 年），李恩民教授 299 篇论文总共被引 7597 次，h–index 为 43（图 5–30），点击“查看 h–graph”（h 指数图），进入“分析作者的产出”界面，查看同一作者 3 条记录合并后数据，可以从文献（按来源出版物、类型、年份、学科类别独立呈现）、h–index（可选文献发表时间范围、排除自引项、

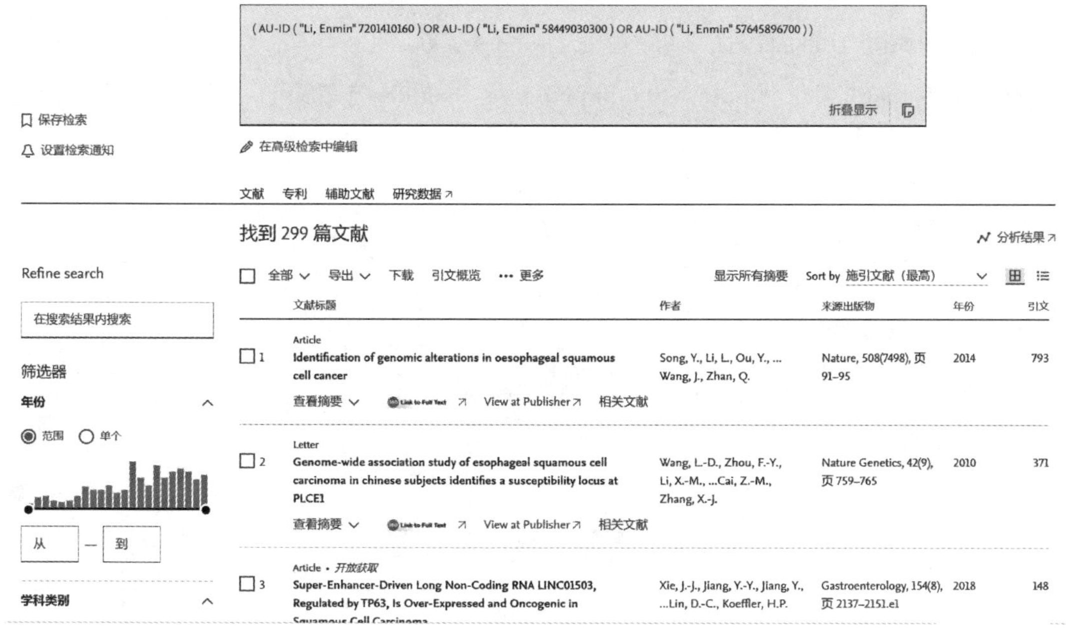

图 5-28 Scopus 高级检索结果界面

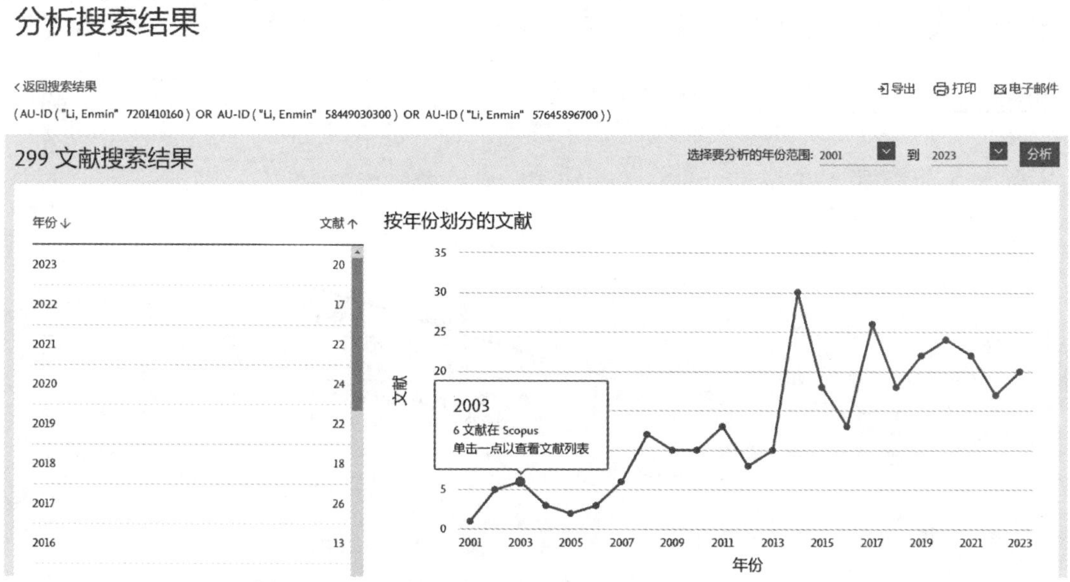

图 5-29 Scopus 检索结果分析界面

排除书籍中的引用)、引文、合著作者等方面进行分析(图 5-31)。此外,还可查看与李恩民教授合作的 186 位合著作者,查看其引文概览及 h-graph。

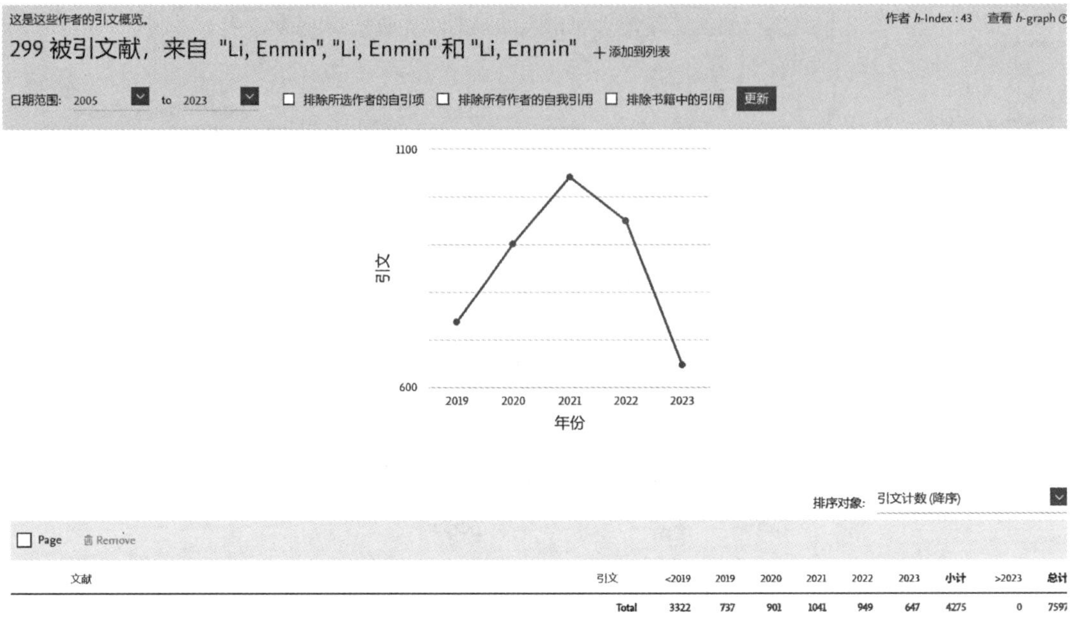

图 5-30　Scopus 作者引文概览界面

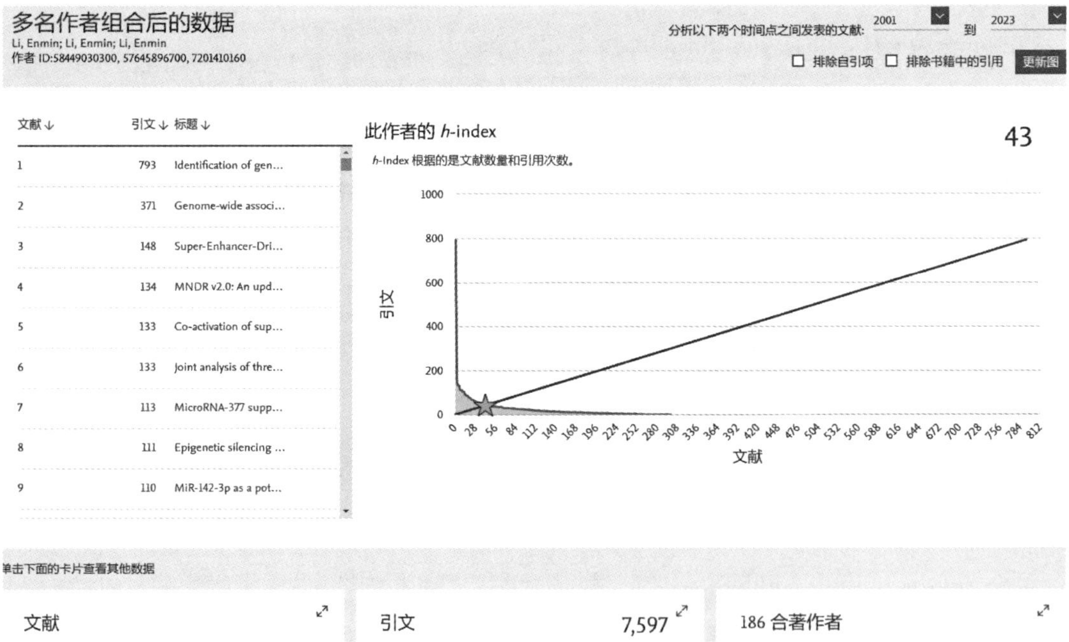

图 5-31　Scopus 分析作者的产出界面

第四节　中文引文数据库

中国科学引文数据库是我国第一个引文数据库，被誉为“中国的 SCI”。中国引文数据库、中文科技期刊数据库（引文版）、中国科技论文与引文数据库、中文社会科学引文索引等也都是较为重要的中文引文数据库，在实践中也有较为广泛的应用。

一、中国科学引文数据库

1. 概述

中国科学引文数据库（Chinese Science Citation Database，CSCD）由中国科学院文献情报中心开发研制，1995 年出版印刷本《中国科学引文索引》，1998 年出版光盘版，2003 年推出网络版，2007 年成为 Web of Science 平台上第一个非英文语种数据库。CSCD 收录我国数学、物理、化学、天文学、地学、生物学、农林科学、医药卫生、工程技术、环境科学和管理科学等领域的核心来源期刊千余种，来源期刊分为核心库（备注栏中标记为 C）和扩展库（备注栏中标记为 E）两部分，已累积 1989 年至今的论文记录 570 余万条。来源期刊每两年遴选一次，每次遴选均采用定量与定性相结合的方法，定量数据来源于中国科学引文数据库，定性评价则通过聘请国内专家对期刊进行评议。

中国科学引文数据库已在我国科研院所、高等学校的课题查新、基金资助、项目评估、成果申报、人才选拔及文献计量与评价研究等多方面作为权威文献检索工具获得广泛应用。

2. 检索途径

目前 CSCD 有两种版本：WOS 平台和中国科学院文献情报中心自有平台。本节主要介绍前者，其检索规则与 WOS 核心合集相同（参见本章第二节）。

（1）文献检索　即来源文献检索，为系统默认检索途径，检索字段包括主题、标题、作者、出版物标题、摘要、地址、ORCID、文献类型、语种等，可限定时间范围（图 5-32）。

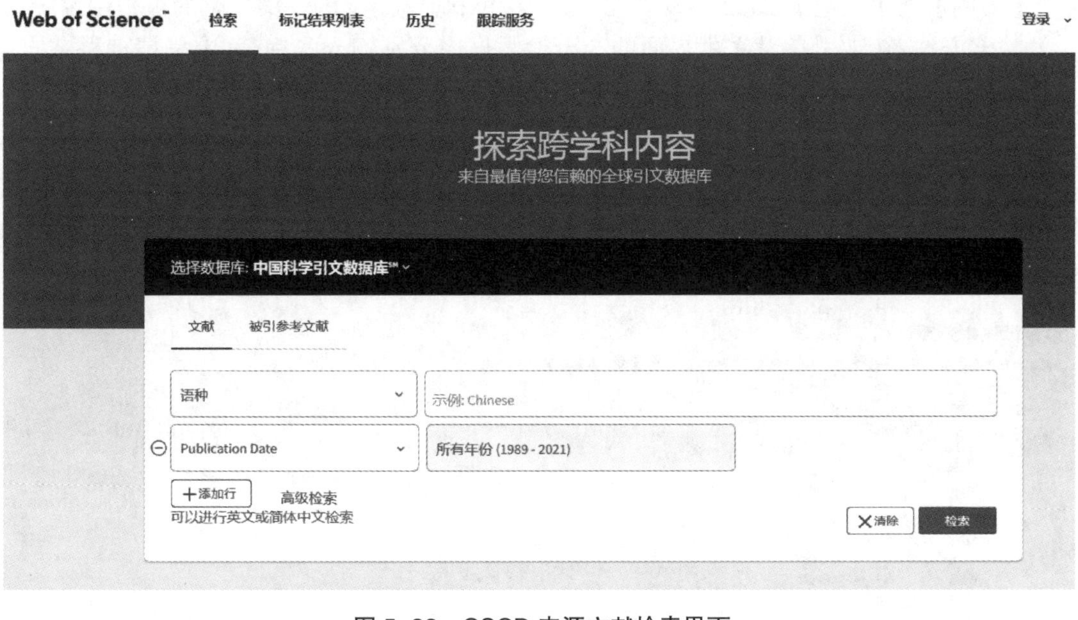

图 5-32　CSCD 来源文献检索界面

（2）被引参考文献检索　检索字段包括被引作者、被引著作、被引 DOI、被引年份、被引标题等。限定条件包括论文发表日期等时间范围，支持使用半角双引号（" "）进行精确检索（图 5-33）。

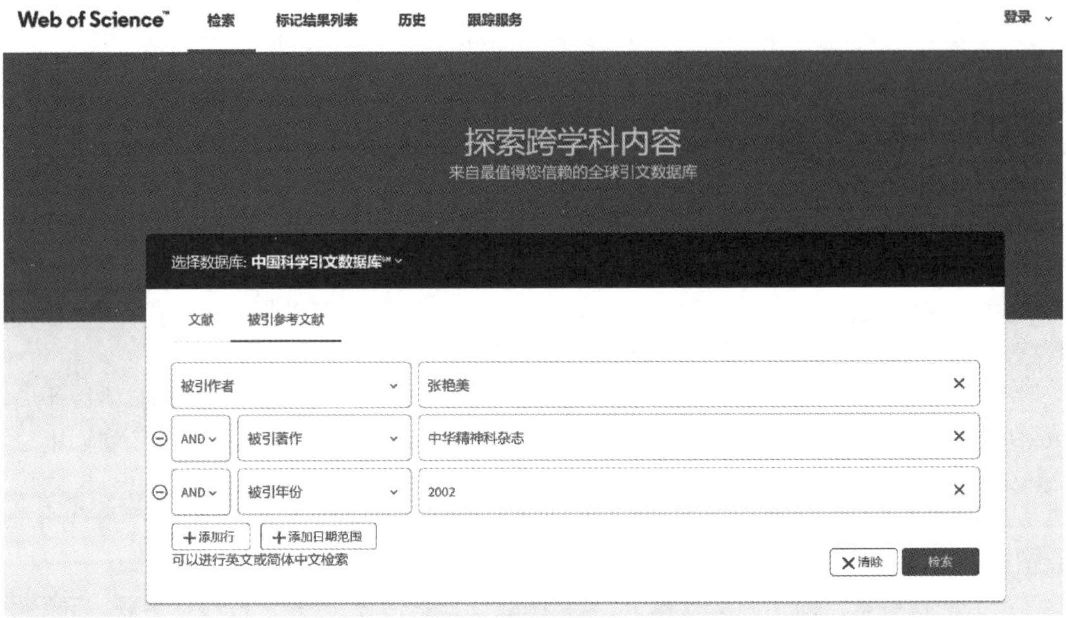

图 5-33　CSCD 被引参考文献检索界面

【案例】查找张艳美 2002 年发表在《中华精神科杂志》上的一篇文献的被引用情况。

检索方法：在被引参考文献界面的 3 个检索框内分别输入张艳美、中华精神科杂志、2002（图 5-33），点击检索后，得到被引参考文献索引（图 5-34），勾选文献，点击“查看结果”，或点击“施引文献”对应栏的数字，均可得到最终检索结果：26 篇引用文献。

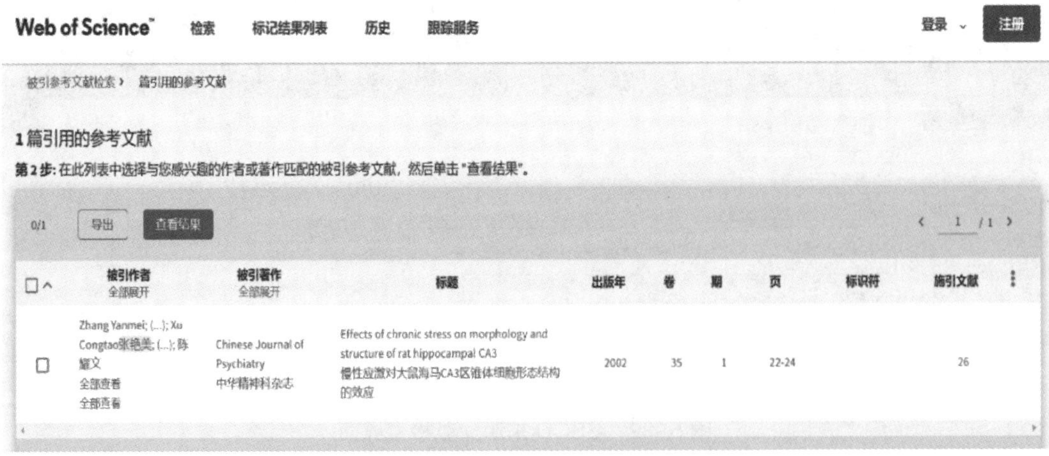

图 5-34　CSCD 被引参考文献索引界面

（3）高级检索　CSCD 高级检索中可使用字段标识符、逻辑算符、括号和检索词在检索框中构建检索式（图 5–35）。高级检索提供了更多的检索字段，更适合专业用户使用，可提高检索效率。检索结果显示在“检索历史”中，用户可以对检索历史中执行过的检索式进行组合检索，检索历史可以保存，创建定题跟踪服务。

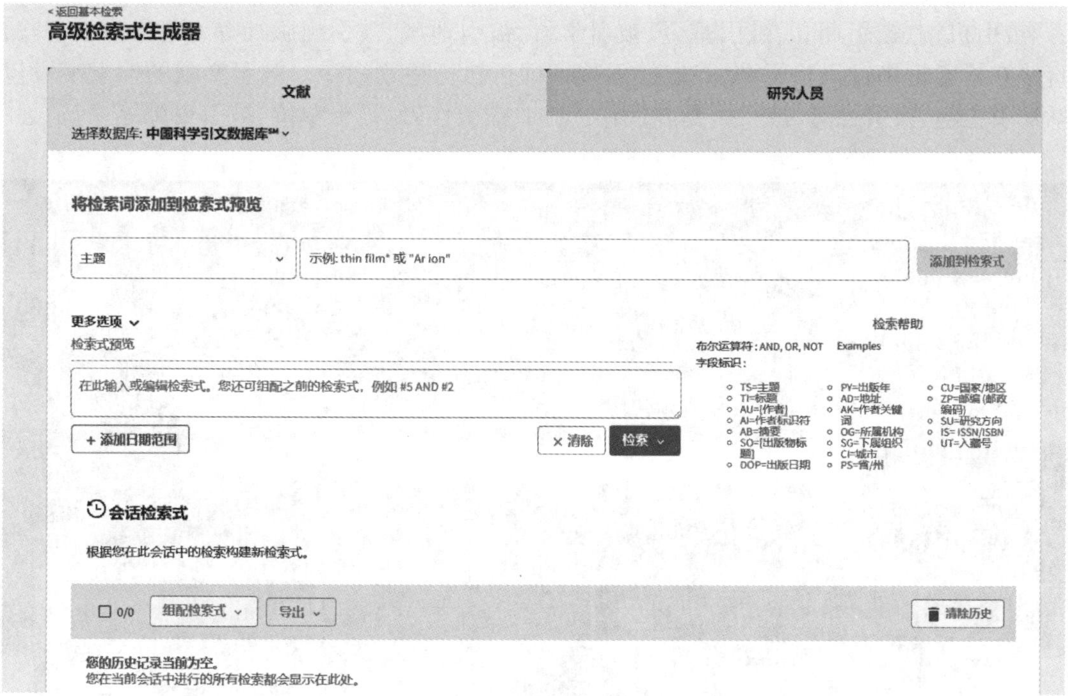

图 5–35　CSCD 高级检索界面

二、中国引文数据库

1. 概述

中国引文数据库（Chinese Citation Database，CCD）是中国知网（CNKI）系列数据库中的一个子库，收录中国学术期刊（光盘版）电子杂志社出版的所有源数据库产品的参考文献，涉及的引文类型包括期刊、学位论文、会议论文、图书、专利、标准、报纸等。该库的源数据库包括中国学术期刊全文数据库、中国博士学位论文全文数据库、中国优秀硕士学位论文全文数据库、中国重要会议论文全文数据库等。内容覆盖自然科学、工程技术、农业、哲学、医学、人文社会科学等多个领域，收录年限为 1992 年至今。

CCD 通过揭示各种类型文献之间的相互引证关系，不仅可以为科学研究提供新的交流模式，也可以作为一种有效的科研管理及评价工具。

CCD 具有 4 个特点：一是引文检索的检索项细化为被引题名、被引作者、被引关键词等 13 个选项，可满足不同角度引文检索要求；二是收录范围广，检索到的引用文献除期刊论文外，还有学位论文、会议文献、专利文献等；三是平台集成了作者、机构、期刊、基金、地域、出版社等有效的科研管理及统计分析工具——数据分析器（Data Analyzer）；四是平台提供高被引作者、高被引期刊、高被引院校、高被引医院、高被引文献、高被引学科等高被引排序（High Indexed Sort）报告。

2. 检索途径

CCD 检索途径主要有一框式检索、高级检索和专业检索。

（1）一框式检索　为系统默认检索界面（图 5–36），选择菜单选项（被引文献、被引作者、被引机构、被引期刊、被引基金、被引学科、被引地域、被引出版社等），选择检索字段，直接在检索框中输入检索词，点击检索按钮即可执行检索命令。被引文献的检索字段包括被引主题、被引题名、被引摘要、被引关键词、被引作者、被引单位、被引来源等。

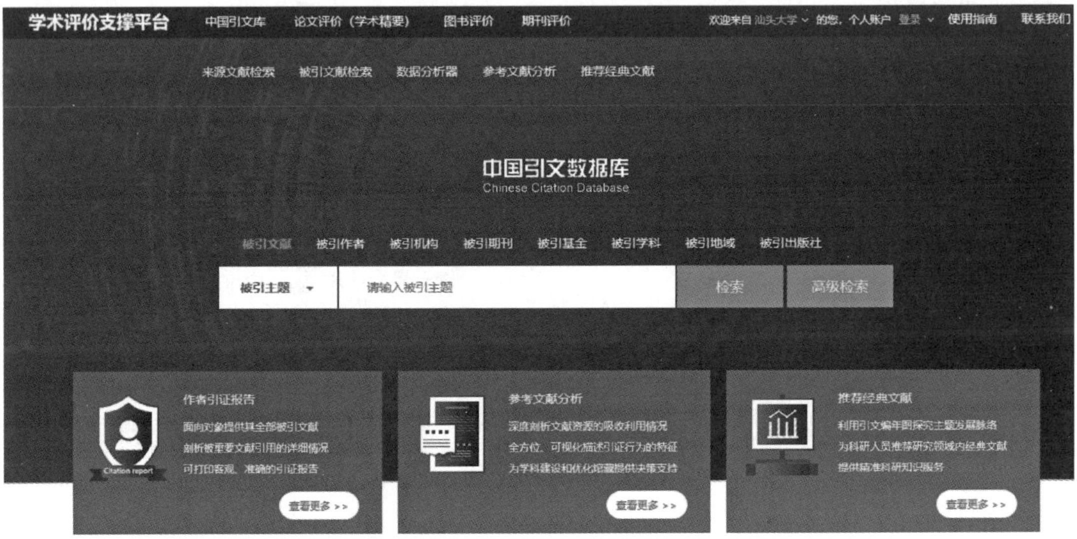

图 5–36　CCD 一框式检索界面

（2）高级检索　分来源文献检索（图 5–37）和被引文献检索（图 5–38），提供多个检索框和多个被引字段的下拉菜单，可按文献出版年和被引年进行时间范围限定。

（3）专业检索　使用逻辑算符和检索字段构建表达式检索，适用于图书情报专业人员查新与信息分析。检索字段包括：SU= 被引主题，TI= 被引题名，KY= 被引关键词，AB= 被引摘要，AU= 被引作者，FI= 被引第一责任人，AF= 被引机构，JN= 被引来源，FU= 被引基金，CLC= 被引中图分类号。如使用“TI = '生态' and KY = '生态文明' and（AU % '陈'+ '王'）”可以检索到被引篇名包括“生态”、被引关键词包括“生态文明”、被引作者为“陈”姓和“王”姓的所有文献。

3. 检索结果处理

CCD 检索结果可按发表时间、相关度、被引次数、下载次数进行排序，按学科、发表年度、研究层次、基金、作者、机构等分组浏览。检索结果按题录呈现的字段包括被引题名、被引作者、被引文献来源、发表时间、被引次数、下载次数、热度等。可对检索结果批量下载，导出参考文献及进行可视化计量分析。

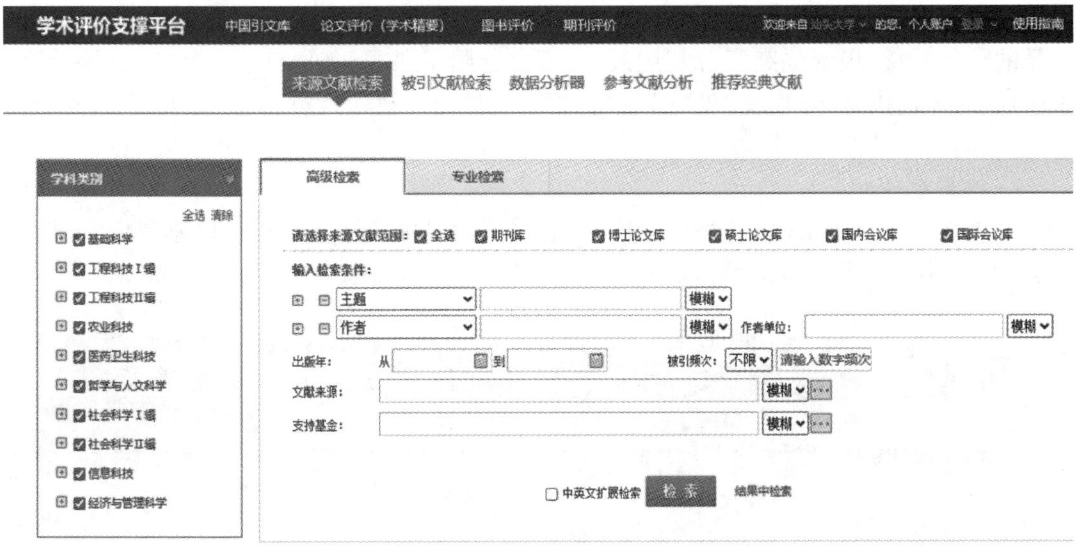

图 5-37　CCD 来源文献检索高级检索界面

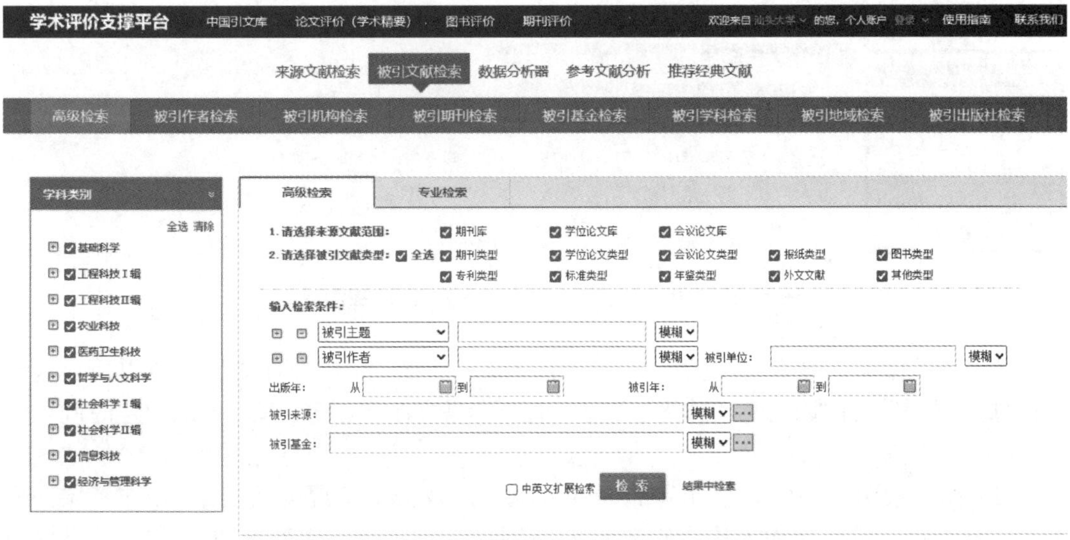

图 5-38　CCD 被引文献检索高级检索界面

三、中文科技期刊数据库（引文版）

1. 概述

中文科技期刊数据库（引文版）是重庆维普公司在 2010 年推出的期刊资源整合服务平台的重要组成部分，是目前国内规模较大的一个文摘和引文索引型数据库。收录中文科技期刊 8 000 多种，引文数据回溯至 2000 年。采用科学计量学中的引文分析方法，对文献之间的引证关系进行深度数据挖掘。文献引证追踪功能模块现包含维普所有的中文科技期刊数据，除具有强大的引文分析功能外，还采用数据链接机制实现与维普资讯系列产品的功能对接，极大提高资源利用效率，可广泛用于课题调研、科技查新、项目评估、成果申报、人才选拔、科研管理、期刊投稿等方面，有效帮助科研人员、编辑出版人员、科研管理人员、图书馆员提高工作效率。

2. 检索途径

中文科技期刊数据库文献引证追踪功能模块针对用户不同需求提供基本检索、作者索引、机构索引和期刊索引等检索方式（图 5–39）。

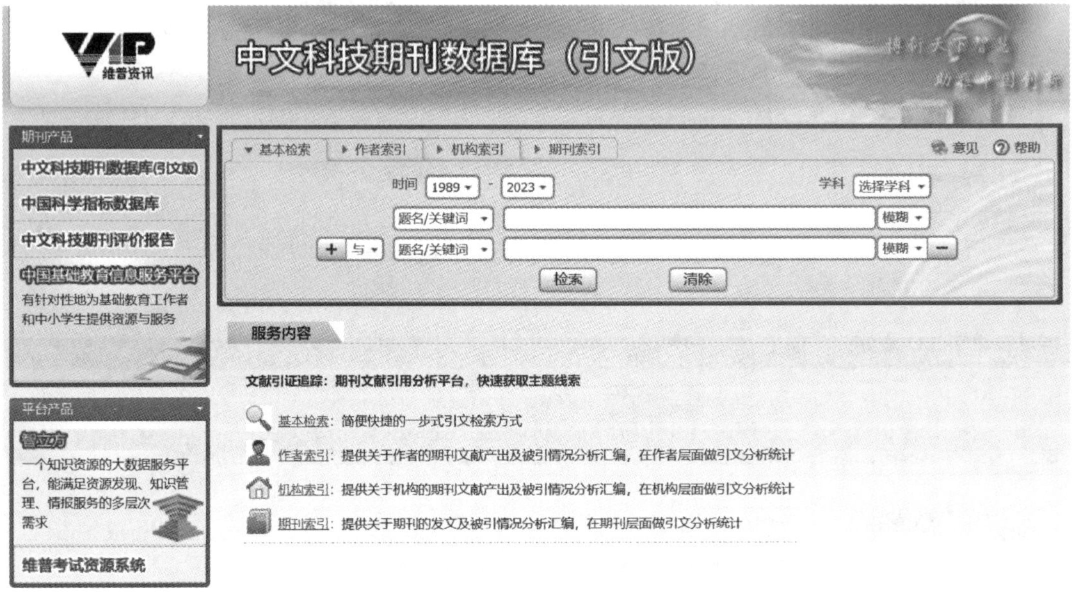

图 5–39　中文科技期刊数据库（引文版）检索界面

（1）基本检索　是简便快捷的一步式引文检索方式，针对所有文献按被引情况进行检索，提供题名、关键词、文摘、作者、机构、刊名、参考文献等检索字段，可以限定时间及学科范围。

（2）作者索引　提供关于作者的期刊文献产出及被引情况分析汇编，在作者层面做引文分析统计。可直接输入作者姓名检索，按拼音浏览作者或按学科浏览作者的学术研究情况。

（3）机构索引　提供关于机构的期刊文献产出及被引情况分析汇编，在机构层面做引文分析统计。可直接输入机构名称进行机构检索，或按拼音、学科浏览机构，全面了解机构的科研实力。

（4）期刊索引　提供关于期刊的发文与被引情况分析汇编，在期刊层面做引文分析统计。可直接输入期刊名称进行期刊检索，或按拼音、学科浏览期刊，全面了解期刊的学术贡献与影响力。

3. 检索结果处理

基本检索结果分为引文概览和单篇文献细览两种方式。

（1）引文概览　按被引数量返回检索结果（图 5-40），以期刊论文引用统计为主，同时析出有价值的图书、学位论文、专利、标准、会议论文。通过“查看参考文献”“查看引证文献”从一组文献出发探寻某一课题研究脉络。支持排除自引的“引用追踪”，可同时查看多篇文献被引用情况及年代分布情况，帮助科研人员发现研究热点和趋势。综合数量与质量计算作者或一组文献的 h 指数，并附三种 h 指数相关功能图。

检索结果 37283篇 您的检索式：题名或关键词=胃炎

选中 清除 导出 查看参考文献 查看引证文献 引用追踪　　共1865页 首页 上一页 第1页 下一页 末页 1 /1865 跳转

		题名	作者	年代	出处	被引量
☐	1	慢性胃炎的中西医结合诊治方案(草案) 显示文摘	张万岱 陈治水 危北海 李道本	2004	中国中西医结合消化杂志2004，12，5:	398
☐	2	铝碳酸镁和西沙必利对胆汁反流性胃炎的疗效及胃内胆汁的影响 显示文摘	朱爱勇 许国铭 李兆申 邹多武 尹宁	2000	中华消化杂志2000，20，2:	95
☐	3	综合护理干预对慢性胃炎及消化性溃疡患者生活质量的影响 显示文摘	陆忠红 仇训华 黄丽儿	2012	齐鲁护理杂志:上旬刊2012，，5:	198
☐	4	慢性胃炎中西医结合诊断、辨证和疗效标准(试行方案) 显示文摘	周建中 陈泽民 危北海	1990	中西医结合杂志1990，10，5:	922
☐	5	全国慢性胃炎研讨会共识意见 显示文摘		2000	胃肠病学2000，5，2:	98
☐	6	“幽门螺杆菌胃炎京都全球共识”解读 显示文摘	刘文忠	2015	胃肠病学2015，20，8:	114

图 5-40　中文科技期刊数据库（引文版）基本检索引文检索结果概览

（2）单篇文献细览　在提示文献题录信息的同时，对“相关文献”“参考文献”“引证文献”“耦合文献”进行知识点链接（图 5-41），也可从一篇文献出发探寻某一课题研究的脉络。通过“查看全文”与中文科技期刊数据库对接，获取全文。可以了解该篇文献所在学科最近 10 年的高影响力作者、高影响力机构、高影响力期刊、高被引论文，准确获取有价值的信息，拓宽视野，提高科学研究效率。

四、中国科技论文与引文数据库

1. 概述

中国科技论文与引文数据库（Chinese Science and Technology Paper Citation Database，CSTPCD）由中国科学技术信息研究所（ISTIC）于 1989 年创建，是一个集多种检索与评价功能于一体的大型文献数据库，覆盖国内发行的重要科技期刊 2 800 余种，光盘版收录核心期刊 1 300 余种，内容涵盖数学、物理、化学、天文、地理、生物、农林、医学及工程技术等领域。ISTIC 利用该数据库的数据，每年对中国科研产出状况进行各种分类统计和分析，以年度研究报告和新闻发布会的形式定期向社会公布统计分析结果，公开出版《中国科技论文统计与分析》（年度研究报告）、《中国科技期刊引证报告》（核心版）、《中国期刊引证报告》（扩展版），为政府管理部门、高等院校、研究机构和研究人员提供丰富的信息与决

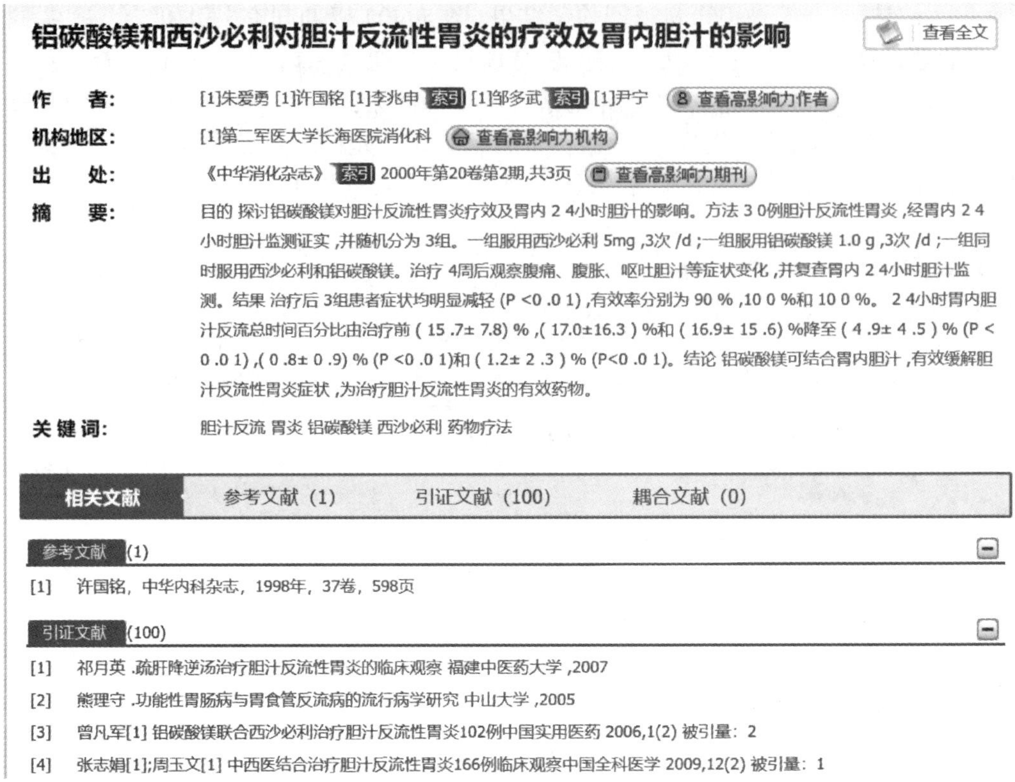

图 5–41　中文科技期刊数据库(引文版)基本检索结果单篇文献细览

策支持。中国科技论文与引文数据库选择的期刊称为“中国科技核心期刊”,又称“中国科技论文统计源期刊”。“中国科技核心期刊”的选取经过严格的同行评议和定量评价,是中国各学科领域中较重要的、能反映本学科发展水平的科技期刊。“中国科技核心期刊”每年进行遴选和调整。

2. 检索途径

CSTPCD 引文检索模块提供被引主题、被引来源、被引题名、被引作者、被引单位、被引关键词 6 个检索字段(图 5–42)。在检索结果中可以根据被引作者、被引单位、刊名、年份等不同方面、不同类型的引文情况进行分类统计分析。

五、中文社会科学引文索引

1. 概述

中文社会科学引文索引(Chinese Social Science Citation Index,CSSCI)由南京大学与香港科技大学共同开发研制,可用来检索中文人文社会科学领域的论文收录和被引用情况。

CSSCI 遵循文献计量学规律,采取定量与定性相结合方法从全国 2 700 余种中文人文社科学术期刊中精选出学术性强、编辑规范的作为来源期刊。收录内容以国内社科、人文、艺术为主,包括法学、管理学、经济学等在内的 25 个大类的学术期刊。CSSCI 2021—2022

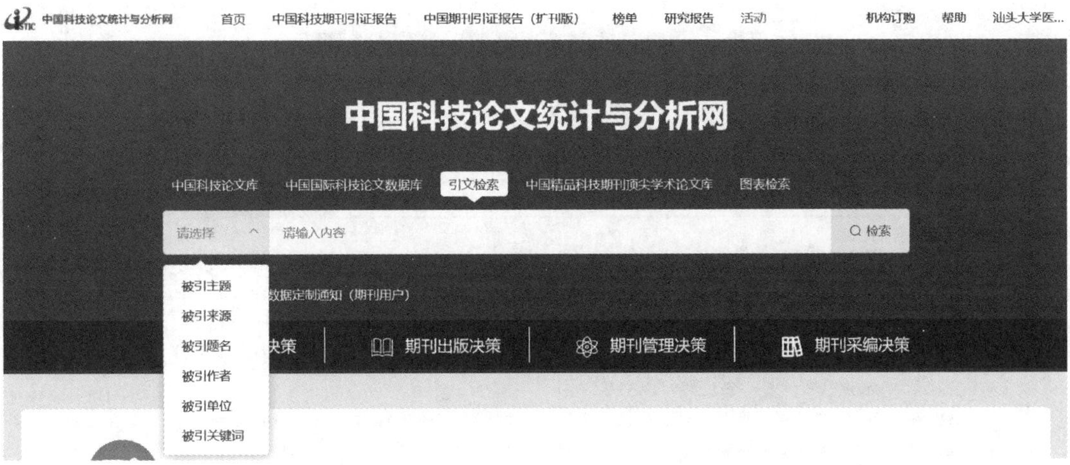

图 5-42 CSTPCD 引文检索界面

年收录来源期刊 583 种，台湾期刊 30 种，报纸理论版 2 种。CSSCI 扩展版 2021—2022 年收录来源期刊 229 种。CSSCI 累积 1998—2022 年的 25 个年度数据，来源文献 180 余万篇，引文文献 1 000 余万篇。

作为我国人文社会科学主要文献信息查询与评价的重要工具，CSSCI 可以为社会科学研究人员提供相关研究领域的前沿信息和学科学术研究发展脉络，为社会科学管理者提供地区、机构、学科、学者等多种类型的统计分析数据，为期刊研究与管理者提供被引频次、影响因子、即年指标、期刊影响广度、地域分布、半衰期等多种定量指标分析统计数据，也可为出版社与各学科著作的学术评价提供定量依据。

CSSCI 数据库面向高校开展网上包库服务，主要提供账号和 IP 两种方式控制访问权限，其中，账号用户在网页上直接填写账号密码即可登录进入。包库用户采用 IP 地址控制访问权限，可直接点击“包库用户入口”进入。

2. 检索途径

用户通过认证后进入 CSSCI 基本检索界面（图 5-43），CSSCI 的基本检索和高级检索均提供来源文献与被引文献两种检索途径。

（1）来源文献检索 提供多个检索字段，包括篇名、作者、作者所在地区、作者所在机构、期刊名称、关键词、中图类号等，可通过发文年代、年代卷期、文献类型、学科类别、学位分类、基金类别进行范围限定。如果需要查找某一作者或某团体作者的发文情况，可在“来源文献检索”的“作者”检索框中直接输入该作者的姓名或团体作者姓名，单击“检索”按钮，返回的检索结果显示窗口中显示本次检索的检索条件及命中篇数等。需要注意的是，作者检索中可采取模糊检索或前方一致的方式进行。

（2）被引文献检索 是在被引作者、被引文献篇名、被引文献期刊、被引文献细节、被引文献（出版）年代、被引年份等字段中检索所选用来源期刊的被引用情况（图 5-44）。其中，多个检索入口可以按需要进行优化检索：精确检索、模糊检索、逻辑检索、二次检索等。

利用“被引文献篇名”和“被引作者”检索项组合检索可以获得某作者某篇论文被引

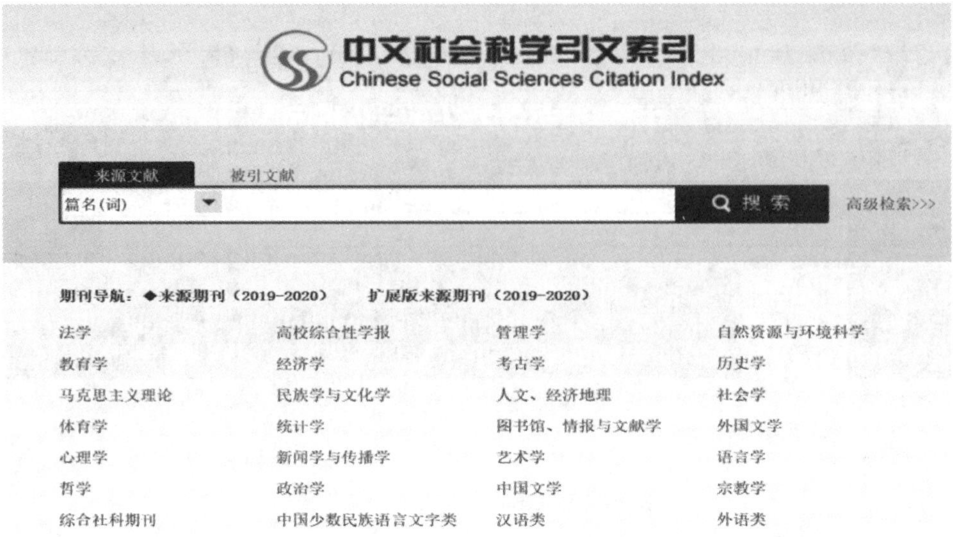

图 5-43　CSSCI 首页基本检索界面

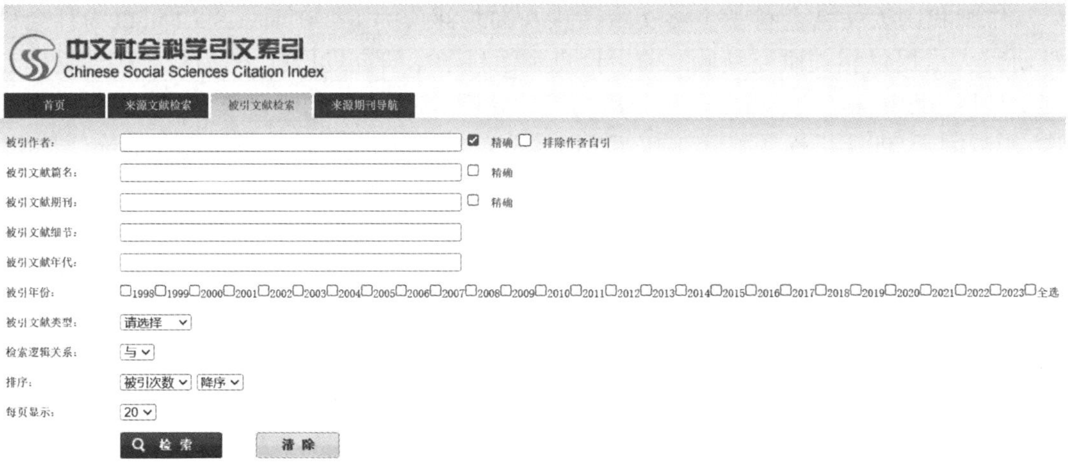

图 5-44　CSSCI 被引文献检索界面

信息。利用“被引作者”检索项可以了解某一作者在 CSSCI 中被引用的整体情况。需要注意的是，CSSCI 中只能检索论文第一作者的被引用情况。

“被引作者”还可以检索“他引次数”，即在“被引作者”检索项后勾选“排除作者自引”选项，所获得的论文及被引次数即为他引的论文及次数。

3. 检索结果处理

CSSCI 检索结果按不同检索途径进行发文信息或被引信息分析统计，并支持文本信息下载。对检索结果的处理提供结果浏览、二次检索、精练检索、标记记录等功能。只有标记过的记录才可以显示或下载。点击“显示”可获得已标记记录详细的题录信息，并可通过浏览器点击“下载”按钮，打开或直接保存标记过的记录。

（余恩琳）

思考题

1. 什么是引文？什么是引用文献？
2. 什么是引文耦合？什么是同被引？
3. 什么是引文索引？简述引文索引的主要作用及其局限。
4. 如何计算作者的 h 指数？
5. Web of Science 核心合集中如何计算期刊的影响因子？
6. Web of Science 核心合集由哪些数据库构成？
7. 检索汕头大学医学院李恩民教授发表的论文被 Web of Science 核心合集收录及被引用情况。其近 10 年的引用文献主要有哪些类型？精炼出其中的综述文献。
8. 利用 Web of Science 核心合集查找近 10 年“急性心肌梗死与饮酒关系”的研究论文，然后找出该研究领域的高被引论文和高被引期刊，以及发表该研究领域的论文数量居前 3 位的期刊。
9. 利用 Scopus 检索汕头大学医学院管轶教授发表的论文被引用情况。

数字课程学习

教学 PPT　　拓展阅读　　自测题

第六章

网络信息资源

学习目标

通过本章的学习，学生能够：用自己的语言准确描述网络信息资源、搜索引擎、开放存取期刊、开放存取仓储、慕课、微课、开放共享精品课程等概念的含义；准确列举网络信息资源、搜索引擎的类型；用5个关键词描述网络信息资源、学术搜索引擎、开放存取期刊、开放存取仓储的特点；准确运用搜索引擎检索规则和技术；系统比较总结不同开放存取期刊资源和开放存取仓储资源的特色和检索方法，国内外开放课程资源的异同和开放数据资源的特色；准确选择和利用网络信息资源的评价指标和医学搜索引擎。

随着互联网、移动网络的普及和数字技术的快速发展，网络信息资源已经成为人类社会一种不可或缺的重要资源。面对海量开放的网络信息资源、纷繁复杂的用户界面及众多的搜索引擎，如何快速、高效、精准地检索网络信息资源给人们带来新的挑战。本章在介绍网络信息资源的定义、类型、特点和评价的基础上，重点介绍搜索引擎和开放信息资源。

第一节 概　述

网络信息资源是指通过计算机网络可以利用的各种信息资源。与传统的信息资源相比，网络信息资源不仅数量庞大、类型繁杂、形式多样，涵盖各学科领域，而且任何人都可以编辑、获取、发布。本节首先界定网络信息资源的含义，然后着重介绍网络信息资源的类型和特点，最后介绍网络信息资源的评价方法和指标。

一、网络信息资源的定义

网络信息资源（information resource on network）是指通过计算机网络可以利用的各种信息资源，具体来说，是指以电子数字形式将文字、图像、声音和动画等信息存储在光、磁等非纸质载体中，并通过网络通信、计算机或终端等呈现出来的信息资源。

二、网络信息资源的类型

网络信息资源的类型繁杂、形式多样，目前尚无明确、统一和公认的划分标准，但可从以下几个方面进行划分。

1. 按信息的表现形式和内容划分

（1）全文型信息　如直接在网上发行的电子期刊、网上报纸、印刷型期刊的电子版、数字教材、政府出版物和标准文献等。

（2）事实型信息　广泛汇集某一领域客观事实信息（如名词术语、事件、机构和产品等）并以电子形式表现出来。例如，与生活密切相关的信息，天气预报、火车车次、飞机航班、景点介绍和 IP 地址等。

（3）数值型信息　主要指以电子形式存在的各种数值型统计数据，如各种科学数据、人口数据、管理数据和财务数据等。

（4）数据库型信息　指传统数据库的网络化平台，如中国知网、万方数据知识服务平台等。

（5）微信息　如博客、播客、微博、微信、微课和微视频等。

2. 按信息传播和交流的方式划分

（1）非正式出版信息　如微博、微信公众号等发表的信息。这一类信息资源动态性、随意性强，信息质量难以保证和控制，而且多属团体或个人的信息资源，具有不公开或隐私性质。

（2）半正式出版信息　如内部电子期刊、网络版会议文集和各类报告、网络版机构情况及产品介绍等。

（3）正式出版信息　如电子版的报刊和图书等。

在这三种类型中，半正式和正式出版信息两类信息资源受到一定的知识产权保护，信息质量相对可靠，利用率也相对较高。

3. 按网络信息的知识单元组织形式划分

（1）结构化数据资源　如各类数据库。

（2）非结构化数据资源　如网页、网站信息。

除以上三种划分方式外，网络信息资源还有多种划分方式，如按网络信息资源的开发主体划分，分为政府机构资源、科研院所资源和企业公司资源等；按所采用的网络传输协议不同来划分，可分为 WWW 网络资源和 FTP 信息资源等；按传播范围划分，分为广域网信息资源和局域网信息资源。

三、网络信息资源的特点

1. 数量巨大、增长迅速

2023 年 8 月中国互联网信息中心（China Internet Network Information Center，CNNIC）发布的《中国互联网络发展状况统计报告》显示，截至 2023 年 6 月，中国网民数量达到 10.79 亿，互联网普及率为 76.4%，中国域名总数为 3 024 万个，国内市场上监测到的活跃

APP 数量达 260 万款，进一步覆盖网民日常学习、工作、生活。可见，我国互联网信息资源数量庞大，增长迅速。

2. 表现形式多样

网络信息资源以文本、图像、音频、视频、软件和数据库等多种形式存在，涉及政治、经济、文化等多个领域，包含的类型有电子报刊、电子工具书、商业信息、新闻报道、文献数据库、统计数据、图表和电子地图等。

3. 储存数字化

网络信息资源以数字化形式将信息资源存储在电、磁介质上，不仅使信息的存储、传递和查询更加方便，而且存储的信息密度更高，容量更大，甚至可以无损耗地被重复使用。

4. 动态性和时效性强

网络信息资源具有动态性和时效性等特点，移动互联网技术的飞速发展，加上无线电和卫星通信技术的充分运用，上传到网上的信息资源，瞬间便可传递到世界各地。

5. 使用方便、共享性强

网络信息资源通过网络传播信息，不同国家和地区的科研人员可以利用搜索引擎等网络工具快捷方便地获取所需信息，并且利用网络的开放性、交互性和共享性，科研人员可以针对研究的课题展开交流、讨论，甚至分享自己的研究成果。

6. 信息源复杂，管理困难

由于缺乏健全的质量控制和监管机制，许多网络信息资源没有经过严格编辑和整理，信息质量良莠不齐，充斥大量不良和无用的信息，给用户选择和利用网络信息资源带来了障碍。

四、网络信息资源的评价

随着信息技术的发展，越来越多的政府部门、商业机构、公共机构、学术团体和个人纷纷进入互联网，网上信息资源日益膨胀，呈现爆炸和无序的状态，与用户利用之间矛盾日益突出；同时网上信息资源良莠不齐、真伪难辨，信息污染程度日益加深，用户难以获得可靠的信息资源。因此，国内外对网络信息资源评价进行了深入的研究，提出了一系列评价方法和指标，主要包括以下 4 个方面。

1. 内容评价

评价指标主要包括准确性、权威性、连续稳定性、可获得性、深度和广度、创新性、时效性等，其中准确性是评价信息内容质量最重要的指标；权威性指网络信息资源主办者权威性、引用资料来源权威性、专业信息比例等；连续稳定性指网络信息资源的提供是否持续稳定，是否有专业人员维护等；可获得性指信息获取的难易程度，即用户获取网络信息资源所付出的成本和精力；深度和广度指网络信息资源内容的详细程度和涉及主题领域的范围等；创新性指网络信息资源内容的原创性、新颖性；时效性指网络信息资源从发布到接收利用的时间间隔及其效率等。

2. 组织评价

评价指标主要包括结构设计、导航设计和用户感知等，其中结构设计指网络信息资源组织的层次结构是否合理；导航设计是指网络信息资源的导航分类、菜单功能设计是否科学;用户感知是指用户界面是否友好,交互性如何,用户感官效果是否良好。

3. 性能评价

评价指标主要包括检索性能、快捷性、安全性等,其中检索性能是指网络信息资源检索系统查全率、查准率等;快捷性是指网络信息资源内容展示及传输速度、网页间跳转的快慢;安全性是指网络信息资源的安全性及其防病毒能力,重要数据备份及是否有专用服务器等。

4. 其他评价

评价指标主要有兼容性、链接情况、指南设计和先进理念等,其中兼容性是指网络信息资源与主流操作系统和信息浏览软件的兼容性;链接情况指网络信息资源的链入链出、死链、错链等;指南设计指是否有网站地图、使用指南、常见问题等帮助信息;先进理念指是否具有先进的设计元素,如能否手机下载、阅读等。

第二节　搜索引擎

搜索引擎已经成为人们搜寻与获取网络信息资源的重要工具。本节介绍搜索引擎的定义、类型,着重介绍综合性搜索引擎、学术搜索引擎和医学搜索引擎的概况、功能、特色和检索方法。

一、概述

1. 搜索引擎的定义

搜索引擎(search engine)是指根据一定的策略、运用特定的计算机程序从互联网上搜集信息,并对信息进行组织和处理后,将检索相关结果展示给用户的系统。它具有信息检索服务的开放性、超文本的链接性和操作简单等特点。从使用者的角度看,搜索引擎提供一个包含搜索框的页面,在搜索框输入词语,提交后返回相关的信息列表。

一个搜索引擎由搜索器、索引器、检索器和用户接口四个部分组成。搜索器是一种“爬虫”“蜘蛛”搜索程序,其功能是按照一定的语法规则,自动在互联网中漫游,发现和搜集信息。索引器的功能是处理搜索器所搜索的信息,从中抽取出索引项,用于表示文档及生成文档库,建立索引表。检索器的功能是根据用户的提问式(词)从索引库中快速检出相关信息,并进行相关性评价,对检出结果进行排序,还实现某种相关反馈机制。用户接口的功能是输入用户提问,显示查询结果,提供相关反馈机制。

2. 搜索引擎的类型

(1) 按搜索原理划分　主要分为全文型搜索引擎、目录型搜索引擎、元搜索引擎和垂直搜索引擎。

1) 全文型搜索引擎(full text search engine):是真正意义上的搜索引擎,国外最具代表性的是Google,国内有百度、搜狗、360搜索等,它们都是从互联网上抓取各个网站的信息,建立数据库,从该数据库中检索与用户查询条件相匹配的相关记录,然后按一定的顺序将结果返回给用户。全文型搜索引擎的优点是数据库大,内容新,查询全面而充分,查全率高,能提供给用户全面而广泛的信息;缺点是查准率低,缺乏清晰的层次结构。

2）目录型搜索引擎（index search engine）：提供按类别人工编排的网站目录，各类下排列着属于这一类别的网站名称和网址链接，以及该网站的概述性摘要信息（摘要可能是网站提交的，也可能是搜索引擎的编辑为该网站所做的评价）。搜索时，用户可以浏览目录找到所需的网站，或者在检索框输入要查找的字、词和短语，再点击检索，便会在目录中查找相关的站点、网址和内容摘要。代表性引擎包括 Yahoo、LookSmart、DMOZ、Galaxy 等。

3）元搜索引擎：是通过一个统一的用户界面帮助用户在多个搜索引擎中选择和利用合适的搜索引擎来实现检索操作，并对检索结果进行集成的系统。它没有自己的数据库，而是将用户的查询请求同时向多个搜索引擎提交，将检出结果进行去重、整序等处理后，将结果返回给用户。元搜索引擎的优点是聚合多个搜索引擎的结果，返回结果更全；缺点是不能充分调用各搜索引擎的功能，用户需要做更多的筛选。常用元搜索引擎包括 InfoSpace、Dogpile、Alhea、MetaCrawler 等。

4）垂直搜索引擎：是对互联网上的某些专业领域的信息进行搜集、整合，定向分字段抽取出所需数据进行处理，并以某种形式提供给用户的信息检索系统。垂直搜索是为解决通用搜索引擎的信息量大、查询不准确、深度不够等问题提出来的新的搜索引擎服务模式。垂直搜索引擎针对某一特定领域、某一特定人群或某一特定需求提供有一定价值的信息和相关服务。垂直搜索引擎的特点是“专、精、深”，且具有行业色彩，提供的搜索结果更加具体、详细。垂直搜索类代表性搜索引擎有 SkyScanner（航班搜索）、BlogPulse（博客搜索）、爱看图标网（图标搜索）、职友集（职位搜索）等。

（2）按搜索的内容划分　主要分为综合性搜索引擎和专业性搜索引擎两种。

1）综合性搜索引擎：又称“通用搜索引擎”，这类搜索引擎对信息的采集不受主题限制，内容包罗万象，能满足用户的不同查询需求。如 Google（谷歌）、Bing（必应）、百度、搜狗、360 搜索等。

2）专业性搜索引擎：是指对网络信息资源中有关某一专业或主题的网页信息进行选择、采集、加工的搜索引擎，可满足用户特定学科专业或主题领域的信息查询，针对性强，查准率较高，如百度学术搜索、CNKI 学术搜索。医学搜索引擎有 Medscape、HON、MedExplorer、39 健康搜、360 良医等。

除上述几类搜索引擎外，搜索引擎还包括以下形式，如集合式搜索引擎（collection of search engine）、门户搜索引擎（portal search engine）、免费链接列表（free for all links）等。

二、综合性搜索引擎

综合性搜索引擎采集的网络信息资源内容极其广泛，涵盖各行各业的综合性信息。应用比较广泛的综合性搜索引擎有百度、必应等。

1. 百度

百度是全球最大的中文搜索引擎之一，创立于 2000 年。百度通过分析链接网站的多少来评价被链接的网站质量，用户在百度搜索时，越受用户欢迎的内容排名越靠前。2017 年 11 月，百度搜索提出惊雷算法，严厉打击通过刷点击提升网站搜索排序的作弊行为，以此保证搜索用户体验，促进搜索内容生态良性发展。惊雷算法会例行产出惩罚数据，对存在点击流量作弊的行为进行惩罚，同时综合考虑站点质量、历史数据等各纬度特征，对有判罚记录的网站加以严惩，严重者将长期封禁。2023年3月16日，百度在北京总部召开新闻发布会，宣布其大型生成式模型“文心一言”正式上线。该模型是能够生成自然语言的AI大模型，具有文本分类、情感分析、智能问答等自然语言处理能力，现已被广泛应用于多语言生成、文本生成和对话生成等领域。

（1）检索技术

1）布尔逻辑检索：百度支持布尔逻辑检索技术，用“+”“|”“-”分别表示逻辑“与”、逻辑“或”、逻辑“非”。或者关键词之间用空格分隔表示逻辑“与”。注意，当使用“-”表示逻辑“非”时，前一个关键词和“-”之间必须有空格，否则“-”将会被当做连字符处理，而“-”和后一个关键词之间有无空格均可。

2）精确检索：百度精确检索运算符为“”（双引号）与《》（书名号）。如果在百度检索框中输入的查询词很长，百度给出的搜索结果中的查询词可能是拆分的。如果要精确检索，可以给查询词加上双引号。例如，搜索2型糖尿病鉴别诊断，如果不加双引号，检索词将被拆分，找到相关结果约12 200 000条，检索效果不好，但是加上双引号后（“2型糖尿病鉴别诊断”），找到相关结果约12 500条，大大提高了查准率。

书名号是百度独有的一个特殊查询语法。在其他搜索引擎中，书名号会被忽略，而在百度，中文书名号是可被查询的，在某些情况下特别有效果。加上书名号的查询词，有两层特殊功能，一是书名号会出现在搜索结果中，二是被书名号括起来的内容不会被拆分。

3）intitle命令：该命令可将搜索范围限定在网页标题中。网页标题通常是对网页内容提纲挈领式的归纳，将查询内容范围限定在网页标题中，有时能获得良好的效果。检索表达式为intitle：关键词。例如，在网页标题中检索“高血压治疗”，检索表达式为intitle：高血压治疗。注意intitle：和后面的关键词之间没有空格。

4）site命令：该命令可将搜索范围限定在特定站点中，从而提高查询效率。检索表达式为site：站点域名。例如，如果想在中华人民共和国国家卫生健康委员会网站上查找有关肺结核病临床路径，那么其检索表达式为肺结核病临床路径 site：nhc.gov.cn。注意：站点域名不需加“http：//”，site：与站点名之间无空格。

5）inurl命令：该命令可将搜索范围限定在URL网址中，从而获得良好的效果。检索表达式为inurl：关键词。注意inurl：与关键词之间无空格。

（2）检索方式

1）简单搜索：百度主页默认为网页搜索，只需在搜索框内输入检索词（多个检索词之间用空格空开），点击回车键或搜索框右侧的“百度一下”按钮，即可获得检索结果。通过点击输入框下方的链接，如网页、视频、咨询、文库和学术等资源类型，可以缩小搜索范围。

2）高级搜索：可以对搜索结果从以下几个方面限制：包含以下全部的关键词、包含以下的完整关键词、包含以下任意一个关键词、不包括以下关键词等，还可以对网页的时间、网页的地区、网页语言、关键词在网页中的位置以及要搜索的网站等进行限定（图6-1）。其中“包含以下全部的关键词”相当于逻辑与，“包含以下任意一个关键词”相当于逻辑或，“不包括以下关键词”相当于逻辑非，“包含以下的完整关键词”相当于精确检索。

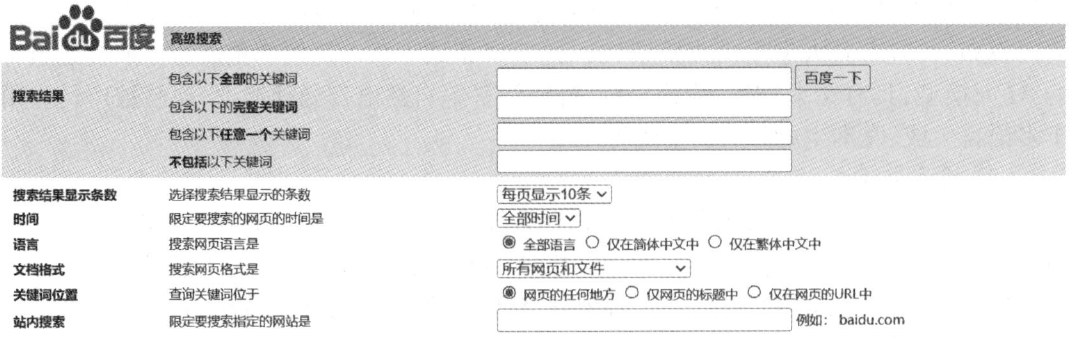

图 6–1　百度高级搜索

2. 必应（Bing）

必应是由微软（Microsoft）推出的一款搜索引擎，前身为 Live Search。2009 年必应在中国正式上线，为中国用户提供网页、图片、视频、词典、翻译、资讯、地图等全球信息搜索服务（图 6–2）。2018 年 1 月 10 日，必应搜索增加了航班追踪功能。用户无须知道航班公司名称或者航班号码，只需输入城市名称或者机场代码，即可在必应中搜索该航线上各航班的数据。如果用户提供更精确的航班公司及航班号码信息，若有数据可用，必应搜索还将显示航站楼、登机口等更详细的信息。除此之外，必应搜索还更新了娱乐信息及体育信息的预测和检索体验。2023 年 2 月 8 日，微软公司发布了新版必应搜索引擎，采用了 ChatGPT 开发商 OpenAI 的最新技术，可提供更具对话性的网络搜索和创建内容的替代方式。

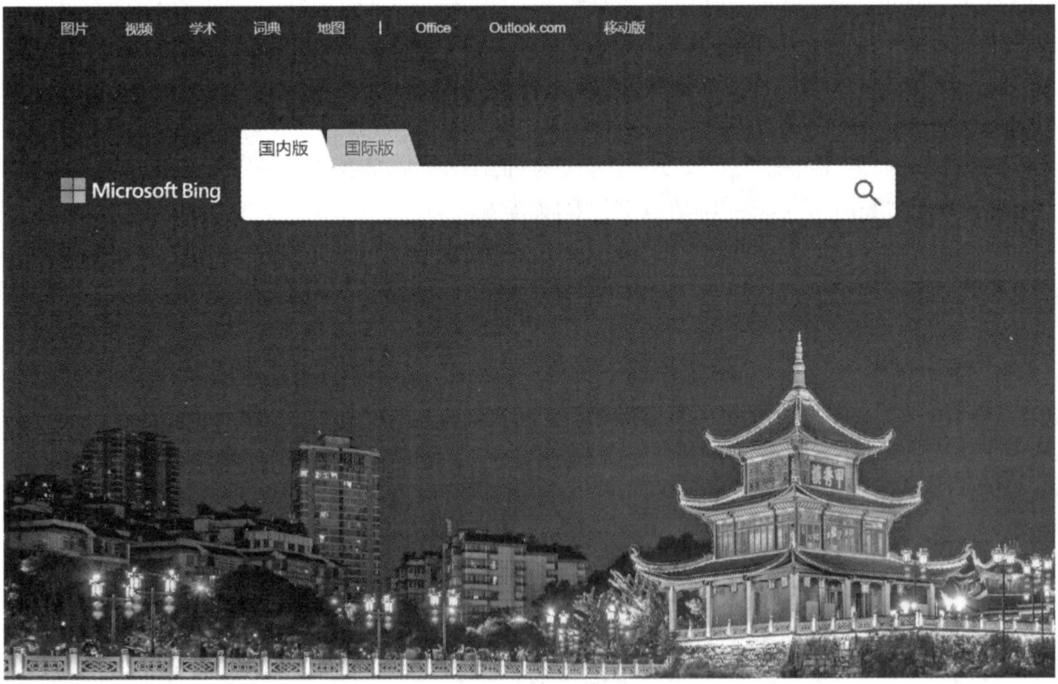

图 6–2　必应主页

必应的特色：①首页美图。将世界各地的高质量图片设置为首页背景，并配上与图片紧密相关的热点搜索提示。必应缤纷桌面每天帮助用户更换桌面壁纸，还可查看热门资讯，让用户在体验美图的过程中学习相关知识。②分类搜索结果。必应不仅提供常规的文本搜索功能，还支持图片、视频、音频等多种媒体形式的搜索，用户可以通过不同的方式来获取信息，从而获得更全面和多样化的搜索体验。对于搜索结果页面，必应提供一种较为先进的管理方式，即依照内容逻辑联系把结果进行分类。③新型视频搜索。必应视频搜索界面更为简洁，方便用户观看、浏览和限定搜索，搜索结果可以按时长、日期、清晰度、来源和价格五种方式排序，以满足用户的不同需求。④文生图功能。Bing Image Creator 可将用户对图片信息和艺术风格的语言描述直接转化为图片，支持的描述语言达上百种。

三、学术搜索引擎

学术搜索引擎以网络学术资源为索引对象，一般涵盖互联网上免费学术资源和以网页形式存在的学术资源，通过对这类资源的爬行、抓取、索引，以统一的界面向用户提供服务。

百度学术搜索引擎创建于 2014 年 6 月，是百度旗下提供海量中英文文献检索的学术资源搜索平台，涵盖各类学术期刊、会议论文等资源。它提供以下服务：①学术搜索，为用户提供免费、精准、全面的文献检索服务；②论文收藏，提供实时、便捷的一键式收藏，对文献信息进行分类整理；③文献互助，基于用户之间的全文互助平台，帮用户在短时间内免费获取所需全文；④学术订阅，用户可以对感兴趣的主题或学者进行订阅。

对于检索结果，百度学术可以进行多种方式显示，例如按相关度排序，按被引用量排序，按时间降序排列，单独显示期刊、会议论文和学位论文，也可以按学科领域、核心期刊和发表时间浏览文献，还可以显示检索的相关热搜词、相关学者和相关期刊等。对于检索到的每一篇文献，用户登录后可以收藏、引用、检索其相关文章。部分文献还提供免费全文下载。在“我的学术”栏目中可以查看收藏文献、订阅文献和文献互助。

四、医学搜索引擎

医学搜索引擎是面向医学领域的网络信息资源的门户网站或搜索工具，下面主要介绍 Medscape 和 HON。

1. Medscape

Medscape 由美国 Medscape 公司 1994 年开发，1995 年 6 月投入使用，是互联网上最大的免费提供临床医学全文文献、药物数据库和医学继续教育资源（CME）的网站，主要为临床医生和其他医学工作者提供高质量的、及时的专业医学信息。

Medscape 网站提供英语、法语、德语、葡萄牙语、西班牙语 5 种语言版本，并开设了英国专版网站。Medscape 支持多种信息查询，包括药物（Drugs，OTCs，& Herbals）、疾病和症状（Diseases & Conditions）、临床程序（Procedures）、解剖（Anatomy）、最新临床指南（Latest Clinical Guidelines）、医学检验（Laboratory Medicine）等信息，同时向用户提供药物相互作用查询（Drug Interaction Checker）、药品标识查询（Pill Identifier）、计算器（Calculators）、交互式诊断（Interactive Diagnostics）及 MEDLINE 医学索引链接等实用工具（图 6-3）。

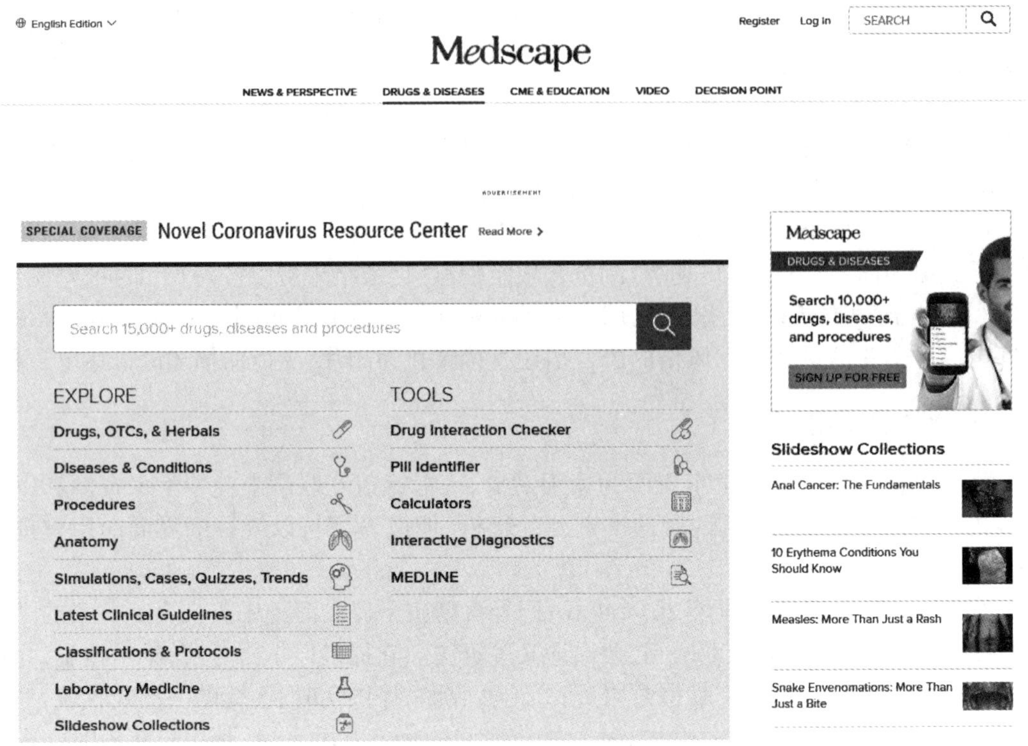

图 6-3 Medscape 主页

Medscape 将疾病及药物等相关信息分为内科治疗、外科手术和儿科诊疗三大类，其中药物信息主要来源于 FDA，涉及处方药、非处方药（OTC）和中草药（Herbals）；疾病和症状则具体细分成变态反应与免疫学（Allergy and Immunology）、肿瘤学（Oncology）、普通外科学（General Surgery）、遗传与代谢疾病（Genetics & Metabolic Disease）等 40 多个亚类，用户可以按专业查找浏览相关信息。

CME & Education 是 Medscape 中最值得关注的部分，内容涉及临床简介（Clinical Briefs）、病例（Patient Cases）、知识和实践（Knowledge & Practice）。目前提供了 300 多门继续教育课程，可按专业查找。

Medscape 提供免费注册功能，根据注册用户登录的专业提供最新的来自路透社及专业期刊的信息，也可以免费订阅每周一期的精选信息 MedPulse，甚至可以无需账号密码登录，直接通过网站发送链接到个人邮箱登录，还支持根据个人的需要定制独特的 Medscape 的界面。

2. HON

健康在线基金会（Health On the Net Foundation，HON）成立于 1995 年，是联合国经济及社会理事会认可的、非营利性的非政府组织。HON 网站旨在为患者、医护人员和网站管理人员提供可靠的医学信息资源，促进和指导网上可信赖的医学健康信息的开发，以及有效和高效的利用。1996 年 3 月推出免费医学全文搜索引擎，成为最受欢迎的互联网上非营利性门户网站。

HON 分别提供英语、法语、德语、中文、西班牙语、葡萄牙语和荷兰等语种的界面服务，指导用户获得有用且可信的医疗与健康信息。HON 中文主页提供 HONcode 网站、医学网站、HONselect、新闻、医学会议、医学影像、HON 档案、HON 项目和 WARPIN（HON 领导的旨在提供网上医学信息质量监控的欧盟项目）等栏目供用户浏览（图 6-4）。

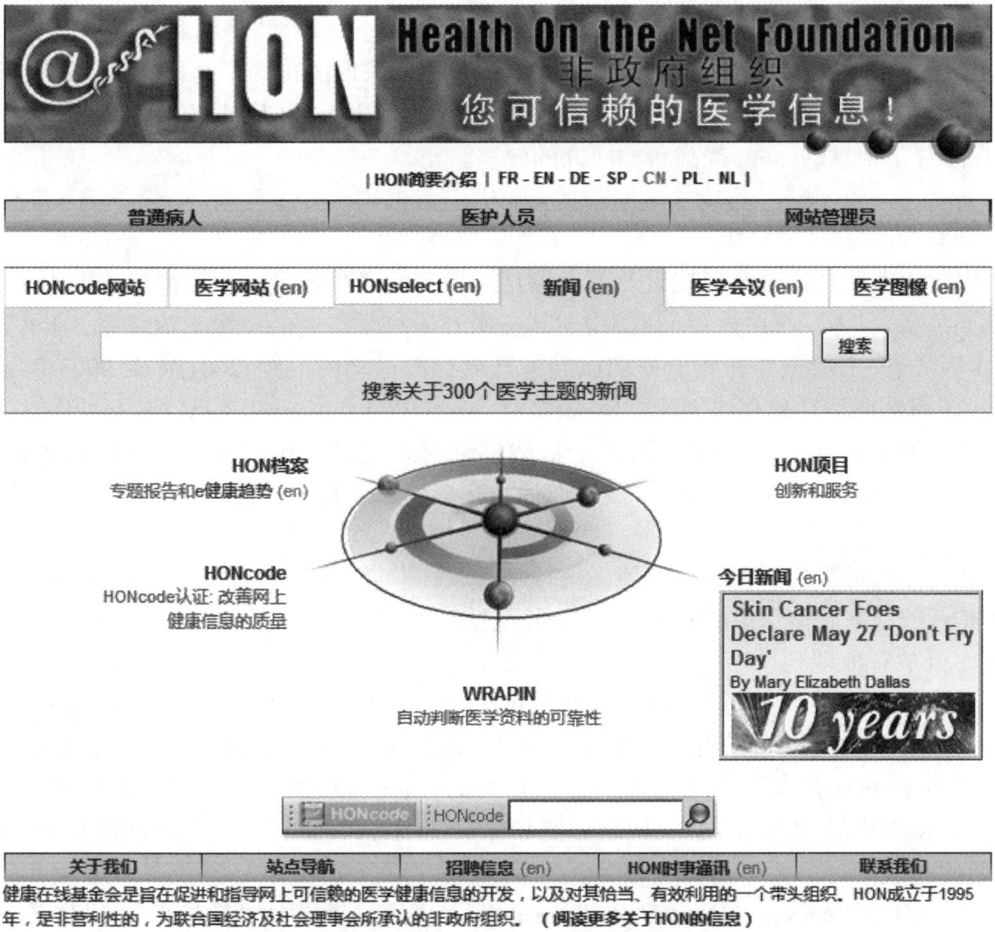

图 6-4　HON 中文主页

HON 与众不同之处在于：包括两个被广泛使用的免费全文医学搜索引擎（MedHunt 和 HONselect），以及为了提供权威、可信赖的网络医学信息资源而制定的 HON 行为准则（HONcode）。其中 MedHunt 主要搜索经过 HONcode 认证的网站和经过 HON 浏览和描述的网站，HONselect 是基于 3 300 多个医学主题词的医疗与健康信息搜索引擎，将 MeSH、权威科学论文、医疗信息、Web 地址和多媒体五种信息集成在一起，提供一站式搜索服务。

第三节　开放信息资源

网络信息资源按开放程度划分，可以分为全开放网络信息资源、半开放网络信息资源和不开放网络信息资源。开放信息资源秉承自由、开放、共享的理念,推动信息资源利用互联网自由传播与广泛交流,提升教学科研资源和数据的公共利用程度。本节主要介绍开放存取资源、开放课程资源和开放数据资源的定义、类型和特点。

开放获取(open access,OA)是学术资源垄断日益增强趋势下催生的一种独特的出版模式,秉持奉献、互济、自由、分享的理念,克服了传统出版机制中存在的授权壁垒与价格阻滞,力促知识创造成果的传播与利用,重构了学术生态链环境,是国际学术界、出版界、图书情报界为了推动科研成果利用互联网自由传播而采取的行动。其目的是促进科学及人文信息的广泛交流,促进利用互联网进行科学交流与出版,提升科学研究的公共利用程度,保障科学信息的保存,提高科学研究的效率。

一、开放存取资源

传统学术期刊价格的猛涨以及图书馆订阅经费的严重不足引发了世界范围内的“学术期刊危机”。为了解决这一问题,构建真正服务于科学研究的学术交流体系,国际学术界、出版界、图书情报界和政府机构掀起了开放存取运动的浪潮,2001 年至 2003 年先后发表了《布达佩斯开放存取倡议》(Budapest Open Access initiative,BOAI)、《关于开放存取出版的柏斯达声明》(BSOAP)及《关于自然科学与人文科学知识开放存取的柏林宣言》(BDOA,即《柏林宣言》)。从此,开放存取运动在全世界蓬勃开展,极大促进了学术交流和共享。

开放存取资源主要有两种类型。一种是开放存取期刊(open access journals,OAJ),另一种是开放存取仓储(open access repositories,OAR)。

1. 开放存取期刊

开放存取期刊(OAJ)是一种非常重要的开放存取资源,是互联网上公开出版的、经过同行评审的学术期刊,允许用户免费检索阅读、下载、复制、打印、链接和索引文章全文,无任何费用、法律和技术障碍,仅须保持论文作者的署名权和引用权。开放存取期刊具有投稿方便、出版快捷、出版费用少、检索方便和免费使用等特点。以下为几种常用的开放存取期刊资源。

(1) DOAJ(Directory of Open Access Journals) 是由瑞典隆德大学图书馆(Lund University Libraries)与 SPARC(The Scholarly Publishing and Academic Resources Coalition)于 2003 年 5 月联合创建的开放存取期刊目录。截至 2024 年 5 月,DOAJ 收录的开放存取期刊已有 20 435 种,收录 OA 论文超过 1 000 万篇,覆盖 134 个国家(图 6-5)。DOAJ 收录的 OA 期刊均为学术性、研究性的同行评审期刊,或者有编辑进行质量控制的期刊。其中与生物医学相关的主题包括:农业及食品科学、生物学及生命科学、化学、地球及环境科学、健康科学等。DOAJ 遵循创作共用(Creative Commons)协议,收录的 OA 期刊、OA 论文可以免费浏览、下载和打印,并且不反对商业用途,目的是改善学术期刊的可见性与可用性,增加学术论文影响力。

DOAJ 采用关键词检索方式,检索内容可分为期刊库和论文库。在期刊库中检索,用户可输入关键词,通过选择标题(Title)、ISSN、主题(Subject)和出版商(Publisher),系统自动在期刊信息的所有字段中进行检索,把所有符合条件的期刊全部显示出来。在论文库

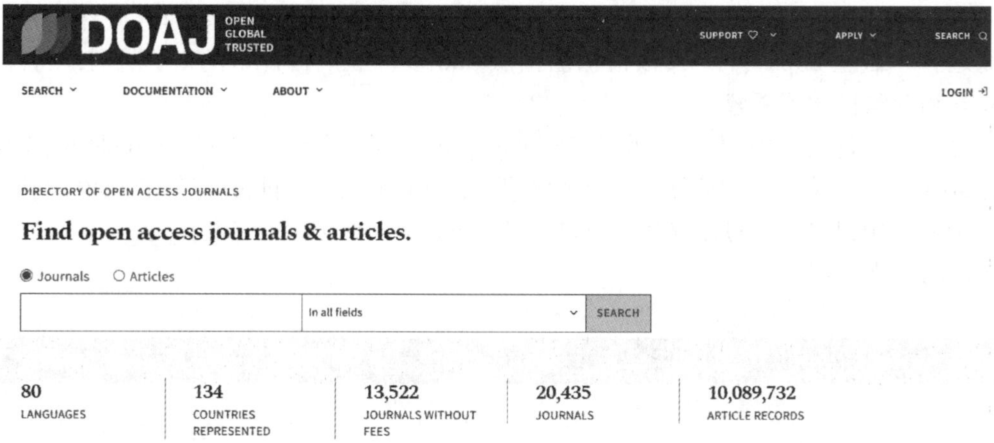

图 6-5　DOAJ 主页

中检索，系统自动在论文标题（Title）、摘要（Abstract）、主题（Subject）和作者（Author）等字段中进行检索，并且可以采用布尔逻辑运算符（AND、OR、NOT）组配多个检索词进行检索。

（2）PubMed Central（PMC）　是 2000 年 1 月由美国 NLM 下属的国家生物技术信息中心（NCBI）建立的生命科学期刊全文数据库，旨在保存生命科学期刊中的原始研究论文全文，并提供免费使用。截至 2024 年 5 月，PMC 已经收录超过 2 700 种 OA 期刊，超过 920 万篇文献。PMC 遵循自愿加入原则，期刊一旦加入，必须承诺期刊出版后在一定时间内将全文提交给 PMC，由 PMC 提供免费全文检索和访问。PMC 主页与 PubMed 类似，在浏览期刊列表的同时，还可以进行基本检索和高级检索。

用户可以通过点击主页“Journal List”浏览选择期刊，获取该期刊上的论文全文，也可在“Collections”界面选择主题浏览论文。用户还可以利用主页的检索框及高级检索方式进行检索（图 6-6）。

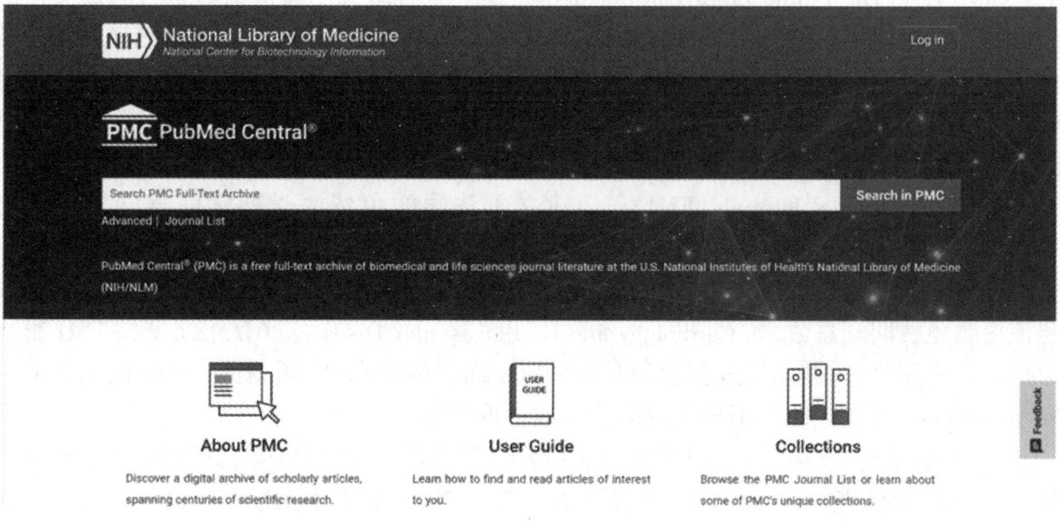

图 6-6　PMC 主页

（3）BioMed Central（BMC）　是一家英国商业性出版机构，是重要的开放存取期刊出版商之一。截至 2023 年 7 月，该机构已出版 300 多种经同行评审的 OA 期刊，内容涵盖生物学和健康科学等领域。

用户可通过访问 BMC 主页点击“Explore journals”（图 6-7），选择 Journals By Subject 或 Journals A-Z，按照主题或字顺顺序浏览期刊，并通过选择期刊获取发表在该期刊上的论文全文。用户也可通过论文库（article collections）界面选择主题浏览论文，还可以直接在主页的检索框输入关键词检索。

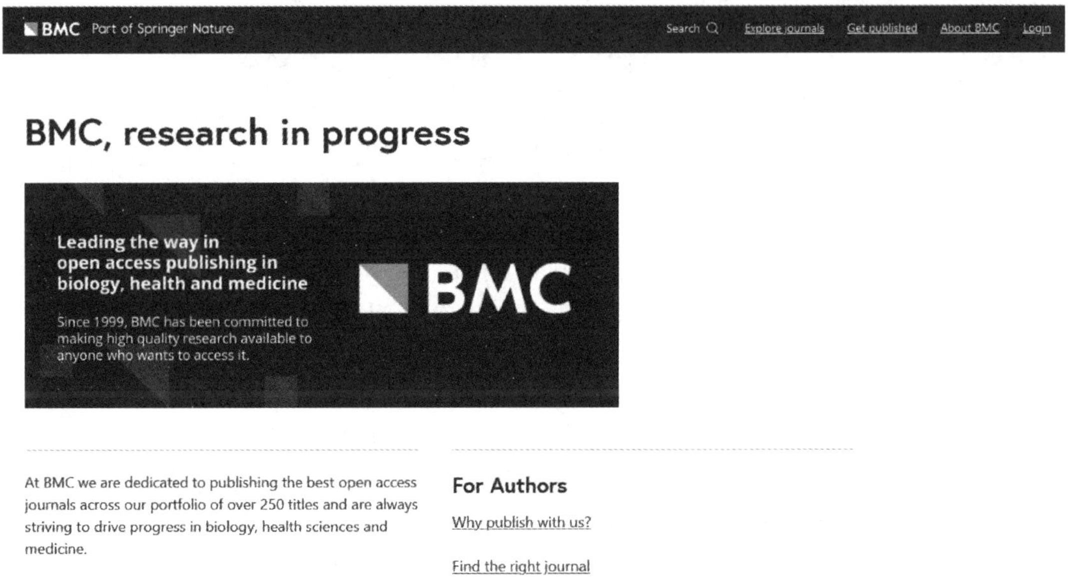

图 6-7　BMC 主页

（4）PLoS（The Public Library of Science）　是一家由诺贝尔奖得主和慈善机构支持的非营利性学术组织，旨在推广世界各地的科学和医学领域的最新研究成果，使其成为一种公众资源，科学家、医生、患者和学生可以通过 PLoS 了解最新的科研动态。目前 PLOS 出版 12 种生命科学与健康科学相关的 OA 期刊。用户既可以浏览某一种期刊，并在该刊范围内检索文献，也可以在 12 种期刊中同时检索。

（5）Free Medical Journals（FMJ）　是建立于法国的免费医学期刊信息网站。截至 2023 年 7 月，FMJ 收录 5088 种生物医学期刊，提供 4 种浏览途径：①主题浏览，将所有免费期刊分为 80 个主题，每个主题后在括号内用数字表明主题下有 ISI 影响因子的期刊数和该主题免费期刊总数，如 Cardiology and Cardiovascular Diseases（61/213）；②按 FMJ 影响力排名分段浏览；③按照开放存取的时间浏览；④按照期刊名字顺浏览。FMJ 还提供 Free Medical Books 的链接便于用户免费阅读开放存取图书。

（6）HighWire Press　由美国斯坦福大学图书馆创立于 1995 年，其合作的出版社有独立学术出版社、学 / 协会、大学出版社等。截至 2023 年 7 月，HighWire Press 已收录电子期刊 300 多种，文章总数已达 760 多万篇，其中超过 240 万篇文章可免费获得全文。

HighWire Press 收录的期刊覆盖生命科学、医学、物理学、社会科学等学科，支持关键词检索、字母字顺浏览和高级检索三种方式检索信息。HighWire Press 为出版商（Publishers）、科研人员（Researchers）和图书馆员（Librarians）提供不同服务页面。科研人员可以从刊名字顺（by title）、出版商字顺（by publisher）等途径浏览期刊列表。选中某刊后，点击刊名链接可以进入该刊页面进行浏览，如果在论文后标出可获取全文，那么可以直接获取该论文的 PDF 格式全文。HighWire Press 提供三类免费期刊：免费网站（free site）、免费试用（free trial）和免费刊期（free issues）。

（7）SOCOLAR　是由中国教育图书进出口公司开发的 OA 资源统一检索平台，提供 OA 资源检索和全文链接服务、个性化增值服务、OA 知识宣传和交流服务、OA 期刊发布和仓储服务等。截至 2024 年 5 月，系统共收录 29 638 种开放获取期刊，1 048 个开放仓储，收录论文超过 5 657 万篇，涉及各个学科领域。SOCOLAR 可分为论文库和期刊库，其中论文库支持标题、作者、作者单位、摘要、关键词、来源出版物、出版社名称、ISSN/ISBN、DOI 等字段限定检索，期刊库支持 ISSN、刊名和出版社字段限定检索，用户可通过点击主页中的"仅检索 OA 资源"按钮对检索资源进行限定（图 6-8）。

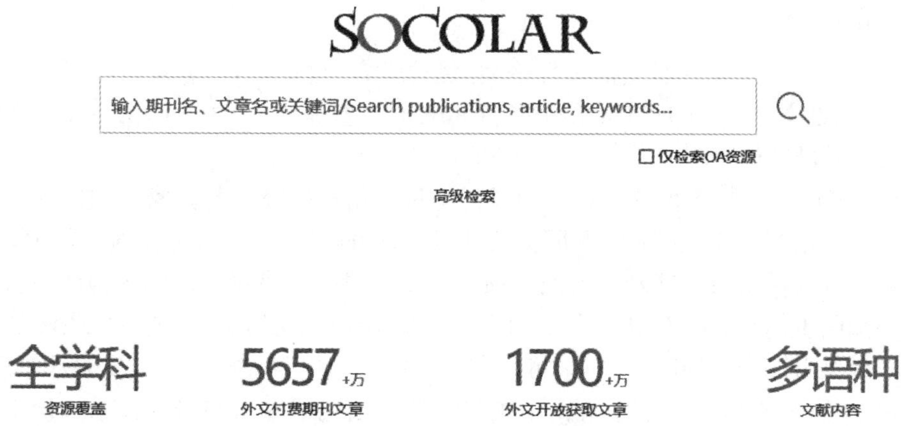

图 6-8　SOCOLAR 主页

2. 开放存取仓储

开放存取仓储（OAR）又称自存档，是指单位或者个人以"自存档"形式将信息资源存入公共的或者机构的服务器，供免费检索、下载和使用。它是一种免费在线资源库。

OAR 收录的文献类型包括电子文档、科研论文、课程资料、数据记录、声频视频、机构档案等。电子文档（eprint）是以数字形式存储的研究性文章，主要有预印本（preprint）和印后本（postprint），其中预印本指论文原稿完成后，送至期刊出版社等待发表的论文，或是已投稿但未被审核接受的论文，甚至是未投稿的论文；印后本是指经过同行评议，多次校对并已经正式发表的文章。

OAR 可分为学科仓储和机构仓储。学科仓储是按照学科领域进行组织的 OAR，以 arXiv 为代表。机构仓储是由研究机构建立和管理的 OAR，用来保存机构成员发表的论文。

（1）OpenDOAR（The Directory of Open Access Repositories）　是英国诺丁汉大学和瑞

典隆德大学图书馆于 2005 年 2 月创建的 OAR 资源目录检索系统，是收录 OAR 资源最全、最权威的 OAR 目录。截至 2024 年 5 月，OpenDOAR 收录超过 5 904 条 OAR 信息，提供 OAR 目录检索、元数据检索、目录浏览和数据统计等服务。

（2）arXiv.org　是由美国国家科学基金会（National Science Foundation，NSF）和美国能源部资助，美国洛斯阿拉莫斯国家实验室（Los Alamos National Laboratory）的物理学家 Paul Ginsparg 于 1991 年 8 月创建的第一个电子预印本档案库。其主站点设在康奈尔大学（Cornell University），世界各地设有 17 个镜像站，中国镜像站点设在中国科学院理论物理研究所。

截至 2024 年 5 月，arXiv 收录了物理学、数学、计算机科学、定量生物学、统计学、电气工程和系统科学及经济学等领域近 240 万篇文献，但是未经过同行评审。arXiv 提供主题分类和关键词两种检索方式，全文有多种格式（PS、PDF、DVI 等），需要安装相应的全文浏览器才能阅读。

（3）中国科技论文在线　是经教育部批准，由教育部科技发展中心主办的科技论文网站。它采取“先公开、后评审”方式，利用现代信息技术实现在线投稿和在线同行评审，略去评审、修改、编辑和印刷等程序，从而使新成果能够及时发布和推广，提高了科研成果的交流性和共享性。

中国科技论文在线主要包括首发论文、优秀学者、自荐学者、名家推荐、科技期刊、热度视界、专题论文、博士论坛、OA 资源平台和电子杂志等栏目，并且提供论文分类浏览和快速检索、高级检索功能。

（4）中国预印本服务系统　是由中国科学技术信息研究所与国家科技图书文献中心联合建设，以提供预印本文献资源服务为主要目的的实时学术交流系统，是中华人民共和国科学技术部科技条件基础平台面上项目的研究成果。该系统由国内预印本服务子系统和国外预印本门户（SINDAP）子系统构成。国内预印本服务子系统主要收藏的是国内科技工作者自由提交的预印本文章，可以实现二次文献检索、浏览全文、发表评论等功能。国外预印本门户（SINDAP）子系统由中国科学技术信息研究所与丹麦技术知识中心合作开发完成，实现了全球预印本文献资源的一站式检索。通过 SINDAP 子系统，用户只需输入检索式一次即可对全球知名的 16 个预印本系统进行检索，并可获得相应系统提供的预印本全文。

二、开放课程资源

开放课程最早起源于英国，是一种远程教学方式。2001 年 4 月 1 日美国麻省理工学院首先将他们的课程材料在网上公开，供全世界求知者免费使用。之后越来越多的国家和高校开放了自己的课程。目前开放课程的形式主要有慕课（MOOC）、微课、开放共享精品课程等。

慕课（massive open online course，MOOC，大规模开放式在线课程）是一种面向大众、免费开放的学习资源。慕课最早起源于 2007 年美国犹他州立大学教授 David Wiley 创建的基于 WiKi 开放课程。2012 年美国许多高校陆续设立网络学习平台，在网上提供免费课程，纷纷发布慕课，Coursera、edX 和 Udacity 在这一年先后建立并奠定了慕课发展的基石，随后英国的 FutureLearn、德国的 iversity 等慕课平台也发展壮大，引领了全球慕课课程的建设热潮。中国的慕课平台建设始于 2013 年，学堂在线、中国大学 MOOC 等中文慕课平台的先后建立宣告了中国慕课时代的到来。

微课是按照课程标准和教学实践要求，以视频为主要载体，围绕某个知识点或教学环节组织起来的呈现碎片化学习内容、过程及扩展素材的一种新型教学资源。微课的核心组成内容是课堂教学视频，同时还包含与该教学主题相关的教学设计、素材课件、教学反思、练习测试、学生反馈、教师点评等辅助性教学资源。

开放共享精品课程是指以高校教师和大学生为服务主体，同时面向社会学习者的基础课和专业课等各类网络共享课程。开放共享精品课程旨在推动高等学校优质课程教学资源共建共享，着力促进教育教学观念转变、教学内容更新和教学方法改革，提高人才培养质量，服务学习型社会建设。

1. 中国大学 MOOC

中国大学 MOOC（慕课）是网易公司与高等教育出版社携手推出的大型开放式在线教育平台。它承接教育部国家精品开放课程任务，汇集国内外众多高校优质课程，向大众提供中国知名高校的慕课课程（图 6–9）。2014 年 5 月，中国大学 MOOC 平台上线，截至 2024 年 5 月，中国大学 MOOC 收录国家精品课程 1 300 多门，合作高校超过 800 所。中国大学 MOOC 平台课程一般由课件、测验与作业、讨论区、考试、评分标准和公告六大部分构成，前三部分是其主要学习模块。其中课件包含模块化的微视频和阅读文档，并在视频播放中穿插提问，以强化学习者的在线课堂参与感；测验与作业旨在检验和巩固知识的掌握程度，通过每周设置的单元测验评估学习效果，也便于教师及时发现问题并调整教学；讨论区分为教师答疑区、课堂交流区和综合讨论区，学生参与讨论活动将纳入测评考核。

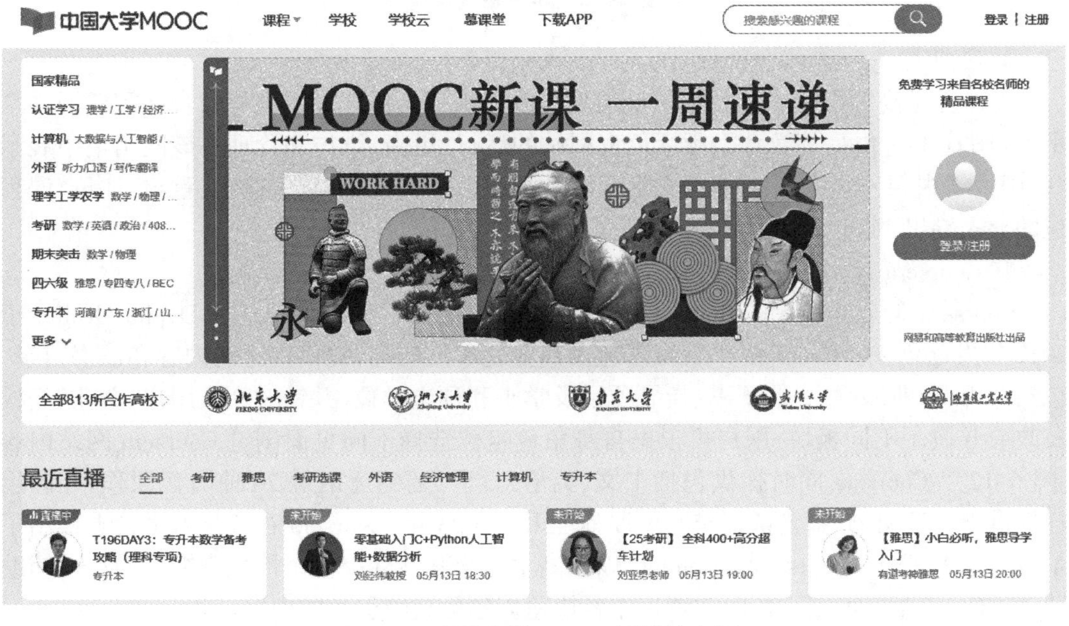

图 6–9　中国大学 MOOC（慕课）主页

2. 学堂在线

学堂在线由清华大学开发，是我国第一个由高校主导的慕课平台，是教育部在线教育研究中心的研究交流和成果应用平台，也是联合国教科文组织（UNESCO）国际工程教育中心（ICEE）的在线教育平台（图 6–10）。平台于 2013 年 10 月 10 日正式启动，面向全球提供在线课程。截至 2024 年 5 月，学堂在线运行了 9 463 门优质课程，来自清华大学、北京大学、复旦大学、斯坦福大学、麻省理工学院、加州大学伯克利分校等国内外几十所知名高校，涵盖计算机、经管创业、理学、工程、文学、历史、艺术等 15 大学科门类。学堂在线提供热门课程字幕、关键词检索、视频内容定位、可视化公式编辑、编程作业自动评分、多视频源支持等功能。

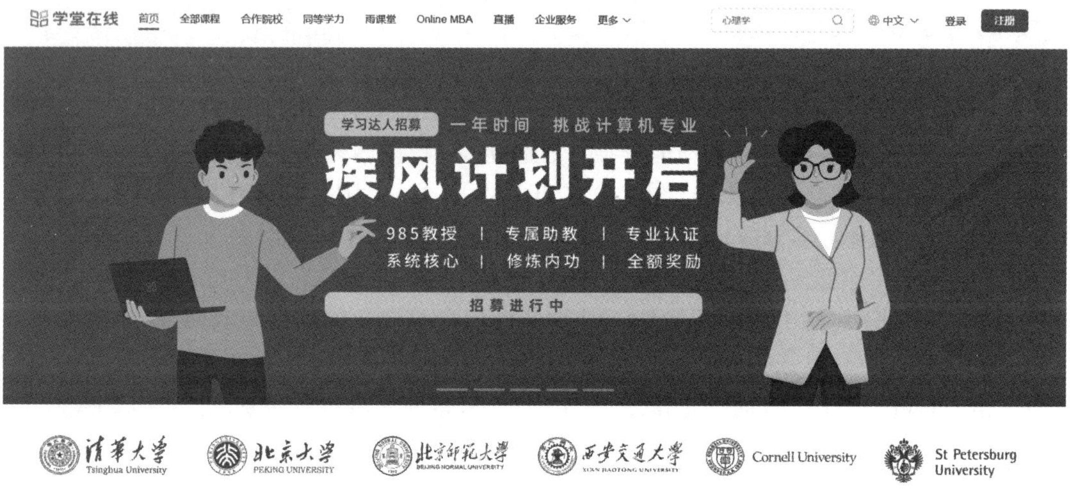

图 6–10　学堂在线首页

3. 爱课程

爱课程是高等学校本科教学质量与教学改革工程支持建设的高等教育课程资源共享平台（图 6–11），由高等教育出版社负责网站的运行、更新、维护和管理。该网站集中展示“中国大学视频公开课”和“中国大学资源共享课”，具有资源浏览、搜索、重组、评价、课程包的导入导出、发布、互动参与和“教”“学”兼备等功能。

4. Coursera

Coursera 是全球最大的在线学习平台，由斯坦福大学教授吴恩达和 Daphne Koller 于 2012 年发起创立。Coursera 平台全球化及商业化程度较高，提供广泛的内容和证书目录，包括课程、专业课程、专业证书、指导项目及学士和硕士学位，并针对个人用户、企业、高校及政府开设了不同板块，用户可根据自身角色定位选择不同页面浏览 Coursera 网站内容（图 6–12）。Coursera 同时提供包括中文、英语、日语、葡萄牙语等 20 种语言课程，并向用户提供学习证明书、签名认证与专项课程证书。2023 年，Coursera 在其学习平台上推出了 AI 工具虚拟助手（Coursera Coach），可以提高学习交互性并提供个性化反馈，以及 AI 辅助课程构建，该工具可用于帮助教育工作者快速创建更具吸引力的内容。

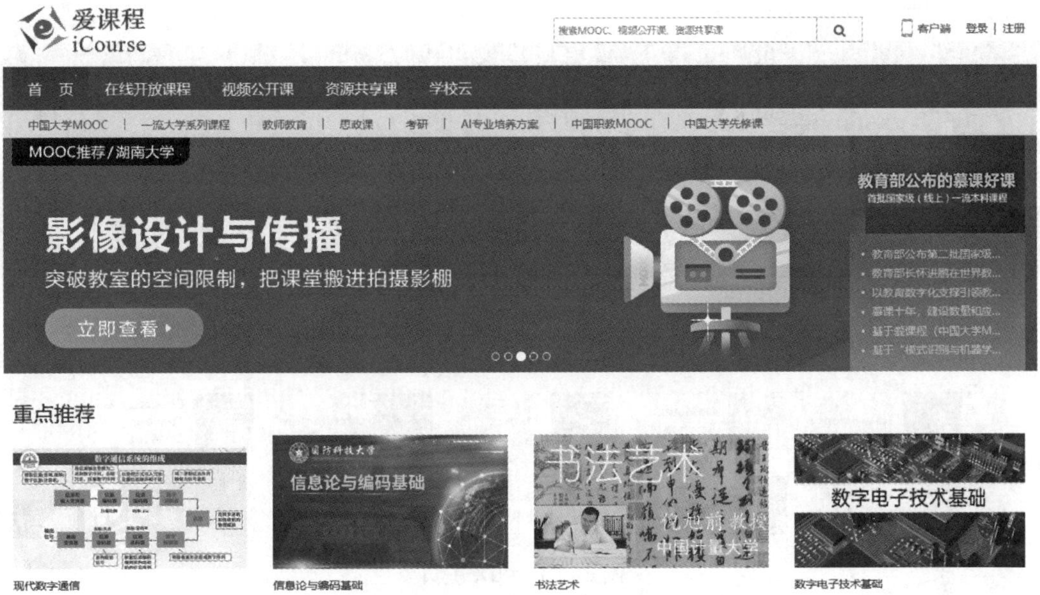

图 6-11　爱课程网站首页

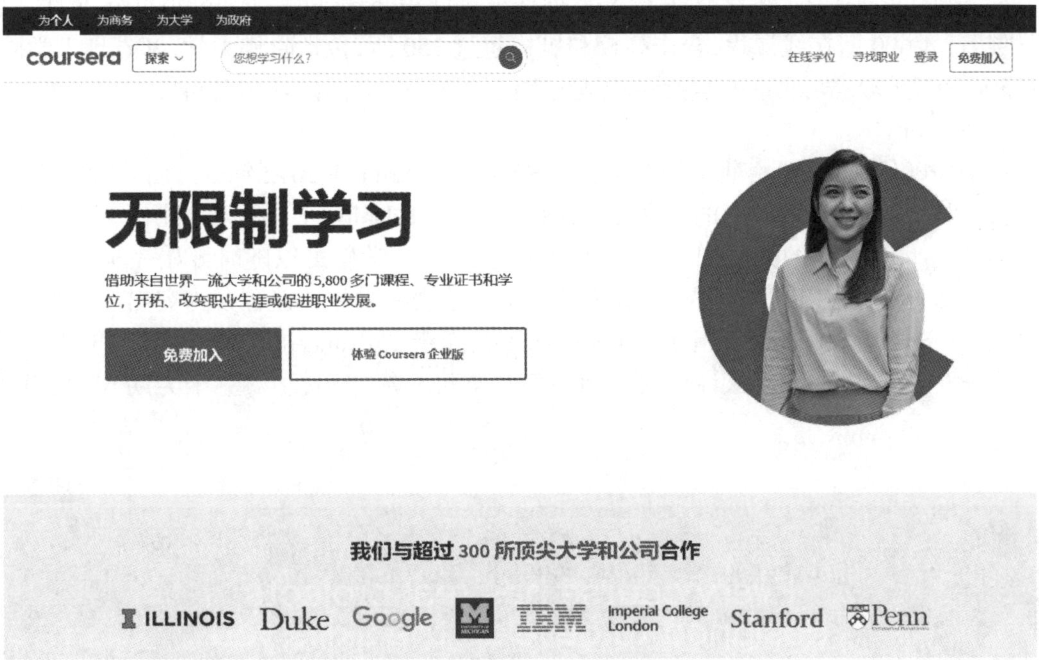

图 6-12　Coursera 主页

5. edX

edX 是麻省理工学院和哈佛大学于 2012 年 4 月联合创建的大规模开放在线课堂平台（图 6-13）。edX 向用户提供涵盖艺术与文化、生物学与生命科学、化学、计算机科学、

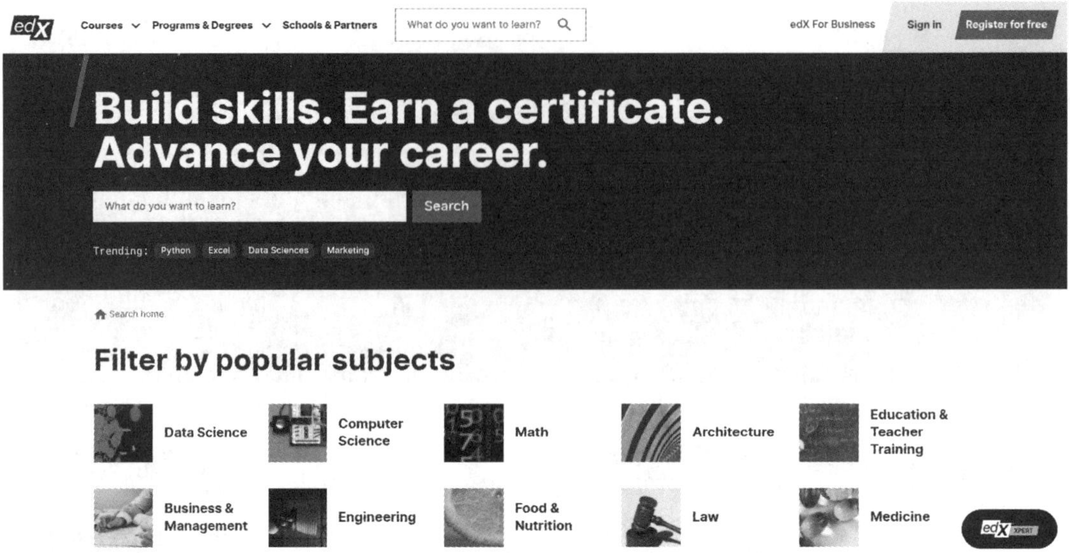

图 6-13　edX 主页

经济与金融、环境研究、健康和安全、历史、语言、数学、医学、音乐、哲学、物理等学科领域课程，并提供荣誉认证、签名认证与 X 系列认证等课程修读证明。截至 2024 年 5 月，edX 提供超过 4 600 门在线课程，合作高校和机构超过 250 所，包括哈佛大学、麻省理工学院、牛津大学、清华大学、北京大学、香港大学、香港科技大学等国内外知名高校。

6. Udacity

Udacity（优达学城）由斯坦福大学教授 Sebastian Thrun 在 2012 年 2 月创办（图 6-14），其建设目标是促进高等教育的大众化。2016 年 4 月，Udacity 进入中国，推出了中文版“优达学城”。Udacity 上的开放课程没有开始和结课时间，学生可以随时开始完全自主式的学习。Udacity 课程以理工科为主，其中计算机及数据科学相关课程尤为突出。课程按照难度分为初学者（Beginner）、中级（Intermediate）、高级（Advanced）三个等级，向用户提供“纳米学位（Nanodegree）”认证项目。用户每月支付一笔费用，学习一个为期 6 ~ 12 个月

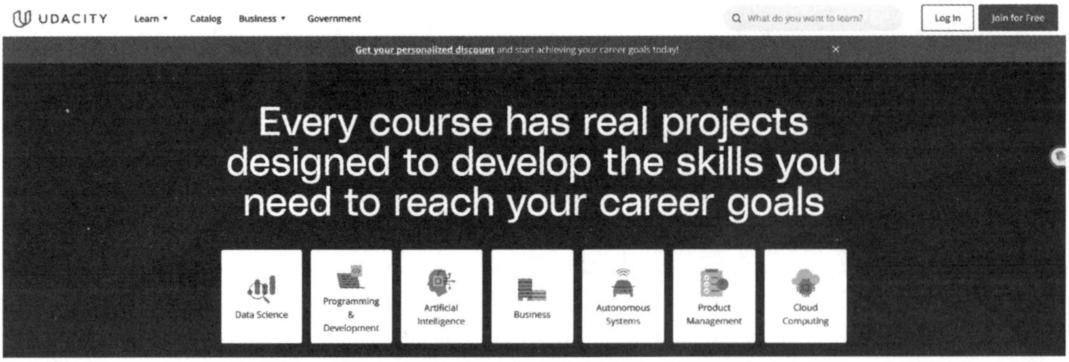

图 6-14　Udacity 主页

的特定科目，完成特定项目之后便可收到一份结业证书。同时，Udacity 向付费用户提供工作机会，拿到 Nanodegree Plus 学位的学员如果在毕业后 6 个月内找不到工作，Udacity 将全额退还学费。

7. MIT OpenCourseWare（MIT 的开放课程）

1999 年，麻省理工学院实施“开放课程计划”，2002 年开始正式免费对外开放。截至 2024 年 5 月，已累计开放 2 527 门线上课程，提供课程浏览和课程检索等功能（图 6–15）。用户可通过点击首页中间的“Search”，根据关键词从主题、学历层次、课程号、开设院系及课程特点等角度选择课程。点击课程名称，显示课程详细信息。

课程信息页面中间显示课程的基本信息，包括课程简介、课程代码、课程名称、开设院系、开课时间、课程的层次、导师及课程描述等信息，左侧提供免费的在线资源，包括课程笔记、课程作业、日程表、阅读材料等，同时用户可打包下载课程资料，包括教学大纲、教学日历、阅读资料和讲义等。

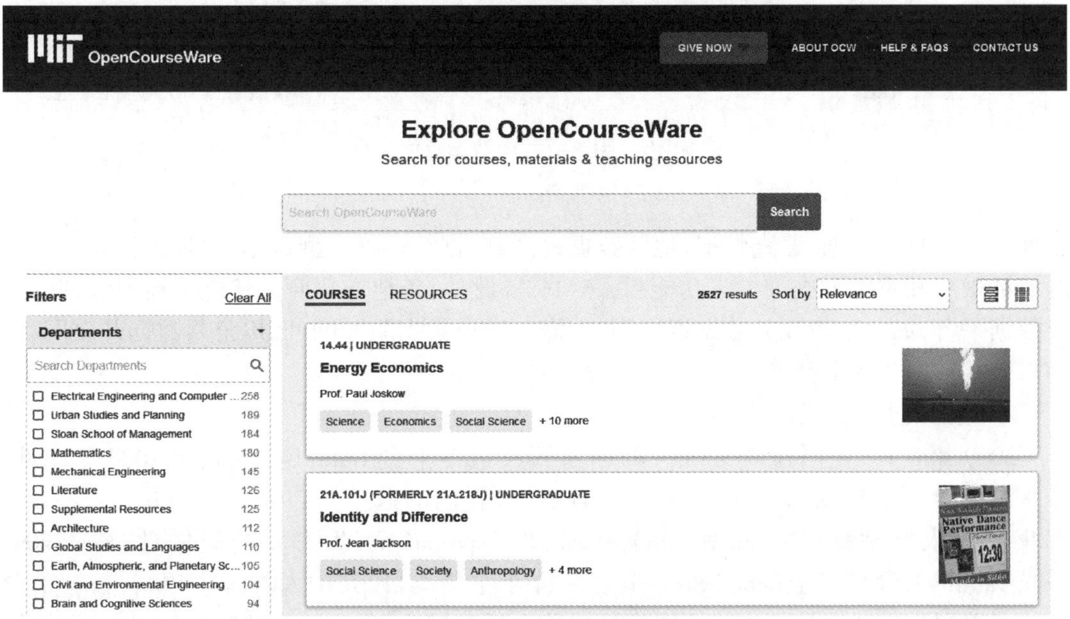

图 6–15 MIT 的开放课程首页

三、开放数据资源

开放数据是运用信息技术，将公共数据集成于公共数据系统，免费向公众开放、互通、共享。随着大数据时代到来，数据成为被激活的资产，被赋予全新的意义，其价值的聚合效应引发价值链的重构。因此，近年来，各国政府越来越支持数据开放，在保证公众知情权的同时，推进数字政府建设。

1. 中国的开放数据

我国开放数据的起步较晚，国家统一的公共数据开放网站尚处于建设阶段。国家各部委已建立了各自的开放数据平台，如中华人民共和国国家统计局官方网站的首页提供

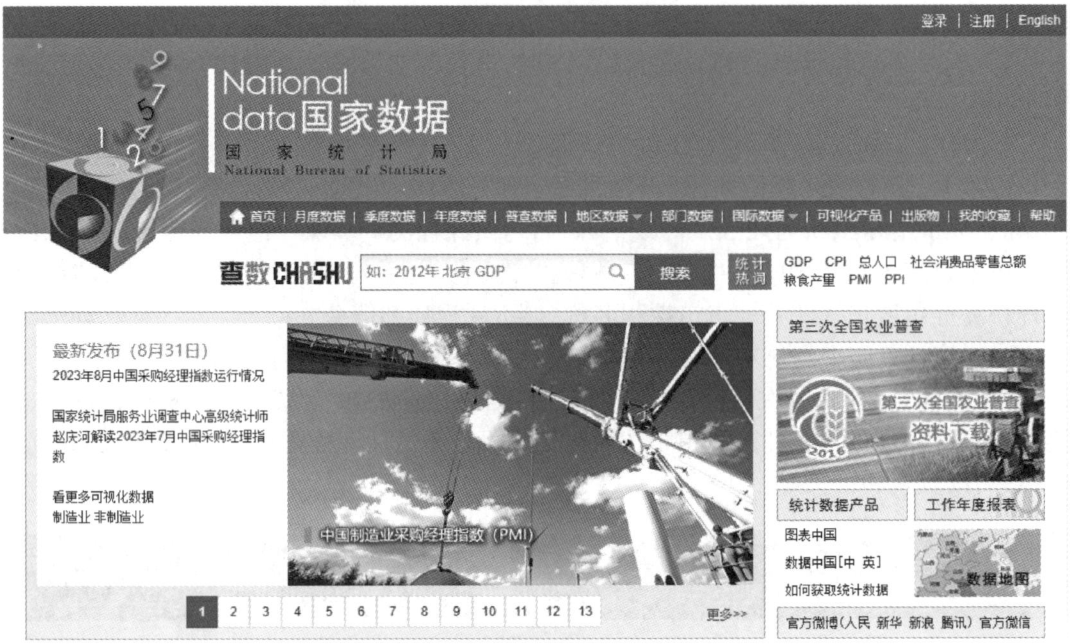

图 6–16　国家统计局数据查询主页

年度、季度、月度数据，普查数据，地区数据，部门数据等多种类型数据，并提供快速查询专题统计报表和关键词查询检索功能（图 6–16）。此外，各地方政府也建立了地方级别的开放数据平台，如北京市政务数据资源网、上海市政府数据服务网、四川公共数据开放网、广州市公共数据开放平台等。

2. 美国的开放数据

2009 年 5 月，美国建立了统一的国家开放数据平台 Data. Gov。截至 2024 年 5 月，该平台整合了包括联邦政府、州政府、市政府等在内的数据集 297 024 个（图 6–17）。数据集分为人类健康（Human Health）、交通（Transportation）、生态系统脆弱性（Ecosystem Vulnerability）、食品安全（Food Security）等 24 个主题类目，其中人类健康领域，数据平台开放了美国联邦政府及各州等不同行政单位大量与健康、疾病相关的数据集，如美国慢性病指标（U. S. Chronic Disease Indicators，CDI）数据集，它是由 CDC 采用统一的标准从美国各州、重要地区和大城市采集、报告的 124 项慢性病指标数据。

Data.Gov 提供关键词检索和主题浏览。对于每一个数据集，该网站提供 CSV、RDF、JSON、XML 等多种格式的原始数据下载、浏览功能。

3. 英国的开放数据

英国于 2010 年建立了统一的国家数据开放平台 data.gov.uk，涉及环境、地图、城镇、犯罪与司法、政府、健康、教育等 12 个领域。截至 2023 年 7 月，该平台开放了超过 55 000 个数据集，其中在健康领域开放了英国肥胖、体力活动和饮食统计数据，英国儿童和成年人健康与健康行为调查数据等 1 800 多个数据集。data.gov.uk 提供关键词检索和主题浏览功能，并提供 HTML 格式在线浏览和保存为 PDF 格式选项的数据下载功能。

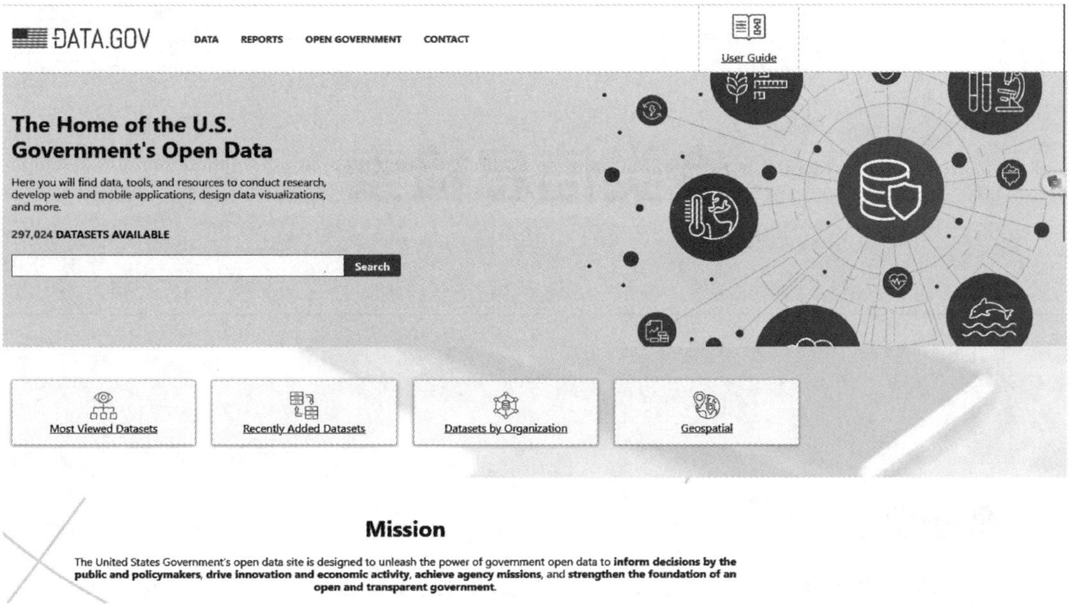

图 6–17　美国国家开放数据平台主页

（胡德华）

思考题

1. 什么是网络信息资源？有哪些类型？
2. 网络信息资源有何特点？
3. 如何评价网络信息资源？
4. 搜索引擎由哪几部分组成？
5. 全文型搜索引擎与目录型搜索引擎有何差异？
6. 开放存取期刊与开放存取仓储有何异同？
7. 开放课程有哪些形式？
8. 如何获取与医学有关的开放数据资源？

数字课程学习

教学 PPT　　拓展阅读　　自测题

第七章

专类信息检索

学习目标

通过本章的学习，学生能够：准确列举学位论文、循证医学、专利文献、标准文献及疾病知识这五种专类信息的网络信息资源；系统总结学位论文、循证医学、专利文献、标准文献及疾病知识信息资源的特色和检索方法；熟练检索学位论文、循证医学、专利文献、标准文献及疾病知识等信息资源；尊重知识产权，合理下载使用学位论文、循证医学、专利文献、标准文献及疾病知识等信息资源；提升自身信息素养，提高科研能力、创新能力和终身学习能力。

医学研究中，除了利用期刊、会议文献外，还常常需要查找学位论文、循证医学、专利、标准及疾病知识等方面的文献。学位论文为学术界提供新的思想和观点，在推动学科发展、促进学术进步等方面起着重要的作用。循证医学在优化临床决策、反映临床实践和指导政策制定等方面起着重要的作用。专利文献在专利申请、技术创新、技术转让和专利诉讼等方面发挥着重要作用。标准文献是标准化工作的重要组成部分。疾病知识库能帮助临床医护人员快速获取疾病诊疗相关知识，辅助临床决策。本章主要介绍学位论文、循证医学、专利文献、标准文献及疾病知识这五种专类信息的检索和利用。

第一节　学位论文信息检索

学位论文是学术传承的重要载体。每一篇学位论文都是对前人研究继承和发展的见证，也是对未来研究的启示和引领。通过学位论文，学者可以将新观点、新方法和新数据呈现给学术界，进一步推动学科的发展。

一、概述

学位论文（degree dissertation）是学位申请者根据学位授予单位要求提交的研究论文。学位论文在导师的指导下由申请者独立完成，是学位授予的重要依据之一。学位论文一般分为学士学位论文、硕士学位论文和博士学位论文三种。学位论文既具有科研论文的科学性、学术性、新颖性，又蕴含丰富的课题相关基础知识，对科研的表述循序渐进、深入、全面，而且绝大多数不公开发表或出版。博硕士学位论文的要求不同，硕士学位论文要求对研究课题有新的见解，表明作者具有从事科学研究工作或独立担负专门技术工作的能力；博士学位论文要求表明作者具有独立从事科学研究工作的能力，并在科学或专门技术上做出创造性的成果。因此，博硕士学位论文对了解学术前沿，借鉴科研选题，获取课题综述，学习论文写作等具有独特的参考价值。

学位论文一般由学位授予单位收藏，我国博士和硕士学位论文的法定收藏机构是国家图书馆和中国科技信息研究所。目前学位论文数据库建设主要是针对硕士和博士学位论文。

二、中文学位论文数据库

（一）中国博硕士学位论文全文数据库

中国知网学位论文全文数据库包括《中国博士学位论文全文数据库》和《中国优秀硕士学位论文全文数据库》，是中国知网的子数据库之一（图 7–1）。收录全国 530 余家博士培养单位的博士学位论文 57 余万篇和 800 余家硕士培养单位的优秀硕士学位论文 594 余万篇，最早回溯至 1984 年，覆盖基础科学、工程技术、农业、医学、哲学、人文、社会科学等各个领域，分为 10 大专辑、168 个专题。

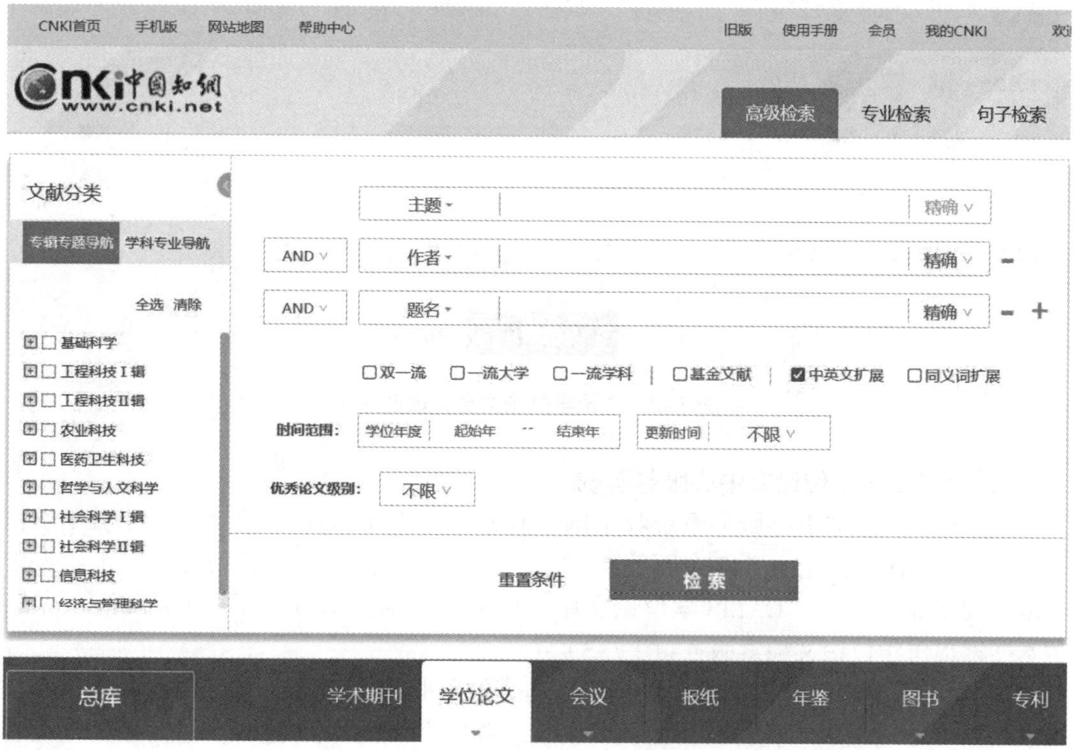

图 7–1 中国博硕士学位论文全文数据库

该库有基本检索、高级检索、专业检索、句子检索和一框式检索等多种检索途径。默认为基本检索，除常用检索字段外，还提供学位授予单位、学科专业、导师和目录等字段检索。检索结果可以按主题、学科、学科专业、学位授予单位、学位授予年度、研究层次、导师和基金等过滤聚类。该库还提供按学位授予单位和学科专辑浏览学位论文。

（二）中国学位论文全文数据库

中国学位论文全文数据库是万方数据知识服务平台的子数据库之一（图 7-2）。收录 1980 年以来国内 900 余所具备博硕士学位授予权的高校、科研院所的学位论文全文 570 余万篇，年增 42 余万篇，涵盖基础科学、理学、工业技术、人文科学、社会科学、医药卫生、农业科学、交通运输、航空航天和环境科学等各学科领域。外文学位论文收录始于 1983 年，累计收藏 60 余万篇。

该库有基本检索、高级检索、专业检索、作者发文检索等多种检索途径，除常用检索字段外，还提供学位授予单位、导师、专业等字段检索。检索结果可以按获取范围、学科分类、学位授予单位、授予学位、学位年度、导师、语种及来源数据库等过滤聚类。该库还提供按学科、专业及学位授予单位浏览学位论文。

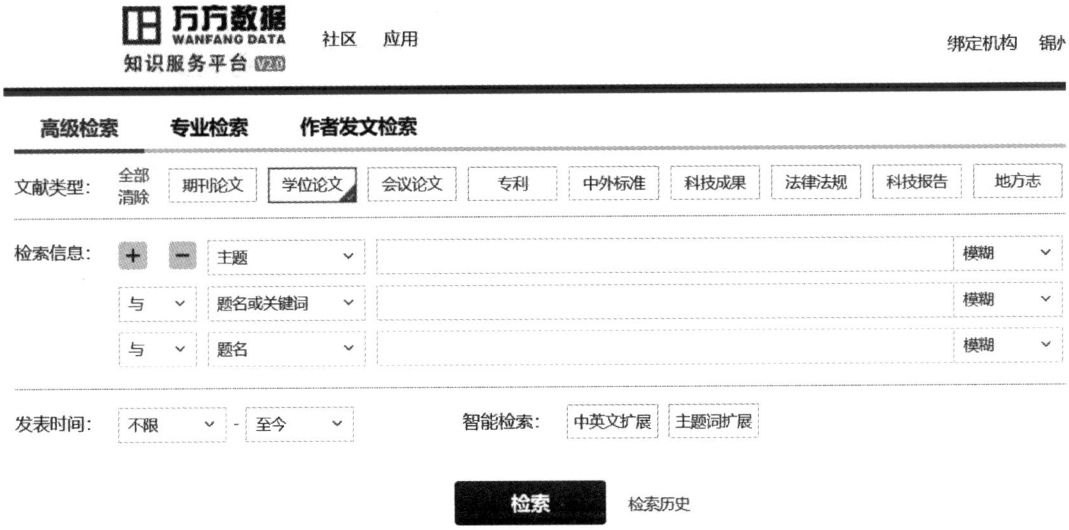

图 7-2　中国学位论文全文数据库

（三）CALIS 学位论文中心服务系统

CALIS 学位论文中心服务系统收录国内高校学位论文、高校联合采购的 PQDT 学位论文及 NDLTD 学位论文 547 余万篇，涉及文、理、工、农、医等多个领域，是学术研究中十分重要的信息资源。CALIS 学位论文中心服务系统通过 CALIS 的“开元知海 · e 读”学术搜索提供学位论文检索服务（图 7-3）。

“开元知海 · e 读”学术搜索提供类似 Google 的一框式检索界面，检索方式简单、快捷，检索结果可通过出版年、语种、类型、学科、收录数据库、收录馆等进一步过滤聚类。读者可通过 CALIS 馆际互借与文献传递服务系统“E 得文献获取”获得全文。

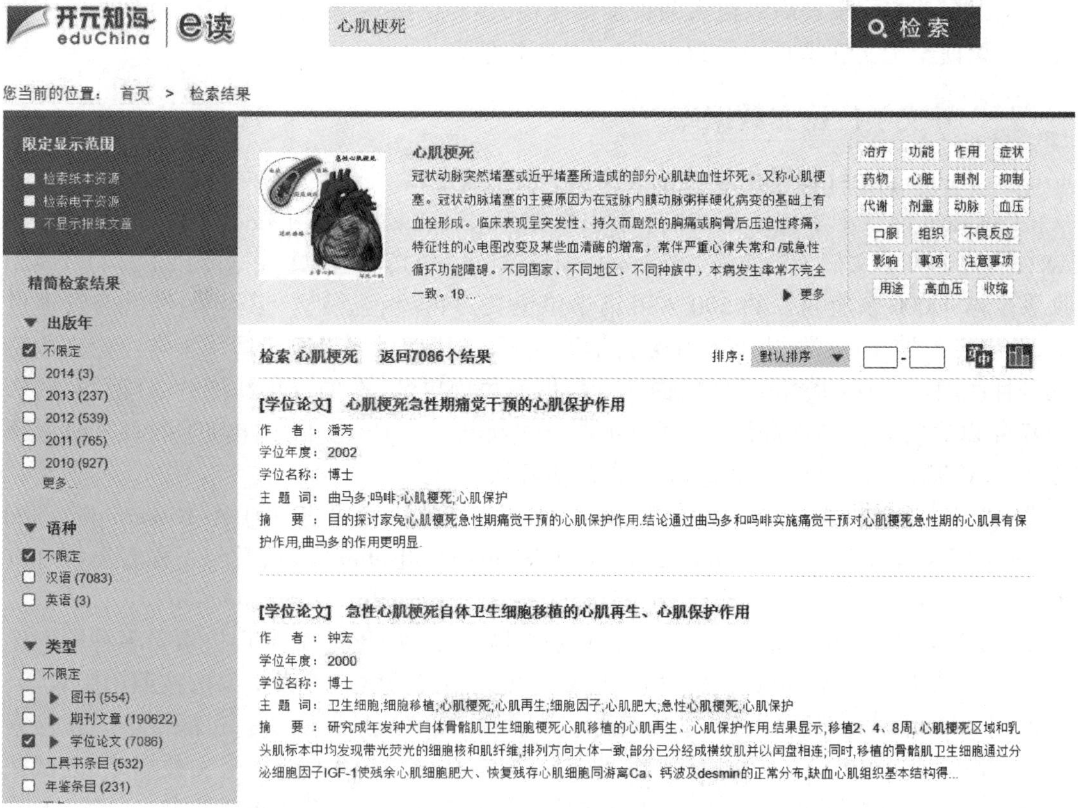

图 7–3 CALIS 学位论文中心服务系统

（四）其他可检索中文学位论文的网络信息资源

1. 国家科技图书文献中心学位论文数据库

国家科技图书文献中心（NSTL）学位论文数据库收录中外文学位论文 460 余万篇，免费提供摘要，是学术研究中十分重要的信息资源。中文学位论文主要收录 1984 年至今我国高校、科研院所授予的硕士、博士和博士后学位论文 383 余万篇，每年增加论文近 30 万篇。学科涉及自然科学各专业领域，涵盖全国 1 400 所高校及科研机构。外文学位论文主要收藏 ProQuest 公司出版的 2001 年以来的电子版优秀博硕士论文 70 余万篇，每年新增约 4 万篇，涉及自然科学和社会科学领域，涵盖 924 所国外高校及科研机构。

该库有基本检索、高级检索、专业检索等多种检索途径。检索结果按外文文献和中文文献分组显示，并且可按出版年、语种、学位、作者、导师、院校、专业、关键词、馆藏等进行过滤聚类。

2. 中国国家图书馆博士论文数据库

中国国家图书馆是国家规定的博士论文缴送本接收馆，是国内博士论文最大收藏单位。中国国家图书馆博士论文数据库收录 1981 年以来的博士论文 29 余万篇，涵盖基础科学、理学、工业技术、人文科学、社会科学、医药卫生、农业科学、交通运输、航空航天和环境科学等各学科领域。

该库有基本检索和高级检索两种检索途径，还提供按热门机构、热门学科浏览博士论文。每篇博士论文详情页提供封面、目录及版权信息。

三、外文学位论文数据库

（一）ProQuest 博硕士学位论文文摘 / 索引数据库

ProQuest 博硕士学位论文文摘 / 索引数据库（ProQuest Dissertations and Theses Global A&I，简称 PQDT 文摘 / 索引库）是 ProQuest 公司研发的学位论文数据库（图 7-4）。该库收录全球 4 000 余所高校的 500 多万篇学位论文，内容涵盖科学、工程学、经济与管理科学、健康与医学、历史学、人文及社会科学等领域，是目前世界上收录博硕士学位论文数量最多且使用最广泛的学位论文数据库。数据库每周更新，平均每年新增约 20 万篇条目，1997 年以后的论文均可提供全文前 24 页免费预览。ProQuest 与中国高等教育文献保障系统（CALIS）合作，收录中国 80 多所高校的博硕士论文。

PQDT 文摘 / 索引库有 2 个专集，分别是人文与社科专集（PQDT A-Dissertations and Theses Global A&I：The Humanities and Social Sciences Collection）和科学与工程专集（PQDT B-Dissertations and Theses Global A&I：The Sciences and Engineering Collection）。

PQDT 文摘 / 索引库检索功能强大，有基本检索、高级检索、命令行检索等多种检索途径，支持布尔逻辑检索、位置检索、截词检索与短语精确检索。检索结果可按照出版日期、主题、索引短语 / 关键词、语言、学校名称、学校所在国家或地区等进行过滤聚类。在检索结果详情页点击“PQDT 全文库链接”可链接至 ProQuest 博硕士论文全文数据库，尝试获取全文。该库还提供了按主题（主题 - 国家 - 机构）或者地点（国家 - 机构 - 主题）方式浏览学位论文。

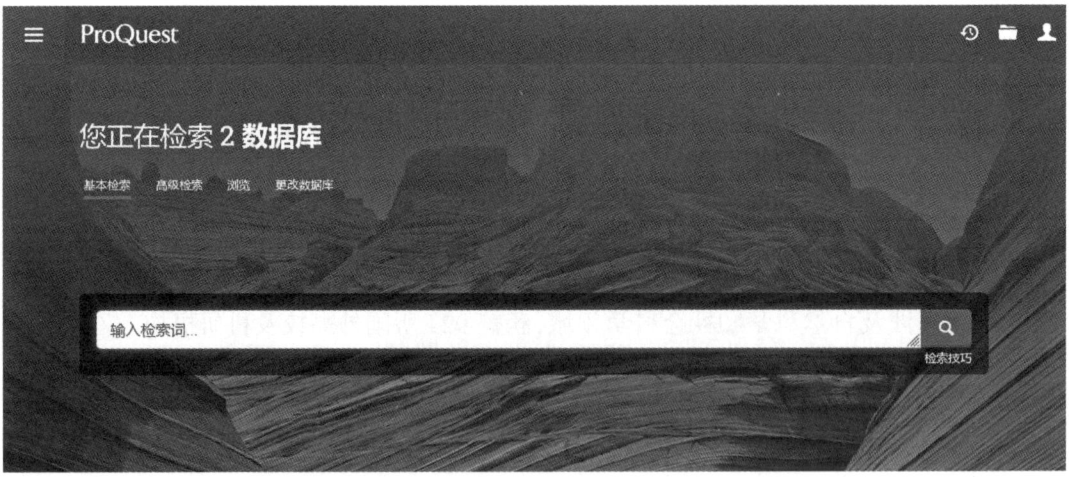

图 7-4 ProQuest 博硕士学位论文文摘 / 索引数据库

（二）国外学位论文中国集团全文检索平台

国外学位论文中国集团全文检索平台是在 ProQuest 学位论文文摘 / 索引库基础上，由国内高校共同选购共建的高质量学位论文全文的数据库（图 7-5）。主要收录包

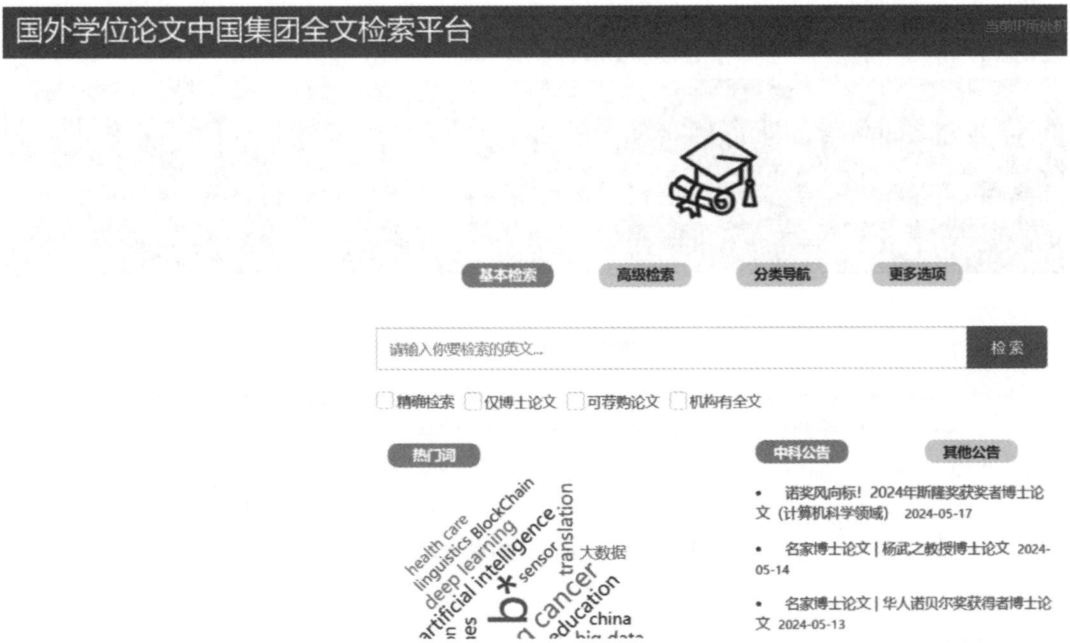

图 7–5 国外学位论文中国集团全文检索平台

括哈佛大学、麻省理工学院、剑桥大学、斯坦福大学等世界 3 000 余所知名大学的优秀博硕士论文，目前中国集团收录共享学位论文 94 余万篇，摘要索引 350 余万篇，每年新增论文 6 万余篇，涵盖文、理、工、农、医等各个学科领域，是学术研究中十分重要的信息资源。

国外学位论文中国集团全文检索平台检索功能强大，有基本检索、高级检索、分类导航等多种检索途径，检索结果既可以进行二次检索，也可以通过全文文献、发表年度、学科、学校 / 机构、语种进行过滤聚类。读者在阅读论文文摘的基础上，可通过平台向图书馆反馈全文需求。平台首页有相关热门词提示，热门词表示用户近期内经常检索的词。将鼠标放在热门词上可看出热门词出现的次数，点击热门词即可将热门词作为搜索的关键词，查看到热门词的相关论文。

（三）学位论文集成发现系统

学位论文集成发现系统（Dissertation Discovery System，简称 DDS）是国内专业提供学位论文的数据集成与知识发现系统（图 7–6）。该库主要收录欧美国家 3 000 余所知名院校的优秀博硕士学位论文 307 余万篇，其中 70% 是非美国世界名校，涉及导师 151 余万名，专业方向 11 余万个，涵盖 14 大学科门类，是十分重要的信息资源。

DDS 易用性强，导航方式包括院校导航和学科导航，检索途径包括快速检索、高级检索和二次检索等，检索的字段包括标题、作者、关键词、全文、学校、导师、年份范围和学位类型等，检索结果可按重要度和年份排序。该库还提供了“卡脖子”技术专辑和在线国道词典的英文助读功能。

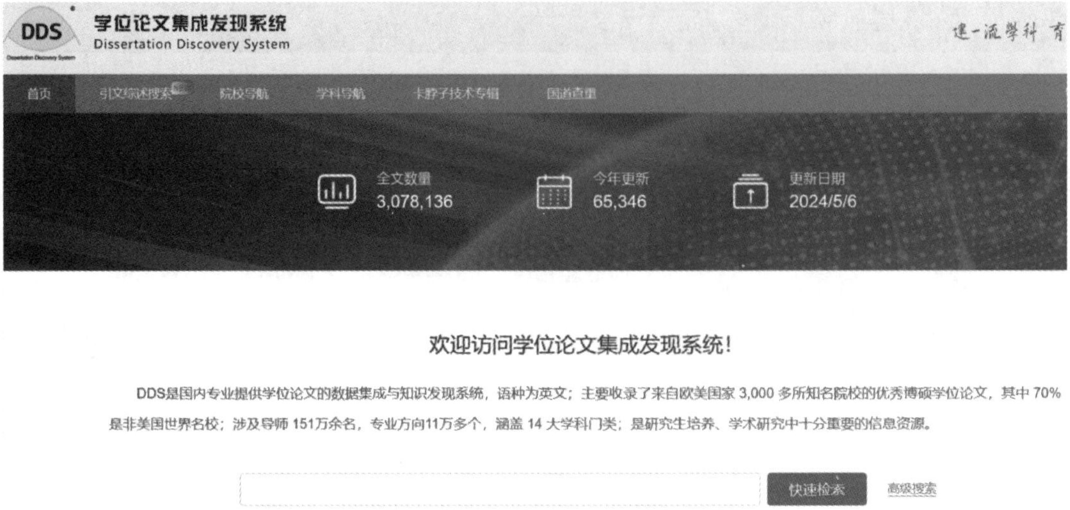

图 7–6　学位论文集成发现系统

（四）NDLTD 数据库

NDLTD（Networked Digital Library of Theses and Dissertations）数据库是在美国国家自然科学基金支持下发展起来的全球学位论文共建共享的数据库，目前全球有 170 多个国家图书馆、7 个图书联盟、20 多个专业研究所加入了 NDLTD，收录 648 余万篇学位论文。NDLTD 提供免费的学位论文文摘检索和部分全文下载服务。根据作者意愿，全文下载分为无限制下载、有限制下载和不能下载三种方式。

在 NDLTD 主页点击 Global ETD Search，进入检索页面（图 7–7）。该库检索途径有基本检索和优化检索，检索结果可按来源（Source）、语种（Language）、出版年（Publication Year）、标记词（Tagged with）等进行过滤聚类。

（五）其他可检索外文学位论文的网络信息资源

1. 欧洲学位论文数据库

欧洲学位论文数据库（DART–Europe）是由欧洲研究型图书馆和图书馆联盟合作共建的学位论文数据库，目前收录 29 个欧洲国家的 585 所大学的近 139 万篇开放获取学位论文，是学术研究中十分重要的参考资料。

在该库网站首页点击“search”进入检索界面，输入关键词进行检索，检索词间支持布尔逻辑运算。检索结果可根据国家、作者、发表时间等进行过滤聚类，在论文详情页的“Identifier”可查看论文原文。该库还提供按国家（country）、收藏机构（collection）、出版年（year）和学位授予单位（university）浏览学位论文。

2. EBSCO 开放获取学位论文数据库

EBSCO 开放获取学位论文数据库（EBSCO Open Dissertations）旨在帮助研究人员查找历史和当代的学位论文。该数据库的创立得到了 H.W. Wilson 基金会及波士顿公共图书馆与档案馆（Congregational Library & Archives）的支持，整合了 EBSCO 先前发布的美国博士学位论文和世界各地优选大学提供的博硕士学位论文元数据。该数据库为研究人员提

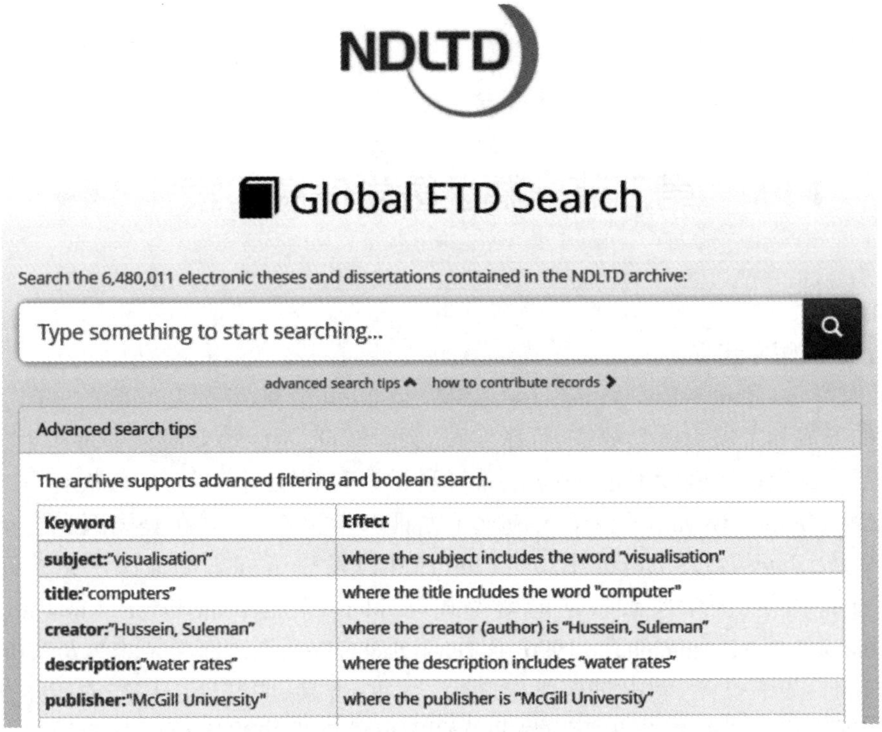

图 7–7　NDLTD 数据库检索界面

供从 20 世纪初至今的博硕士学位论文。

该库独家收录 1933 年至 1955 年美国博士学位论文（Doctoral Dissertations Accepted by American Universities，1933—1955）9 万余篇。2015 年 H.W. Wilson 基金会同意支持扩大美国博士学位论文数据库的收录范围，收录 1995 年至今世界各地优选大学提供的博硕士学位论文。目前该库收录世界 50 所大学的 141 余万篇博硕士学位论文。

该库检索途径有基本检索、高级检索和检索历史组配检索等，支持布尔逻辑组配，检索结果可以通过学位授予单位进行过滤聚类。每篇文章有访问原网站链接，可以通过链接确认是否可获取全文。

3. 开放获取博硕士学位论文数据库

开放获取博硕士学位论文数据库（Open Access Thesis and Dissertation，OATD）整合了来自全球 1 100 余所知名大学与研究所的开放存取博硕士论文，涵盖文、理、工、农、医等多个领域。目前收录学位论文 724 余万篇，除此之外系统还整合了经过同行评议的高质量开放存取学术论文 200 余万篇，所有文献均能链接到原始网站。

该库检索途径有简单检索和高级检索，检索结果可按日期（Dates）、大学（Universities）、院系（Departments）、学位类型（Degrees）、语种（Languages）和国家（Countries）等进行过滤聚类。

（赵　红）

思考题

简述可查找国内外学位论文的主要信息资源。

第二节　循证医学信息检索

一、概述

（一）循证医学定义

循证医学（evidence-based medicine，EBM）是 20 世纪 90 年代初兴起的一门新兴交叉学科，它的形成和发展对医学研究、临床实践、医学教育、卫生事业决策管理产生了巨大的影响，已经广泛应用于医疗卫生、科学决策和科学管理等领域。

1992 年，Gordon Guyatt 教授牵头成立了循证医学工作组，并在美国医学会杂志（*The Journal of the American Medical Association*，JAMA）发表了标志循证医学正式诞生的宣言文章“循证医学：医学实践教学的新模式（Evidence-based medicine：a new approach to teaching the practice of medicine）”。1996 年，David Sackett 在《英国医学杂志》（*British Medical Journal*，BMJ）发表文章，将循证医学定义为“慎重、准确、明智地应用当前所能获得的最佳研究证据为患者进行医疗决策”，强调循证医学的实践应将医生的专业知识与当前的最佳研究证据相结合。2006 年，《如何教授和实践循证医学》（第 3 版）将循证医学再次定义为“循证医学要求将最佳研究证据与医生的临床专业知识和患者独特的价值观、情况相结合”。2014 年，Gordon Guyatt 在第 22 届 Cochrane 年会上，进一步完善了循证医学的定义：临床实践结合临床医生个人经验、患者意愿和来自系统化评价与综合的研究证据。

因此，循证医学是指临床医生对患者的诊断和治疗应基于当前可得的系统化评价与综合研究证据，同时结合自己的临床实践经验和专业知识技能，并尊重患者的选择、意愿和情况做出临床诊治决策。

（二）循证医学实践的基础

循证医学的实践基于三个基础，即最佳证据、临床医生和患者。

1. 最佳证据

最佳证据是实践循证医学的决策依据，通常指设计严谨、执行严格、结果可靠和具有临床重要应用价值的研究，尤其是随机对照试验和系统评价。需要注意的是，即使是最佳证据也需要结合患者的具体情况、医生的专业判断和患者的价值观来综合考虑。

2. 临床医生

临床医生是实践循证医学的主体，他们精湛的技术、全面的专业知识、丰富的临床经验、严谨的科学态度、追求卓越的敬业精神、救死扶伤的责任感、悲天悯人的同情心和正直、诚实、高尚的职业道德是实践循证医学的先决条件。没有高素质的医生，即使有最佳证据也不可能真正实践循证医学。

3. 患者

患者的选择和意愿至关重要，是实践循证医学的独特优势。医生提供疾病诊断和治疗方案的证据和信息，帮助患者理解各种选择的利弊，患者在充分知情的情况下，对自己疾病的诊断、治疗做出选择，参与医生的医疗决策，有助于提高患者满意度，增强患者对诊断、治疗的依从性，并可能改善临床结果。所以，患者的参与是成功实践循证医学的关键之一，医患共同决策能够更有效地满足患者的个性化需求。

（三）循证医学实践的步骤

1. 提出明确的临床问题

根据患者的具体情况，明确提出需要解决的临床问题，并将其分解为 PICO 四个要素：P 表示患者 / 人群 / 研究对象（patient or population or participants），I/E 表示干预措施 / 暴露因素（intervention/exposure），C 表示比较措施（comparison），O 表示结局指标（outcome），以帮助检索和评估相关证据，案例详见表 7-1。

2. 系统检索当前最佳证据

基于提出的临床问题，根据 PICO 要素确定检索词，选择恰当的数据库，重点放在经过循证评估和筛选的信息资源。为了避免不必要的时间浪费，高效地回答临床问题，改变传统的文献检索方式，采用布莱恩·海恩斯（Brain Haynes）等提出的证据资源“6S”模型，先从计算机辅助决策系统开始，逐级检索，最后考虑原始研究。

3. 严格评价证据，找出最佳证据

参考证据分级标准，从证据的内部真实性、临床重要性和适用性严格评价收集到的证据。①内部真实性：是评价证据的核心，指研究结果能否或在多大程度上反映目标 / 源人群的真实情况；②临床重要性：指研究结果是否具有临床应用价值，不同临床研究问题，其临床重要性评价指标也有所不同；③适用性：指被评价证据的结果和结论在不同人群、不同应用环境和针对具体患者的推广应用价值。表 7-2 呈现了病因、诊断、干预和预后问题证据评价条目，帮助医生判断被评价证据的真实性、重要性和实用性。

4. 应用最佳证据，指导临床决策

经过严格评价获得真实、可靠并具有重要临床应用价值的证据，将之用于指导临床决策，服务于临床实践。利用最佳证据进行临床决策时，必须结合患者具体情况与临床医生自己的专业知识、临床经验和技能，并尊重患者的意愿、需求和价值取向，只有三者统一才能实施最佳决策。

5. 后效评价循证医学实践结果

后效评价应用当前最佳证据指导解决临床问题的效果如何。若效果很好，可以用于指导进一步实践。反之，应具体分析原因，查找问题，再针对问题进行新的循证医学实践，直到取得期望的效果。

二、循证医学证据资源分类

麦克马斯特大学（McMaster University）教授布莱恩·海恩斯（Brain Haynes）等人分别于 2001 年、2007 年和 2009 年提出了循证医学证据资源的“4S”“5S”和“6S”金字塔模型，每个“S”代表一种资源类型，表 7-3 呈现了 6 类资源的简要介绍。

表 7–1　基于 PICO 要素临床问题举例分析

问题类型	临床案例	临床问题	P	I	C	O
诊断问题	患者，34 岁，男，自诉经常吃冰饮，最近加班和工作压力大，抵抗力较差、免疫力较低，感到左腹部持续痛，阵发性加重，无放射痛，位置固定。伴恶心，呕吐 1 次。无腹泻。体温 37℃。血压未测，腹软，未见胃肠型。于脐旁左约 6 cm 处有明显压痛点，无反跳痛，余正常。腰部无叩击痛。肠鸣音正常。临床医生评估疑似阑尾炎，CT 是最常用的影像技术，但它与增加放射线暴露有关，而超声检查不会有放射线暴露	超声对比 CT 诊断阑尾炎的准确性如何	疑似阑尾炎患者	CT	超声	阑尾炎准确诊断
干预问题	患者，60 岁，男，高血压病史 5 年，平时血压控制不佳，半年前因急性冠脉综合征给予扩冠治疗后，长期口服低剂量阿司匹林抗血小板治疗，既往无消化性溃疡及其他慢性疾病史。3 个月前出现上腹部胀痛不适，进食后疼痛加重，胃镜提示胃体溃疡伴糜烂。停用阿司匹林给予质子泵抑制剂抑酸治疗后患者消化道症状缓解，复查胃镜提示溃疡愈合，糜烂较前明显好转。为预防急性心肌梗死，建议患者再次口服低剂量阿司匹林抗血小板聚集。由于既往有药物相关性溃疡病史，其主管医生考虑应用质子泵抑制剂预防溃疡复发。由于该患者胃肠道再次出血风险较高，质子泵抑制剂对于该患者是否能提供足够胃肠道保护	对需要使用低剂量阿司匹林进行心血管预防，且同时具有较高消化性溃疡出血风险的患者，质子泵抑制剂与安慰剂或其他胃肠道保护药物比较，疗效和安全性如何	需要使用低剂量阿司匹林进行心血管预防，且同时具有较高消化性溃疡出血风险的患者	质子泵抑制剂	安慰剂或其他胃肠道保护药物	消化性溃疡并发症、症状性溃疡
预后问题	患者，64 岁，男，上腹部不适、食欲不振 2 年，体重减轻、乏力半年。查体：贫血貌，上腹部轻压痛，幽门螺杆菌检测呈阳性，胃镜检查提示慢性萎缩性胃炎，黏膜病理检查提示肠上皮化生，临床诊断为慢性萎缩性胃炎	幽门螺杆菌感染的慢性萎缩性胃炎会癌变吗？大概什么时候发生？发生癌变的信号是什么？如果癌变，能活多久	慢性萎缩性胃炎患者	幽门螺杆菌感染		癌变的可能性，病情进展，生存期

续表

问题类型	临床案例	临床问题	P	I	C	O
病因问题	一名32岁的初产妇，职业为教师，怀孕26周时出现头晕、头痛、脚踝部位水肿，按之轻度凹陷。连续3天多次测血压，收缩压在142～160 mmHg之间，舒张压在90～100 mmHg之间，尿蛋白检查为±。医生诊断为先兆子痫，并给予相应治疗，将血压控制在正常范围内。但孕妇很担心。医生告诉孕妇，大约30%的头胎妊娠者都有妊娠期一过性高血压、先兆子痫或者子痫，有一些研究提示妊娠高血压、先兆子痫或者子痫与日后的血压升高、高血压或者心血管疾病有一定相关性。该孕妇希望医生告诉她日后发生高血压的风险有多大	与妊娠期未出现高血压者比较，出现高血压者日后发生高血压和脑卒中的风险是否会增加	初产妇	妊娠期出现高血压、先兆子痫或子痫	妊娠期无高血压、先兆子痫或子痫	发生高血压、脑卒中或其他心血管疾病情况

表 7-2　主要临床问题循证实践证据评价

分类	真实性	重要性	实用性
病因问题	①是否采用了论证强度较强的研究设计方法；②除研究暴露因素之外，试验组和对照组其他方面是否一致；③试验组和对照组有关因果效应的测量方法是否相同；④随访时间是否足够长？研究结果包含了所有随访的病例吗？⑤是否因果效应有时间先后顺序？⑥有剂量－反应梯度关系吗？⑦研究结果是否符合流行病学的规律？⑧病因致病的因果关系是否在不同的研究中反映出一致性？⑨病因致病效应和不良反应发生的生物学依据是否充分	①暴露与结果联系的强度如何？②危险估计的精确性如何	①你的患者与研究中的研究对象是否存在较大的差异，导致研究中的研究结果不能直接应用？②你的患者发生疾病的危险性如何？③确定你的患者的喜好和希望解决的问题为何？④是否终止接触暴露因素
诊断问题	①是否与诊断目标疾病的参考标准或金标准独立地进行了盲法比较？②是否纳入适当的研究对象（这些研究对象与临床实践中的对象是否相似）？③研究所采用的金标准或参考标准是否与诊断试验无关？④测量诊断试验的方法或一组方法在另一组研究对象中是否也能得到可靠的结果	①诊断性试验准确性评价；②诊断性试验临床应用价值的评价	①你的患者与研究中的研究对象是否存在较大的差异，导致研究结果不能直接应用？②你的患者对诊断性试验的期望和选择如何？③诊断性试验结果是否改变了对患者的处理？
干预问题	①患者接受治疗的分组是否随机化？随机分组的方法是否恰当？②随机分配方案是否充分隐藏？③研究随访是否完整？是否对全部随机入组病例的相关结果作了统计学分析（即意向治疗分析）？④是否对患者、医生和研究人员施行了盲法？⑤试验组与对照组基线特征是否相似？⑥试验组与对照组患者除了接受试验性治疗措施外，其他治疗是否相同或可比	①干预措施效果有多大？②干预措施效果的估计精确性如何	①具体患者与研究人群的临床特征差异大小如何？研究结果能否用于治疗你的患者？②干预措施能否在自己的患者中实施？③干预措施对于患者的利弊如何？治疗费用如何？④患者对于治疗措施的价值与期望如何
预后问题	①研究中样本（研究对象）的代表性如何？②随访时间是否足够长？是否对所有样本（研究对象）进行了完整的随访？③是否采用客观的标准对结果进行评定（预后指标的定义是否明确）？其测量有无偏倚？④是否对影响结果的其他预后因素进行了调整？结果的可重复性如何	①证据结果发生的可能性估计（在一定时间段内某预后事件发生的机会有多大）？②证据结果的精确性估计（预后事件发生率的估算是否精确）	①证据中的患者与实际患者的可比性如何（研究对象与你的患者相似吗）？②可否将预后证据运用于临床实践（研究环境与现有临床条件接近吗）

表 7-3　循证医学证据资源分类

分类	特点	易用性和局限性	举例
计算机辅助决策系统（Systems）	将医院信息系统与证据总结整合，针对临床问题，直接给出答案或给出专家的推荐意见和推荐强度	高度整合，主动推送，尚处于探索阶段	ZynxCare
证据总结（Summaries）	系统地汇总了证据摘要、系统评价和原始研究，针对临床问题，直接给出相关背景知识、专家的推荐意见、证据级别和推荐强度	快捷易用，及时更新，覆盖主题还需要不断完善	UpToDate
系统评价摘要（Synopses of Syntheses）	对系统评价简要总结，以及专家对证据质量和证据结论的简要点评和推荐意见，通常表现形式是系统评价文摘库、循证医学期刊、临床实践指南等	较易用，分布相对分散	ACP Journal Club
系统评价（Syntheses）	原始研究的系统评价和（或）Meta分析	易用性不佳，数量多，质量参差不齐，需使用者自己判断其质量，更新难保障	Cochrane Database of Systematic Reviews
原始研究摘要（Synopses of Studies）	对原始研究进行简要总结和评论，提供对原始研究的快速概览	易用性不佳，数量较多，需使用者自己判断其质量，时效性不强	循证期刊
原始研究（Studies）	原始单个研究	易用性差，数量庞大，数量庞杂，质量无保障	PubMed

三、循证医学证据分级与推荐

证据质量与推荐强度分级方法发展主要经历了三个阶段：第一阶段基于研究设计，以随机对照试验为最高质量证据；第二阶段在研究设计的基础上额外考虑了精确性、一致性及特殊的偏倚，以随机对照试验系统评价（旧称 Meta 分析）作为最高级别的证据；第三阶段始于 2000 年，针对证据质量与推荐强度分级存在的不足，全球相关机构的循证医学专家、指南制定专家、医务工作者和期刊编辑等，共同创建了推荐分级的评估、制定与评价（The Grading of Recommendations，Assessment，Development and Evaluations，GRADE）工作组，制定出国际统一的证据质量与推荐强度分级系统，该系统于 2004 年正式推出。

1. 证据质量与推荐强度

GRADE 系统首次清楚地阐述了证据质量和推荐强度的定义，即证据质量是指对观察值的真实性有多大把握，故又可称为“证据确信度”；推荐强度指指南使用者遵守推荐意见对目标人群产生的利弊程度有多大把握。其中“利”包括降低发病率和病死率，提高生活质量和减少资源消耗等，“弊”包括增加发病率和病死率、降低生活质量或增加资源消耗等。证据质量（确信度）分为高、中、低、极低四个等级，推荐强度分为强、弱两个等级，具体描述见表 7-4。

表 7-4　证据质量与推荐强度分级

证据质量分级	具体描述
高(A)	非常有把握观察值接近真实值
中(B)	对观察值有中等把握:观察值有可能接近真实值,但也有可能差别很大
低(C)	对观察值的把握有限:观察值可能与真实值有很大差别
极低(D)	对观察值几乎没有把握:观察值与真实值可能有极大差别
推荐强度分级	**具体描述**
强(1)	明确显示干预措施利大于弊或弊大于利
弱(2)	利弊不确定或无论质量高低的证据均显示利弊相当

2. 证据质量与推荐强度的影响因素

GRADE 对证据质量的判断始于研究设计。一般情况下,没有严重缺陷的随机对照试验的证据起始质量为高(即 A 级),但有 5 个因素可降低其质量;没有突出优势的观察性研究的证据起始质量为低(即 C 级),但有 3 个因素可升高其质量(表 7-5)。

表 7-5　影响证据质量的因素

影响因素	解释
可能降低随机对照试验证据质量的因素及其解释	
偏倚风险	未正确随机分组;未进行分配方案的隐藏;未实施盲法(特别是当结局指标为主观性指标,其评估易受主观影响时);研究对象失访过多,未进行意向性分析;选择性报告结果(尤其是仅报告观察到的阳性结果);发现有疗效后研究提前终止
不一致性	如不同研究间存在大相径庭的结果,又没有合理的解释原因,可能意味着其疗效在不同情况下确实存在差异。差异可能源于人群(如药物在重症患者中的疗效可能更显著)、干预措施(如较高药物剂量的效果更显著),或结局指标(如随时间推移疗效减小)的不同。当结果存在不一致性而研究者未能意识到并给出合理解释时,需降低证据质量
间接性	间接性可分两类:一是比较两种干预措施的疗效时,没有单独的研究直接比较两者的随机对照试验,但可能存在每种干预与安慰剂比较的多个随机对照试验,这些试验可用于进行两者之间疗效的间接比较,但提供的证据质量比单独的研究直接比较的随机对照试验要低。二是研究中所报告的人群、干预措施、对照措施、预期结局等与实际应用时存在重要差异
不精确性	当研究纳入的患者和观察事件相对较少而导致可信区间较宽时,需降低其证据质量
发表偏倚	如果很多研究(通常是小的、阴性结果的研究)未能公开,未纳入这些研究时,证据质量亦会减弱。极端的情况是当公开的证据仅局限于少数试验,而这些试验全部是企业赞助的,此时发表偏倚存在的可能性很大
降级标准	以上五个因素中任意一个因素,可根据其存在问题的严重程度,将证据质量降 1 级(严重)或 2 级(非常严重)。证据质量最多可被降级为极低(D 级),但注意不应该重复降级,例如,如果分析发现不一致性是由于存在偏倚风险(如缺乏盲法或分配隐藏)所导致时,则在不一致性这一因素上不再因此而降级

续表

影响因素	解释
可能提高观察性研究证据质量的因素及其解释	
效应值很大	当方法学严谨的观察性研究显示疗效显著或非常显著且结果高度一致时，可提高其证据质量
有剂量－效应关系	当干预的剂量和产生的效应大小之间有明显关联时，即存在剂量－效应关系时，可提高其证据质量
负偏倚	当影响观察性研究的偏倚不是夸大，而可能是低估效果时，可提高其证据质量
升级标准	以上三个因素中任意一个因素，可根据其大小或强度，将证据质量升 1 级（如相对危险度大于 2）或 2 级（如相对危险度大于 5）。证据质量最高可升级到高证据质量（A 级）

对于推荐强度，GRADE 突破了之前将证据质量和推荐强度直接对应的弊端，进一步提出，除了证据质量，资源利用和患者偏好与价值观等证据以外的因素也影响推荐的强度，并将推荐强度的级别减少为两级。

四、常用循证医学信息资源

医生确定初始临床问题后，按 PICO 要素将问题转化成可回答的具体问题，以便提取检索词，选择恰当的数据库，快速检索到最佳证据。通过分析以下临床情景，可根据临床情景提出临床问题，确定检索词并对其进行最佳证据检索。

【案例】

患者，男性，54 岁，因“间断性便血 3 个月，加重 1 周”入院。入院前 3 个月无明显诱因出现间断性便血伴里急后重、排便不尽感，当地医院诊断为“混合痔”，未行特殊治疗。近 1 周来，患者感上述症状逐渐加重，自发病以来体重下降约 5 kg。吸烟、饮酒史 30 余年。直肠指检：胸膝位 7 点距肛缘 6 cm 处可触及一约 4 cm×6 cm 大小的肿物；纤维结肠镜结果示：直肠前壁可见约 4 cm×6 cm 大小的溃疡性肿物（肿物距齿状线约 4 cm）；病理检查提示：直肠中分化腺癌；盆腔和腹部增强 CT 显示：直肠前壁增厚，其他器官未见异常；肿瘤标志物、胸片检查未见异常。入院诊断：Ⅱ a 直肠癌（T3N0M0）。针对该患者，若患者不想实施手术，放疗和（或）化疗能否达到预期效果？按 PICO 要素，这一问题可被细化如下：

P：直肠癌患者。

I：放疗联合化疗。

C：单纯化疗或单纯放疗。

O：缓解率、长期生存率和毒性。

（一）UpToDate

1. 简介

UpToDate 覆盖 25 个临床专科的 11 800 多个临床主题，同时提供 6 300 多篇英文药物专论、1 200 多篇中文药物专论、3 400 多篇药物说明书、1 500 多篇患者教育资料、35 000 多张图片资料、9 600 多条经过 GRADE 分级的推荐意见、440 000 多篇参考文献摘要 /

MEDLINE 引文和 200 多个医学计算器。

2. 检索方法

UpToDate 提供浏览和检索两种检索途径。①专题分类浏览查询：在主界面，点击“专题分类”，选择下拉菜单中“专科下主题”，然后在 25 个临床专科中选择；②基于疾病检索：在主界面，在搜索 UpToDate 检索框输入疾病名、症状、药名等作为检索的关键词，可以是一个或多个关键词，点击搜索按钮执行检索即可。

3. 检索示例

在搜索 UpToDate 检索框输入“rectal cancer radiotherapy”，点击搜索按钮实施检索，在检索结果界面点击“Neoadjuvant chemoradiotherapy，radiotherapy，and chemotherapy for rectal adenocarcinoma”可以浏览总结与推荐、引言、新辅助治疗的适应证、治疗前分期评估、新辅助治疗方法概述、非转移性疾病的治疗选择（长程放化疗、短程放疗、局部晚期直肠癌的全程新辅助治疗、其他方案和辅助治疗）、远处转移患者的局部治疗、治疗后监测及幸存者问题、学会指南链接、患者教育和参考文献等内容。

（二）BMJ Best Practice

1. 简介

BMJ Best Practice 涵盖 32 个临床专科的 1 000 余种疾病和症状专题、10 000 余种诊断方法、3 000 余种诊断性检测、3 000 余种治疗分组、12 500 余种细分诊疗方案、25 600 余种合并症治疗方案、6 800 余部国际指南、4 000 余个临床操作视频、65 000 多篇参考文献、250 多个医学计算器、700 多个关联 Cochrane Clinical Answers。每个疾病提供概述、理论、诊断、治疗、随访和资源等。

2. 检索方法

BMJ Best Practice 提供学科浏览和疾病与症状检索两种检索途径。①学科浏览：点击主界面的“学科浏览”进入学科界面，浏览 30 余个医学专科最新内容，可以在学科内按学科或专题分类查找和浏览相关专题，在每个学科分类下，还可以查找本学科内相应的急症专题。②疾病、症状检索：搜索疾病或症状关键词可一步直达疾病和非疾病类（含症状）专题。在主界面上方的检索框输入疾病或症状关键词，搜索键进入搜索结果页面。搜索结果按相关度进行排序并显示相关专题各重要章节的链接，搜索结果右侧摘要栏显示相关度最高专题的鉴别诊断、病史和体格检查等信息，便于快速获取相关信息。

3. 检索示例

本例选择浏览方式查找“直肠癌”，点击主界面“学科浏览”，在专科界面，点击“肿瘤学”进入具体肿瘤疾病名称界面，分别点击“结直肠癌”和“肛门癌”进入检索结果界面，在治疗栏目下，选择治疗路径查看放疗治疗直肠癌或肛门癌的证据。

（三）ClinicalKey

1. 简介

ClinicalKey 包括图书、期刊、临床概述、药物专论、临床计算器、药物分类总览、临床指南、患者教育、操作视频和多媒体等。

2. 检索方法

ClinicalKey 提供浏览查询与检索两种检索途径。①浏览查询：在主界面，根据需要点击 Clinical Overviews、Drug Monographs、Calculators、Drug Class Overviews、Guidelines、Patient Education、Books、Journals、Procedure Videos 或 Multimedia，在每个分类下，还可以进一步浏览；②检索：首先在主界面检索框前选择"All Types、Books、Journals、Clinical Overviews、Clinical Trials、Drug Class Overviews、Drug Monographs、Guidelines、Patient Education、Multimedia、Procedure Videos、Calculators 或 Clinical Focus"其中之一，然后在检索框输入一个或多个关键词，点击"Search"按钮执行检索。

3. 检索示例

在主界面，选择 All Types，检索框输入"rectal cancer"，点击"Search"按钮执行检索。在检索结果界面，在左侧界面 Source Type 部分可通过 Full Text Only、Full Text and MEDLINE、Meta-analyses、Randomized Control Trials、Narrative Reviews、Images、Clinical Trials、Books、Guidelines、Videos、Patient Education、Clinical Overviews、Procedure Videos 或 Clinical Calculator 对检索结果进行优化，同时也可以实现学科和日期的优化。用户根据需要，选择左侧界面优化内容之一浏览相应内容，若选择 Clinical Overviews，点击"Colorectal Cancer"，再点击"Nondrug and supportive care"浏览与放疗相关信息，也可以浏览该疾病的概要、术语、病因和危险因素、诊断、治疗、并发症和预后、筛查和预防及参考文献等。

（四）Essential Evidence Plus

1. 简介

Essential Evidence Plus 内容涉及证据主题精要、针对患者的证据摘要和患者信息、决策支持工具和计算工具及 Cochrane 系统评价等。

2. 检索方法

Essential Evidence Plus 提供浏览查询与检索两个检索途径。①浏览查询：在主界面，根据需要点击 Essential Evidence Topics、POEMs、Cochrane Systematic Reviews、Decision Support Tools、History and Physical Exam Calculators、Diagnostic Test Calculators 或 Derm Expert Image Viewer，在每个分类下，可以进一步浏览；②检索：在主界面，检索框输入一个或多个关键词，选择全部数据库或单一数据库，点击"SEARCH"按钮执行检索。

3. 检索示例

在主界面，检索框输入"rectal cancer AND radiotherapy"，选择全部数据库，点击"SEARCH"按钮执行检索。在检索结果界面，在左侧界面 Content 部分可通过 Epidemiology、Diagnosis、Screening and Prevention、Treatment 和 Prognosis 对检索结果进行优化，在 Resource 部分，可以分别浏览 Essential Evidence Topics、Evidence 和 Calculators 等内容，点击"Colorectal cancer"进入结直肠癌的 Essential Evidence 界面，可以浏览结直肠癌的背景、预防、诊断、治疗和预后等信息。

（五）Cochrane Library

1. 简介

Cochrane Library 是一个提供高质量证据的数据库，也是临床研究证据的主要来源，内容主要包括 Cochrane 系统评价库和 Cochrane 临床对照试验中心注册库。

2. 检索方法

Cochrane Library 提供浏览功能，包括按主题（Browse by Topic）和 Cochrane 系统评价

协作组(Browse by Cochrane Review Group)浏览,以及基本检索、高级检索、主题检索和PICO检索等检索途径,这里主要介绍高级检索和主题检索。

(1)高级检索 点击主页左上角"Advanced Search"进入高级检索界面,选择检索字段 Title Abstract Keyword、Record Title、Abstract、Author、Keywords、All Text、Publication Type、Source、Digital Object Identifier(DOI)、Accession Number、Trial Registry Number、Cochrane Group、Cochrane Topic,输入检索词,点击"Run search"执行检索,在检索结果界面点击"Send to search manager"将本次检索添加到检索历史中,方便组配检索。也可根据检索词的数量,点击检索项前的"+"和"-",分别增加和减少检索行。在高级检索界面可实现对检索条件进行选择和限定,进一步提高查准率。

(2)主题检索 点击高级检索界面"Medical terms(MeSH)"进入主题检索界面,在"Enter MeSH term"检索框内输入检索词,在检索词输入框后选择副主题词(需要时选择),点击"Look up"可查看输入检索词的主题词及其定义和树状结构,若想要移到MeSH树状结构的上位词,则只需点击位于树状结构上层的上位词即可。选好要查询的主题词后,选择"Explode all trees"选项会自动扩大检索结果。有些主题词不止一个树状结构,可选择是否包括所有的树状结构,或者只选择所需的树状词汇进行检索。点击"Add to search manager"将执行的主题检索添加到检索历史中,以便组配检索。

(3)组配检索 在高级检索界面点击"Search manager"进入检索历史界面,可显示已进行检索的检索策略和结果。在检索框内,可使用逻辑运算符将多个检索结果的检索序号组合在一起进行二次检索。

3. 检索示例

(1)直肠癌高级检索 在高级检索界面输入"rectal cancer"及其同义词,点击"Run search"执行检索,在检索结果界面点击"Send to search manager"将"rectal cancer"的高级检索结果添加到检索历史中。

(2)直肠癌主题检索 在主题检索界面输入"rectal cancer",点击"Look up"查看"rectal cancer"的主题词"Rectal Neoplasms",点击"Add to search manager"将"rectal cancer"的主题检索添加到检索历史中。按照同样的方法完成主题词 Anus Neoplasms 和 Anal Gland Neoplasms 的检索。

(3)直肠癌组配检索 在检索历史界面,将"rectal cancer"的主题检索结果与高级检索结果以 OR 的形式组合。

(4)放疗检索 操作方法与直肠癌检索操作方法相似,这里不再赘述。

(5)直肠癌与放疗组配检索 在检索历史界面,将直肠癌的检索结果与放疗的检索结果以 AND 的形式组配。

(6)完成检索 在检索结果界面,选择 Cochrane Reviews 和 Cochrane Protocols 完成检索。

4. 检索结果处理

在检索结果界面,首先点击 Select all 前复选框选择导出的文献,接着点击 Export selected citation(s),然后在弹出的对话框中选择导出的格式[Plain text、RIS(EndNote)、RIS(Reference Manager)、RIS(ProCite)、BibteX 和 CSV(Excel)],点击选择 Include abstract 前复

选框，最后点击 Download 完成结果输出。

（田金徽）

思考题

1. 简述循证医学实践的步骤。
2. 简述影响证据质量的因素。
3. 简述循证医学实践的基础。

第三节　专利文献信息检索

专利文献融技术、法律与经济信息于一体，不仅是世界上最大的技术信息源，更是跟踪最新技术进展的重要工具。据统计，超过 90% 的发明创造类研究成果都可以在专利文献中查到，而且有超过 70% 的发明创造只通过专利文献公开。专利文献在传播发明创造、推动技术研发、加强知识产权保护等方面具有巨大价值。本章主要介绍专利与专利文献的基本知识，以及国内外重要的专利信息资源。

一、专利

（一）专利的含义

专利（patent）的概念可以从三个层次理解。从法律角度看，通常认为专利是专利权的简称，是指专利权人对发明创造享有的专利权，即国家依法在一定时期内授予发明创造者或者权利继受者独占使用其发明创造的权利。从技术角度看，专利是指受专利法保护的发明创造，即被授予专利权的技术。从文献角度看，专利是指专利文献，即记录了发明的详细内容和受法律保护的技术范围的法律文献。

（二）专利的法律特征

1. 专利属于知识产权

知识产权（intellectual property）是指人们就其智力劳动成果所依法享有的专有权利，通常是国家赋予创造者对其智力成果在一定时期内享有的专有权或独占权。知识产权包括专利、著作权、商标、地理标志、集成电路布图设计、植物新品种等。

2. 专利具有地域性、时间性和排他性

（1）地域性　指在某个国家或地区授予的专利权，仅在该国或该地区才有效，在其他国家或地区没有任何法律约束力。但是，同一发明可以同时在多个国家或地区申请专利，获得批准后其发明可以在所有申请国家和地区获得法律保护。

（2）时间性　指专利权只有在法律规定的期限内才有效。专利权超过法定期限或因故提前失效，任何人都可无偿使用。

（3）排他性　指专利权人依法对其发明创造享有的排他性权利。专利权是一种专有权，只有依法取得专利权人的授权或许可，非专利权人才能使用专利权人的专利技术。

（三）专利的类型

我国的专利包括发明、实用新型和外观设计三种类型。

1. 发明

发明是指对产品、方法或者其改进所提出的新的技术方案。产品是指人类生产的物品、物质、材料、工具、装置设备等；方法则是指产品的制造方法、使用方法、通信方法、处理方法，以及将产品用于特定用途的方法。例如，一种新的疾病诊断的试剂及其制备方法，诊断试剂属于产品发明，其制备方法属于方法发明，两者都可以申请发明专利。发明专利的保护期限是 20 年。

2. 实用新型

实用新型是指对产品的形状、结构或者其结合提出的适于实用的新的技术方案。实用新型专利保护的也是一种技术方案，但保护对象的范围相对较窄，只保护经过产业方法制造的，有确定形状、结构且占据一定空间的实体，不保护方法及没有固定形状的物质。例如，一种改进的输液泵，可以申请实用新型专利。实用新型专利的保护期限是 10 年。

3. 外观设计

外观设计是指对产品的形状、图案或者其结合以及色彩与形状、图案的结合所作出的富有美感并适于工业应用的新设计。例如，药品的外包装盒，可以申请外观设计专利。外观设计专利的保护期限是 15 年。

（四）授予专利权的条件

我国《专利法》指出，授予专利权的发明和实用新型，应当具备新颖性、创造性和实用性，即授予专利权的实质性条件是必须具备“三性”。

1. 新颖性

新颖性是指该发明或者实用新型不属于现有技术；也没有任何单位或者个人就同样的发明或者实用新型在申请日以前向国务院专利行政部门提出过申请，并记载在申请日以后公布的专利申请文件或者公告的专利文件中。

2. 创造性

创造性是指与现有技术相比，该发明具有突出的实质性特点和显著的进步，该实用新型具有实质性特点和进步。

3. 实用性

实用性是指该发明或者实用新型能够制造或者使用，并且能够产生积极效果。

专利的申请和审批程序比较复杂。我国的专利审批制度是早期公布、延迟审查制。发明专利的审批流程包括申请、受理、初步审查、专利公布、提出实质性审查请求、实质审查、授权或驳回等多个阶段，审查周期为 1～2 年。对科研人员来说，取得技术成果后，如果要申请专利，应慎重选择发表论文的时间，确保论文发表的时间在专利申请之后，以免因发表论文过早公开技术，破坏专利的新颖性而丧失申请专利的机会。

专利的价值可以从技术、法律、市场、战略、经济等多个维度去评估。高价值专利是指符合国家重点产业发展方向、专利质量较高、价值较高的有效发明专利。

二、专利文献

专利文献是实施专利制度的国家及国际性专利组织在受理、审批、注册专利过程中产生的记述发明创造及权利等内容的官方文件及其出版物的总称。广义的专利文献包括专利申请书、专利说明书、专利公报、专利分类表、专利主题词表、专利文摘、专利法律文件等,狭义的专利文献主要指专利说明书。专利说明书是用以描述发明创造内容和限定专利保护范围的一种官方文件或其出版物,一般由扉页(基本著录信息)、权利要求书、说明书正文、附图组成。各国专利局均免费提供专利文献信息。

(一)专利文献的特点

1. 新颖性强,报道迅速,完整而详细揭示发明创造内容

专利说明书技术含量高,不但收录了最新的技术成果,而且对发明创造的技术方案有完整、详尽、充分的描述,大部分都包含附图,对理解技术方案有重要参考价值。

2. 内容广泛,数量庞大,重复量大,集专利的技术、法律与经济信息于一体

专利文献涵盖绝大多数技术领域,每年各国出版的专利文献超过150万件,全世界累积可被公众获取的专利文献已超过1.1亿件。

专利文献重复量大,全世界约三分之二的专利是重复的。一方面是因为专利保护的地域性,同一件专利往往用多种语言向多个国家申请;另一方面是因为一件专利在申请、审批的不同阶段要公开相同内容的专利说明书2~3次。

3. 格式统一规范,高度标准化,文字严谨

专利说明书具有法定的文体结构,扉页的著录项目有统一的编排体例并采用国际统一的著录项目识别代码(INID码)。专利文献采用统一的专利分类体系,专利申请书、专利说明书等文件的撰写规范严谨。

(二)专利文献的著录项目

专利文献著录项目是表示专利特征的项目,通常出现在专利说明书扉页、专利公报及其他检索工具中,包括专利名称、专利分类号、摘要、专利说明书等技术信息,专利保护范围、专利权人、发明人等法律信息,以及专利文献种类、文献号、申请日期等外在形式信息(图7-8)。

(三)专利文献号

专利文献号是在专利申请公布和专利授权公告时给予的文献标识号码。专利文献号具有唯一性,即一件专利申请形成的专利文献只能获得一个专利文献号,用9位阿拉伯数字表示,包括申请种类号和文献流水号两部分:第1位数字为申请种类号(数字1表示发明专利申请,2表示实用新型专利申请,3表示外观设计专利申请),第2~9位数字为文献流水号。

专利说明书中,通常把中国国家代码CN、专利文献号、专利文献种类标识代码联合使用,称为公开(公告)号。专利文献种类标识代码有A、B、Y、D四种,A表示发明专利申请公开,B表示发明专利授权公告,Y表示实用新型公告,D表示外观设计公告。

例如,图7-8所示的专利"用于鼻咽癌发病风险预测的试剂盒及基因芯片"在申请公开阶段,有一个专利公开(公告)号:CN 103757104 A。这里的CN为中国国家代码;103757104为专利文献号,第1位数字为1,表示该专利为发明专利,第2~9位数字03757104为文献流水号。公开(公告)号为CN 103757104 A表示该发明专利在申请公开,该专利获得授权后,公开(公告)号则为CN 103757104 B。

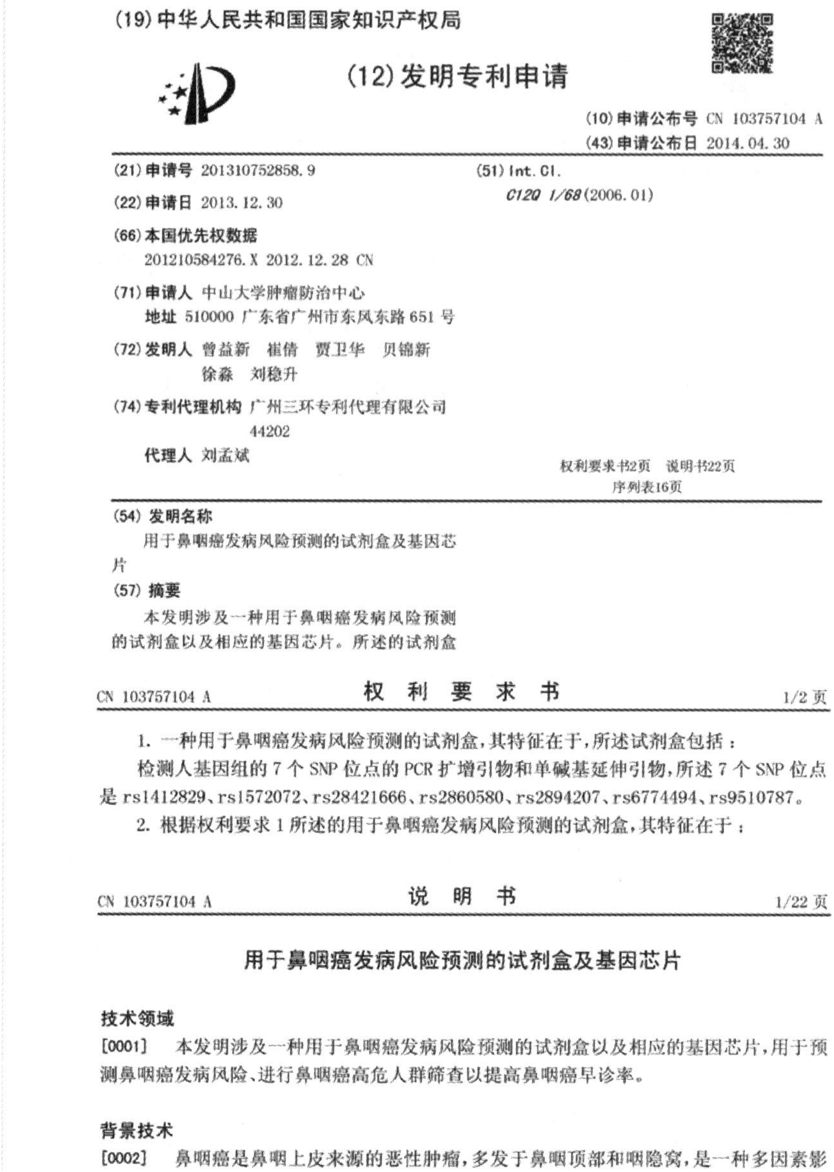

(19)中华人民共和国国家知识产权局

(12)发明专利申请

(10)申请公布号 CN 103757104 A
(43)申请公布日 2014.04.30

(21)申请号 201310752858.9
(22)申请日 2013.12.30
(66)本国优先权数据
201210584276.X 2012.12.28 CN
(71)申请人 中山大学肿瘤防治中心
地址 510000 广东省广州市东风东路651号
(72)发明人 曾益新　崔倩　贾卫华　贝锦新
徐淼　刘稳升
(74)专利代理机构 广州三环专利代理有限公司
44202
代理人 刘孟斌

(51)Int.Cl.
C12Q 1/68(2006.01)

权利要求书2页　说明书22页
序列表16页

(54)发明名称
用于鼻咽癌发病风险预测的试剂盒及基因芯片
(57)摘要
本发明涉及一种用于鼻咽癌发病风险预测的试剂盒以及相应的基因芯片。所述的试剂盒

CN 103757104 A　　权 利 要 求 书　　1/2页

1. 一种用于鼻咽癌发病风险预测的试剂盒，其特征在于，所述试剂盒包括：
检测人基因组的7个SNP位点的PCR扩增引物和单碱基延伸引物，所述7个SNP位点是rs1412829、rs1572072、rs28421666、rs2860580、rs2894207、rs6774494、rs9510787。
2. 根据权利要求1所述的用于鼻咽癌发病风险预测的试剂盒，其特征在于：

CN 103757104 A　　说 明 书　　1/22页

用于鼻咽癌发病风险预测的试剂盒及基因芯片

技术领域
[0001] 本发明涉及一种用于鼻咽癌发病风险预测的试剂盒以及相应的基因芯片，用于预测鼻咽癌发病风险、进行鼻咽癌高危人群筛查以提高鼻咽癌早诊率。

背景技术
[0002] 鼻咽癌是鼻咽上皮来源的恶性肿瘤，多发于鼻咽顶部和咽隐窝，是一种多因素影

图7-8　专利说明书及专利文献著录项目

(四) 专利申请号

专利申请号是国家知识产权局受理一件专利申请时，予以该专利申请的一个标识号码。专利申请号也具有唯一性，即每个专利申请号对应唯一一件申请的专利。

我国的专利申请号由5部分组成，分别是国别号、受理年份、种类号、流水号和校验位。2003年10月1日之前的专利申请号为9位数字，2003年10月1日之后的申请号为13位数字。

一项名为“用于鼻咽癌发病风险预测的试剂盒及基因芯片”的专利，其申请号为CN

201310752858.9，其含义解读如下：

CN 为国别号，是专利受理国或地区的缩写，中国的缩写是 CN（中国专利说明书原文中，通常省略 CN）。

2013 为受理年份，表示该专利申请的受理年份是 2013 年。

1 为种类号，表示专利申请的种类。1 表示发明专利，2 表示实用新型专利，3 表示外观设计专利，8、9 则表示进入中国国家阶段的 PCT 发明专利或实用新型专利。

0752858 为流水号，是 7 位的连续数字，表示当年专利申请的顺序号。

9 为校验位，由标点“.”和一位数字或字母组成，无特殊含义。

在中国，专利申请一旦经审查获得授权，把专利申请号数字前面的 CN 换成 ZL（“专利”二字首字母缩写），就成了专利号。因此，一件专利只有获得授权，才有专利号。例如，前述专利申请号为 CN 201310752858.9 的专利在 2015 年 6 月 24 日获得授权，该专利的专利号为 ZL 201310752858.9。

（五）专利分类法

1. 国际专利分类法

《国际专利分类法》（International Patent Classification，IPC）是国际通用的检索和管理专利文献的工具，每年修订一次。IPC 将全部技术领域分为 8 个部（section），形成一级类目，分别用 A～H 中的一个大写英文字母表示。在部之下再细分为分部（subsection）、大类（class）、小类（subclass）、主组（main group）、分组（subgroup）5 个级别。

2. 联合专利分类

《联合专利分类》（Cooperative Patent Classification，CPC）是欧洲专利局（EPO）和美国专利商标局（USPTO）联合开发并共同拥有的专利分类体系。分为 A～H 及 Y 共 9 个部，128 个大类，663 个小类，超过 25 万个条目。

（六）专利优先权与同族专利

专利申请人就其发明创造第一次在某国提出专利申请后，在法定期限内又就相同主题的发明创造提出专利申请的，根据有关法律规定，其在后申请以第一次专利申请的日期作为申请日，专利申请人依法享有的这种权利就是专利优先权。优先权可以分为国内优先权和国外优先权。

由至少一个共同优先权联系的一组专利文献，称一个专利族（patent family）。基于同一优先权文件，在不同国家或地区，以及地区间专利组织多次申请、多次公布或批准的内容相同或基本相同的一组专利文献称为同族专利。在同一专利族中最早优先权的专利文献称为基本专利。

三、中文专利信息资源

（一）中国国家知识产权局专利检索及分析系统

1. 概述

中国国家知识产权局（China National Intellectual Property Administration，以下简称“国知局”）的专利检索及分析系统（Patent Search and Analysis）是查找国内外专利文献的最重要资源之一，共收集了 105 个国家、地区和组织的专利数据，同时还收录了引文、同族、法律状态等数据信息，文献记录数超过 2.06 亿。其中，中国专利的收录范围为 1985 年 9 月 1 日以来公布的全部发明专利、实用新型专利和外观设计专利，总数据量超过 3 900 万条，可以免费获取专利说明书全文。

从国知局主页的公共服务栏目进入“国家知识产权公共服务网”，即可进入国知局专利检索及分析系统。系统提供了方便快捷的专利检索与分析功能，有高级检索、导航检索等多种检索模式，并提供分析功能和多种工具（图 7–9）。用户注册后即可直接登录访问。

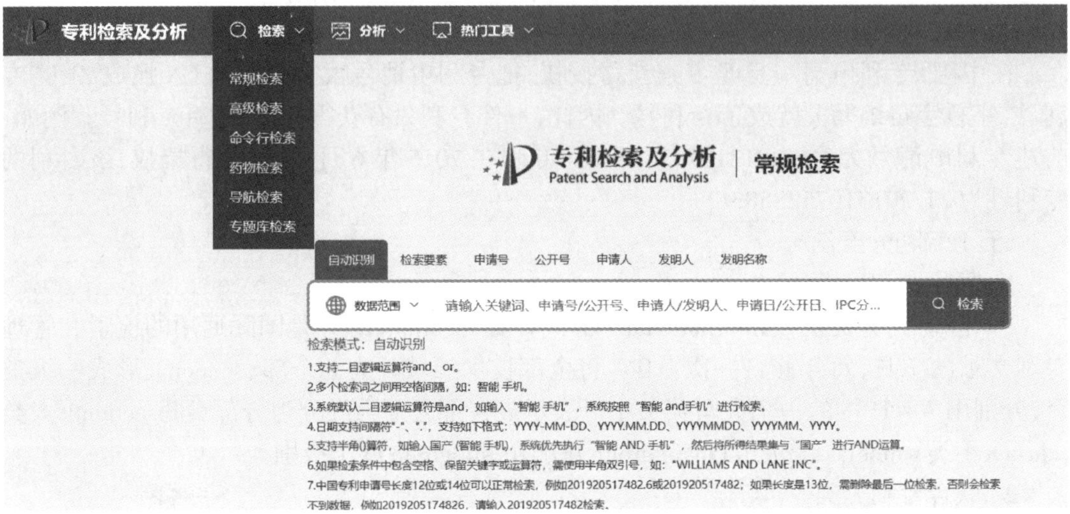

图 7–9　国知局专利检索及分析系统主页面

2. 使用方法

（1）检索规则

1）布尔逻辑运算符：支持布尔逻辑运算符 AND、OR、NOT，大小写均可。检索表达式中有多个运算符时，默认按照从左向右的顺序检索。半角圆括号“( )”为优先运算符。

2）时间运算符：提供“>”“>=”“<”“<=”“:”5 个时间运算符，主要用于申请日、公开（公告）日、优先权日等有关日期的检索字段，均为半角字符。

3）截词运算符：提供“+”“#”“?”3 种截词运算符，均为半角字符。

4）扩展检索：申请号、公开（公告）号、发明名称、IPC 分类号、申请（专利权）人等字段均支持扩展检索。

5）跨语言检索：发明名称、申请（专利权）人、发明人、摘要、权利要求、说明书、关键词字段均支持跨语言检索。

（2）检索途径

1）常规检索：进入系统，默认为常规检索页面（图 7–9），提供快捷、方便的智能化检索入口，可快速定位检索对象（如一篇专利文献或一个专利申请人等），适用于检索目的明确的初级用户。

2）高级检索：点击菜单导航中的“检索”，选择“高级检索”，进入高级检索页面。可根据检索条件，先选择检索字段并输入检索词，点击“生成检索式”显示检索式，再点击“检索”。

3）命令行检索：支持以命令的方式进行检索、浏览等功能，一般供专业检索人员和高级用户使用，检索效率高。

4）药物检索：可查找有关西药化合物和中药方剂等多种药物专利，有高级检索、方剂检索和结构式检索3种方式。

5）导航检索：提供IPC导航、CPC导航、国民经济分类导航3种方式，用于快速查询专利分类号及其含义。

（3）结果浏览

1）概要浏览：检索结果默认为概要浏览（概览）格式，可以快速了解专利文献的基本信息，并对检索结果进行筛选，包括发明类型、申请日、公开日等。

2）详细浏览：点击文献公开号或点击“浏览”按钮，进入详细浏览（详览）页面，可以查看该文献的详细信息，包括著录项目、全文文本、全文图像、摘要附图、说明书附图、法律状态、引证文献、同族文献等信息。

（4）结果下载与保存　在检索结果详览页面，点击“下载”按钮把文件保存到本地，下载内容可以选摘要信息、全文文本、全文图像。

（5）热门工具　提供多种常用的检索与查询工具，包括同族查询、引证 / 被引查询、法律状态查询、国家 / 地区 / 组织代码查询等。

（6）专利分析　可通过专利数据分析模型，快速、准确、全面地在海量专利数据中分析出潜在的信息关系和完整的专利信息链，更有效地利用专利资源。

（二）中国知识产权网专利信息服务平台

1. 概述

中国知识产权网是由国家知识产权出版社推出的知识产权一站式服务平台，提供中国及美国、日本、英国、德国、法国、加拿大、EPO、WIPO、瑞士等98个国家和组织的专利信息检索，注册用户可免费检索并下载专利说明书全文。

2. 使用方法

进入中国知识产权网主页，点击右上方的“专利信息服务平台”进入平台，包括法律状态检索、失效专利检索、运营信息检索与热点专题等栏目。默认为简单检索，系统也提供高级检索。

（1）简单检索　在检索框中直接输入检索词，包括关键词、申请（专利）号、公开（公告）号、申请（专利权）人、发明（设计）人、申请日、公开（公告）日、IPC分类号等。

（2）高级检索　分为表格检索、逻辑检索和号单检索3种。表格检索提供22个可检索字段，可以很方便地实现字段间的组合检索（默认为AND逻辑关系）。逻辑检索支持直接输入较复杂的检索表达式。号单检索支持批量输入申请号或者公开（公告）号进行检索。

（3）法律状态检索　可查找中国专利的法律状态，包括专利的变更，专利权的放弃、终止、继承或转让、撤销等。

该平台还提供专利信息分析和预警功能，通过对专利数据的深度加工及挖掘，分析统计蕴含的相关信息与潜在的知识链接，并以图表形式展现。

（三）其他可检索专利信息的网络资源

1. 中国专利信息中心专利之星检索系统

中国专利信息中心是国内较早从事专利技术推广与专利信息检索和咨询服务的机构，该中心的专利之星检索系统提供国内外专利检索功能，包括基本检索、智能检索、表格检索和法律状态检索，此外还有分类导航、专利预警、专题数据库等功能。

2. 中国知网专利数据库

中国知网专利数据库包含中国专利全文数据库（知网版）、海外专利摘要数据库（知网版）两个子库，可以通过申请号、申请日、公开号、公开日、专利名称、摘要、分类号、申请人、发明人、优先权等检索项进行检索，国内专利可下载专利说明书全文，国外专利说明书全文链接到欧洲专利局网站。与通常的专利数据库相比，该库每条专利的知网节集成了与该专利相关的最新文献、科技成果、标准等信息，可以完整地展现该专利产生的背景、最新发展动态、相关领域的发展趋势，浏览发明人与发明机构在各种出版物上发表的文献。

3. 万方数据中外专利数据库

万方数据中外专利数据库提供题名、摘要、发明人、专利权人 4 个检索选项。万方数据还基于专利文献特色开发了 Patentool 专利工具，支持不同精确度的检索、IPC 导航，提供多种维度的专利分析指标，包括专利竞争环境分析、专利技术生命周期分析及机构与文献的对比分析，并允许用户对专利文献数据进行自助标引，对用户关心的专利范围进行跟踪预警。

此外，国内还有多个商业性的专利数据库，如 incoPat 合享、智慧芽、壹专利等，一些综合性的信息检索系统，如读秀学术搜索、国家科技图书文献中心 NSTL 等，也提供中外文专利文献的检索。

四、外文专利信息资源

（一）德温特创新索引

英国德温特公司是全球知名的专利信息服务商，其出版的德温特创新索引（Derwent Innovations Index，DII）是世界上最权威的专利文献数据库之一。DII 通过 Web of Science 平台提供服务，收录 1963 年以来全世界 50 个专利机构、100 多个国家的 5 000 多万条专利信息及专利的引证信息（引文回溯至 1973 年），其中基本发明专利 2 300 多万条，数据每周更新。

与通常的专利文献相比，DII 的专利记录具有以下特点：①仅收录发明专利文献；②由专业编辑对每一条专利记录进行深加工，包括专利名称改写为描述性标题，用行业术语重新编写反映专利新颖性的描述性摘要，避免了专利说明书中一些晦涩难懂的法律术语与文字，同时还对重要著录项目信息进行校正；③提供引文检索与引文链接；④整合了同族专利并提供完整的全记录；⑤用德温特的分类代码、手工代码和索引系统对每一条专利进行人工分类标引，以提高检索的准确性和全面性。

DII 整合在 Web of Science 平台，检索规则与 Web of Science 核心合集相同，有基本检索、被引专利检索、化合物检索、高级检索等检索方式。

1. 基本检索

基本检索为默认检索方式，提供主题、标题、发明人、专利号、国际专利分类、专利权人、德温特分类代码等14个可检索字段。

2. 被引专利检索

被引专利检索提供7个可检索字段，可通过被引专利号、被引专利权人、被引发明人等信息查找某一专利文献被DII收录的其他专利文献的引用情况。

3. 化合物检索

化合物检索可利用系统提供的化学结构绘图工具（需安装插件）绘制化学结构式，准确检索某一化合物的相关专利文献。

4. 高级检索

高级检索使用字段标识、布尔逻辑运算符和检索结果集创建检索表达式。

检索结果页面给出了每篇专利文献的专利号、标题、专利权人、发明人，以及德温特主入藏号、施引专利等基本信息。点击“下载原始文献”链接到专利原文。

系统提供多种检索结果的排序和保存方式。页面左侧的“精炼检索结果”提供按学科类别、专利权人名称、专利权人代码、发明人等条件过滤检索结果。点击页面上方的“分析检索结果”链接，可对检索结果进行分析。

（二）欧洲专利局专利检索系统

欧洲专利局（European Patent Office，EPO）主要负责欧洲地区的专利审批工作。欧洲专利局的专利检索系统Espacenet收录了全世界90多个国家和地区自19世纪以来的1.3亿件专利文献，其中包括大量来自亚洲的专利文献，所有专利文献均可免费检索并下载全文。EPO还免费提供“专利翻译”（Patent Translate）工具，通过与谷歌公司合作，利用机器翻译自动将英语、法语和德语的专利文献翻译为包括中文在内的29种语言。

EPO Espacenet检索功能强大，除了在首页提供快速检索入口外，主要有智能检索、高级检索和分类检索3种检索方式。

1. 智能检索（Smart Search）

智能检索为默认检索方式，可输入关键词、发明人或申请人名字、号码、日期、分类号等。系统支持模糊检索，能自动识别用户输入的检索词；无须考虑检索词之间的顺序，也无须输入字段标识符；可以使用空格，也可以使用逻辑运算符；最多可一次性输入20个检索词。

2. 高级检索（Advanced Search）

高级检索可检索字段包括专利名称（Title）、专利名称或摘要（Title or abstract）、公开号（Publication number）、申请号（Application number）、优先权号（Priority number）、公开日期（Publication date）、申请人[Applicant(s)]、发明人[Inventor(s)]、合作专利分类号（Cooperative Patent Classification，CPC）、国际专利分类号（IPC）等。每个字段最多可输入10个检索词，支持截词检索和布尔逻辑检索。系统也支持多个字段的组合检索，默认各检索字段间的逻辑关系为“AND”。

3. 分类检索（Classification Search）

分类检索提供对合作专利分类号（CPC号）进行检索。CPC是由EPO和美国专利商标局(USPTO)联合开发的基于IPC的一种新的专利分类体系。检索时,可以直接输入CPC号,也可以输入关键词查找相应的CPC号,还可以根据系统提供的CPC分类体系逐级浏览分类号。

检索结果页面可对检出记录进行排序、输出和下载。点击专利名称进入详细信息页面,点击页面左侧的基本著录信息(Bibliographic data)、专利描述(Description)、权利要求(Claims)、专利附图(Mosaics)、专利说明书原文(Original document)、被引专利(Cited documents)、引用专利(Citing documents)、法律状态(INPADOC legal status)、同族专利(INPADOC patent family)等链接,可分别浏览相应的内容。

(三) 美国专利商标局专利信息系统

美国专利商标局(United States Patent and Trademark Office,USPTO)是负责专利审批事项的机构,其官网的专利信息系统有多个专利数据库,主要包括:①授权专利全文和图像数据库(USPTO Patent Full-Text and Image Database,PatFT),收录了1976年以来所有授权的美国专利的全文文本,包括发明专利、外观设计专利、植物品种专利、再颁专利、依法登记的发明等,以及1790年以来所有PDF图像格式的专利全文。1976年以来的专利提供快速检索(Quick Search)、高级检索(Advanced Search)和专利号检索(Patent Number Search)。②专利申请公布全文和图像数据库(USPTO Patent Application Full-Text and Image Database,AppFT),可以检索2001年以来的发明专利申请公布和植物品种专利申请公布。③全球专利检索网络(Global Patent Search Network,GPSN),可以检索全球范围内其他各国的专利全文。④专利申请信息查询数据库(Patent Application Information Retrieval,PAIR),可查询、下载相关专利申请的法律状态信息,包括专利申请公布及授权专利的基本资料、审查过程、继续申请、国外优先权、保护期限延长、缴费等信息。⑤专利公报数据库(Patent Official Gazette),包含最近52期电子版的美国专利公报的全部内容,可按照专利类型或专利分类号浏览每周授权的专利公报的全部内容。⑥专利权转移数据库(Patent Assignment Search),可以检索1980年以来的专利权转移信息。

(四) 世界知识产权组织专利数据库

世界知识产权组织(World Intellectual Property Organization,WIPO)是联合国保护知识产权的一个专门机构。WIPO的专利数据库PATENTSCOPE收录了1.06亿件专利文献,包括各国专利申请人根据《专利合作条约》(Patent Cooperation Treaty,PCT)申请公开的国际专利440万件,数据每周更新。

PATENTSCOPE检索功能强大,检索页面支持英语、法语、德语、中文、日文等9种语言,提供简单检索(Simple Search)、高级检索(Advanced Search)、字段组合检索(Field Combination)、跨语言扩展检索(Cross Lingual Expansion)、浏览(Browse)等多种检索方式,默认为简单检索,有8个预设的检索字段。高级检索支持用通配符、布尔逻辑运算符、位置运算符和范围运算符完成复杂的查询。跨语言扩展检索是PATENTSCOPE的特色检索方式,用户只需以某一种语言输入关键词,系统会自动检索包括中文在内的12种语言的相关专利文献。

PATENTSCOPE提供翻译服务,在源文本框中剪切和粘贴任何已公布的专利申请的标题/摘要,系统可实现多个语种的互译,如中英文互译、英德文互译等。

检索结果页面除了提供专利著录信息，还可以按专利国、主要国际专利分类、主要发明人、主要申请人、公布日等对检索结果进行分析。

除了欧洲专利局、美国专利商标局和世界知识产权组织的专利检索系统之外，各国官方专利机构的网站都提供专利文献检索服务，如日本特许厅、韩国特许厅、英国知识产权局、德国专利商标局、法国工业产权局、加拿大知识产权局等。

综合性的外文文摘数据库，如 CAS SciFinder、Scopus、BIOSIS Previews 等，也收录了大量专利文献。

五、专利文献信息检索

1. 专利检索的主要类型

（1）专利技术信息检索　主要是检索某一技术主题的专利文献，以了解该特定领域的技术发展情况和专利分布状况，寻找解决特定问题的技术手段，辅助研发和科研立项。

（2）新颖性检索　主要是确定申请的专利是否具备新颖性或可专利性，通过对已经完成的发明构思或技术方案与世界范围内公开的专利和非专利文献进行技术信息对比，以判断技术方案是否具备新颖性。

（3）专利侵权检索　主要是指为找出可能受到某项工业活动（如生产一种新产品、采用一项新工艺）侵害的专利而进行的检索，包括防止侵权检索和被动侵权检索两种。

（4）专利法律状态检索　主要是了解某一项专利所处的法律状态，如是否授权、授权专利是否有效、专利权人是否变更等。

2. 专利检索的主要步骤

（1）分析检索项目　明确检索目的、检索类型、检索时间段及范围等，确定技术主题和检索要素。

（2）选择专利数据库　根据检索目的和条件，选择公共的免费专利数据库，或者商业专利数据库。

（3）选择检索字段　根据检索要求，选择合适的检索字段。对指向性明确的检索，如根据专利号、专利文献号、申请人或专利权人、发明人查找专利文献，可以直接选择相应的检索字段进行检索。对某一技术主题的专利检索，通常需要在对关键词 / 专利分类号等检索要素进行深入分析基础上进行扩展。

（4）构建检索式进行检索　根据不同数据库提供的检索途径和检索规则，对检索词和检索字段进行逻辑组配，完成检索表达式的构建，并进行检索。

（5）浏览检索结果，获取专利全文　浏览筛选切题文献，如果对检索结果不满意，可以对检索策略进行反复多次的调整反馈，直到获得满意结果。

专利检索时，反映某一技术主题特征的关键词、分类号、化学结构式等称为检索要素。在分析技术主题时，可以从技术问题、技术手段和技术效果三个方面去把握检索要素。为提高检索效率，可以先选取几个主要关键词作为基本检索要素进行试探性检索。找到若干篇文献后，浏览初步检索结果的分类号、专利名称与文摘，再把分类号作为检索要素进行分类检索。根据分类检索结果，再提炼、修正或添加检索要素，包括关键词的同义词、近义词等，再次进行检索。经过多轮反馈、调整，在准确表达检索要素的基础上，对检索要素进行合理组配，完成检索表达式的构建。

3. 检索案例

左心耳封堵是近几年开展的一项临床治疗新技术，通过介入手术的方式用封堵器堵塞左心耳，预防心房颤动时左心耳血栓形成。目前临床上使用的左心耳封堵器有多种，应用最广泛的是美国波士顿科学的 WATCHMAN 和雅培 Amplatzer 的 Amulet。国产封堵器也在快速发展中。试用德温特创新索引（DII）、中国国家知识产权局的专利检索及分析系统查找有关左心耳封堵器的专利信息。

本例属于专利技术信息检索，检索目的和技术主题很明确。

（1）德温特创新索引　确定检索词：左心耳封堵，left atrial appendage closure，left atrial appendage occlusion。

在 Web of Science 主页，选择 Derwent Innovation Index。进入 DII 页面，默认检索方式为“文献”。选默认的“主题”，在检索框中输入检索式“left atrial appendage AND（clos* OR occlus*）”（图 7-10）。这里，把左心耳封堵拆分为左心耳（left atrial appendage）、封堵（closure、occlusion）两个检索概念，并使用截词检索，以提高查全率。点击“检索”，检索结果为 839 条。

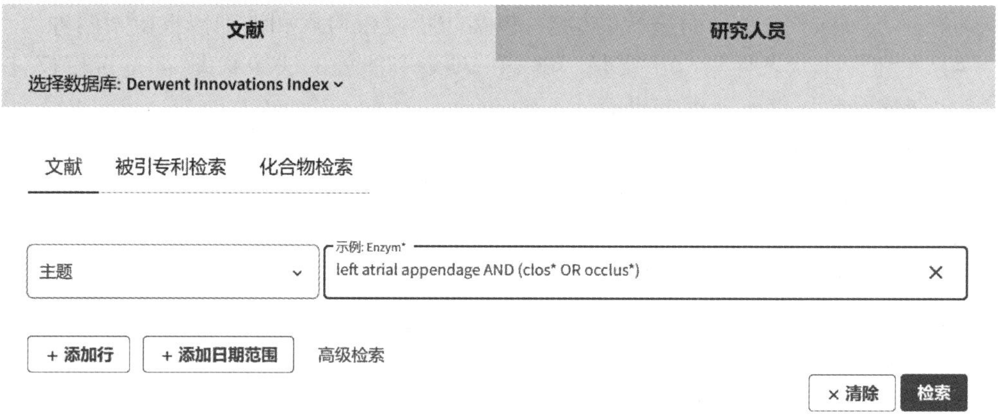

图 7-10　在 DII 数据库中检索“左心耳封堵”的专利

DII 的检索结果页面提供了专利的基本信息，包括标题、发明人、专利权人、德温特主入藏号、施引专利篇数等（图 7-11）。DII 对每一篇专利进行了深度标引，这里显示的标题与专利说明书中的专利名称不同，是改写后的描述性标题，更易于理解并反映该专利的主要技术点。

页面左栏为“精炼检索结果”。在“专利权人名称”栏目下，专利数量排在第一位的专利权人是生产 WATCHMAN 左心耳封堵器的 Boston Sci SciMed Inc. 公司，拥有专利 75 项（图 7-11）。勾选该公司，点击“精炼”，显示该公司的 75 项专利的基本信息。在页面上方“排序方式”的下拉菜单中选择“被引频次：最高优先”，显示专利号为 US2007066993-A1 的专利是该公司被引次数最高的一件专利，共被引 63 次（图 7-12）。

点击检索结果页面上方的“分析检索结果”，分析项目选“专利权人名称”，显示排名

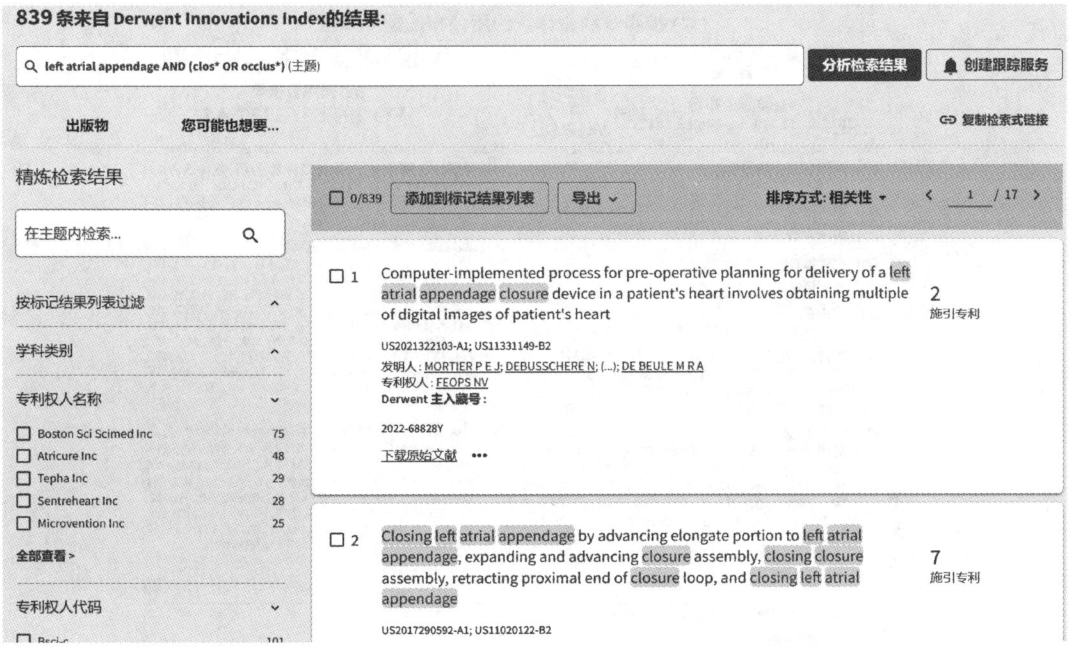

图 7-11　DII 中有关“左心耳封堵”的专利检索结果

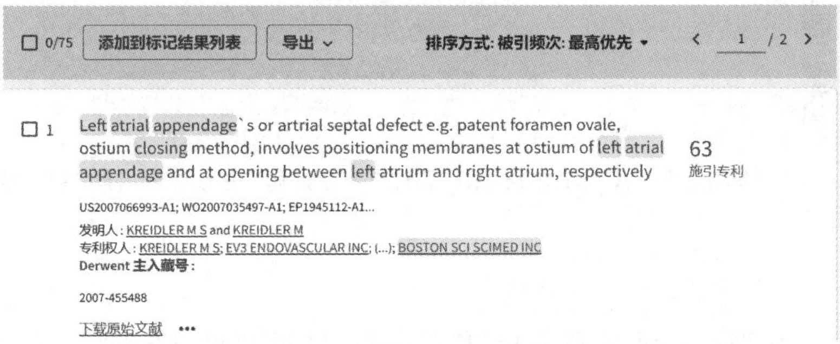

图 7-12　DII 显示 Boston Sci SciMed Inc. 有关“左心耳封堵”的专利信息

前 20 的专利权人的柱状图，其中中国的 Lifetech Sci Shenzhen Co. Ltd[先健科技（深圳）有限公司]有专利 23 件。其中专利号为 WO 2012/163257 A1 的专利公开了先健科技（深圳）有限公司自主研发的左心耳封堵器（图 7-13），该专利被引 64 次。同时该专利在全球进行了布局，其同族专利包括 EP 2716237 A1、US 2014142612 A1、PCT 申请 WOCN076124 等。该专利族的原始专利是申请号为 CN20111014628 的中国专利（申请日为 2011 年 6 月 1 日）。

（2）中国国家知识产权局专利检索及分析系统　登录国家知识产权局官网，从主页上方的公共服务栏目进入“国家知识产权公共服务网”，完成用户注册后，即可进入国知局专利检索及分析系统。

在常规检索页面，默认检索方式为“自动识别”。直接在检索框中输入“左心耳 AND

(12) 按照专利合作条约所公布的国际申请

(19) 世界知识产权组织
国 际 局

(43) 国际公布日
2012 年 12 月 6 日 (06.12.2012)

WIPO | PCT

(10) 国际公布号
WO 2012/163257 A1

(51) 国际专利分类号:
A61B 17/12 (2006.01)　　*A61F 2/02* (2006.01)

(21) 国际申请号: PCT/CN2012/076124

(22) 国际申请日: 2012 年 5 月 25 日 (25.05.2012)

(25) 申请语言: 中文

(26) 公布语言: 中文

(30) 优先权:
201110146287.5 2011 年 6 月 1 日 (01.06.2011) CN

(71) 申请人 (对除美国外的所有指定国): 先健科技（深圳）有限公司 (LIFETECH SCIENTIFIC (SHENZHEN) CO., LTD.) [CN/CN]; 中国广东省深圳市南山区朗山二路 6 号北门, Guangdong 518000 (CN)。

(72) 发明人; 及
(75) 发明人/申请人 (仅对美国): 李安宁 (LI, Anning) [CN/CN]; 中国广东省深圳市南山区朗山二路 6 号北门, Guangdong 518000 (CN)。 张德元 (ZHANG, Deyuan) [CN/CN]; 中国广东省深圳市南山区朗山二路 6 号北门, Guangdong 518000 (CN)。

(74) 代理人: 深圳中一专利商标事务所 (SHENZHEN ZHONGYI PATENT AND TRADEMARK OFFICE); 中国广东省深圳市深南中路 1014 号老特区报社四楼西区（5 号信箱）, Guangdong 518028 (CN)。

(81) 指定国 (除另有指明，要求每一种可提供的国家保护): AE, AG, AL, AM, AO, AT, AU, AZ, BA, BB, BG, BH, BR, BW, BY, BZ, CA, CH, CL, CN, CO, CR, CU, CZ, DE, DK, DM, DO, DZ, EC, EE, EG, ES, FI, GB, GD, GE, GH, GM, GT, HN, HR, HU, ID, IL, IN, IS, JP, KE, KG, KM, KN, KP, KR, KZ, LA, LC, LK, LR, LS, LT, LU, LY, MA, MD, ME, MG, MK, MN, MW, MX, MY, MZ, NA, NG, NI, NO, NZ, OM, PE, PG, PH, PL, PT, QA, RO, RS, RU, RW, SC, SD, SE, SG, SK, SL, SM, ST, SV, SY, TH, TJ, TM, TN, TR, TT, TZ, UA, UG, US, UZ, VC, VN, ZA, ZM, ZW。

(84) 指定国 (除另有指明，要求每一种可提供的地区保护): ARIPO (BW, GH, GM, KE, LR, LS, MW, MZ, NA, RW, SD, SL, SZ, TZ, UG, ZM, ZW), 欧亚 (AM, AZ, BY, KG, KZ, RU, TJ, TM), 欧洲 (AL, AT, BE, BG, CH, CY, CZ, DE, DK, EE, ES, FI, FR, GB, GR, HR, HU, IE, IS, IT, LT, LU, LV, MC, MK, MT, NL, NO, PL, PT, RO, RS, SE, SI, SK, SM, TR), OAPI (BF, BJ, CF, CG, CI, CM, GA, GN, GQ, GW, ML, MR, NE, SN, TD, TG)。

[见续页]

(54) Title: LEFT ATRIAL APPENDAGE OCCLUDER

(54) 发明名称：左心耳封堵器

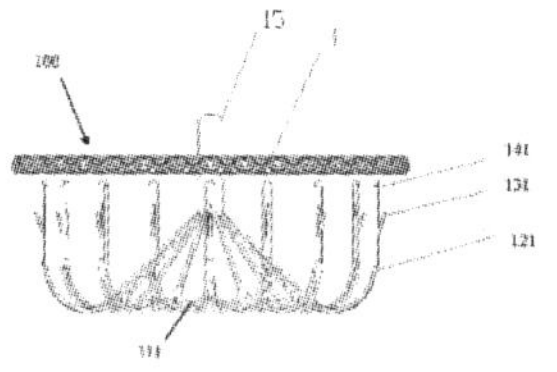

图 6 / FIG. 6

图 7–13　专利号为 WO 2012/163257 A1 的先健公司“左心耳封堵器”专利信息

封堵”，点击“检索”，显示有 553 条数据。

进入检索结果浏览页面，在筛选栏目下，选择“发明”“实用新型”两类，点击“确定”，显示有 492 条专利数据。再选择按“申请日升序”，可以看出，最早有关左心耳封堵的专利是先健科技（深圳）有限公司在 2004 年 6 月 25 日申请的专利“左心耳闭塞装置及其输送器”（专利公开号 CN1711978A），系统还提供了该专利的摘要、主权利要求、著录项目、IPC 分类、CPC 分类、法律状态、同族、引证及被引证等详细信息（图 7–14）。

在检索结果浏览页面，点击左侧的“检索结果统计”导航条，可以从申请人、发明人、申请年、法律状态、IPC 分类等多个方面对检索结果进行初步分析。例如，分析左心耳封堵相关的专利申请人，专利数量最多的是先健科技（深圳）有限公司，有专利 48 件。

如果需要对检索到的 492 条专利数据进行深入分析，可以创建分析库，系统可以从申请人、发明人、技术领域的构成、数量、分布与趋势等多个维度进行分析，并以可视化形式呈现。

从上述案例可以看出，专利文献与通常的学术论文有所不同，更注重从技术角度深入揭示发明创造的内容，新颖性强，信息丰富、翔实，格式统一规范。通过专利家族信息还可

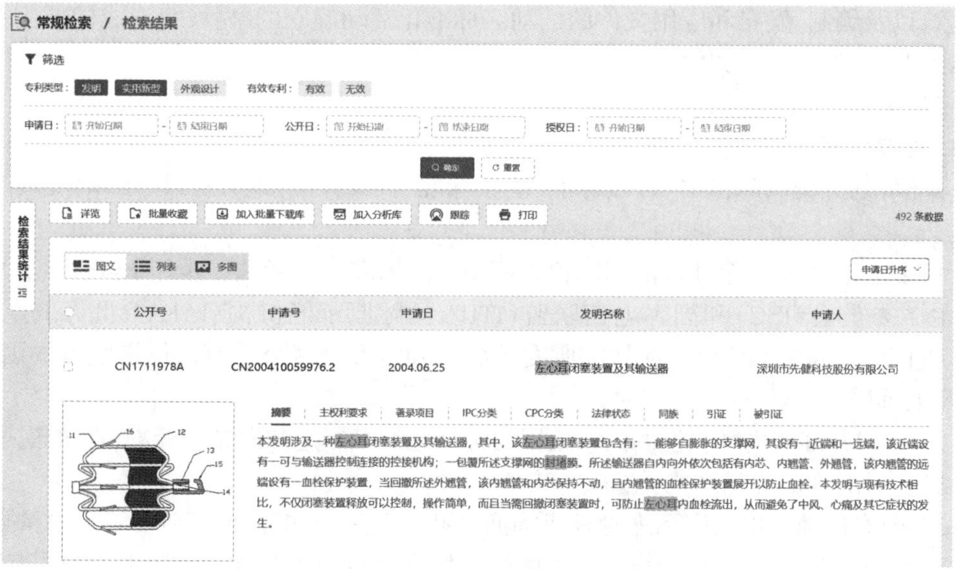

图 7-14　国知局专利检索及分析系统中检出的最早有关“左心耳封堵”的专利信息

以了解重点专利在全球的布局情况。

（周旭毓）

思考题

1. 什么是专利？专利有哪些法律特征？
2. 专利文献有什么特点？
3. 如何区分专利文献号、专利申请号和专利号？试举例说明。
4. 有哪些常用的中外文专利信息资源？如何利用？

第四节　标准文献检索

标准是经济活动和社会发展的技术支撑，是国家重要的基础性制度。标准化对促进经济社会高质量发展，有效推动国家综合竞争力提升有重要意义。标准文献是科技文献的一种，是标准化工作的重要组成部分。本节主要介绍标准的基本概念与分类，以及如何获取标准文献。

一、标准

（一）标准的定义

GB/T 20000.1-2014《标准化工作指南　第1部分：标准化和相关活动的通用术语》对标准和标准化的定义为：“标准是通过标准化活动，按照规定的程序经协商一致，为各种活动或其结果提供规则、指南或特性，供共同使用和重复使用的文件”“标准化是为了在既定范围内获得最佳秩序，促进共同效益，对现实问题或潜在问题确立共同使用和重复使用的条款，以及编制、发布和应用文件的活动。标准化活动确立的条款，可形成标准化文件，包括标准和其他标准化文件。”

（二）标准的分类

1. 按制定标准的主体

标准可划分为国际标准、区域标准、国家标准、行业标准、地方标准、团体标准和企业标准。

（1）国际标准　由全球性的国际组织所制定的标准，主要包括国际标准化组织（ISO）、国际电工委员会（IEC）和国际电信联盟（ITU）、国际原子能机构（IAEA）、世界卫生组织（WHO）、国际计量局（BIPM）、食品法典委员会（CAC）等全球公认有广泛影响力的国际机构制定的标准。

（2）区域标准　由区域性的国家集团的标准化组织制定和发布的标准，在该集团各成员国之间通用，如欧洲标准化委员会（CEN）标准。

（3）国家标准　由国家标准管理机构通过并公开发布的标准。我国的国家标准是指对全国范围内需要统一的技术要求，由国务院标准化行政主管部门制定并在全国范围实施的标准。国家标准的代号是“GB”。

（4）行业标准　由行业组织通过并公开发布的标准。《中华人民共和国标准化法》（以下简称《标准化法》）规定，对没有推荐性国家标准、需要在全国某个行业范围内统一的技术要求，可以制定行业标准。行业标准由国务院有关行政主管部门制定。行业标准的代号由国务院标准化机构规定，用两个大写字母表示，如“WS”“YY”“ZY”分别为卫生、医药和中医药的行业标准代号。

（5）地方标准　由省、自治区、直辖市标准化行政主管部门发布的标准。《标准化法》规定，为满足地方自然条件、风俗习惯等特殊要求，可以制定地方标准。地方标准的代号为“DB”。

（6）团体标准　由团体按照自行规定的标准制定程序制定并发布，供团体成员或社会成员自愿采用的标准。《标准化法》规定，国家鼓励学会、协会、商会、联合会、产业技术联盟等社会团体协调相关市场主体共同制定满足市场和创新需要的团体标准。团体标准的代号为“T/”。

（7）企业标准　对企业范围内需要协调、统一的技术要求、管理要求和工作要求所制定的标准。企业标准是企业组织生产、经营活动的依据。《标准化法》规定，企业可以自行制定企业标准。企业标准的代号为“Q/”。

2. 按标准实施的约束力

我国标准分为强制性标准和推荐性标准。

（1）强制性标准　指在一定范围内，根据法律或法规规定，应强制实施的标准。《标准化法》规定，对保障人身健康和生命财产安全、国家安全、生态环境安全以及满足经济社会管理基本需要的技术要求，应该制定强制性国家标准。

我国的强制性标准主要是强制性国家标准。强制性标准必须执行，标准文本应当免费向社会公开。

（2）推荐性标准　强制性标准以外的标准均为推荐性标准。《标准化法》规定，对满足基础通用、与强制性国家标准配套、对各有关行业起引领作用等需要的技术要求，可以制定推荐性国家标准。推荐性国家标准的代号为“GB/T”。行业标准、地方标准是推荐性标准，标准代号均以“/T”结尾。

《标准化法》还规定，推荐性国家标准、行业标准、地方标准、团体标准、企业标准的技术要求不得低于强制性国家标准的相关技术要求。

3. 按照标准化对象的基本属性

标准分为技术标准、管理标准两大类。

（1）技术标准 是对标准化领域中需要协调统一的技术事项所制定的标准。技术标准是标准体系的主体，量大面广，种类繁多，主要包括基础标准、产品标准、工艺标准、检测试验标准，以及安全、卫生、环保标准等。

医药卫生与人类健康直接相关，是标准化的重点内容，主要包括药品、医疗器械、环境卫生、劳动卫生、食品卫生、营养卫生、卫生检疫、药品生产及各种疾病诊断标准等。

职业健康标准包括辐射防护标准、生物危险防护标准、作业场所有毒有害物质的浓度限量标准等。

（2）管理标准 是对标准化领域需要协调统一的具有管理属性的事物所制定的标准，包括管理基础标准、技术管理标准、行政管理标准、经济管理标准等。

二、标准文献

标准文献是指经公认权威机构（主管机构）批准的一整套在特定范围内必须执行的规格、规则、技术要求等规范性文献。

广义的标准文献，除了各类标准外，还包括标准形成过程中的各类资料，标准手册及专著，揭示报道标准文献信息的目录、索引等一切与标准化工作相关的文献。标准文献往往能反映出某个国家、地区或某个集团的技术经济政策、生产技术水平、管理水平、科学研究水平，以及自然条件、资源情况等。一个国家技术标准的制定和实施情况反映了该国相关行业的技术水平和生产管理水平。目前，全世界有超过 80 万件国际标准和国家标准，有 90 多个国家有自己的国家标准。

标准文献是科技文献的一种，是标准化工作的重要组成部分，具有如下特点：①约束性。标准文献是从事生产、设计、管理、产品检验、商品流通、科学研究的共同依据，在一定条件下具有某种法律效力，有一定的约束力。②时效性。随着经济发展和科学技术水平的提高，标准会不断修订、补充、替代或废止。标准文献的平均时效为 5 年，标准的复审周期为 3 ~ 5 年。③信息完整、科学、可靠，文字准确、简练，通常一件标准只解决一个问题。④格式规范，结构严谨，统一编号。

图 7-15 给出了两件标准文献的封面，左边是国家强制标准《皮肤消毒剂通用要求（GB 27951—2021）》，右边是我国卫生行业标准《儿科输血指南（WS/T 795—2022）》。通常，一件标准的封面应该包含以下要素：

（1）标准名称。

（2）标准的层次 / 类别及标志，如 GB、WS、DB44 等。

（3）标准编号，由标准代号、顺序号、年代号组成。①国家标准，如 GB 27951—2021，

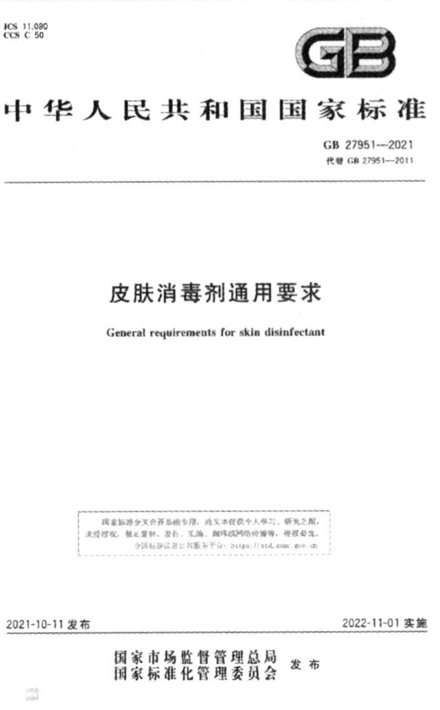
ICS 11.080
CCS C 50

GB

中华人民共和国国家标准

GB 27951—2021
代替 GB 27951—2011

皮肤消毒剂通用要求

General requirements for skin disinfectant

2021-10-11 发布　　2022-11-01 实施

国家市场监督管理总局
国家标准化管理委员会　发布

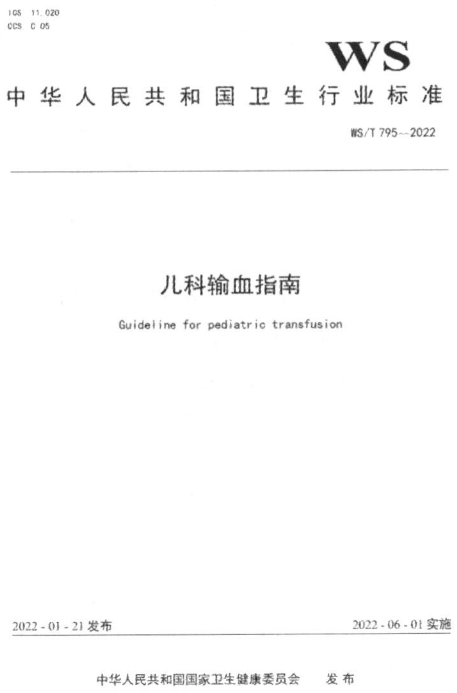
ICS 11.020
CCS C 05

WS

中华人民共和国卫生行业标准

WS/T 795—2022

儿科输血指南

Guideline for pediatric transfusion

2022-01-21 发布　　2022-06-01 实施

中华人民共和国国家卫生健康委员会　发布

图 7-15　标准文献封面示例

GB 表示国家标准，27951 为顺序号，2021 为标准发布年份；②行业标准，如 WS/T 795—2022，WS/T 表示卫生行业推荐标准，795 为顺序号，2022 为标准发布年份；③地方标准，如 DB44/T 2429—2023《粤菜食材通用要求》，DB 为地方标准代号，44 为“广东省”的行政区域代码，DB44/T 表示该标准是广东省地方推荐标准；④团体标准，如 T/SZBX 126—2023《盆底肌治疗仪》，T/ 为团体标准代号，SZBX 是苏州市标准化协会的社会团体代号，表示该标准是苏州市标准化协会 2023 年发布的团体标准；⑤企业标准，如 Q/MRS 17—2018《病人监护仪》，Q/ 为企业标准代号，MRS 是深圳迈瑞科技有限公司的企业代号，表示该标准是深圳迈瑞科技有限公司 2018 年发布的企业标准。

（4）ICS 号、CCS 号，即国际标准分类号和中国标准分类号。

（5）发布日期、实施日期。

（6）标准的发布部门。

三、标准文献信息资源与服务平台

（一）全国标准信息公共服务平台

全国标准信息公共服务平台是国家市场监督管理总局国家标准技术审评中心于 2017 年 12 月推出的公益类国家级标准信息公共服务平台（图 7-16）。该平台可免费使用，内容权威、系统、全面，更新及时，检索功能强大，方便快捷，为政府机构、企事业单位和社会公众查询获取国家标准、行业标准、地方标准、企业标准、团体标准、国际标准和国外标准等标准信息及资讯提供一站式服务。

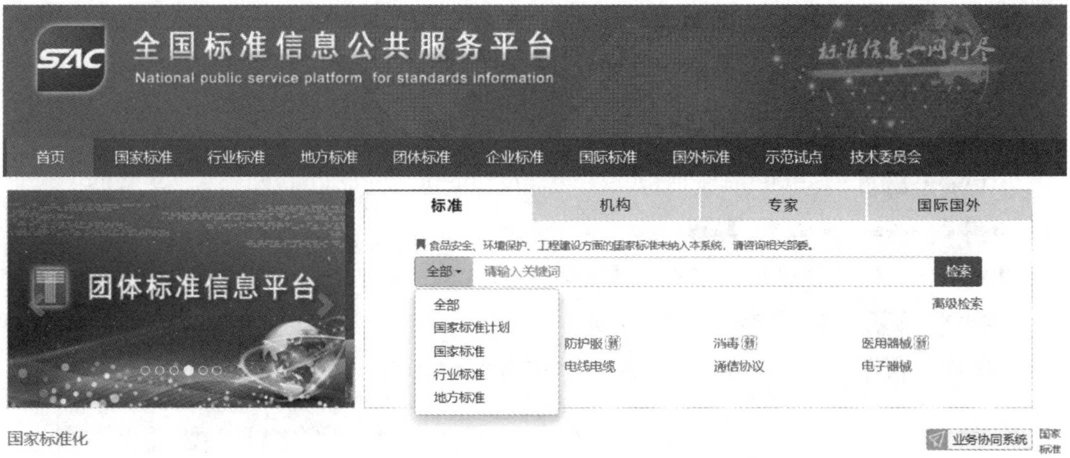

图 7-16 全国标准信息公共服务平台

该平台提供基本检索、高级检索及浏览查询等多种检索功能。

1. 基本检索

进入平台，系统提供按标准、机构、专家和国际国外进行检索。默认输入关键词，对全部标准进行检索。在下拉菜单中，可以选国家标准计划、国家标准、行业标准或地方标准。

例如，想了解国内医药卫生领域“输血”相关的现行标准，可以在检索框中直接输入“输血”。在检索结果页面，“标准状态”选“现行”，“行业分类”复选“WS 卫生”和“YY 医药”，显示检索结果为 22 条（图 7-17）。还可以按标准类型、标准性质、计划状态、区域 / 地方和 ICS 分类对检索结果作进一步筛选。如果对儿科输血感兴趣，可点击行业标准 WS/T 795—2022《儿科输血指南》，了解该标准的详细信息，包括该标准的基本特征、主要起草单位、主要起草人、标准目录、标准状态、基础信息、备案信息等。很多行业标准可以免费下载标准全文，部分推荐性国家标准则提供在线浏览标准全文，强制性国家标准均提供免费下载标准全文。

全国标准信息公共服务平台还提供检索国际国外标准的入口。在基本检索页面，选择“国际国外”，默认检索所有国际 / 国外标准，也可以在下拉菜单中选择检索 ISO（国际标准化委员会）、IEC（国际电工委员会）、DIN（德国标准化学会）、AFNOR（法国标准化学会）的标准。

例如，想了解医药卫生领域“输血”相关的现行国际国外标准，可以在“国际国外”检索栏中输入“transfusion”，在检索结果页面筛选标准状态为“现行”，ICS 分类选“医药卫生技术”，显示检索结果为 10 条，其中 ISO 国际标准 2 条，ANFOR（法国标准化学会）标准 7 条，ENFOR（西班牙标准化学会）标准 1 条。

2. 高级检索

在全国标准信息公共服务平台注册后，系统提供高级检索，可实现多个字段的组合检索，提高查准率（图 7-18）。例如，想查找 2000 年以来消毒产品的现行强制性国家标准，首先进入高级检索页面，“检索类别”选“国家标准”，在“标准属性”栏目选“强制性”“产品”，在“中文标准名称”栏目输入“消毒”，发布日期选 2000-01-01 ~ 2023-11-13，点击“提

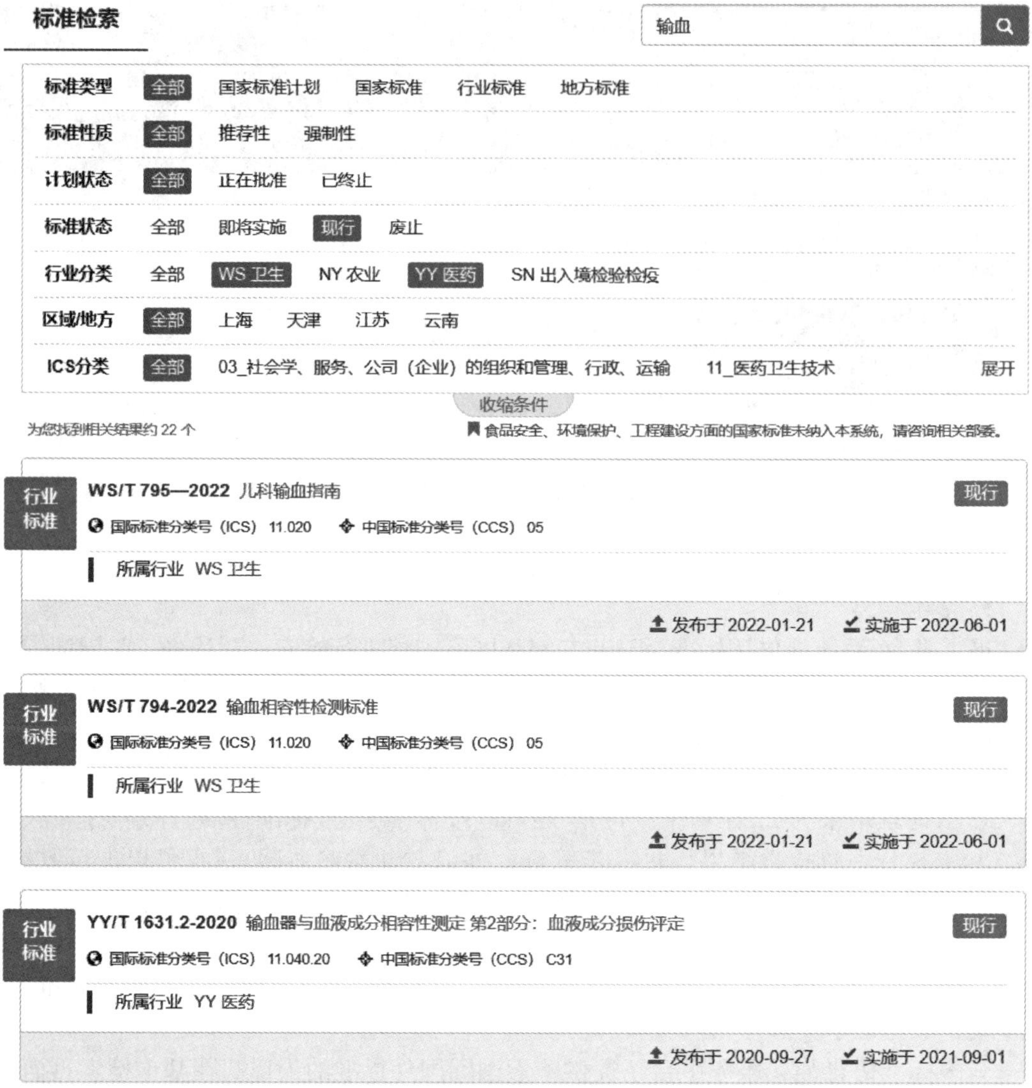

图 7–17　全国标准信息公共服务平台检索结果示例

交（Submit）”，检索结果为 10 篇。每一项强制性国家标准都实行全文免费公开，用户可直接下载 PDF 格式的标准全文，也可以在线浏览。

3. 其他功能

全国标准信息公共服务平台作为标准信息的一站式集成服务平台，还提供对行业标准、地方标准、团体标准和企业标准的浏览查询。

平台首页除了检索模块，还有国家标准、行业标准、地方标准、团体标准、国际标准、国外标准等其他模块。

（1）国家标准模块　在国家标准模块，有标准意见征集、标准公告、信息查询等栏目。点击信息查询栏目的“国家标准目录查询”，进入国家标准目录查询页面。页面左侧提供按国际标准分类号（ICS）浏览，右侧提供标准号、标准中文名称、发布日期、实施日期、标

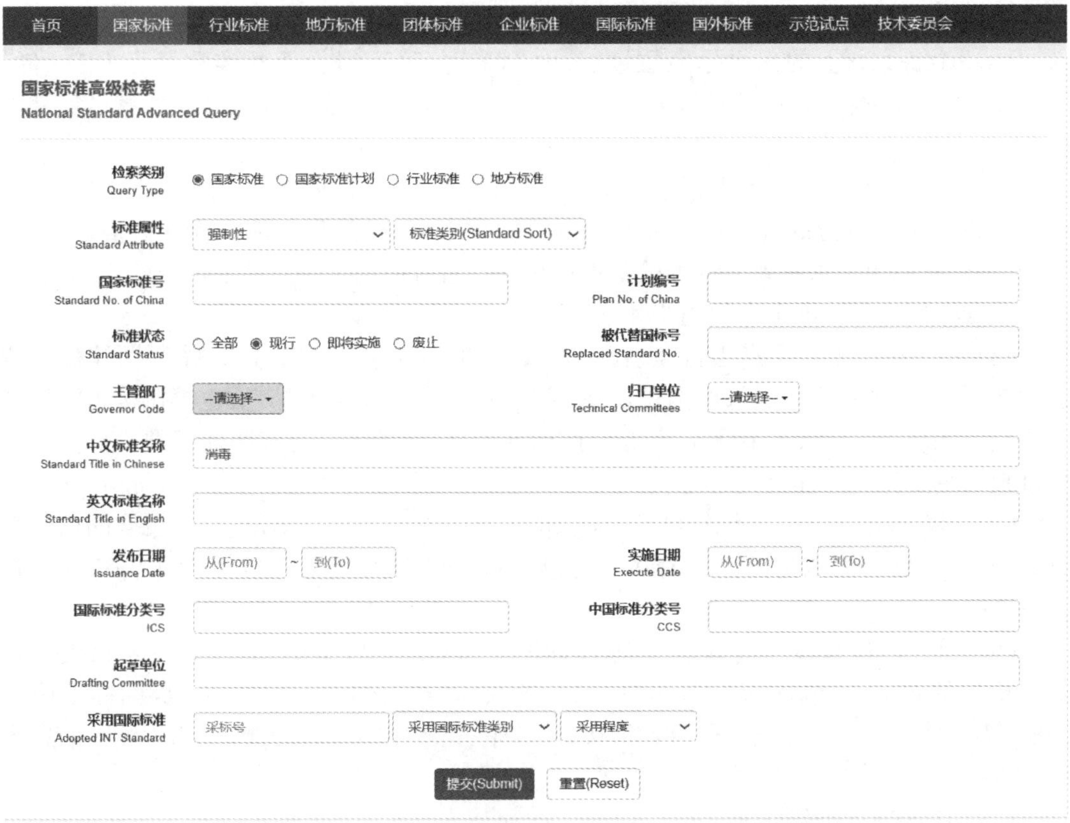

图 7-18　全国标准信息公共服务平台高级检索界面

准状态等基本信息。点击某一项标准，可浏览该国家标准的详细信息，免费下载标准全文。

在平台首页点击工具条上的“国家标准”，进入国家标准页面，详细给出了现有国家标准的数量（图 7-19）。截至 2024 年 6 月 15 日，我国有国家标准 69 020 项，其中现行标准 44 373 项，即将实施的标准 1 249 项，点击可以查询。同时给出了国标计划信息，以及拟立项标准公示。

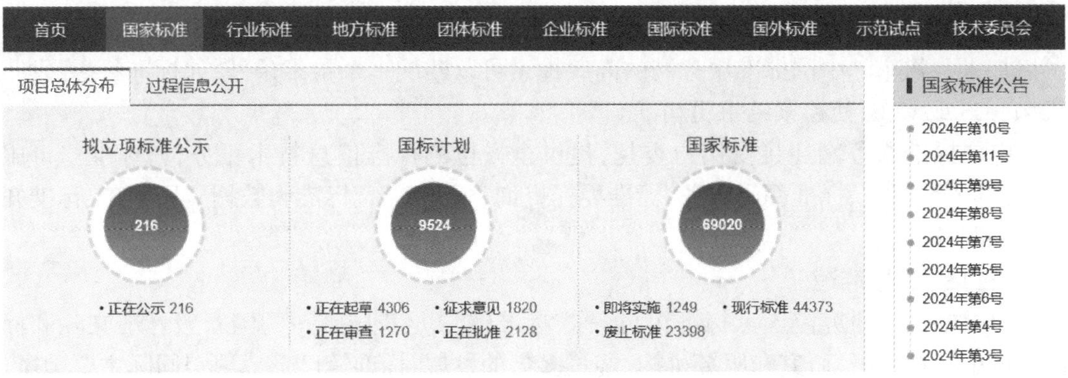

图 7-19　全国标准信息公共服务平台的国家标准界面

（2）行业标准模块　点击行业名称，如“YY 医药”，进入“行业标准信息服务平台”，系统显示每个备案行业的现行标准数量，其中“YY 医药”现行行业标准数量为 1 743 件。其下给出了这些行业标准的标准号、标准名称、行业领域、状态、批准日期、备案号等基本信息。

（3）地方标准模块　点击某个省份，如“广东省”，进入“地方标准信息服务平台”，系统显示每个备案省份的现行地方标准数量，其中“广东省”的现行地方标准数量为 3 764 项，其下同样给出了这些地方标准的基本信息。点击可得到某一项地方标准的详细信息，部分地方标准提供标准全文的浏览和下载。

（4）团体标准模块　点击行业名称，如“Q 卫生和社会工作”，进入“全国团体标准信息服务平台”。系统除了提供按国民经济行业分类浏览团体标准信息，也提供按国际标准分类浏览团体标准信息。该平台还提供按标准编号、标准名称检索团体标准。部分团体标准提供免费浏览标准全文。

（5）国际标准模块　系统提供对 ISO 国际标准化组织、IEC 国际电工委员会的信息查询，包括 ISO 标准组织化机构查询、ISO 标准查询、IEC 标准组织化机构查询、IEC 标准查询等链接。

（6）国外标准模块　系统提供国外标准查询（DIN、AFNOR、AENOR），区域或国外标准机构的查询，美国国家标准学会（ANSI）、欧洲标准化委员会（CEN）、英国标准协会（BSI）等全球主要标准化机构的查询链接，以及中英、中欧、中美、中澳、中韩等标准信息平台的链接。

（二）中国标准服务网

中国标准服务网由中国标准化研究院主办，标准信息研究所运营管理，全面提供国内外标准化信息，并依托中国标准化研究院丰富的标准信息资源，向用户提供标准信息更新服务、标准全文服务和专题咨询服务。中国标准服务网得到国内外众多机构的正版授权，提供国家标准、行业标准、ISO、IEC、ASTM 等近 1 000 个种类、全球 100 多个国家的标准全文 200 万份，可付费购买。

中国标准服务网检索功能强大，有基本检索、高级检索和批量检索。基本检索简单便捷。进入首页，默认在检索框中直接输入检索词，系统在全球范围内查找标准。例如，输入“输血”，检索得到相关标准，系统自动按照国家、标准组织、国际标准分类（ICS）、中国标准分类（CCS）、发布年代、标准状态、计划状态显示检索结果（图 7-20）。浏览标准，选中的可以加入购物车。中国标准服务网的高级检索可以匹配多个检索条件，如标准状态、发布机构、ICS 或 CCS，使检索结果更精准。

中国标准服务网还接受用户委托，提供全方位的标准信息技术服务，如标准修订服务、标准体系研究、标准翻译服务、标准委托查询、标准查新、标准大数据应用服务、标准知识培训服务等。

（三）国家标准馆

中国标准化研究院国家标准馆（简称“标准馆”）是我国唯一的国家级标准文献和标准化图书情报馆藏、研究和服务机构。经过多年的发展，标准馆已形成覆盖国际主要国家、国内各类标准的文献资源库和信息库，藏有 60 多个国家，70 多个国际和区域性标准化组

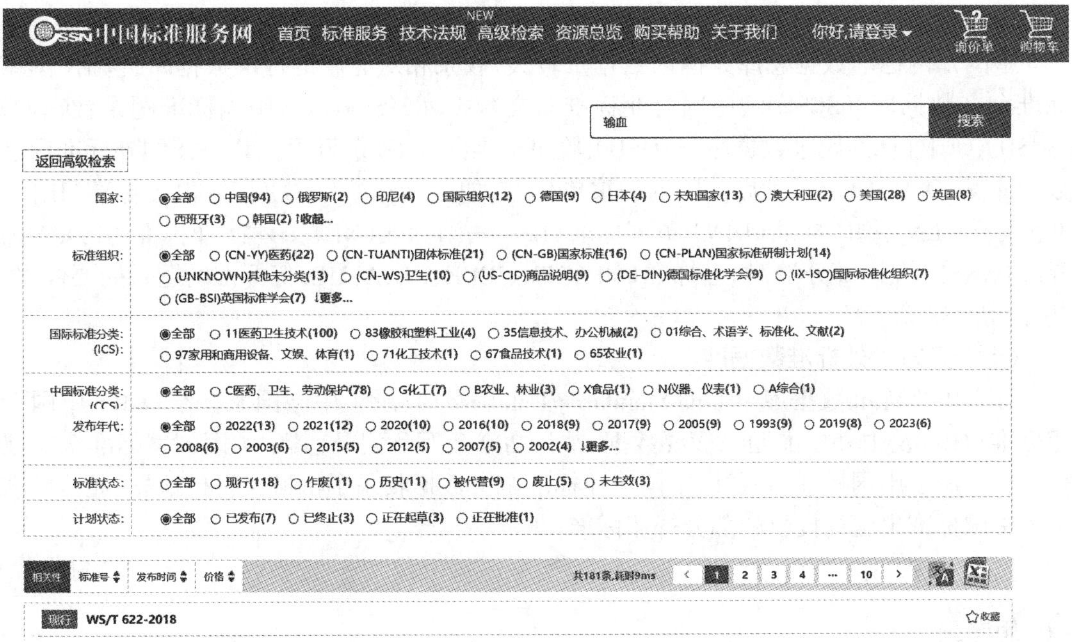

图 7–20　中国标准服务网检索结果界面

织,450 多个专业学(协)会的成套标准,以及全部中国国家标准和行业标准,馆藏标准文献资源达 160 余万件,数据总量现已超过 199 万条。

国家标准文献共享服务平台是国家科技基础条件平台之一,由国家标准馆和国家科技图书文献中心(NSTL)联合推出,也称为国家数字标准馆。该平台提供标准、法规及期刊文献的查询检索,也提供各类标准信息服务。

(四) 中华人民共和国国家卫生健康委员会

中华人民共和国国家卫生健康委员会(简称国家卫健委)官方网站提供卫生健康标准和食品安全国家标准的查询。国家卫健委官网的“服务”栏目的“名单查询”模块设立了卫生健康标准专栏,“服务”栏目的“信息查询”模块包含卫生健康标准和食品安全国家标准两个专栏。进入标准查询页面后,可直接按关键字查询,也可以在左侧的大纲图中展开大类及相应的子类,点击子类名称,即可浏览查看该子类的标准文献。所有标准均提供 pdf 格式的全文。

(五) 中国食品药品检定研究院

中国食品药品检定研究院也是国家药品监督管理局医疗器械标准管理中心,负责医疗器械的标准管理。官网首页的“数据查询”模块,提供各类数据信息的查询,包括医疗器械标准目录查询、企业行业标准、器械非采标推荐性行业标准及医疗器械分类目录查询等。医疗器械标准目录查询提供按标准性质、标准名称、标准适用范围、通用技术领域或专业技术领域 4 种查询模式。检索结果除了标准相关信息,还可在线预览标准全文,或者下载标准全文,还可以反馈标准实施过程中的情况。

（六）中国知网标准数据总库

中国知网标准数据总库是国内数据量较大、收录相对完整的标准数据库，包括《国家标准全文数据库》（SCSF）、《中国行业标准全文数据库》（SCHF）、《中国标准题录数据库》（SCSD）、《国外标准题录数据库》（SOSD），收录标准共计60余万项。其中，《国外标准题录数据库》（SOSD）收录了世界范围内的重要标准，如国际标准（ISO）、国际电工标准（IEC）、欧洲标准（EN）、德国标准（DIN）、英国标准（BS）、法国标准（NF）、日本工业标准（JIS）、美国标准（ANSI）、美国部分学/协会标准（如ASTM、IEEE、UL、ASME）等标准的题录摘要数据，共计标准38余万项。

（七）万方中外标准数据库

万方中外标准数据库（China Standards Database）收录了中国国家标准（GB）、中国行业标准（HB）及中外标准题录摘要数据，共计200余万条记录，其中中国国家标准全文数据内容来源于中国标准出版社，中国行业标准全文数据收录了机械、建材、地震、通信标准及由中国标准出版社授权的部分行业标准。

（周旭毓）

思考题

1. 什么是标准？按制定标准的主体，标准可分为哪些类型？
2. 标准文献有什么特点？
3. 查找标准文献，可以利用哪些平台？请举例说明。

第五节 疾病知识库

一、概述

疾病是机体在一定原因的损害性作用下，因自稳调节紊乱而发生的异常生命活动过程。疾病知识库致力于帮助临床科研人员、临床医生快速便捷地获取疾病诊断、检查、治疗、用药等方面全面系统的临床医学知识，也可作为临床教学及临床诊疗的辅助参考工具。

二、中文疾病知识库

（一）CDD临床医学知识服务系统

CDD临床医学知识服务系统是由解放军医学图书馆与重庆九济科技发展有限公司合作研发的面向临床医药学专业人士的数据库。系统将医学期刊、图书、教科书的内容进行整合，实现不同知识体的有效链接，以利于医学专业人士方便快捷地查找疾病相关知识，从而提升临床医学服务能力。

CDD临床医学知识服务系统目前包括疾病库、药品库、辅助检查、循证医学、医保药品、疾病研究、视频库、临床指南及临床路径9个子系统（图7-21）。该库收录疾病种类6 800余种、药品5 400余种、辅助检查1 160余项、循证医学26万余条、医保药品3 000

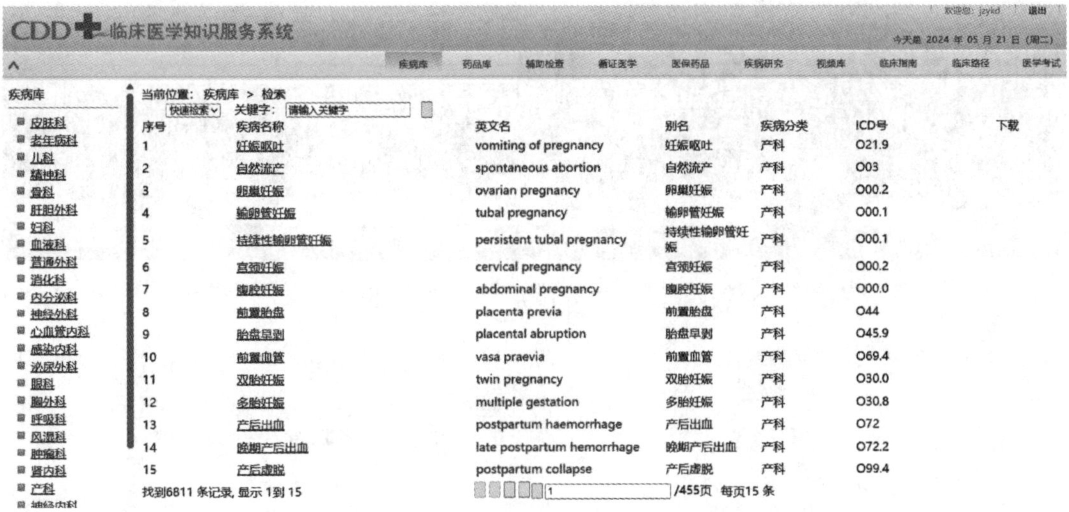

图 7-21　CDD 临床医学知识服务系统

余种、疾病研究 1 060 余条、视频库 2 130 余个、临床指南 800 余条及临床路径 1 360 余条。

该库检索途径包括快速检索、高级检索，还提供按疾病、药品、辅助检查、循证医学、医保药品、疾病研究、视频、临床指南及临床路径系统快速浏览相关知识点，供临床参考。

（二）临床诊疗知识系统

临床诊疗知识系统是中国知网推出的一站式整合医学信息服务平台，通过整合设计，关联知识点，验证基本症状体征，形成覆盖诊疗全程的知识库体系，旨在帮助临床医护人员快速、便捷地获取实用的医学信息，辅助临床决策。

临床诊疗知识系统包括疾病、药品、医疗器械、临床路径、临床指南、辅助检查、操作规范、麻醉、护理、政策法规、医疗标准、循证文献、病例文献、临床文献 14 个子系统和医学计算、专题研学两个模块（图 7-22）。该库收录疾病 9 000 余种、药品 20 000 余条、医疗器械 14 000 余条、临床路径 1 400 多篇、临床指南 16 000 余篇、辅助检查 7 000 余条、操作规范 2 600 余条、麻醉 200 多条、护理 1 800 多条、政策法规 1 000 多部、医疗标准 700 多部、循证文献 350 000 余篇、病例文献 370 000 余篇、临床文献 2 900 000 余篇。医学计算模块包括专用数值计算工具及量表 500 余个和单位换算工具 40 个。专题研学模块包括行业参考资源与研学协作平台。

该库检索途径包括基本检索和优化检索，还提供按疾病、药品、医疗器械、临床路径、临床指南、辅助检查、操作规范、麻醉、护理、政策法规、医疗标准、循证文献、病例文献、临床文献子系统快速浏览相关知识点，供临床参考。

（三）临床诊疗知识库

临床诊疗知识库是万方医学网推出的一站式整合医学信息服务平台，旨在帮助临床医护人员快速、便捷获取实用的医学信息，辅助临床决策。临床诊疗知识库整合了国内权威临床教科书、工具书，中华医学会、中国医师协会等高质量期刊文献及国内正式发表的指南规范等资源，由各领域资深专家撰写审核知识条目，筛选论证文献，提供最新的、可靠的临床诊疗知识。

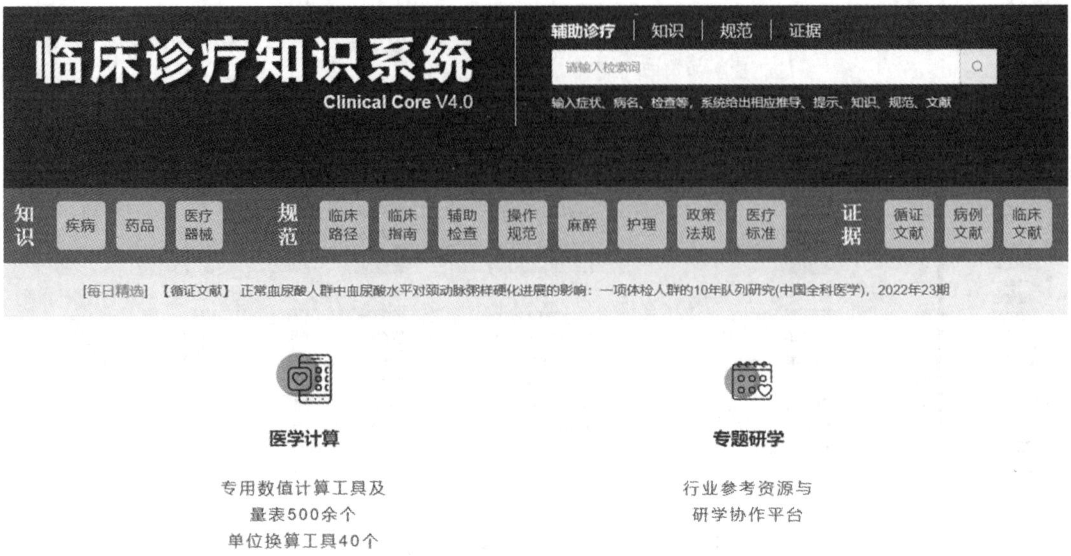

图 7–22　临床诊疗知识系统

临床诊疗知识库目前包含疾病、检查、药品、操作、文献、专题、路径、法规及量表 9 个子系统，收录疾病 3 500 余条、检查 2 000 余条、药品 27 000 余条、操作 3 000 余条、指南文献 20 000 余篇、循证文献 1 000 000 余篇、临床路径 1 800 余篇、法规 10 000 余篇及医学量表 500 余条。

该库检索途径包括快速检索、高级检索，还提供按学科导航、临床、专题及文献模块快速浏览相关知识点，供临床参考（图 7–23）。

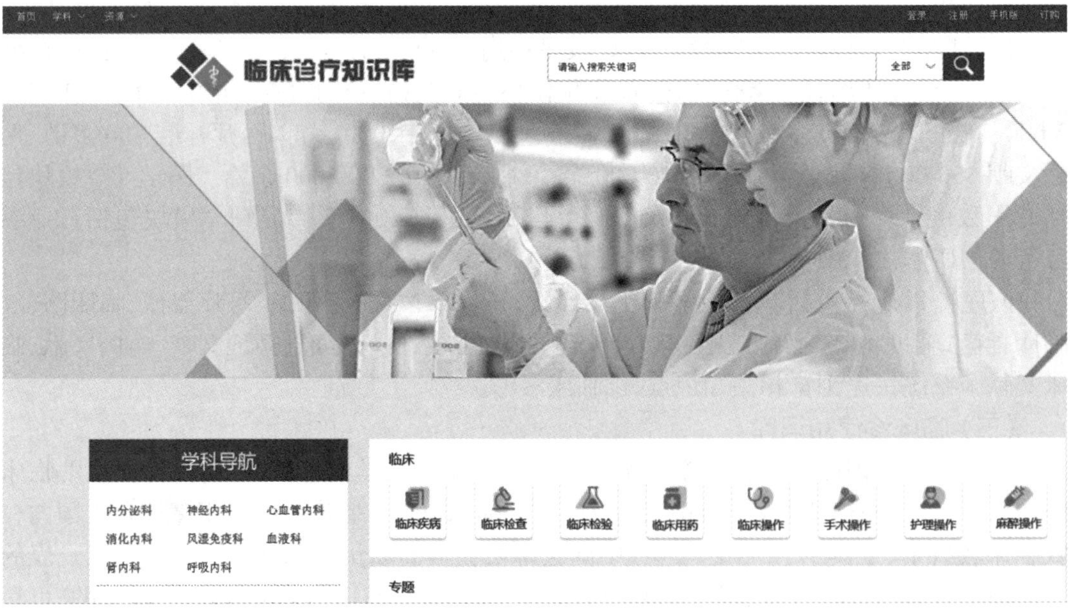

图 7–23　临床诊疗知识库

三、外文疾病知识库

（一）AccessMedicine

AccessMedicine 是由麦格劳－希尔教育出版集团（McGraw-Hill Education）出品的在线医学教育资源库。该库汇集全球权威医学专家的知识精华，提供丰富的交互式学习内容和各种权威医学文献，为全球广大医学专业人士提供全面、权威、专业的最新医学教育资源。该库旨在帮助住院医师和执业护士复习巩固医学知识，提高床旁决策能力，从而确保患者达到最佳的治疗效果。

AccessMedicine 包括图书（Books）、快速参考（Quick Reference）、信息图（Infographics）、药物（Drugs）、多媒体资源（Multimedia）、病例（Cases）、学习工具（Study Tools）、患者教育（Patient Education）、医院角（Hospital Corner）及教师资源（For Instructor）10 个资源模块（图 7-24）。该库收录了 240 余部最新版世界顶尖医学著作、600 余张医学信息图、30 000 余张高品质诊断图像、100 余个音频和播客资源、860 多个视频和动画、300 个人体解剖学模块、1 350 余个案例等资源。AccessMedicine 已经在全球 65 个国家得到广泛使用，95% 的美国医学院已经采用该库作为医学教育的重要资源。

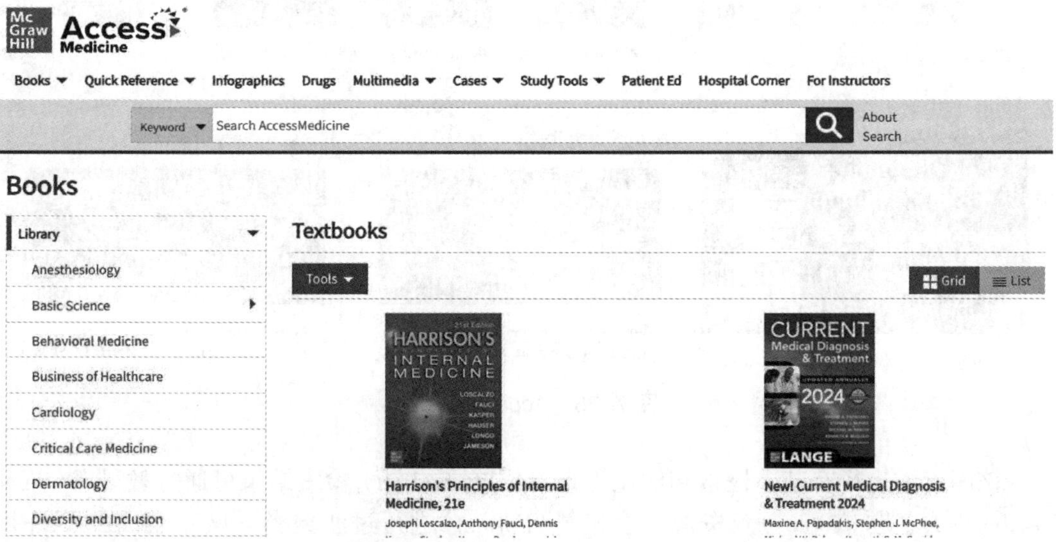

图 7-24　AccessMedicine

该库检索途径有基本检索和优化检索（Modify Search），检索结果可通过教科书（Select Textbooks）、主题（Topics）及资源内容格式（Format）进行过滤聚类。该库还提供按图书、快速参考、信息图、药物、多媒体资源、病例、学习工具、患者教育、医院角及教师资源模块快速浏览相关医学知识，供临床参考。

（二）AccessSurgery

AccessSurgery 是由麦格劳－希尔教育出版集团（McGraw-Hill Education）开发的在线外科学学习平台。该库汇集了权威医学专家的知识精华，为全球广大医学专业人士提供全面、权威、专业的外科医学教育资源。该库整合了外科学教学所需的各种类型的资源，旨在帮助住院医生储备外科知识，提高手术技能，提升诊疗质量。

AccessSurgery 包括图书（Books）、快速参考（Quick Reference）、药物（Drugs）、多媒体资源（Multimedia）、病例（Cases）、学习工具（Study Tools）、ABSITE 备考复习（ABSITE Review）、实习（Clerkship）、患者教育（Patient Education）9 个资源模块（图 7-25）。该库收录了 30 余本外科手术的权威教科书、近 400 个定期更新的外科教学视频、16 000 多张外科相关图片、4 700 余道在线测试题、48 个交互式案例及 270 例普通外科案例回顾及问答，所有数据动态更新。该库中的许多内容被美国研究生医学教育鉴定委员会列为核心课程。

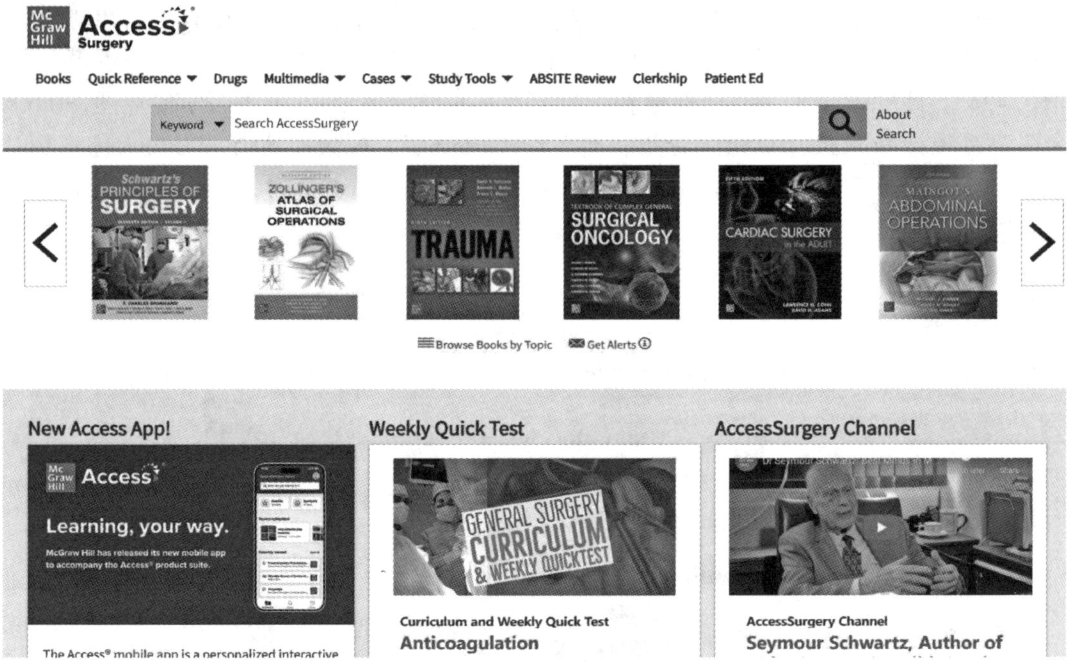

图 7-25　AccessSurgery

该库检索途径有基本检索和优化检索（Modify Search），检索结果可通过教科书（Select Textbooks）、主题（Topics）及资源内容格式（Format）进行过滤聚类。该库还提供按图书、快速参考、药物、多媒体资源、病例、学习工具、ABSITE 备考复习、实习及患者教育资源模块快速浏览相关医学知识，供临床参考。

（三）ClinicalKey

ClinicalKey（简称 CK）是爱思唯尔旗下内容丰富的临床医学资源库，涵盖全部医学专科，为全球广大医学专业人士提供全面、权威、专业的医学内容，旨在帮助医护人员提升医疗质量，为医疗机构在医、教、研三个方面提供有效支持。

该库包括图书（Books）、期刊（Journals）、临床概览（Clinical Overviews）、临床试验（Clinical Trials）、临床指南（Guidelines）、药物专论（Drug Monographs）、操作视频（Procedure Videos）、多媒体资源（Multimedia）、临床计算器（Clinical Caculators）、患者教育（Patient

Education）等资源模块。该库收录了 700 余种医学经典期刊、50 多种北美临床系列期刊、1 100 余种医学经典图书、2 900 余个药物专论、3 000 000 余张影像图片、300 余个临床操作视频、80 000 余个医学视频、5 000 余份诊疗指南、800 余条循证医学证据、210 000 余个临床试验、10 000 份患者教育讲义及 2 400 余万条 Medline 医学文摘。

ClinicalKey 的一框式检索界面很简洁，在主页的检索框输入需要检索的疾病、症状、药物等，可同时输入 1～3 个检索词，检索词之间用空格分开（图 7-26）。输入关键词后，默认是在“所有类型”资源中进行检索，检索结果可以按资源类型（Source Type）、专科分类（Specialty）、研究类型（Study Type）及出版时间（Date）进行过滤聚类。该库还提供按期刊、图书、临床指南、药物专论、操作视频、患者教育及多媒体资源等模块快速浏览相关医学知识，供临床参考。

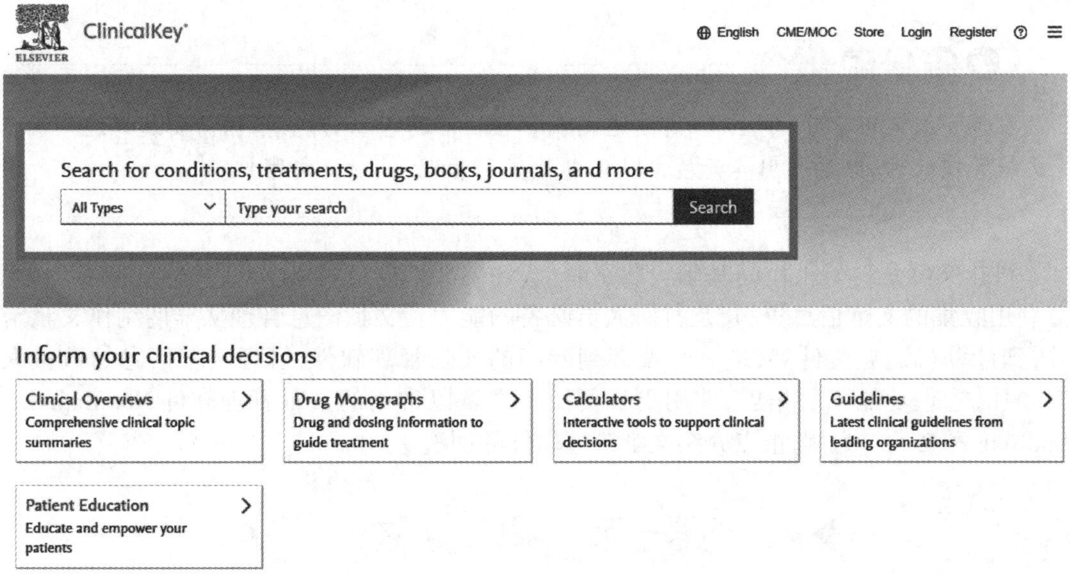

图 7-26　ClinicalKey

（赵　红）

思考题

简述可查找国内外疾病知识的主要信息资源。

数字课程学习

教学 PPT　　拓展阅读　　自测题

第八章

文献信息管理软件

学习目标

通过本章的学习，学生能够：概述文献管理软件的基本功能，根据需要选择适用的文献管理软件，熟练利用其开展文献信息收集和管理，辅助论文写作。

科技文献是科研工作的基础。数字时代，各类文献信息海量增长，如何有效管理、充分利用收集的文献信息资料，是科研人员必备的能力。文献信息管理从早期制作文献卡片，到计算机建立文件夹，进一步发展到专门的文献管理软件，管理文献信息的数量大大增加，管理功能不断拓展，使用更加便捷。本章以常用的文献管理软件 NoteExpress、EndNote 和 Zotero 为例，重点介绍文献管理软件的用法。

第一节　概　　述

文献管理软件（reference management software，RMS）又称书目管理软件或参考文献管理工具，是一种具有文献检索搜集、整理组织、快速生成参考文献等强大功能的软件，是用于帮助科研人员高效管理文献信息、建立个人参考文献数据库并协助进行论文写作的工具，推出后迅速得到推广应用。

一、文献管理软件的发展

文献管理软件最早雏形是参考文献邮件定制服务，其研发始于 20 世纪 80 年代。1991 年，国外首家文献管理软件 EndNote 发布。2004 年，国内推出第一家医学个人文献管理软件——医学文献王。随着使用越来越普及，文献管理软件不断推陈出新，功能持续升级，版本也日趋多样。

目前，文献管理软件种类较多。相对而言，国外文献管理软件大部分为英语版本，对中文支持功能有限。为方便多用户使用与资源共享，多数文献管理软件既有单机版，又有网络版，部分还推出移动版。从是否收费使用角度，文献管理软件有商业性付费软件和免费软件，付费使用的文献管理软件有NoteExpress、Notefirst、医学文献王、EndNote、Reference Manager、RefWorks等，免费使用的软件有Zotero、Mendeley、Rayyan、JabRef等。

二、文献管理软件的主要功能

文献管理软件对科研人员个人积累的各类文献信息以文献题录管理为基础，关联相关的全文、图片等，便于进行查找、去重，并为文献的利用及论文写作提供便利。虽然不同文献管理软件之间具体用法不同，但大致功能基本相似，一般包括收集文献信息、管理文献信息、辅助论文写作等功能模块。

（一）收集文献信息

利用文献管理软件建立个人文献数据库，检索、搜集并积累文献相关信息，这是管理、分析利用文献信息和论文写作的基础。文献管理软件提供多种文献信息导入方式，支持PubMed、Web of Science等常用文献数据库在线检索结果的直接导入，导入信息包括文献的标题、摘要、关键词、作者、刊名等。

（二）管理文献信息

管理文献信息是文献管理软件的基本功能。利用文献管理软件，可对收集到的各类文献进行分组、去重、排序、撰写注释、全文下载、附件添加管理等操作，方便科研活动中检索、浏览、阅读、分析与共享文献信息。

（三）辅助论文写作

文献管理软件提供多种期刊的论文模板，帮助科研人员在论文写作时作为格式参考。另一方面，文献管理软件还嵌入多种期刊的参考文献模板，在论文写作时可以在指定位置插入规范格式的参考文献，并根据需要转换格式及自动排序。

第二节 NoteExpress

一、概述

NoteExpress由国内公司开发，是最常用的文献管理软件之一。它提供文献题录和全文的导入、文献查重、标记分类、添加附件、添加笔记等功能，同时内置5 400多种期刊的参考文献格式，在论文写作时能嵌入文字处理软件（如Word和WPS），帮助自动生成文中参考文献标识和文后参考文献列表。其主要特色在于同时支持中文文献和英文文献的管理，提供强大的笔记撰写功能和题录自定义标签标记功能，可显示论文所在期刊影响因子及被权威数据库收录信息。

NoteExpress主界面分为菜单栏、数据库分类工作区（文件夹）、题录列表显示区、题录详细信息显示区（图8-1）。题录是描述论文基本信息的数据库记录，是文献信息管理的基本单元。每一条题录信息对应一篇论文，一篇期刊论文的题录通常包含论文的标题、作者、刊名、年、卷、期、起止页信息。

使用NoteExpress，首先需要新建个人数据库（即某一主题的文献集合），每个数据库包含题录、笔记、检索、组织、回收站5个子库模块。可根据需要创建多个个人数据库，所有

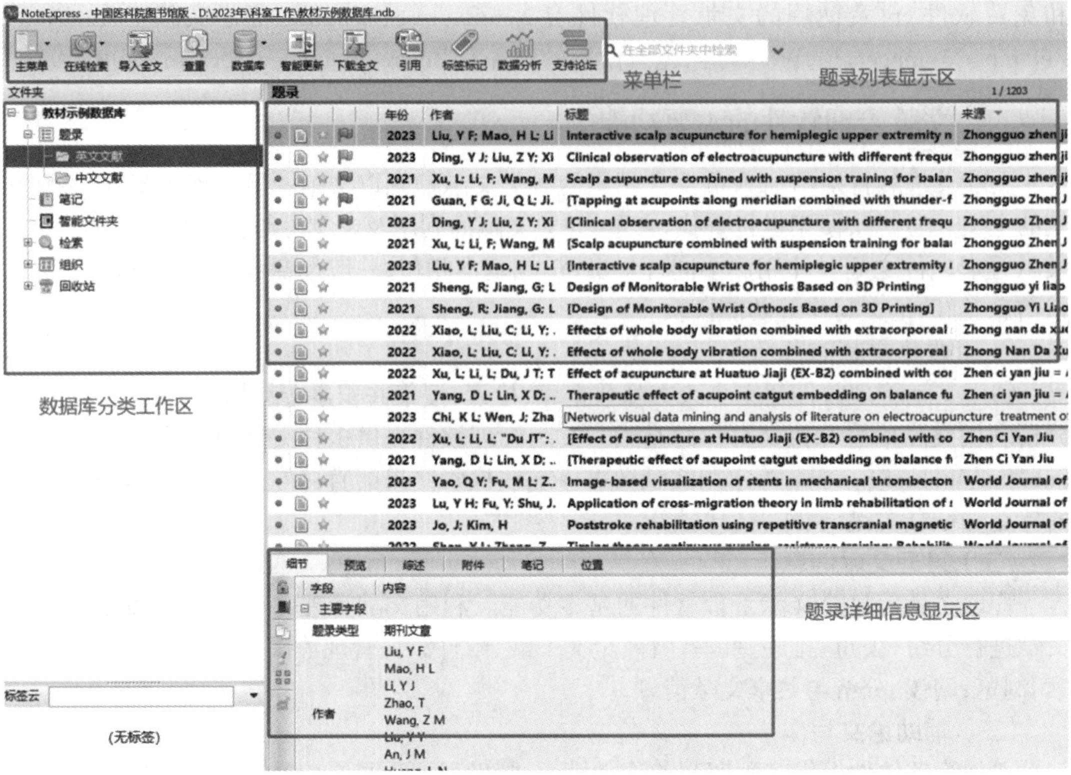

图 8–1　NoteExpress 主界面

个人数据库均显示在左侧数据库分类工作区（图 8–2）。创建好个人数据库后，可点击题录模块，鼠标右键新建文件夹，根据管理的需要，建立不同的文件夹管理文献。

目前 NoteExpress 提供单机版和网络版（青提学术，NoteExpress Web），下载安装后才能使用。最新单机版本 NoteExpress 3.X 版可在 Windows Vista\7\8\10\11（32 位和 64 位）、

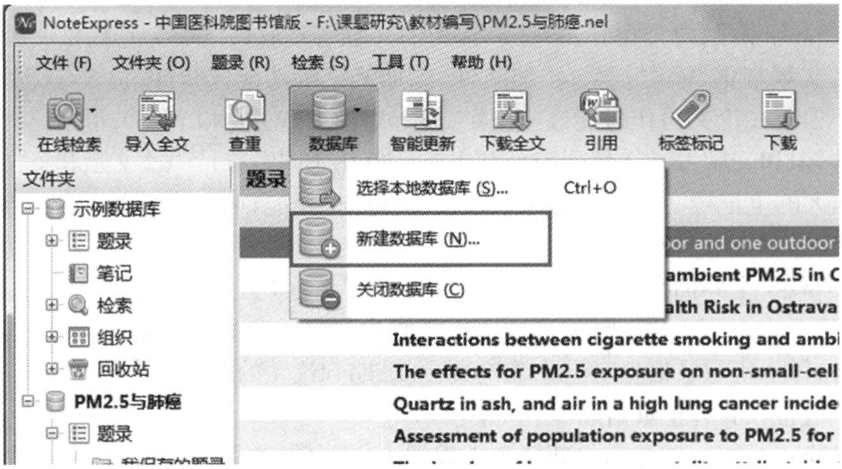

图 8–2　NoteExpress 中新建数据库

Windows Server 2003\2008\2008 R2(32 位和 64 位)操作系统上安装。NoteExpress 3.X 版的写作插件支持 Microsoft Word 2007\2010\2013\2016\2019\2021(32 位和 64 位)、WPS。安装成功后,Word 或 WPS 顶部工具栏中会自动增加显示 NoteExpress 工具条。

二、主要功能

(一) 文献信息导入

NoteExpress 提供 4 种文献信息导入方式,即过滤器导入、PDF 全文导入、手工创建和浏览器插件导入,其中过滤器导入和 PDF 全文导入最为常用。

1. 过滤器导入

过滤器是将文献导入 NoteExpress 时需要选择的固定格式。导入流程是先在文献数据库中检索,将检索结果按照一定的格式导出,在 NoteExpress 中选择对应格式的过滤器进行导入。不同数据库导出的文件格式不同,在导入文献管理软件时需选择对应的过滤器。数据库常用的导出格式包括 RIS 格式、EndNote 格式、NoteExpress 格式,选择的过滤器和导出文件的格式相匹配时才能正确导入文献。几种常用的数据库导出格式和对应过滤器如表 8-1 所示。

表 8-1 常见文献数据库导出格式及对应过滤器

来源数据库	导出文献格式	过滤器
PubMed	Medline 或 Citation	PubMed
SinoMed、CNKI 等中文数据库	NoteExpress	NoteExpress
Embase、Scopus、SCIE 等	RIS、EndNote 等通用格式	与导出格式一致的过滤器

例如,如果将 PubMed 检索结果导入 NoteExpress 中,首先在 PubMed 中完成检索,选择需要导出的文献,然后点击页面上方的"Send to"弹出导出选项菜单,选择"Citation Manager"格式,再点击下方的"Create File"将文献导出生成 NBIB 格式文件。最后在 NoteExpress 的"导入题录"中选择已生成的 NBIB 格式导出文件,过滤器选择 PubMed,即可成功导入(图 8-3)。

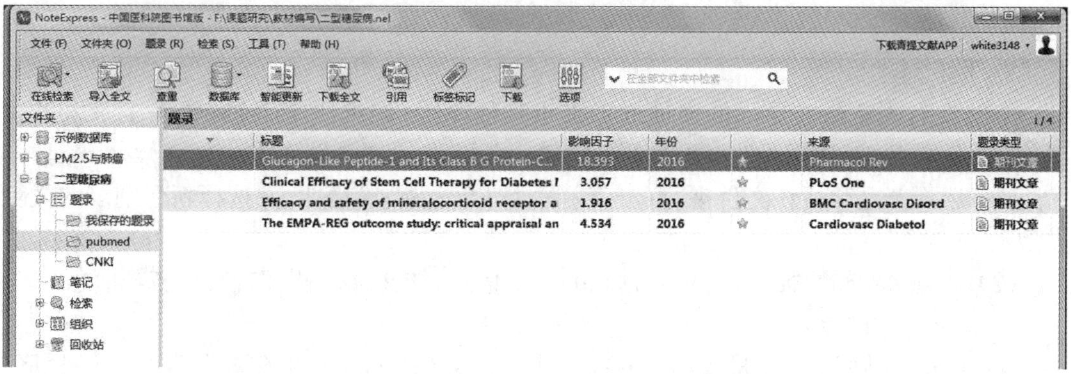

图 8-3 导入文献题录

2. PDF 全文导入

如果本机上已经下载大量的 PDF 全文(或 CAJ 格式全文),即可点击 NoteExpress 菜单栏上“导入全文”,将 PDF 文件导入 NoteExpress。选择需要导入的文件夹,点击鼠标右键选择“导入文件”,在提示的选项中选择添加目录,即可导入整个文件夹(图 8-4)。

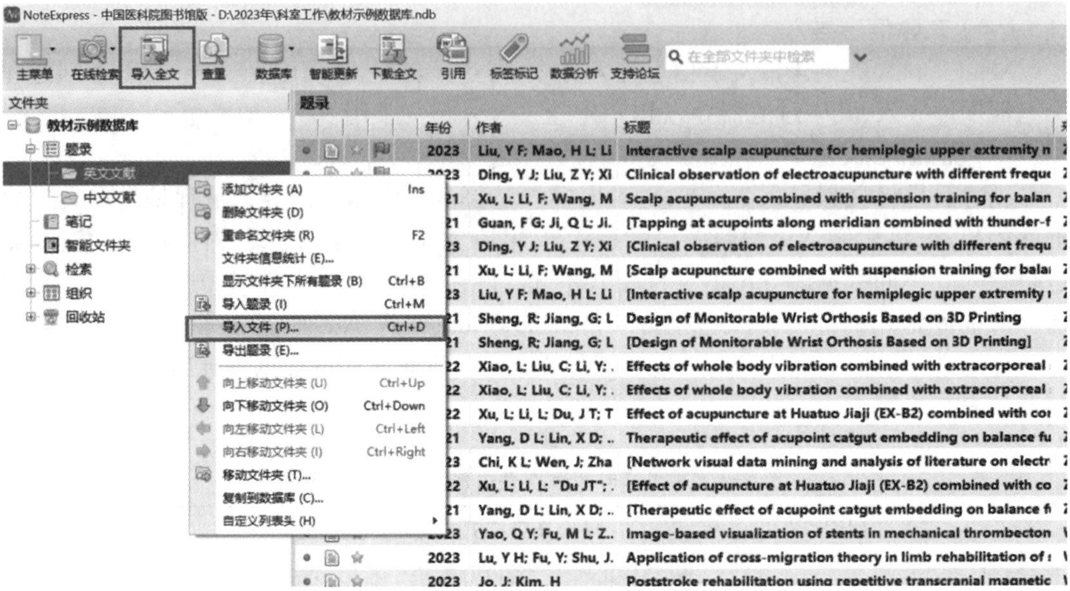

图 8-4　导入全文 PDF

PDF 全文导入后,题录前增加一个红色方块表明此题录有附件。同时 NoteExpress 可通过智能更新补全文献的标题、作者、刊名等题录信息。部分文献可能会智能更新失败,此时需要通过手动更新(仅更新一条题录)或自动更新以补充题录信息。下面以 PubMed 为例介绍自动更新题录信息的操作方法:

(1) 选择需要更新的题录,点击鼠标右键,选择“自动更新”。

(2) 在“在线更新题录”工具栏中选中 PubMed。

(3) 点击“查找更新”,NoteExpress 将在 PubMed 数据库中查找对应的题录并自动更新。

3. 手工创建

个别没有固定格式导出的文献或者由于其他原因(如纸质文献)需要手工录入的文献信息,需采用“新建题录”的方式手工创建一条题录。具体操作方法是:

(1) 选择新题录所在文件夹,点击菜单栏上“新建题录”功能,并选择新建题录的文献类型。

(2) 在题录编辑页面,手工录入题录的基本信息,如文献标题、作者、刊名等信息。

4. 浏览器插件导入

NoteExpress 网络捕手是支持 Chrome 浏览器及 Chromium 内核浏览器的插件程序。通过 NoteExpress 网络捕手将网页上的内容一键保存到 NoteExpress 当前数据库的任意指定目录。NoteExpress 插件须配合本地 NoteExpress 程序一起使用。

利用该插件导入文献的优点在于操作简单,不需要选择过滤器。具体导入文献方法如下:

(1) 在 Chrome 应用商店中搜索 NoteExpress 网络捕手或在线下载 NoteExpress 网络捕手,解压 NoteExpress 网络捕手文件。

(2) 打开 Chrome 页面右上角的“开发者模式开关”,加载 NoteExpress 网络捕手(图 8-5)。安装成功后浏览器上方出现 NoteExpress 图标。

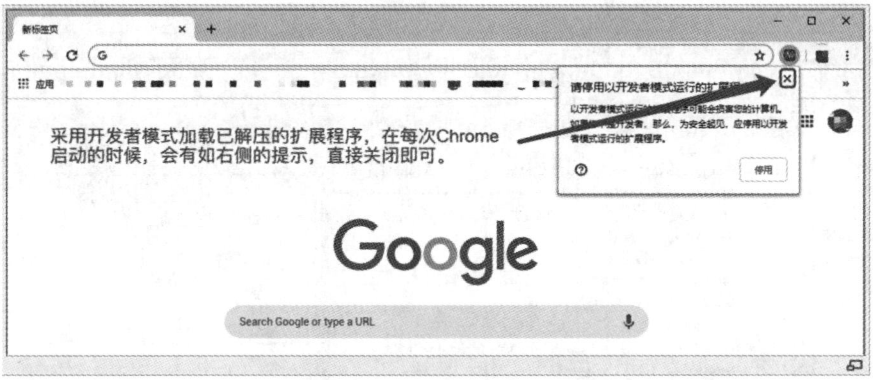

图 8-5　NoteExpress 网络插件

(3) 打开数据库检索结果页面或网页时,点击浏览器上方 NoteExpress 插件图标,勾选拟保存文献,选择题录保存文件夹,点击“保存”后,即可将网页上的题录保存到本地 NoteExpress(图 8-6)。

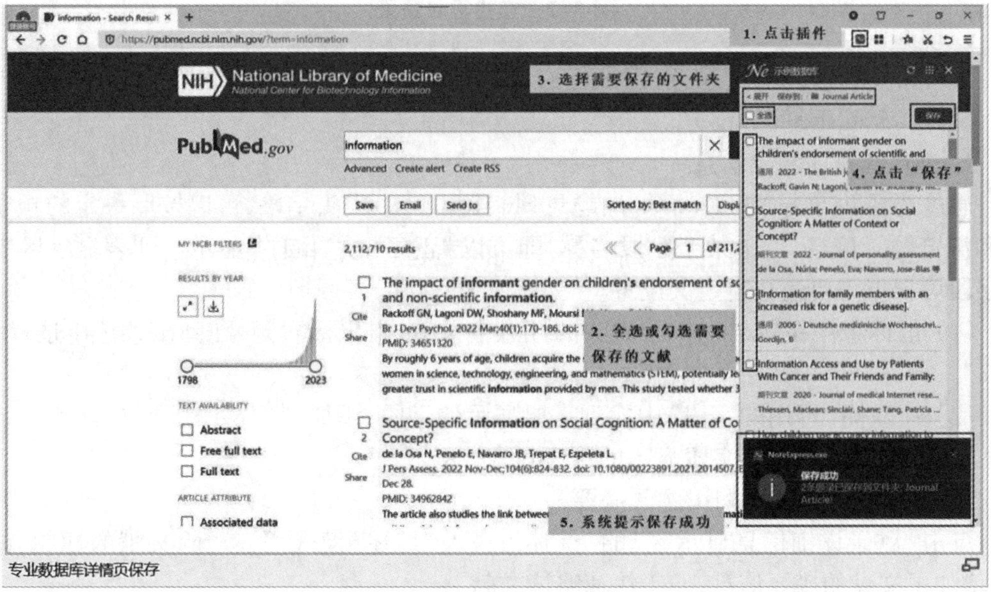

图 8-6　检索结果通过插件添加到 NoteExpress

（二）文献信息管理

NoteExpress 常用的文献信息管理功能及操作方法如下：

1. 查找重复题录

来自不同数据库中的检索结果，可能存在某些内容重复的题录信息。查找并删除重复题录信息的步骤如下：

（1）点击 NoteExpress 菜单栏中“查重”按钮。

（2）选择待查重的文件夹和待查重的字段（图 8–7）。

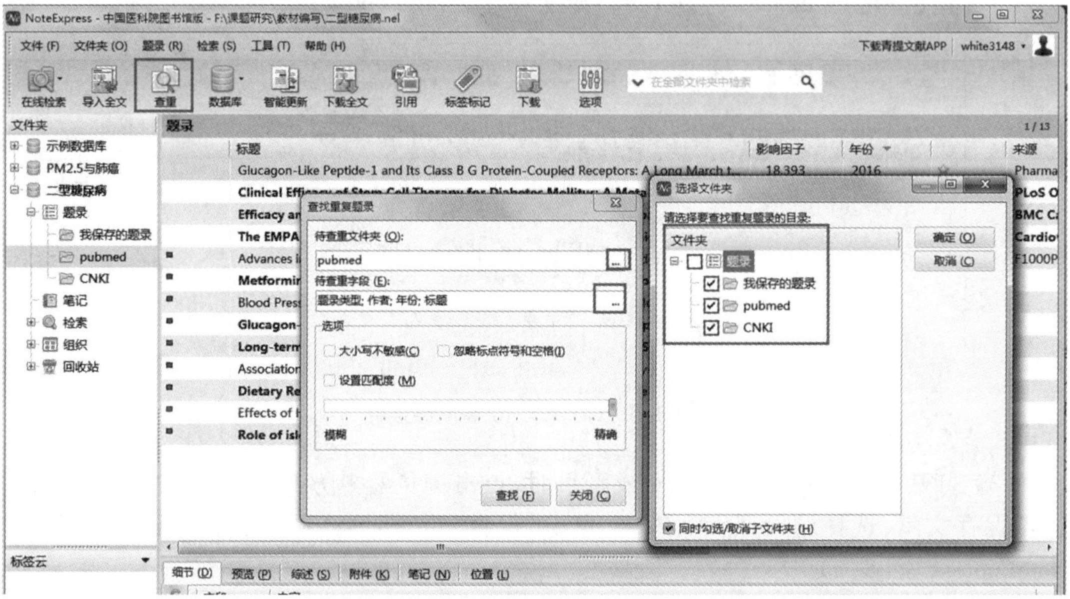

图 8–7　查找重复题录

（3）如找到重复的记录，点击鼠标右键选择“从所有文件夹中删除”或“从特定文件夹中删除”，删除重复记录。

2. 浏览和排序题录信息

通过选择并点击 NoteExpress 的题录列表显示区中表头字段，可以按照一定的顺序查找和浏览题录信息，点击某个字段名称，即可以“正序”或“倒序”显示。列表显示区中表头字段可根据需要进行自定义设置。

（1）鼠标悬停在题录工作区表头的任意字段，点击鼠标右键，在弹出菜单中选择“自定义”。

（2）在左侧“可用的字段”中找到需要显示的字段，添加到“显示的列”中。点击下方的“上移”或“下移”调整字段显示的顺序（图 8–8）。

3. 在“综述”模式下阅读题录摘要

点击“题录详细信息显示区”的“综述”，进入“综述”模式阅读。除文献的标题、作者外，增加了文献的摘要信息，便于快速略读文献。

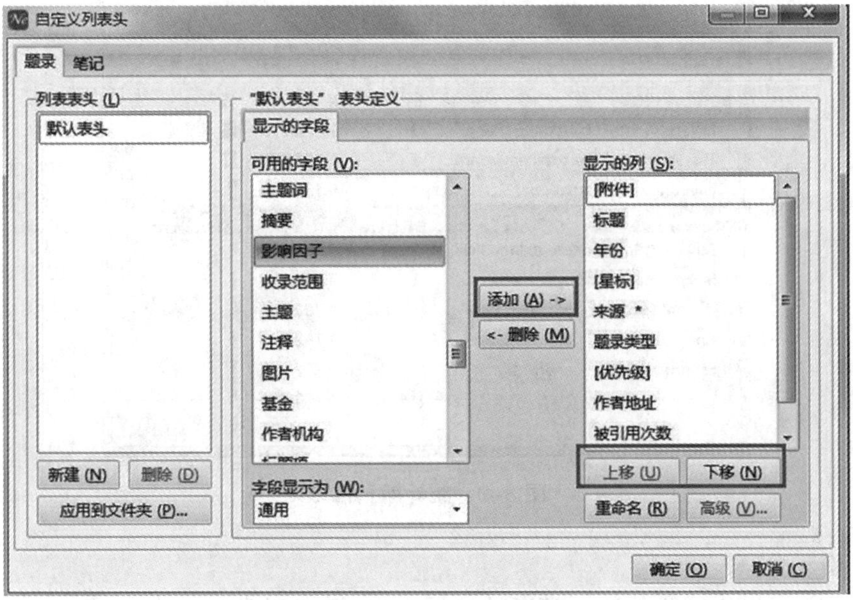

图 8-8　自定义添加排序字段

4. 添加标签标记,筛选重要文献

利用 NoteExpress 标签标记的功能对文献进行标记,以便筛选出重要的文献进一步阅读全文。

5. 附件管理

NoteExpress 中附件指与题录相关的全文、图片、音频、视频等附加信息。通过添加附件,将文献题录与全文、相关图片等附加信息建立关联。NoteExpress 支持多种格式的附件,如 PDF、Word、Excel、视频、音频等,每条题录信息可添加多个附件。

通过 NoteExpress"工具"栏目下"批量链接附件",可同时将多篇题录与多个 PDF 全文建立关联。

6. 添加笔记

阅读全文时,可利用 NoteExpress 强大的笔记功能,记录对这篇文章的想法及启示,以备日后查阅或写作时使用。

7. 文献信息分析

通过 NoteExpress 的文献信息分析功能,可方便快捷地对文献的各个字段进行统计分析,快速了解研究领域内的重要作者、研究机构、主要期刊、热点关键词等。文献信息分析的操作方法如下:

(1) 选择需要统计的目标文件夹,在下拉列表中选择"文件夹信息统计"。

(2) 在弹出的对话框中选择需要统计分析的字段,即可显示字段统计结果。常用的统计分析字段包括年代、作者、期刊、关键词、作者机构。

(3) 点击统计结果表头字段,即可按字段进行排序,如需要也可将统计结果导出(图 8-9)。

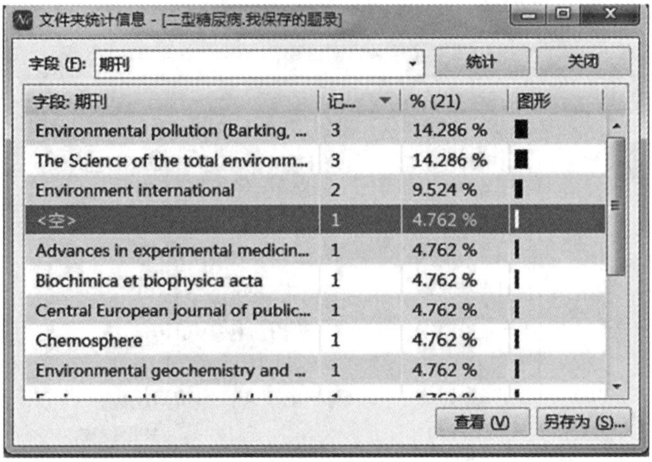

图 8-9　统计期刊信息

8. 备份和分享

为了避免误操作或其他原因带来的数据丢失，需定期对个人数据进行备份。数据的备份包括数据库备份、附件文件夹备份和 NoteExpress 自定义设置文件备份。

（1）数据库备份　在 NoteExpress 上方“文件”下拉菜单中选择“备份数据库”即可完成扩展名为 .nel 的数据库文件备份。

（2）附件文件夹备份　点击 NoteExpress 上方工具栏中的“选项”，在弹出菜单中点击“附件”，找到附件文件夹的位置后直接复制。

（3）数据分享和转移　如需要分享 NoteExpress 文件或在另外一台电脑中打开文件，需要同时将以个人数据库命名的后缀为 .nel 的数据库文件、与数据库文件同级目录下的 Attachments 附件文件夹、自定义设置文件进行分享或转移。

（三）辅助写作

利用 NoteExpress 内置的论文格式和参考文献格式，可大大方便论文的规范写作。NoteExpress 内置了 5 400 多种国内外学术期刊论文、学位论文的规范格式，通过 NoteExpress 插入文献，然后选择需要的格式进行格式化，可快速自动生成格式规范的参考文献，避免手工编辑与管理文献的繁重工作。具体操作方法如下：

（1）在 Word 文档（或 WPS 文档）中，将光标停留在需要插入文中引文的位置。

（2）点击 Word 文档上方 NoteExpress 插件，返回 NoteExpress 中选择需要插入的引用文献（图 8-10）。

（3）NoteExpress 中点击工具栏上“引用”，则自动跳转到 Word 文档中插入文中引文标识，并在文章末尾增加规范格式的参考文献列表。

（4）根据不同投稿期刊的格式要求，点击 NoteExpress 插件上的“格式化”按钮，在弹出菜单中选择参考文献的样式，确认后即可重新按照所选样式自动生成文中引文和文后参考文献（图 8-11）。

另外，利用 NoteExpress 工具栏中的“编辑引文”功能，可以更新、删除某一篇或多篇参考文献，删除后自动调整参考文献的排列序号。

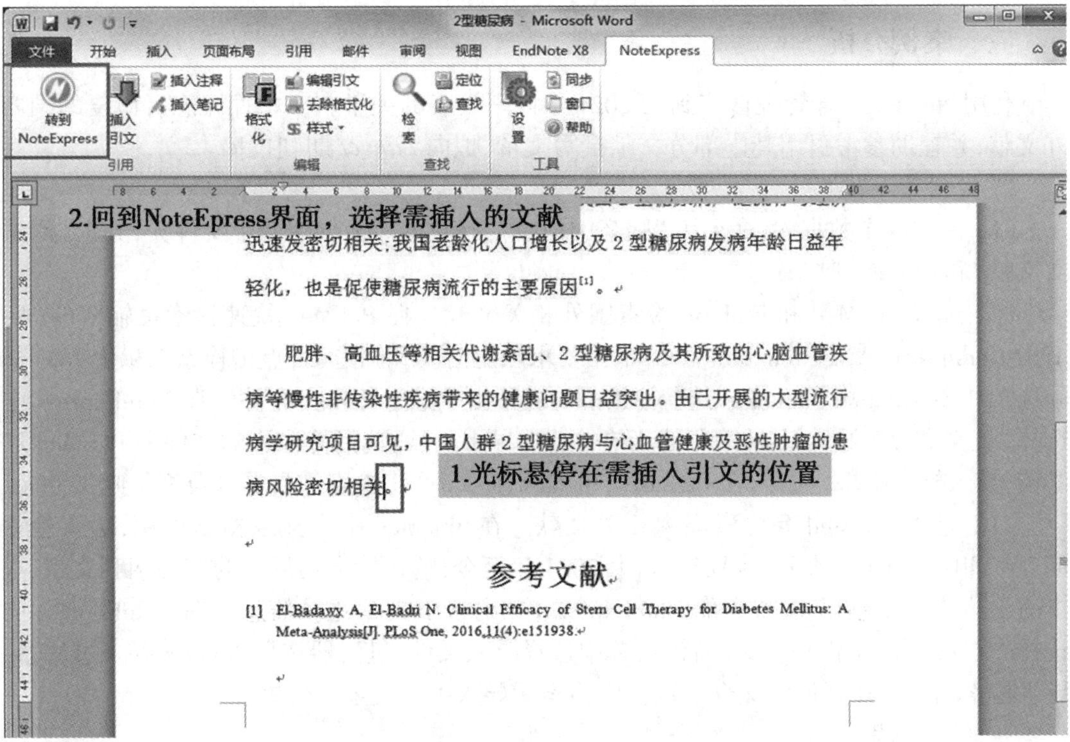

图 8-10　论文写作中插入参考文献

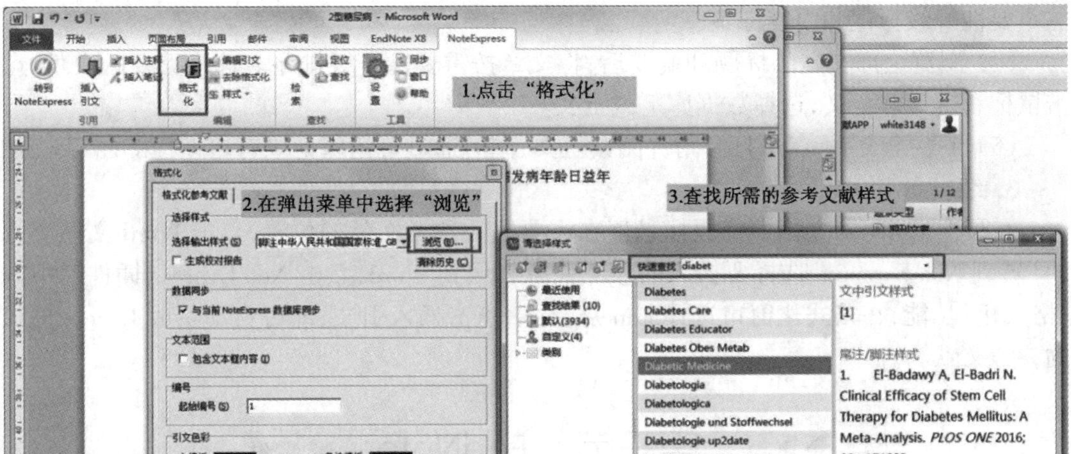

图 8-11　格式化参考文献

三、案例分析

利用 NoteExpress 管理搜集到的 2021 年以来发表的关于脑卒中偏瘫患者康复的国内外文献，并辅助参考引用其中部分文献撰写文章，拟向 *Lancet* 期刊投稿。

1. 检索导入文献

（1）新建一个数据库，命名为“脑卒中偏瘫”。该数据库下创建两个文件夹，分别为“中文文献”和“英文文献”。

（2）选择 PubMed 和 Embase 检索国外相关文献。在 PubMed 快速检索栏输入 Stroke AND Hemiplegia AND Rehabilitation，根据要求限定时间和筛选后，点击检索结果上方 Send to 选项中的 Citation Manager，选择 All results 导出生成 PubMed 文件。在 NoteExpress 中选择“英文文献”文件夹，鼠标右键菜单中选择导入文件，选择待导入的文件和 PubMed 过滤器，导入检索结果。同样，在 Embase 中检索相关文献，将检索结果导入英文文献文件夹。

（3）选择 SinoMed 等检索国内相关文献。在 SinoMed 中文文献检索模块，输入检索词“脑卒中　偏瘫　康复”，限定时间为 2021 年至今，选择检索结果中的核心期刊文献，点击右上方“结果输出”选项中的 NoteExpress，导出选中文献题录信息。在 NoteExpress 中选择“中文文献”文件夹，鼠标右键菜单中选择导入文件，过滤器选择 NoteExpress 过滤器，导入检索结果。在其他中文全文数据库检索后导入中文文献文件夹。

2. 管理文献

（1）点击“英文文献”文件夹，通过菜单栏上查重功能，查找重复题录。查到重复记录后，鼠标右键选择“所有文件夹中删除”选项删除重复记录。

（2）点击题录栏年代字段，按年代排序。

（3）点击“综述”模式阅读文献标题、摘要，点击标签标记功能，给文献添加不同颜色的重要性等级标记和内容标签。

（4）浏览全部文献的标题和摘要后，将文章按重要性等级排序。选取重要的文献，点击鼠标右键下载全文，选择数据库下载全文。

（5）下载全文后，点击打开附件阅读全文，同时通过笔记区记录有启发性的内容。

3. 编辑参考文献

在写作的 Word 文档中将鼠标悬停在需要插入参考文献的位置，点击 Word 文档上方的“转到 NoteExpress”选择要插入的参考文献。回到 Word，点击 NoteExpress 插件栏中的“格式化”功能，在格式化窗口选择 Lancet 格式，点击插入引文，即可自动生成 Lancet 格式的参考文献。

第三节　EndNote

一、概述

EndNote 由 Clarivate Analytics 公司出版，是最早的文献管理软件之一，目前最新版本为 EndNote 21 版。除基本的文献管理功能外，EndNote 还提供大量的国外知名期刊参考文献格式，协助撰写外文论文及向国外期刊投稿。EndNote 分为单机版和网络版，本节主要介绍 EndNote 21 单机版的使用方法。

使用 EndNote 首先需要下载并安装。如果所在机构已经订阅，建议下载本机构订阅版本。在安装过程中如遇到防火墙或者杀毒软件提示，需选择"允许本次操作"。Windows 10\macOS Catalina 或 Big Sur 操作系统都支持 EndNote 21，EndNote 的写作插件（cite while you write）支持以下写作工具：Microsoft Word 2007\2010\2013\2016\2019、Apple Pages。

二、主要功能

（一）文献信息导入

1. 建立个人图书馆

建立个人图书馆是 EndNote 管理文献的基础。在 EndNote 主菜单栏中点击"File"下拉菜单，依次选择"New""New Reference Library"功能，然后命名个人图书馆名称（相当于文件夹名称）。保存后 EndNote 将产生两个文件，一个是以 .enl 为后缀的程序文件，另一个是以 .data 为后缀的文件夹。

2. 导入文献信息

建立个人图书馆之后，即可根据需要导入相关文献信息。EndNote 目前提供 4 种导入文献信息方式，包括数据库检索后经过滤器导入、使用 EndNote 在线检索功能导入、PDF 全文导入和手工录入。

（1）经过滤器导入　经过滤器（Filters）导入的方法是大多数科研工作者的首选。EndNote 根据不同的数据库格式提供不同的过滤器，在导入不同格式的数据库题录时，需要选择相应过滤器。下面以 PubMed 检索为例介绍过滤器导入方法。

对于少量选择性文献的导入，首先勾选需要导入的文献，点击"Send to"，在下拉菜单中选择"Citation manager"，再点击"Create File"，将会自动下载以 .nbib 为后缀的题录信息文件（图 8-12）。在 EndNote 启动的情况下，双击下载文件即可导入到 EndNote 的个人数

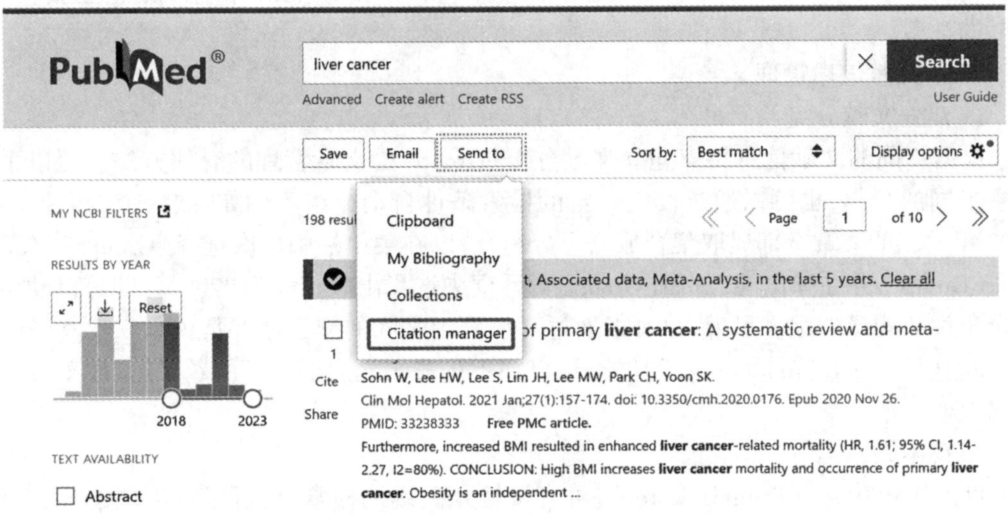

图 8-12　从 PubMed 导出文献题录信息文件

据库中。

对于其他文献数据库，如 Web of Science，在检索结果中选中题录后直接点击网页中“保存至 EndNote desktop”即可导入。Embase、Scopus 等都可以在下载完题录信息后，通过在“Import Option”中找到对应的过滤器进行导入。

（2）使用 EndNote 在线检索功能导入　点击主菜单栏 Edit 正下方“Integrated Library & Online Search Mode”，在左侧分组栏中选择 PubMed 数据库检索后，选择需要导入的文献题录数量，即可自动下载题录信息。

（3）PDF 全文导入　通过全文导入的方式管理已经下载到本地的 PDF 全文。选择导入文件后，勾选“Include files in subfolders”复选框，将所选文件夹中的全部 PDF 文件一并导入 EndNote（图 8-13）。

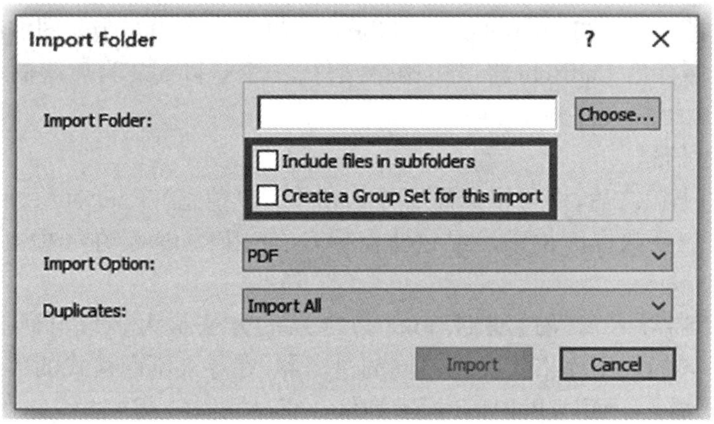

图 8-13　Import Folder 对话框

（4）手工录入　单击工具栏中的“References”，在下拉菜单中选择“New Reference”，在弹出的对话框中手工录入并编辑题录信息。手工录入参考文献信息时，需先选择参考文献的类型。

（二）文献信息管理

1. 建立文献分组

根据不同的文献信息特点建立文献分组（Group）是文献管理的有效方法。可以手工建立不同的分组，也可以通过设定一定的检索条件自动分组。例如，欲将个人数据库中 2002 年发表的文章全部提取集合成一个分组，可以在菜单栏中依次选择“Groups”“Create Smart Group”，并在弹出的“Smart Group”对话框中选择出版年代为“2002”，即可自动生成符合条件的题录群组。另外，也可以通过几个群组之间的交集或并集关系来建立新的群组，即利用“Create From Groups”功能，可以在不同群组之间形成新的题录组，便于文献信息的管理。

2. 检索题录信息

点击快速检索框“Quick Search”，可直接输入关键词检索，也可以点击位于其右侧的“Show Search Panel”启动高级检索功能，即可在收集或者导入的题录中进行检索，可在文献集中方便地查找所需文献。

3. 删除重复题录

在不同数据库检索导入的文献题录可能会存在一些重复的数据，利用“Find Duplicates”功能可对题录数据进行比对、去重。

4. 题录信息排序

点击题录字段显示设置按钮，可调整题录显示字段及字段排序。单击任一字段，即可按照字段进行排序。

5. 文献标记

在 summary 模式阅读文献标题和摘要后，可通过题录信息的圆点标识文献是否已读，通过 Rating 标记题录的星级（图 8–14）。

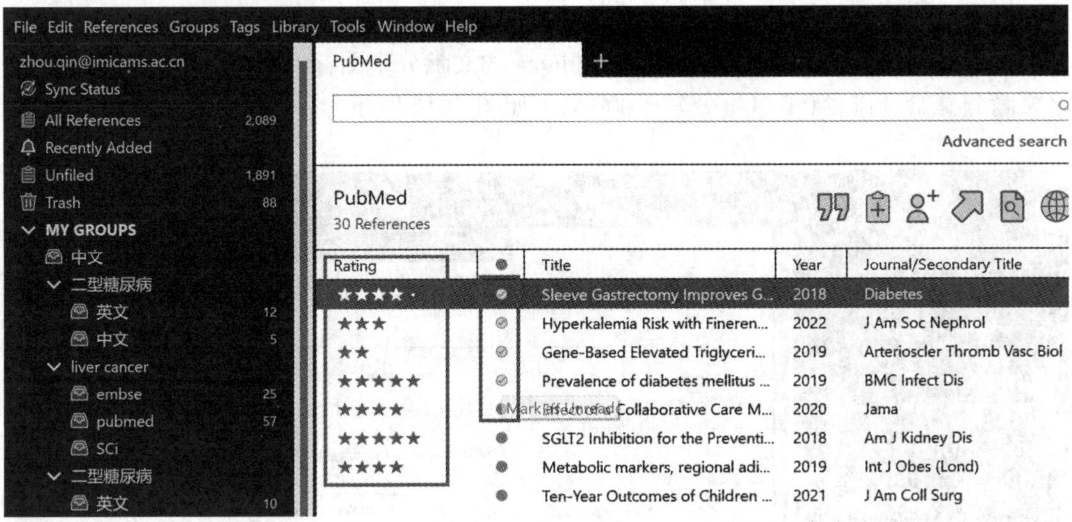

图 8–14 标记文献

6. 附件管理

为某一篇题录信息添加相关图片、表格、PDF 全文、Word 文本等各种附件。在 EndNote 中选择一条题录信息后，通过依次点击“File Attachments”“Attach File”，在生成的“Select a File to Link to the Reference”对话框中选择欲添加的附件。

7. 批量修改题录信息

通过依次点击主菜单栏的“Edit”“Find and Replace”，可以批量修改题录信息的某一个或多个字段内容。如要将个人数据库中的“Language”字段中“English”批量修改为“Eng”，选择“Language”字段，进行批量替换即可。

8. 数据库备份

通过 EndNote 中的压缩个人图书馆功能生成一个以 .enlx 为后缀的压缩文件，依次点击主菜单栏中的“File”“Compressed Library（.enlx）”，在弹出的对话框中点击“Next”之后，选择文件保存路径完成压缩文件保存和数据库备份（图 8–15）。

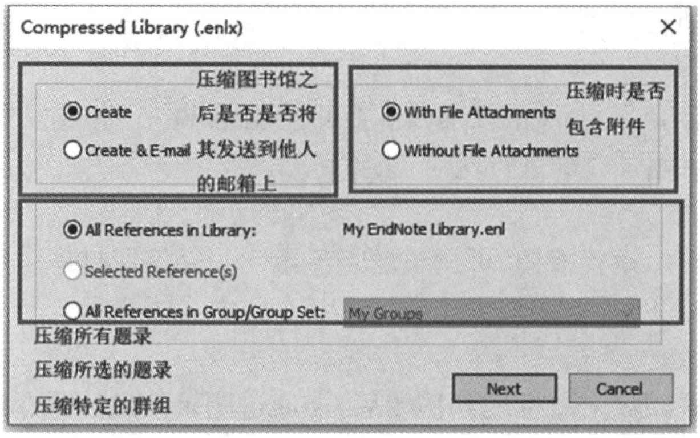

图 8-15　数据库备份

9. 数据分享

注册 Endnote Web 版账号后，点击 Endnote 的文献分享图标，添加拟分享人的邮箱，可将文献分享给合作者（最多可分享 1 000 人），如图 8-16 所示。

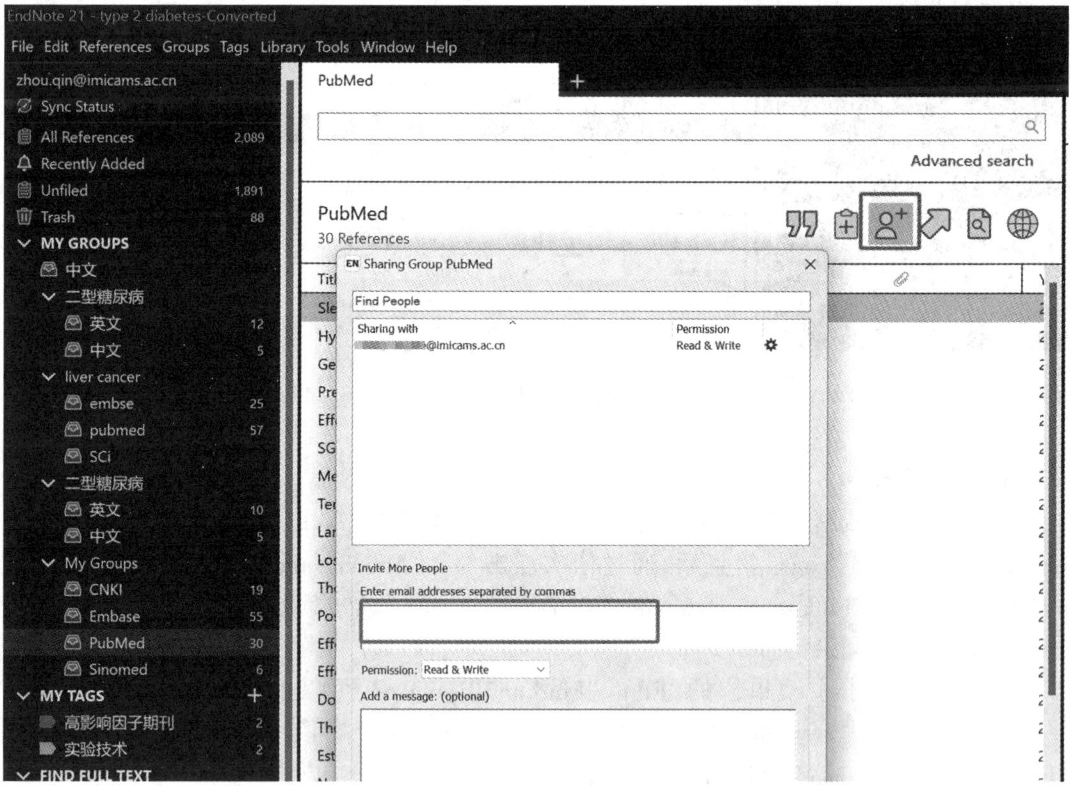

图 8-16　Endnote Web 文献分享

（三）辅助写作

通过 EndNote 中“Cite While You Write”功能可以生成符合投稿期刊要求的参考文献格式，并能在改投其他期刊时进行相应调整，提高论文写作的便利性。

1. 选择参考文献格式

选择合适的参考文献格式是插入引文的第一步。EndNote 内置有约 500 种外文期刊的参考文献标准格式，即“Output Styles”。直接访问 EndNote 官网，还可下载更多期刊的参考文献格式。

2. 插入参考文献

在 Word 的 EndNote 工具栏下点击“Insert Citation”，弹出对话框中输入关键词查找所需要的文献信息，点击“Insert”即可在指定位置插入选择的参考文献，并自动对参考文献进行顺序编号和格式规范。

另一种插入参考文献的方式为：同时打开 EndNote 与 Word，在 EndNote 中选择一条或多条题录数据后，点击 Endnote 中插入引文按钮，即可自动生成文内引用标识，并在论文末尾增加相应的参考文献列表。

3. 管理参考文献

可根据需要对 Word 中已经插入的参考文献进行添加、删除、改变顺序和位置等。需要注意的是，参考文献的调整不能在 Word 中直接进行，应使用“Edit & Manage Citations”功能进行修改操作，具体方法为：在 Word 文件中点击 EndNote 插件的“Edit & Manage Citations”，在弹出的“EndNote X8 Edit & Manage Citations ”对话框中对参考文献进行增删、顺序调整及格式编辑等操作。

三、案例分析

论文由投稿国际期刊 *Nature* 改为国内期刊时，利用 Endnote 将参考文献样式调整为 Chinese Standard GBT7714（numeric）格式。

1. 下载添加参考文献样式 Chinese Standard GBT7714（numeric）

（1）Endnote 默认安装后提供 500 多种参考文献样式可引用。通过 Endnote 在 Word 中的插件 Style 模块点击下拉选择 Select Another Style，浏览 Endnote 默认提供的参考文献样式。目前，默认提供的参考文献样式中不含 Chinese Standard GBT7714 样式，需要从 Endnote 官网下载 Chinese Standard GBT7714 样式。登录官网后在参考文献样式搜索框输入 GB，检索到 3 种 GB 样式，选择下载 Chinese Standard GBT7714（numeric）样式文件，如图 8-17 所示。

（2）将下载的 Chinese Standard GBT7714（numeric）样式文件拷贝到 Endnote 安装文件 Styles 文件夹下即完成，如图 8-18 所示。

2. 转换参考文献样式

返回 Word 文档中，在 Endnote 插件 Style 模块点击下拉 Select Another Style，找到并选择 Chinese Standard GBT7714（numeric）样式，然后参考文献会自动调整为 Chinese Standard GBT7714（numeric）样式。

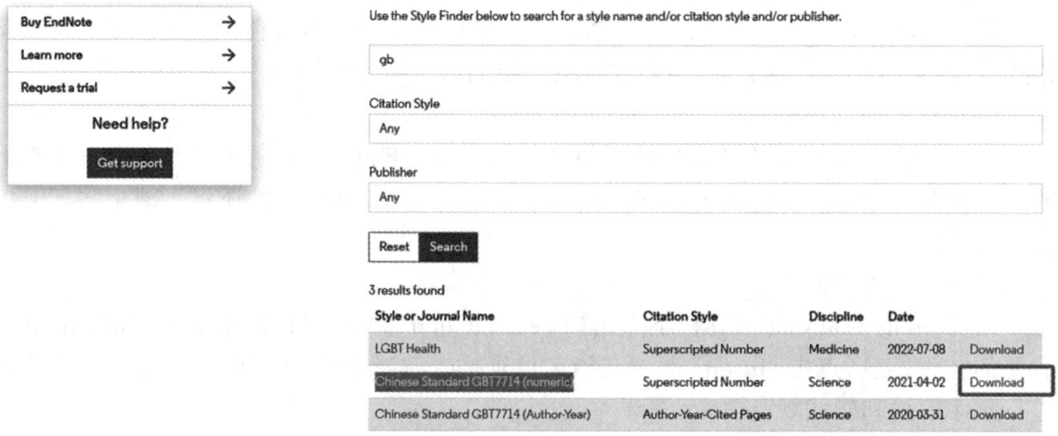

图 8–17　官网下载 Chinese Standard GBT7714(numeric)样式

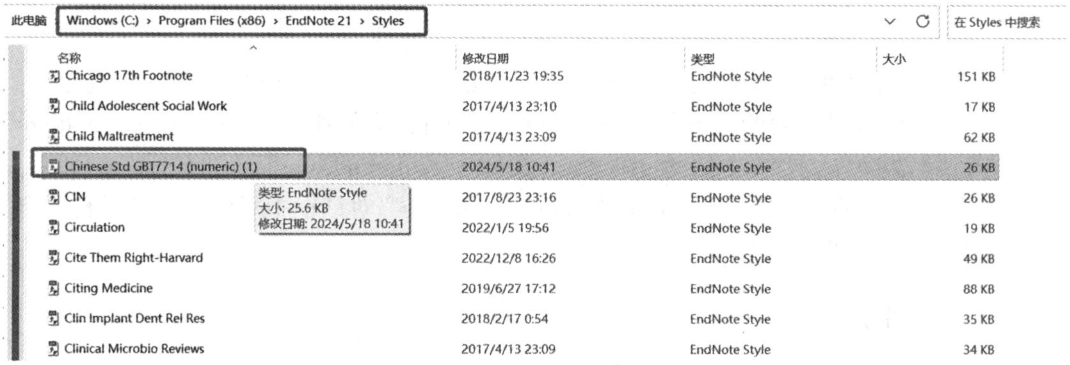

图 8–18　拷贝 Chinese Standard GBT7714(numeric)样式到 Style 文件夹

第四节　Zotero

一、概述

Zotero 是由非营利性组织 Digital Scholarship 研发的一款免费文献管理软件。Zotero 包括单机版和网络版，单机版免费，网络版文献空间超过 300M 需收费。通过 Zotero 官方网站可下载 Zotero 单机版和浏览器插件。Zotero 的主要特点之一是单机版和浏览器插件联合使用，可方便、快速地将网页上的文献保存到单机版 Zotero 文件中。

二、主要功能

(一) 文献信息导入

1. 新建分类

首先使用菜单栏文件—新建分类或工具条左上方“新建分类”按钮，创建某一个主题的分类（图 8–19）。Zotero 支持多层级的文献分类管理，选择文件夹点击鼠标右键即可创建子分类。

2. 导入文献信息

Zotero 支持通过浏览器插件、过滤器、PDF 全文、输入文章 DOI 等标识符的多种方式导入。

（1）通过浏览器插件导入　在文献数据库中检索后，点击浏览器上方的 Zotero 浏览器插件，在提示对话框中选择导出文件后，选择保存的文件夹即可保存文献，如图 8–20

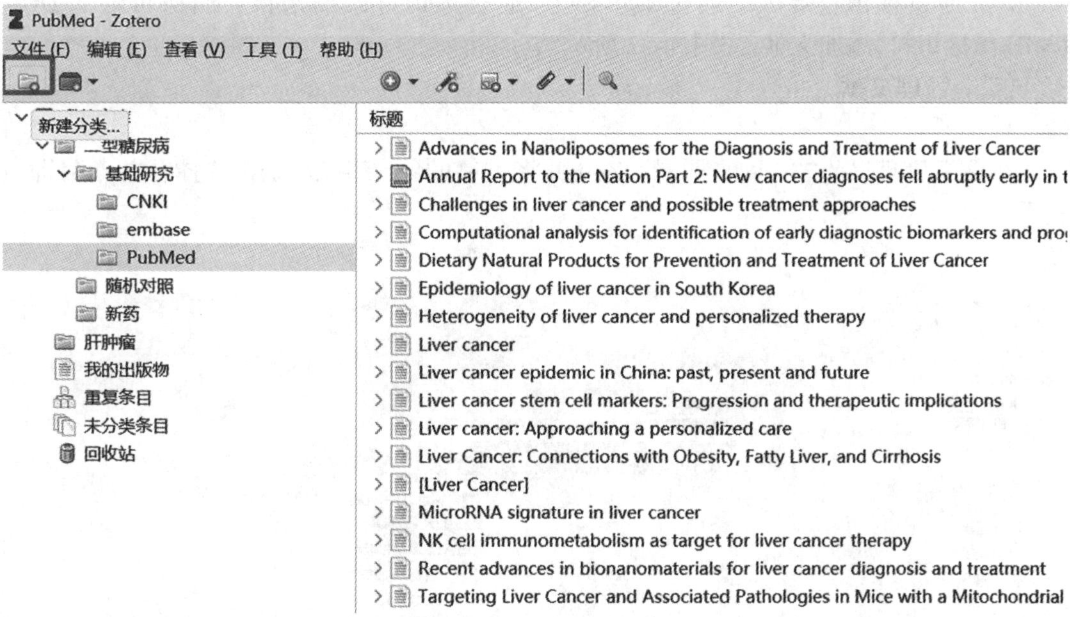

图 8–19　Zotero 新建分类

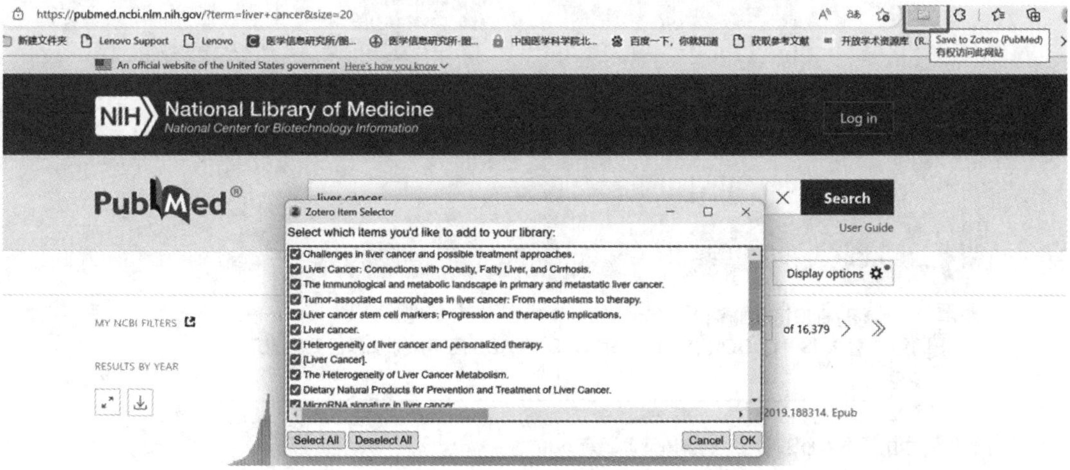

图 8–20　选择通过浏览器插件导入的 PubMed 文献信息

所示。

（2）过滤器导入　在文献数据库检索后选择 RIS 格式导出，选择 Zotero 菜单栏中“文件”下“导入”功能，将 RIS 文件导入 Zotero 中。

（3）PDF 全文导入　将 PDF 文件拖拽到 Zotero 题录区，Zotero 将自动增加一条新的文献记录，并自动更新文献的题录信息。但 Zotero 对中文文献的支持度不高，如果导入的文献为中文文献 PDF，需要下载茉莉花插件。通过工具菜单—附加组件的设置安装茉莉花插件。安装好后，鼠标右键点击 PDF，选择知网助手—抓取知网元数据，即可更新中文 PDF 题录数据（图 8-21）。

（4）通过标识符导入　通过菜单栏上“通过标识符添加条目”图标，可输入 DOI、PMID 等标识符，添加文献，如图 8-22 所示。

（二）管理文献

1. 去重

在分组管理区点击“重复题录”，Zotero 将重复的题录相邻显示，选择合并条目即可去重。

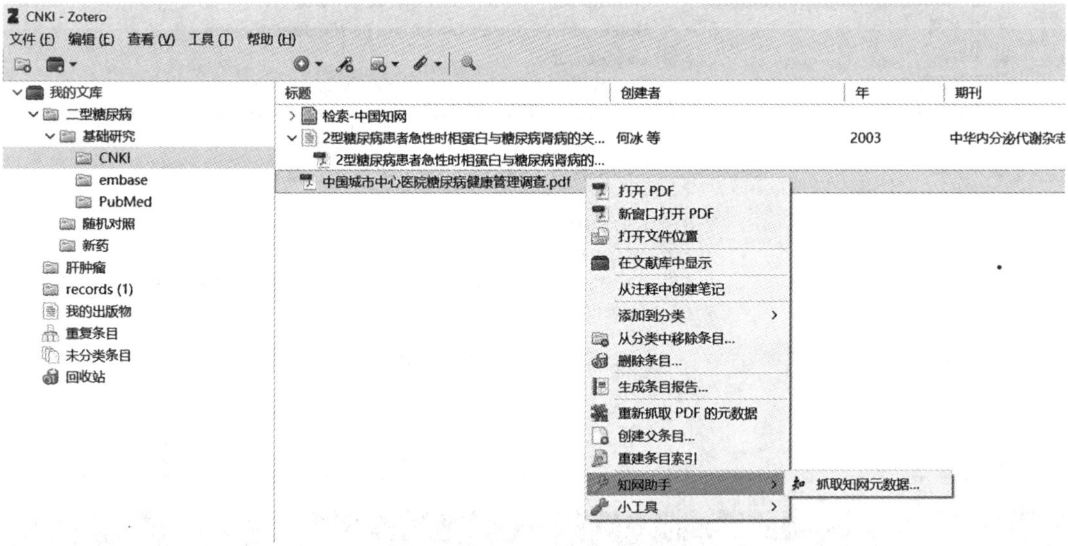

图 8-21　使用插件更新中文 PDF 题录数据

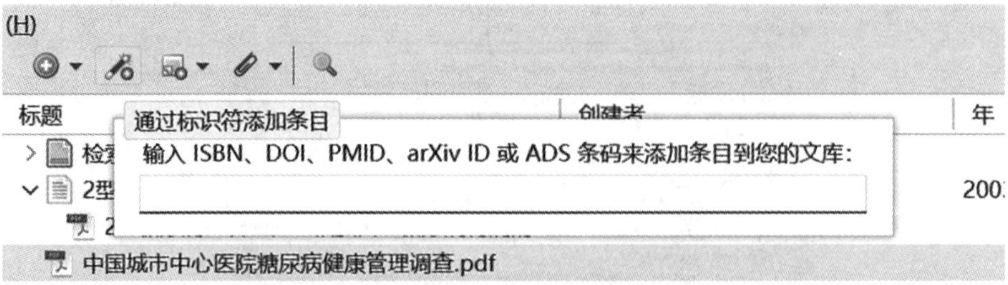

图 8-22　通过标识符添加单篇文献

2. 文献标记

通过右侧题录管理区的标签功能，给题录增加标签。增加的标签会显示在左侧的标签区域。右键点击标签，可为标签设置不同的显示颜色（图 8-23）。

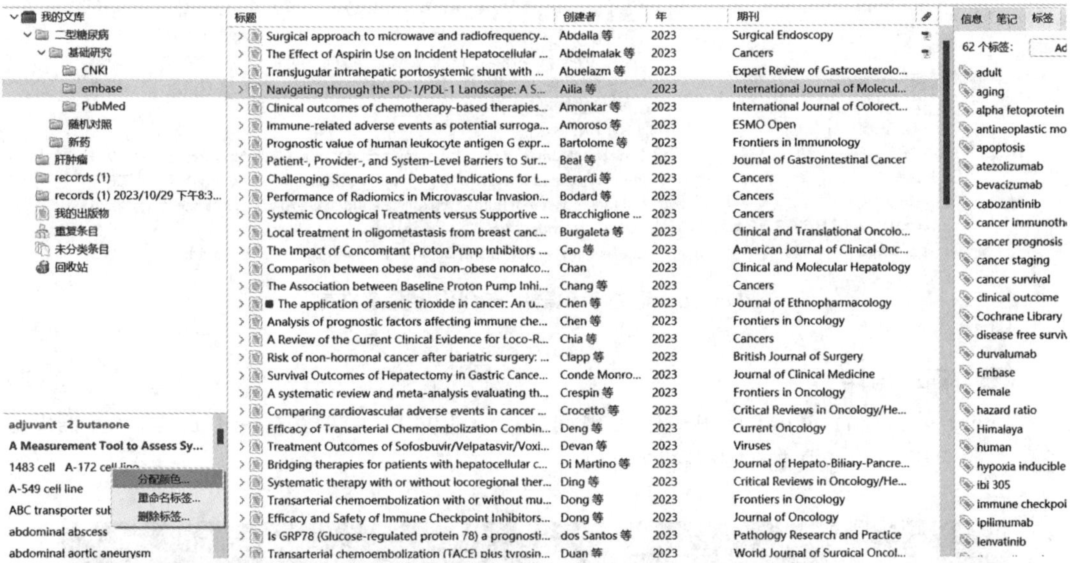

图 8-23 文献题录标记

3. 文献关联

通过右侧题录管理区的关联文献功能添加关联文献，建立关联的文献会分别显示在对应的关联文献区域。

4. 撰写笔记

点击右侧题录管理区的添加笔记或者页面上方的添加笔记快捷键，可为文献题录添加笔记（图 8-24）。

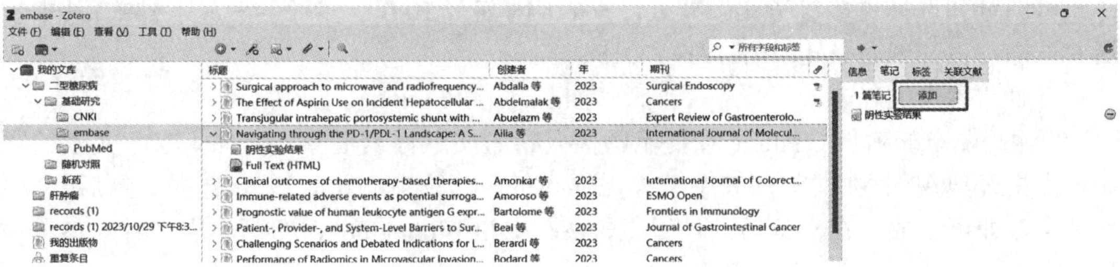

图 8-24 添加阅读笔记

5. 文献分享

注册 Zotero 网络版账号后，可通过新建群组与合作者分享搜集到的文献信息（图 8-25）。

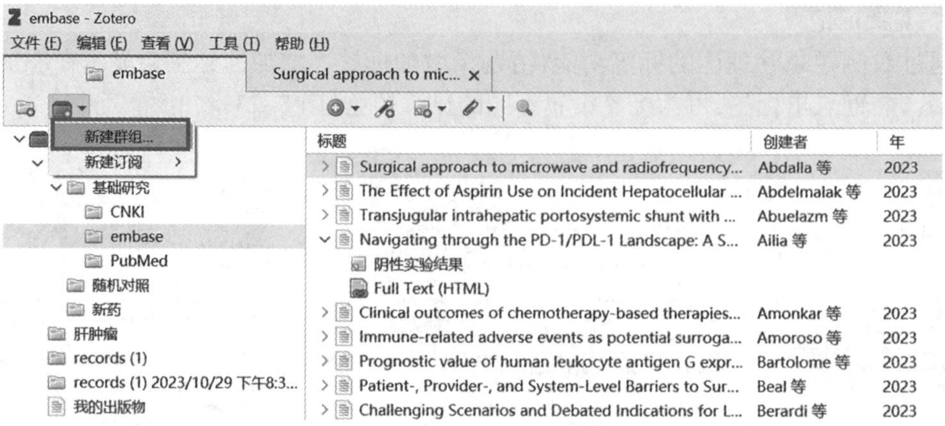

图 8-25　通过新建群组与合作者分享文献

（三）辅助写作

Zotero 安装好后，Word 菜单栏中会出现 Zotero 工具栏。通过 Zotero 工具栏，可辅助进行文中和文后的参考文献编辑（图 8-26）。

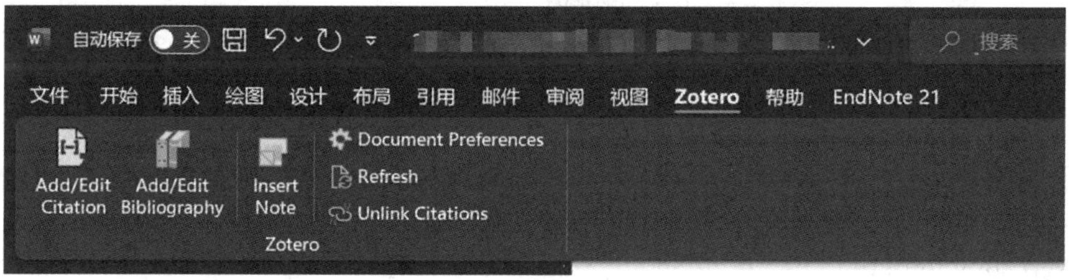

图 8-26　Zotero 参考文献编辑

1. 选择参考文献格式

点击 Add/Edit Citation，在提示的页面选择参考文献格式。点击管理样式—获取更多样式可浏览和选择更多参考文献样式。Zotero 内置有 10 000 多种参考文献样式，其中包括 China National Standard GB/T 7714-2015。

2. 插入参考文献

再次点击 Add/Edit Citation，在提示的插入参考文献检索框输入需插入参考文献的题名或点击经典视图，在文献列表中选择需插入的参考文献（图 8-27）。选择文献后，文中参考文献即可生成。在文章后的位置点击 Add/Edit Bibliography，即可生成文后的参考文献列表。

3. 管理参考文献

如需要调整或删除参考文献，鼠标放在文中参考文献的位置，点击 Add/Edit Citation 进行参考文献的修改。如果改投其他期刊，可通过 Document Preferences 重新选择其他参考文献样式。

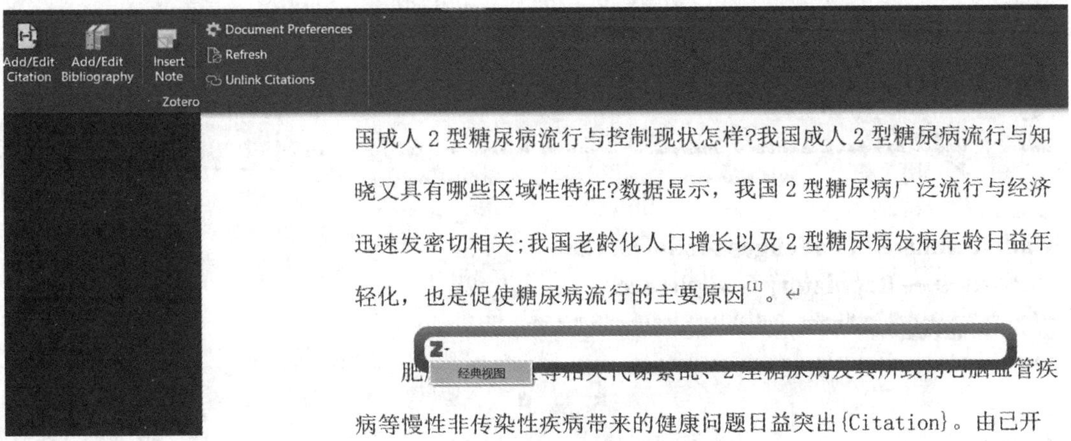

图 8-27　通过经典视图选择插入的参考文献

三、案例分析

利用 Zotero 浏览器插件，获取 *New England Journal of Medicine* 期刊网站文章信息及 WHO 网站新闻信息。

1. 安装浏览器插件

首先，点击工具栏—安装浏览器扩展，根据使用的浏览器安装浏览器插件。目前支持的浏览器为 Edge、Google Chrome、Firefox 和 Safari（图 8-28）。

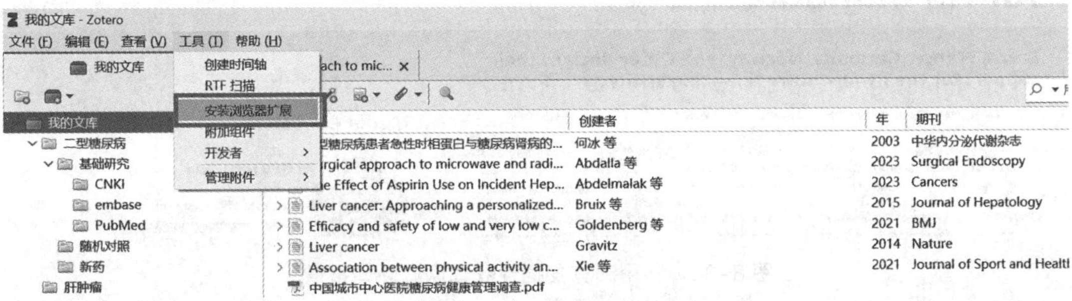

图 8-28　安装浏览器插件

2. 获取网站文章及新闻信息

打开 *New England Journal of Medicine* 期刊网站的某篇论文，点击 Zotero 浏览器插件，将论文信息添加到 Zotero 中（图 8-29）。打开 WHO 网站的新闻报道，点击 Zotero 浏览器插件，将新闻报道信息添加到 Zotcro 中（图 8-30）。

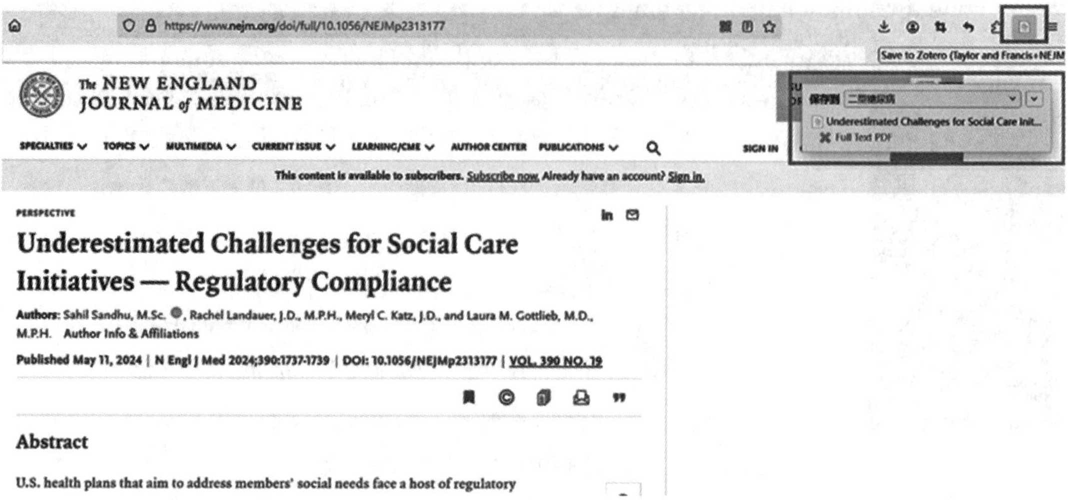

图 8–29　利用浏览器插件获取期刊网站论文

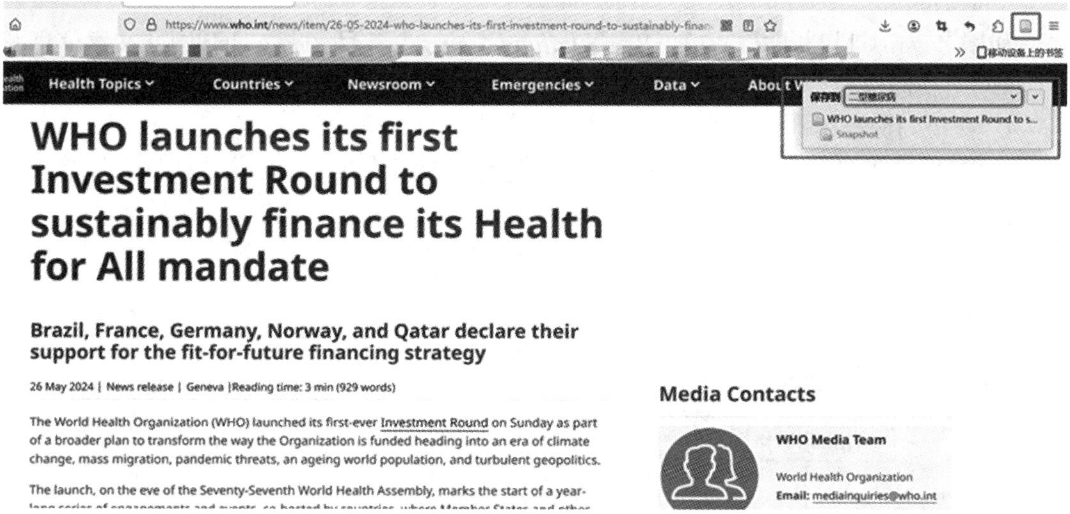

图 8–30　利用浏览器插件获取网站新闻报道

（李军莲）

思考题

1. 常用的文献信息管理软件有哪些？
2. 文献管理软件的主要功能有哪些？
3. NoteExpress 和 EndNote 各有什么特色？

数字课程学习

教学 PPT　　拓展阅读　　自测题

第九章

医学论文写作

学习目标

通过本章的学习，学生能够：了解医学论文的概念和类型，熟悉医学论文的内容、结构与形式，尤其是写作的规范和要求，进而深化理解蕴含其中的知识信息的获取、加工、利用与产出之意义，尤其是信息检索知识与技能的学术功能，以提升对本课程学习的积极性和主动性。

医学工作者的科学劳动成果一般以论文的形式公诸于世，这既是培养医学人才的需要，更利于促进以医学知识信息为媒介的学术交流。撰写论文是医学科研工作的重要组成部分。我国著名科学家卢嘉锡院士明确指出："表达是很重要的。一个只会创造，不会表达的人，不能算是一个合格的科技工作者。"

第一节 概　　述

医学论文是医学工作者在医学研究与医疗实践等科学活动中，通过对科学问题的探讨和总结，将获得的医学知识借助文字和载体记录和表达出来，以利于学术交流和知识传播的学术性文章。

一、医学论文的类型

可以根据不同的标准将医学论文划分为若干类型。

1. 按文章的用途划分

按文章的用途可将医学论文划分为科研论文和学位论文。前者旨在展示最新知识成果、赢得科学优先权，后者是为了申请授予相应学位而撰写的用于提供评审和答辩的学术论文。学位论文按学位等级进一步细分为学士学位论文、硕士学位论文和博士学位论文三种。

2. 按研究性质划分

按研究性质可将医学论文划分为理论型和应用型。前者在于揭示生命、健康、疾病的本质与规律，后者在于将医学知识转化为临床应用技术以及运用知识和技术解决实际问题。

3. 按研究方法划分

从研究方法角度，医学论文可分为实验研究报告和调查研究报告。这是两种不同研究类型的论文，前者强调以实验研究方法和施加干预因素验证假说，如临床试验研究论文；后者强调对于某一事件、某一问题的客观情况的实事求是的反映和客观分析，如病例报告、临床病例讨论等。

4. 按研究素材的来源划分

按研究素材的来源，医学论文可分为原著和编著。前者主要以自己的研究结果为素材，属于一次文献范畴；后者是以他人已经发表的论文中的内容为素材所进行的再创作，属于三次文献的范畴。

二、撰写医学论文的意义

1. 撰写医学论文是研究工作的重要组成部分

科学研究的本质是通过已知探索未知，并在此过程中形成新知。由此而言，广义的科学研究，不局限于科研的实际操作过程，而是包括对整个知识发现过程的记录，尤其是对创新知识的表述，即论文的写作活动。以医学实验研究为例，如果把搜集资料、实验、观察等科研活动比作播种和耕耘，那么总结和撰写论文便是收获。科学研究是一个透过现象看本质、感性升华为理性的认识过程。而论文写作，恰为一个有助于认识跃升的关键环节。通过总结和撰写论文，能从各种原始资料中提炼观点，得出结论，使科学思维借助语言、文字这个载体而清晰化、条理化和缜密化，从而使认识得以深化；能发现该项研究还存在的缺陷或不足，使科研成果更臻完善；能发现新问题，明确下一步研究方向，开拓新的研究领域。

2. 撰写医学论文是进行学术交流的重要基础

自有人类以来，从未停息过对生命与疾病本质的探究，尤其是对呵护生命、抵御疾病的方式方法的探索。这种探究与探索，随着近代实验科学诞生逐渐形成为医学科学研究活动。包括医学在内的科学研究，重要特征之一是其继承性。科学认识是在前人的基础上进行的，任何科学研究都要利用前人的成果，都是以前人研究的成果为起点。“最善于创新的人，就是最受惠于前人的人”。可利用前人所建立起来的知识基础，形成研究的手段和工具，如显微镜、统计学方法等；可接续前人探索过，但尚未完成的事业，如 1628 年哈维公布了血液循环学说，但不清楚血液如何从动脉进入静脉，1661 年意大利的马塞洛·马耳皮基借助显微镜发现了毛细血管，揭开了这个谜。在继承基础上的知识创新和创新知识，同样融入了人类知识宝库，成为促进科学进步的活水源头。由此而言，揭示报道最新科研成果、最新知识信息的学术论文，自然成为学术交流的重要媒介。

3. 撰写医学论文是培养医学人才的重要方式

科技写作水平是一个科技工作者分析、概括、推理、判断和文字表达能力的综合反映，是科技工作者的一种重要素养。古今中外许多科学巨匠的成功，不仅得力于他们的创造才能，也得力于他们的写作素养。我国老一代医学家如张孝骞、黄家驷、吴阶平和裘法祖等，他们不仅学术造诣深厚，实践经验丰富，而且文字修养很高，写出了许多传世之作。

灿烂的文采是思想的光辉，医学知识的传播有赖于医学工作者良好的写作能力与水平。古人云"文以载道""言之无文，行而不远"，确切、明晰、简洁、朴实而不失典雅的医学论文，得益于虚心的学习和借鉴，得益于积极的实践和训练，更得益于长期的语言修养的不断提升。由此而言，医学论文写作及其能力的训练，是医学人才成长的一条必由之路。

第二节　撰写医学论文的准备工作

当医学研究进展到一定程度或阶段，就要着手论文撰写的准备工作，而不是非要等整个实验或调查工作结束，待所有原始资料或数据搜集齐全以后，才开始这项工作。这项工作既有其相对的独立性，更有与其他环节的密切联系，是前期的科研操作与后期的论文写作之间一个重要的转折点，担负着承上启下的作用。因此，其酝酿与准备几乎是随着科研的全过程而进行的，只不过因具体研究情况或个人习惯不同而采取多样的方式、各异的步骤，但一般需要解决如下几个问题。

一、确定论文中心内容

论文是科研历程及其结果的记录与展示，更是新知识、新思想传播的载体，在有限篇幅利用有限文字表达什么和如何表达，是在动笔写作之前必须明确的关键问题。就一项完整的科研工作而言，最初的科研选题就已确定做什么，即早已明确提出了中心内容，而且研究设计、实验观察或调查取证等多项工作均围绕着这个中心展开，为何在写作论文时重谈"确定中心内容"？此中的"确定"二字有如下几层含义。

1. 一项研究若产出多篇系列论文，需确定每篇论文各自的中心内容

科研课题的选定不同于一篇论文的选题，一个课题可产出一篇乃至数篇系列论文，甚至可以产出专著。课题的中心可能是一个，但系列论文中每一篇均在此范畴下，有其相对独立的从不同角度或不同层面论述的中心内容。医学期刊在刊载论文的下面常会标注该文所属基金项目的名称及编号。若按第一作者，尤其是通讯作者的姓名到检索系统中查找，不难发现一个课题所产出的系列论文。

2. 当研究结果与最初设想不一致时，需根据实际结果重新拟定中心内容

"只要自然科学在思维着，它的发展形式就是假说。"恩格斯在《自然辩证法》中的这句名言深刻揭示了现代科学，尤其实验科学是沿着"假说—理论—新假说—新理论……"的发展路径不断前行。恩格斯还说过："行动的目的是预期的，但是行动实际产生的结果并不是预期的，或者这种结果起初似乎还和预期的目的相符合，而到了最后却完全不是预期的结果。"作为通向科学理论之桥梁的科学假说，经过实际的研究论证，可能会有三种结局或发展方向：发现许多矛盾、错误，抛弃该假说，提出新设想；发现部分正确、部分错误，需要修正；与实验或调查结果相一致，假说转化为科学真理。如果出现前两种结局，就不能按研究之初的设想阐述内容，只能调整方向，另辟写作思路。

3. 意在确定中心内容的表达方式和写作手法

即便一个课题只产生一篇论文，研究结果又与最初设想完全一致，"确定"二字的含

义已不在中心内容的本身，而在于如何表达这个中心内容。

事实上，什么可以写，什么值得写，随着研究工作的进展和文献调研的深入而逐渐形成清晰化的思路和框架，并且总在不断地调整、充实和完善。

二、整理文献资料

科研选题或立项阶段，虽已做过系统全面的文献调研，已做了详尽、具体的知识脉络的梳理。但在准备撰写论文时，应将搜集到的文献资料重新复习，做进一步的整理。这种“温故而知新”的文献梳理，一是将诸多文献中的与论文写作有关的事实、数据、方法、技术、观点等素材，抽取出来并按照论文的内在逻辑予以序化；二是在复习已有文献过程中，结合自己的研究过程及结果，对文献中相关内容会有进一步的理解和认识。同时，借助他人的文献内容，会对自己的研究及结果有一个更为全面和深入的认识和启示，有助于论文讨论部分的丰富与完善。三是通过文献复习和整理，尤其是通过以此为基础的论文提纲的拟定，会发现新问题，而这些问题的解析有赖于进一步查阅非常有针对性的文献资料。由此不难看出，以文献检索与利用为核心的文献调研，其本身既是科学研究工作的起点，更贯穿于整个研究工作的全过程，是科学研究工作的重要组成部分。正因如此，有效获取与利用文献信息的能力，被视为科学素养的重要组成部分。

三、制备直观性素材

根据现代医学研究强调定量性的数据、形态学的表现，以及对事物高度抽象化以后的直观性表达等诸多特点，在医学论文中需要借助图、表、照片等多种不同形式梳理和表达研究结果。

1. 表格

表主要有统计学处理表、对照表、数据测定表、各种影响表、分布情况表、各种作用表、变化表、关系表等。表是简明的规范化的科学语言，易于比较，便于记忆，可使大量的数据或问题系列化，在论文中起着较大的作用。表格要简明扼要，重点突出，内容精练，科学性强，栏目清楚，数字准确，一目了然，有自明性。医学论文写作常采用三线表。表内不用纵线和横线，取消端线及斜线。表内计量单位要一致，同一项目保留小数位数应一致，上下行数字的位数应对齐，合计数纵横相符，表内数字必须与正文中相符。备注项目可用星号(*)、角号(△)或井号(#)表示。需说明的项目应置于表注而不应放在表里。

表格的内容应力求简洁明了。必须把整理实验或调查结果所列的原始表格和最终用于论文中的表格明确区分开来。整理资料时列表力求详尽，不拘形式，主要是为了研究者和撰稿人观察趋势、分析问题和提取信息。故这种表格常常比较大，项目比较多。正式撰写论文时，表格是论文的有机组成部分，同样要求层次清楚，逻辑严密。每个表自成一个单元，有一个中心内容，如同论文的一个段落，突出说明一个问题。切不可把几方面性质不同的结果列在一个表内进行比较。与其制作一个内容庞杂的大表，不如分成几个小表来表达。

2. 插图

广义的图（figure illustration）包括图解（chart/graph）、画（drawing）和照片（photograph）。

它们的主要作用是以形象化的方式来表达信息，以鲜明、突出、直观的形式来显示某些因素之间的相互关系或变化趋势，这比文字表述有更好的效果（efficiency）；有时还可用图来突出某些重点（emphasis），或为文中论点提供直接的论据（evidence）。这三个“E”，即efficiency、emphasis、evidence，是文稿中决定是否用图、用哪些图的根本依据。插图的结构包括图身、图序、图题、图注（可无）。

作者应根据资料的性质（例如有无连续性，是绝对数还是相对数，是一个变数还是两个以上变数）和希望表达的思想内容（是单纯的差异对比，还是表示动态、趋势或相关关系）来选定适当的图形。如果把无连续性的统计资料画成曲线图，就违背了科学性。

在确定基本图形的基础上，作者可以根据具体资料情况进行种种修改或创新。除了考虑美观之外，作图要求简洁明快，要容纳足够的信息量，也要重点突出。应摒弃那种过于繁杂、令人难以看懂的图。

3. 照片

摄制照片不是实物形象的简单再现，要求主题明确，重点突出，背景简洁，层次分明，在可能的条件下还应注意美观。因而实物或实景的哪些部分收入画面，哪个部分放在中心位置上，都要进行认真设计和安排。

一张照片摄制后，在主题是否突出、陪衬是否恰当等方面若不尽满意，可对画面作必要的剪裁，以便主题鲜明，重点突出。除剪裁外，安排照片的方位也很重要。读者看照片的目光，一般是由上向下，由左及右。对于那些对被摄对象本身并无明确方位要求的照片，应选好适当的方位以达到最佳的视觉效果。

四、遴选拟投的期刊

医学论文的写作，是一个科学活动，也是一门艺术，而为撰写的论文选择拟投的期刊，同样是一个充满学术性意味和技巧性奥妙的重要环节。面对种类繁多的医学期刊，初学者在选择、确立投稿期刊时，常有无从着手之困惑。应在论文撰写之前即有大致意向，因为选择哪种期刊，与论文的篇幅、材料的选择和组织乃至文字表达等都关系甚大。当文稿的主题或中心内容确立后，便有一系列相关期刊可供投稿时选择。可以利用前面学过的信息检索方法，从如下几个角度选择适合的期刊。

1. 期刊的专业覆盖面

医学期刊都有其相对固定的报道范围，依据每一种期刊涵盖的学科专业范围将其划分为综合性期刊（如《中华医学杂志》）、专科性期刊（如《中华内科杂志》）和相关性期刊（如《中国科学》C辑）。选择投稿期刊时可大致遵循如下原则：文章重点侧重于哪个学科，该学科专业期刊理应成为首选；文章最可能的读者群在哪个学科，应尽量选择该学科的期刊；尽量选择专业性较强的期刊；若研究成果的意义及价值不仅限于某一学科，则应尽量选择综合性较强的期刊。

2. 期刊的出版间期

作为定期连续性出版的期刊均有其相对固定的出版频率，即期刊的出版周期，根据出版周期的不同，有周刊、半月刊、月刊、双月刊等称谓。此外，由于编辑加工、印刷出版需要一定的时间，从编辑部收到文稿到该文得以刊出发表亦有一个时间差，称为出版间期

(publication lag)。这个间期有长有短,短的一至两个月,长则一年多,因刊而异。期刊出版间期的长短与其出版周期有关,出版周期越快其出版间期越短。因此,在选定拟投期刊时应从期刊的客观情况和自身的主观需求(申请毕业答辩、晋升职称或成果鉴定等)两方面考虑。

3. 期刊的栏目设置

包括医学在内的所有科技期刊,在既定的办刊宗旨和办刊方针指导下,从期刊的具体情况出发,按照科学、实用、体现特色的原则,设置一定的栏目。栏目是根据期刊宗旨,按文章内容、性质或形式所开辟的版块,体现期刊的基本框架结构。例如,《中华医学杂志》设有临床研究、基础研究、述评、病例报告、专家论坛等栏目。期刊的栏目一是反映期刊的编辑思想、报道范围、读者对象等,作者可由此了解编辑意图、把握办刊宗旨,有利于调整写作思路和指导投稿;二是不同栏目往往满足不同类群的读者需要,对文稿有不同的写作要求和采用标准,作者可参照其规范撰写和修改文稿,以提高中稿率。

4. 期刊的学术影响力

可以从如下几方面来衡量学术影响力:是否被权威性检索系统收录,如SCI、MEDLINE、中国科学引文数据库等;是否被权威性核心期刊目录所收录,如《中文核心期刊要目总览》;期刊的影响因子等。

总之,拟投期刊的遴选,一般是从期刊的刊名入手;然后,查阅同类或相关期刊以比较其载文特点;最终确定一定要详细阅读其稿约,许多期刊的稿约不仅阐述其办刊宗旨、载文专业范围,而且包括接收标准,即对参考文献、注释、插图及图表等的格式要求,还有的会包括对文稿行文的一些细节要求和规定。这不仅有利于投稿,更主要的是指导作者有针对性地写作。

五、编写论文写作提纲

如何将前期研究获得的繁杂凌乱的诸多资料转化为一篇漂亮的文章,有一个至关重要的环节就是拟定论文写作提纲。写作提纲(outline)是文章思路的文字体现,是用序号和文字所构成的一种逻辑顺序,是写作论文的设计图。

1. 提纲的作用

(1) 保证写作时思路连贯,条理清晰,层次分明。一篇医学论文所运用的素材和阐述的内容可能繁杂而凌乱,但有一条无形的神韵统领,那就是主题这一主线。这里强调思路连贯、条理清晰,不是针对作者而言,不是说在他头脑中的认识如何,而是指透过字里行间显现给读者之印象。常常有这种情况,可能在作者头脑中认识、理解似乎已清澈明了,但由于表述的原因,令读者感到些许的模糊。为避免类似情况,最有效的办法就是在提纲上下工夫。一些模糊不清的想法写在纸上,思想上的混乱就会立即暴露无遗。借助提纲梳理思路、锤炼思想,不仅适用于科研论文,也同样适宜综述的写作,这已成为学术界的共识。

(2) 有利于材料的组织安排,防止遗漏、重复或杂乱无章。论文写作的重要基础工作就是相关素材的整理。所谓素材,是指在研究、阅读、写作过程中逐渐搜集、积累起来的,尚未经过取舍、提炼、加工的原始材料,包括事实、现象、数据、公式、图表、照片、文献资料等。形成提纲恰恰是以感性升华为理性、无序转化为有序为特征的整理素材的思维过程。在这一过程中，可在众多的相关文献上做各种标记，如序号、红笔勾勒；或摘录，或写下批注等；把许多事实、现象、数据等以简洁自明的形式标注于提纲的相应位置。同时，在提纲上列出各级大小标题，并将有关材料分别归入相应的位置，不仅使所有的素材组织得井然有序，更能显露某些材料不足的“薄弱环节”。

（3）便于调整变动以寻求最合理的篇章结构。论文的写作，从最初的拟定中心、整理资料、形成思路，乃至最后的成文，是一个动态的认识过程。对文章的整体构想与设计并非一成不变，是随着整个研究与写作工作的不断深入，进行着或多或少的修改与补充，但这一切最终要落实到文章的有机组成上，即体现在论文的提纲上。例如，某一小点放在哪个标题下更合适，哪个方面需要扩展或简略，哪个小点的内容可有可无或需要增补等，在提纲上可以一览无余地做通篇的推敲、调整，如果这些内容淹没在洋洋数千言、数万言的文字之中，有时很难清晰、准确地把握。

（4）使写作紧扣中心，突出重点，防止内容分散或离题。为了写好一篇论文，作者往往查阅大量的文献资料，搜集大量的基础数据，形成诸多的思路想法，这些都是论文写作的基本素材，但能否对其恰到好处地取舍、组织与运用则更为关键。若想把所有的好素材都尽量用上，把所有的方面都力争谈清楚，把所有的思想观点都予以表达，则会使文章显得庞杂、分散而无重点，这也是初学者最易犯的一个毛病。纠正的办法，就是在提纲上做取舍、调整，使文章的结构错落有致、凸显中心和重点。

由此可见，编写提纲的过程实际上就是写作思路形成、篇章结构布局，乃至思想观点提炼的过程，其结果是形成指导论文写作的设计图。

2. 提纲的形式

一是标题提纲（topic outline），即以标题的形式把文章各部分内容概括出来。其优点是简明扼要，文章各部分关系一目了然。缺点是不能明确表达作者的思想，立意谋篇的基本思想没有记录下来，时间久了自己也会模糊。

二是句子提纲（sentence outline），即以能表达完整意思的句子形式把各部分内容概括出来。优点是能明确、具体地表达作者的思想，别人看得懂，自己在写作时也用得上。提纲中的句子，很可能就是成文后各部分、各段落的主题句。句子提纲特别适用于表达作者的论点。缺点是文字较多，写起来较费力。

在实际写作中，不必严格区分或拘泥于这两种提纲形式，常常是将两者结合起来使用。例如《中华内科杂志》2015 年 54 卷 9 期一篇题为《脂肪细胞因子与女性肥胖高血压的相关性研究》的文章，其框架结构为：

导言——通过检测血清脂肪细胞因子瘦素、脂联素和内脂素水平，探讨 3 种脂肪细胞因子与女性肥胖高血压的关系

1 对象与方法

1.1 研究对象——纳入 2011 年 9—12 月门诊体检的 206 例中年女性

1.2 研究方法

1.2.1 基本资料测量

1.2.2 血清瘦素、脂联素和内脂素检测

1.3　统计学方法——采用 SPSS 17.0 统计学分析软件处理数据

2　结果

2.1　基线资料及脂肪因子的含量比较——各组年龄、身高差异无统计学意义

2.2　血清瘦素、脂联素和内脂素水平与血压、腰围和 BMI 的关系

2.3　相关分析和 logistic 回归分析

3　讨论——脂肪是导致肥胖的重要成分

——脂联素是一种保护性的激素

——内脂素是由内脏脂肪分泌的一种脂肪细胞因子

——血清学的脂肪细胞因子检测，对于肥胖高血压的意义，有待进一步的研究

提纲经过反复修改之后，撰写论文的准备工作至此全部完成。确切地说，写作论文的任务已经完成了一大半。材料在握，提纲在手，只剩下文字表述，是不难一气呵成的。

第三节　医学论文的内容与格式

医学论文虽有着不同的类型、诸多的内容和迥异的写作风格，但经过长期的科研与写作的实践探索及经验的积淀，国际医学界对医学论文的内容、形式乃至语言已经形成基本共识，1978 年 1 月在加拿大温哥华制定了《对生物医学期刊文稿的统一要求》，即温哥华格式。

一、医学论文的内容

无论属于哪个学科，无论研究的问题如何，无论采用什么样的写作手法撰写医学科学论文，基本上需要回答以下四个方面的问题：

（1）研究的问题是什么？通过相关知识脉络的梳理以交代清楚问题的由来和发展，进而显现知识的空白点或技术的薄弱环节，使论文的意义跃然纸上。这部分内容构成论文的导言部分（introduction）。

（2）是怎样解决这个问题的？要表述清楚研究所采用的材料与方法，以体现论文的科学性、先进性，特别是可信性及可重复性。这部分内容构成论文的方法部分（methods）。

（3）通过研究都发现了什么？即研究所见，包括观察到的现象和收集的数据，经整理和必要的统计学处理后，用文字或统计图、表等形式予以表述。这部分内容构成论文的结果部分（results）。

（4）所得到的结果意味着什么？需要联系前人和别人的工作，从理论上加以解释和说明。这部分内容构成论文的讨论部分（discussion）。

上述四个部分构成了包括医学在内的科学论文的最基本框架结构，将其英文首字母加上英文的连词“and”的第一个字母合在一起，便是所谓 IMRAD 程式（IMRAD format），也称四段式。

二、医学论文的格式

没有脱离形式的内容，但形式要服务于内容，任何内容均有赖于一定的表达形式，文

艺作品如此,医学论文亦如此。医学论文一般分为前置部分、主体部分、附录部分。温哥华格式具体包括如下几个项目。

1. 标题

首先映入编辑、审稿专家和读者眼帘的,给他们留下第一印象的就是标题。标题既要简洁明了,又要提供信息,即以简明而确切的文字揭示论文主题内容。标题往往不是一个完整的句子,而是由一个或几个并列的名词加上必要的修饰语构成的“单部句”或者“词组”,一般没有谓语成分。

标题的长短取决于论文的内容,但一般不宜过长,以不超过20个字为佳。在标题字数过多时,遵循去掉虚词、保留实词的原则,将标题最前面的“关于”“有关”,以及后面无特定定语成分的“调查”“观察”“报告”“study of”“investigation on”“observation on”“a report of”等不能反映论文实质内容的语词省略。例如《关于抗生素对细菌作用效果之初步研究》,其中的“抗生素”“细菌”和“作用”指代的都是一类事物,以此为标题看不出具体的内容。修改后的题目《链霉素对结核分枝杆菌生长的抑制作用》,则确切而具体了。

对于表达题意至关重要的词语,切不可因字数所限而予以删减,以免有“削足适履”之嫌。类似《异基因造血干细胞移植治疗FMS样酪氨酸激酶3基因内部串联重复(FLT3-ITD)阳性的急性粒细胞白血病的疗效分析》《青霉素G与链霉素联用治疗并发有阿尔茨海默病的肠球菌性心内膜炎》这样的字数较多的题目,在医学,尤其是临床医学论文中比较常见。

2. 著者

作为知识产权的拥有者,也为了学术交流的需要,学术论文一般都要署名。温哥华格式明确规定署名的条件:酝酿课题与研究设计;具体操作以获得数据;对所获得的数据等研究结果进行分析和理论解释;撰写论文,或对论文重要内容做出关键性修改;参与最后定稿,并决定最终稿的发表。

对那些在研究与论文写作的某些工作上曾给予帮助,但又不符合上述署名条件的人,可在文末“致谢”中说明其贡献。如对论文的选题、构思,数据的统计处理或某些结果的解释提供帮助的人员;协助进行了某种样品检测,或在实验仪器、试剂等方面给予方便条件的人员;提供资金资助的人员与机构;帮助打印稿件、绘制图表、拍摄照片的人员等。

目前,国内外许多医学期刊,都以星号、信封等标识在署名作者中标注一位通讯作者(corresponding author)或责任作者(responsible author),并写明其联系方式,如E-mail。通讯作者是享有该文知识产权的标志,并负责与该文稿相关的联系事宜,包括与编辑部的联系、读者咨询、索取或订购抽印本(offprint)或单行本(reprint),以及提供文稿复印件等。

多作者之间排名顺序的确定一般是按其贡献大小。但在某些具体情况下,对医学工作者的劳动所起的作用,并不容易作准确地衡量。因而署名及其顺序问题的合理解决,在很大程度上常常要靠他们之间的互谅互让和配合默契的协商。

3. 摘要

摘要一般是以150~300字的精炼语言来高度概括文章的基本内容,是一篇文献浓缩的替代品。编审者常通过阅读摘要初步决定对该文的基本评价和取舍,读者通过阅读摘要了解该文的概貌和基本内容进而决定是否要通读全文。

摘要主要有两种类型:报道性摘要(informative abstract),也叫信息性摘要,旨在概括文章的实质性内容,给读者提供最基本信息,包括“目的、方法、结果、结论”四项内容,也称作结构式摘要,适于以实验研究、临床研究结果为素材写成的原始论著(一次文献);指示性摘要(indicative abstract),也叫描述性摘要,旨在对文章内容做提示或简介,并不表述具体的内容,用于以一次文献所揭示的知识信息为主要素材写成的、篇幅较长的综述和述评等三次文献。

摘要的写法:①精炼,丢掉细节,提炼精髓,剔除可有可无的冗余之字、词和语句。②完整,包括研究目的、方法、结果和结论,基本涵盖文章的主要内容,不欠缺或遗漏项目。③易懂,摘要应具有自明性(self-explanatory)。摘要通常既无图、表、注释,又不引用参考文献,要让人看得懂,就得在文字表述上精准而贴切。④独立,摘要与论文的其他组成部分不同,特别是报道性摘要有其相对独立性,即可以单独发表。

4. 关键词

温哥华格式明确规定,在正文前由作者列出 3~5 个能体现该文主题内容的关键词(或词组),一方面有助于通过关键词检索到该文,另一方面有助于读者通过关键词了解该文的主旨。一般来讲,关键词是从论文摘要、正文,特别是从标题中抽取出来的,最能表达该文主要内容的具有实际且确切意义的实词。词义过于笼统、空泛的词不宜用作关键词。关键词之间一般用分号相隔,但也有以空格等多种形式相隔的。例如题为《炎症因子在非肿瘤下肢深静脉血栓形成中的作用》的文章,所标引的关键词为:静脉血栓形成;白细胞介素类;肿瘤坏死因子;组织因子;癌前促凝物质。题为《替比夫定治疗妊娠晚期慢性乙型肝炎孕妇的临床分析》的文章,标引关键词:替比夫定;肝炎,乙型,慢性;妊娠;疾病传播,垂直。其中的“妊娠”过于笼统,应改为“妊娠末期”。

5. 导言

导言是一篇论文正文的开头部分,具有导引和统领全文的功能。古希腊哲学家柏拉图曾说过“良好的开端等于成功的一半”。写好导言部分对于整篇论文的成文来讲至关重要。

导言通常包括如下内容:该研究的目的、性质、范围,讲清楚所要解决的问题是什么;该研究的背景材料,联系有关文献,交代问题的来龙去脉,指出什么是知识的空白点或争论的焦点;拟通过什么方法解决所提出的问题。导言里无须表述方法学的细节,仅交代解决问题的基本途径。

导言部分的写作,一要开门见山地点题,避免采用倒卷帘的写作手法;二要言简意赅地铺垫,使读者在无须翻阅有关该课题以往文献的情况下也能知晓立题的根据,理解该文的意义。

6. 方法

任何科学研究都包括受试(或调查)对象、实验(或被观察)因素和实验效应(或调研结果)三个基本要素。就实验研究论文而言,受试对象、处理因素应在该部分叙述,作为结果的实验效应本身虽然不在此表述,但观察实验效应所采用的方法和指标也应在此介绍。

以临床病例作为观察对象,应说明例数、年龄、性别及对观察结果有重要影响的其他事项，诊断或分期、分型的标准，抽样和分组的方法等。温哥华格式规定，当以人体作为试验对象时，应说明所施加的处置符合所在单位或地区制定的医德标准及2013年修订的《赫尔辛基宣言》(Helsinki Declaration)，并填写"知情同意书"。

临床观察中应说明治疗措施、投药手段和方法、安慰剂与对照剂的使用等事项。投予的药品、试剂要写明厂家、纯度、剂量、配制方法等。药品或试剂要使用通用名或化学名，避免用商品名。应说明观察指标的设立及检测数据的统计处理等事项。

这部分内容是要告知读者该文的结果是怎样获得的。审稿专家会非常认真、仔细审阅这部分内容，因为这部分内容是一篇论文的科学性、先进性，特别是可信性、可重复性的重要体现。

7. 结果

结果是论文的核心部分，是表明研究的价值和阐述作者观点的基础和依据。结果包括观察到的现象和收集的数据，经整理和必要的统计学处理后，用文字或图表等形式报告叙述出来。其科学性和准确性体现如下：

(1) 只写自己的实验或调查结果，不夹杂前人、他人的工作，不引用参考文献。没有比较就没有鉴别，对事物进行分析、判断需要有参照系，有判定的标准，但这种比较不能写在结果部分，而是在论文的讨论部分。

(2) 只写自己的实验或观察结果，不加主观分析、推理的内容。科学研究的目的在于揭示事物的本质和规律，对事物本质和规律的认识是对事物的理性认识。研究中所获得的客观事实、现象、数据等，属于感性范畴的诸多素材有赖于理性升华，但这种理性分析、解释也同样不能写在结果部分，而是在论文的讨论部分。

目前，也有许多临床论文，是将研究结果及其分析、讨论融为一体，可不遵循上述两条要求。

(3) 要用确切的文字，不能含糊不清。不宜用"有增多(或减少)的趋势""有……倾向"之类的含糊之词，来掩盖无明显统计学意义的结果。

(4) 与预想结果一致的要写，矛盾的也要写。不应片面地认为与预想结果或文献上的结果不一致就是实验失败，就没有价值。只要认真核实实验设计、采用的材料与方法是正确无误的，这种不一致(矛盾、差异)极有可能是有价值的新发现，从而得出新的结论。

论文结果常用文字、表格、图片等形式予以表达。三者应各尽所长，互相补充，但应避免过多的相互重复。一般来说，能用文字清晰而有说服力地加以表达的内容，就应少用或不用图表来表示；图表中已一目了然的内容，亦不要再用文字予以复述，最多只需对重要的内容做必要的强调或概括。

近年来，许多医学论文的结果部分，在不同内容前面冠以序号和标题，便于读者快速捕捉到所需的知识内容，例如题为《不同蛋白质摄入对进展期慢性肾疾病患者肾预后的影响》的文章，其结果分为以下7个部分：①患者资料。②患者的肾存活情况。③ CKD各个分期患者的DPI比较。④单因素方差分析不同DPI所致的eGFR随时间的变化。⑤ CKD患者不同DPI与eGFR的相关性分析。⑥单因素方差分析不同CKD分期的DPI所致的eGFR变化率比较。⑦ CKD各个分期达到PEM情况比较。

8. 讨论

讨论是论文中最不好写的部分，也是判断论文水平，进而衡量作者水平高低的部分。如果说前面的部分是摆事实，讨论部分则要讲道理，是对调查或实验结果的综合分析和理论说明。

(1) 讨论部分书写的内容　讨论是对现象的解释和说明，应揭示各种观察结果之间的联系，重点是阐述事实之间的联系，论述其规律性，从中引出自己的结论；讨论应回答导言中提出的拟解决的问题，明确说明是否已达到预期目的，是否能证明原先提出的假说；对于实验或调查中发现的某些出乎意料的特殊现象或新线索，可以在讨论中作必要的说明；对于本研究存在的缺陷，某些实验条件未能控制之处，或一些尚未解决的问题，以及本研究工作的理论意义和实际应用的可能性，要实事求是地加以客观说明。

(2) 讨论部分书写的形式　一是以若干小标题形式分为几个方面或几个问题展开讨论，不仅给人以层次分明、思路清晰的感觉，而且使讨论紧扣主题，突出重点。对于初学者的写作训练尤为有益。二是结合研究结果从几个方面或几个问题点展开讨论，既没有序号，又没有小标题，只是分为若干长短不一的段落。讨论的主要内容，各个内容之间的逻辑关系及其与前面的"导言""材料与方法""结果"部分相关内容的内在联系，要靠自然段落的衔接、前后过渡语句的提示，但更有赖于读者从字里行间所表达内容中去体会和揭示。这样的形式对初学者来讲，有一定的难度。

(3) 讨论部分书写的注意事项　讨论不能脱离、偏离结果或研究的本身，要以研究结果为依据，提出令人信服的观点和见解；不能拘泥于自己的研究结果，应旁征博引，开阔思路，尽量挖掘他人未及之处；要结合研究结果，紧扣主题，突出重点，展开讨论，避免面面俱到，但显得笼统、离题、分散；要正确应用论证方法阐述论据与论点之间的必然联系；立论要严谨，论据要充分，推理要合乎逻辑；应避免以大段文字重复结果中已有的内容。

9. 结论

从事物发展的完整过程来看，医学论文的主体部分一般由"引言"开始，最后以"结论"收尾。从逻辑学来讲，结论是从一定的前提推论得到的结果，是对事物作出的总结性判断。因此，论文的结论是作者基于实际研究结果，并结合以往相关结果，从理论层面分析讨论的基础上对研究的问题所做出的高度概括性的论断。

结论与讨论不同，讨论允许有分析、推测或预见，结论必须论据确凿，不能有推测性。结论不像讨论，不能展开，不能引用参考文献。从形式上，结论可以是一个段落，也可以是分为几个小点阐述的几个段落，但不能过多、过细。

10. 参考文献

科学研究的继承性决定了某项研究或某篇论文与前人、他人的研究和论文有着千丝万缕的内在联系，这种联系往往体现在论文的参考文献上。因此，在医学论文正文的后面，著录一定数量的参考文献，已成为一种学术规范。参考文献自然成为医学论文的一个不可或缺的重要组成部分。

在文末著录参考文献有如下几个作用：①体现科学的继承性，尊重科学优先权；②为文中内容起到佐证作用，以增加论文的科学性和可信性；③为读者进一步追溯有关问题提供相关文献线索，在某种程度上起到微型专题索引的作用（尤其是综述性文献）；④随着

SCI 的诞生与应用的日渐广泛，文末参考文献已作为文献计量研究的主要素材和编制各种文字及版本的科学引文索引的重要依据。

目前常用的参考文献著录格式是序号制，即在文中引用处注明序号，按此顺序在文末逐一著录每篇参考文献的完整题录，包括如下项目：

（1）序号。

（2）著者姓名　若 3 名以内，作者全部列出；4 名以上只列出前 3 名，后加“等”或“et al.”；西文姓名著录时一律姓在前名在后，名为首字母缩写。

（3）题名　题名之后分别以 [C]、[D]、[J]、[M]、[N]、[P]、[R]、[S] 等符号表示“论文集”“学位论文”“期刊论文”“专著”“报纸”“专利”“报告”“标准”等文献类型。

（4）出处　若为期刊论文，应著录刊名（西文期刊刊名为缩写形式）、出版年、卷（期）及起止页码；若为图书，应著录出版社、出版地、出版年月、版次（第一版无须著录）、页码。

与关键词的著录一样，对于参考文献的著录格式，尽管有国家标准和一些国际规范，但由于不同学科的特点，尤其是每个期刊各自的传统，致使每一种期刊的著录形式可能存在大同小异的个性化风格。所以，投稿者必须认真研读拟投期刊的稿约，并留意该刊包括参考文献著录、关键词标引等在内的细节要求。

第四节　医学综述的写作

在选题阶段的文献调研，面对海量的文献信息，人们习惯于从综述性文献入手梳理知识的脉络，寻找知识的空白点或争论的焦点；同时，在研究问题时，常将众多的相关知识信息通过文献综述的形式系统化、条理化，加深理解，巩固记忆，使认识得以深化。

综述性文献已成为一种重要的文献信息资源，撰写综述性文献亦成为积累知识、锻炼能力、提升科学素养的一种基本治学方法与路径。综述性文献有其固有的特点，进而决定其写作的基本规范。

一、综述性文献的类型

1. 综述（review）

综述是某一时间内作者针对某一专题，对大量原始研究论文中的数据、资料和主要观点进行归纳整理、分析提炼而写成的论文。因其以他人撰写的、已经发表了的一次文献之内容为基础，因此属于三次文献的范畴。

2. 述评（commentary）

述评与综述的基本结构与写法相似，但更侧重于“评”，篇幅也小得多。尽管也同样基于已发表的文献资料，但引用文献的目的是论证作者的观点和见解，而不是整理资料、传递信息，因而撰写述评不必着重考虑收集资料是否完全。可以就某一领域、某一专题的最新进展进行评述，指明发展趋势或争论的焦点；也可以针对某种期刊上刊载的某篇或某一系列论著进行评论。

二、综述性文献的特点

1. 研究素材的间接性

不同于以揭示自己的最新研究结果为目的的原始论著（一次文献），综述性文献是以已经发表的原始文献中的知识信息，即以他人的研究结果为研究素材，对其分析、归纳、加工、整理而成。虽然偶尔在综述中也可能包含某些来自作者的实验或临床研究所获得的新素材，但主要是介绍在一次文献中已发表的材料。正因为如此，对相关文献的查找、筛选和鉴别，成为综述撰写的基础。选材的时间过于陈旧，或引用科学性和可信性较差的研究报道，或间接引用转述他人最新知识成果的文献资料等，均会影响综述的质量。

2. 内容叙述的评介性

综述性文献不是简单地罗列和堆砌一次文献中的材料，而是基于自己的学识对相关内容进行分析和评价，作者的见解和观点透过相关内容的叙述而得以体现。尽管作者在取材时应持客观、无偏见的态度，但毕竟要按自己的理解和意图来选择和组织材料，更要寓个人见解的“论”于客观内容的“述”之中，这恰恰是对读者指导意义之所在。从这个意义看，撰写综述性文献是利用收集到的文献作为原料所做的再创造，因而具有浓重的研究性质。综述写作中应避免两个常犯的毛病：一是述而无评，只是将一些相关素材按一定逻辑顺序加以组合，未能体现出作者的观点和见解；二是述而无据，在阐述自己的观点和见解时，忽略了支撑这些观点和见解的客观依据，未能以已发表的相关文献中披露的知识、数据、事实、现象等证据来说明或佐证，给人以“空中楼阁”般空谈泛论之印象。

3. 问题阐述的系统性

综述性文献的篇幅较一般论文要长，常围绕某一问题做系统而详尽的阐述，尤其是综述性期刊上发表的综述，常达数万字。如 *Pharmacological Reviews*（《药理评论》）在2015年发表的一篇题为《滥用药物的作用和持续的神经可塑性机制》的综述，正文达133页，参考文献2 173条。这样的综述颇似一本小型专著。一般专业期刊“综述”栏目下所刊载综述性文献的字数均在5 000～10 000字。现在国内外有些期刊上登载“微型综述”（minireview），讨论的问题更集中，篇幅较小。在撰写综述之前的选题和构思阶段一定要目标明确，是为一般性学术期刊的“综述”性栏目撰写一般性综述，还是为综述性期刊撰写专著式的综述。这不仅是选题的大小与宽窄问题，更事关围绕某一论题论证的广度和深度。

4. 读者对象的广泛性

综述性文献的读者要比科研论著宽得多，不仅包括本专业领域，还包括相关领域的读者。例如，一位研究生想了解某医学领域的问题，通常不会直接读那些高度专门化的学术论文，而是先找有关方面的综述。综述也常作为教学素材用于各层次教学之中。鉴于此，综述性文献更应体现深入浅出之特点，尽量用比较通俗的语言来表述专深的概念或解释某些生僻的术语。

三、综述写作行文要点

1. 文脉的贯通流畅

综述是一段一段写出来的，每一段中均以引证、叙述他人的材料为主体，所以要特别注意每段中几层意思、几项内容之间，段与段之间，甚至各部分之间的内在逻辑关系。科研论文往往沿着材料与方法、结果、讨论、结论这一条主线展开，脉络清晰，写作时也容易把握。而综述的文脉，即完整思路的文字体现，一方面靠前后内容的衔接，另一方面更有赖于语言的表达，在于恰当地运用起关联作用的词语或句子，承上启下，使通篇文脉贯通、浑然一体，没有简单“剪贴”“拼装”之嫌。

2. 语言的准确规范

自然语言的丰富多彩，折射在科学技术领域便是一词多义、多词一义现象的颇为常见。加之撰写综述所引证的文献，可能来自不同文化背景、从事不同学科专业、不同民族语言习惯的诸多作者，所以在语言表述上可能是千姿百态。作为综述的撰写者，在引证他人文献内容时，对容易出现混乱和歧义之处，应依本民族语言习惯、本国学术规范（如全国科学技术名词审定委员会打造的术语知识公众服务平台“术语在线”），对有关概念在忠实于原意基础上做语言上的规范化加工处理，切不可刻板地遵循“忠实于原文”这一宗旨，对其原封不动地照录。如果作为逻辑起点的基本概念在表述上模糊不清，通篇文章便会给人以混乱的感觉。“以其昭昭，使人昭昭”（《孟子·尽心下》），这里所谈的清晰准确表达，是以真正吃透原文本意、真正弄懂所述问题、真正明确自己的表达意愿为前提。

3. 引证的详略适宜

犹如建筑中作为一砖一瓦的材料可以是他人的产品，但建成的楼房作为整体体现了匠心独具的特色与风格一样，借助他人成果展现自己的思路和见解的综述，势必以引证他人材料构成全文的主体。至于每一项内容引用多少字为宜虽无定法，但一般不要整段引用。在以一至若干个相同或类似，或相反的事实、数据、观点来论证一个问题时，切忌将其逐一详述，应将其中最具代表性和典型性的材料详述，辅之以相关内容补充式的简述。在讨论一个问题的几个侧面时，尽管素材都很丰富、翔实，但最好不要将其统统写进文中，做并行推进式的展开，应依其主次，做必要的“忍痛割爱”。对初学者来说，可能难以掌握割舍的尺度。但应以体现科技文献在语言形式上应有的取材详略得当、笔墨浓淡相宜的文风特色为最基本的衡量标准。这一点同样适用于科技论文的写作。

四、素材引证注意事项

综述是通过整理、重组现有文献资料中的相关知识信息构成新的有机整体，以体现作者的意图、反映作者的见解，所以需要引证大量的相关文献。在素材的选取上，学术界已有基本共识，从来源文献的类型来看，选取具有原创性和首创性的原著；文献的载体，自然是以刊载一次文献为主的具有权威性的学术期刊；文献发表的时间以近三年为主，突出知识信息的时效性。此外，在写作中对他人素材的引用应注意以下三点：

一是能够反映不同的学术观点。应客观、如实、全面地展示学术界对某问题的研究结果及可能的意见分歧，使读者对其能有较全面的了解。避免只介绍符合自己观点的材料，出现一家之言的片面性。

二是引用主要研究结果和结论性观点。由于综述篇幅所限，一般不详细列举具体细节，如研究的材料、方法、过程等，除非专门就方法学所做的综述。但不引用并不等于对此内容的忽略，研究方法和过程是否科学、严谨，直接关系到结果及结论的可信性。对相关研究及文献报道的筛选、评价、鉴别是写好综述的重要前提,只是限于篇幅未能明确表述而已。

三是明确分清他人成果与自己的观点。综述是通过引证他人材料,在对其分析、综合的基础上提炼新的见解和观点。但这些结论性的认识,有的是作者颇有见地的心得,而有的属于他人之见解,一定要让读者对此有一个清晰的认识,不可混淆。这一方面需要在文中注明出处,另一方面更有赖于行文中的用词和表达方式。

初稿写成后,作者要从充实内容、完善结构、核对数据、润色文字等方面做认真修改。然后交由同行专家作进一步的审核指导。如果是研究生写的综述,多由其导师做指导。指导的程序最好分步进行,酝酿主题时即征求导师的意见,此时着眼于选题的意义及方向的把握;撰写出提纲后请导师推敲、审定,确定整体结构及主要观点;成文后再做全面的加工、润色。如此三步,各有侧重,不仅可以及时纠正偏差与疏漏,保证综述的质量,更可以使学生从中得到许多的启示和教益。

通过前面的阐述不难看出,要想写好一篇综述,需要从专业知识和经验的积累、语言修养及写作技巧等多方面下工夫,在著名学术期刊上发表一篇综述性文献的难度绝不亚于发表一篇原始文献,一篇优秀综述的影响也绝不比原始文献逊色,其被引频次往往高于原始文献。

(郭秀梅、于双成、徐　坤)

思考题

1. 简述撰写论文与文献调研的关系。
2. 简述原著与综述文章的区别与联系。
3. 阅读相关文献如何有助于论文思路的形成?
4. 如何理解信息检索贯穿于从科研选题至论文撰写的全过程?

数字课程学习

教学 PPT　　拓展阅读　　自测题

第十章

医院信息系统

学习目标

通过本章的学习，学生能够：明确医院信息系统的主要构成，结合自己的身份（如医生、护士、影像医师、检验技师、行政管理等）明白相应系统的核心功能模块及相关的业务流程；通过操作实践，熟悉对应系统的各种功能模块的使用方法，能够正确使用各个应用子系统的查询模块，检索获取相关的数据信息；通过学习总结、比较分析，能够梳理各系统在功能设置、数据共享之间的相关关系。

医院信息系统是现代医院必不可少的基础设施，在医院的运行中有着重要的作用。在医院运行过程中保存大量的医患信息和医疗业务数据，为医疗服务、健康管理、服务监管等提供重要的数据支撑，高效实现患者管理、医疗流程优化、医疗质量和安全管理，支持医疗决策，促进医学研究和教育的发展。医院信息系统是复杂的信息系统，既有针对医疗业务的临床信息系统、影像信息系统、实验室管理系统，也有面向管理的人事、财务、办公、教学服务、后勤保障等医院信息管理系统。

第一节 概 述

一、医院与医院信息

1. 医院

（1）医院的定义　医院是社会服务系统中的一个有机组成部分，是对个体或社会特定人群进行防治疾病的场所，备有一定数量的病床设施、相应的医务人员和必要的设备，通过依法获得执业资格的医务人员的集体协作，对住院或门诊患者实施科学和正确的诊疗和护理。

医院的任务是以医疗为中心，同时开展教育培训、科学研究、健康教育、预防和社区服务。

（2）医院的类型 按照收治疾病的范围可分为综合医院和专科医院两类，按照特定任务可分为企业医院、军队医院、教学医院，按区域划分可分为城市医院、农村医院，按所有制性质可分为全民所有制医院、集体所有制医院、中外合资医院、外资独资医院、个体所有制医院等。

（3）医院的等级 根据卫生部 1989 年颁布的《医院分级管理办法》，将医院按其功能、任务、设施条件、技术建设、医疗服务质量和科学管理的综合水平分三级四等。三级为一、二和三级。每级再分甲、乙、丙三等，其中三级医院增设特等。三级甲等是等级最高的医院。

（4）医院的组织结构 按照工作性质和任务来划分，医院的基本组织结构可以分为临床诊疗部门、医疗辅助部门和行政后勤管理部门三类。

1）临床诊疗部门：主要包括门（急）诊部、住院部、医技部门、护理部。住院部是医院的业务主体部门，负责对门诊无法处理的患者的诊疗，通常会按疾病或系统分为不同的科室和病区，如内科、外科，内科进一步分为肝病科、心血管科、呼吸科等。医技部门是协助临床提供诊疗依据的部门，包括放射、检验、病理、理疗、超声、心脑电图、放射性核素扫描、内镜、中心实验室等各医技科室。护理部则包括门诊、病房、医技等部门的所有护理单元。

2）医疗辅助部门：支撑临床部门的其他技术科室，包括病案统计、图书馆（室）、网络信息中心等信息服务支撑部门，以及保障临床药品的供给、库房管理、用药分析与监控的药房等部门。

3）行政后勤管理部门：包括院办、医务、科教、设备、财务、食堂、水电等部门。

（5）医院的人员 主要包括医生、护士、技术辅助人员、行政管理人员和患者。

1）医生：对患者做出诊断和治疗计划，给出书面医嘱。分临床医生、医技医生、体检医生、麻醉师等。

2）护士：执行医生医嘱，采取护理措施，完成治疗计划，提供判断病情发展与治疗效果的临床依据。

3）技术辅助人员：是具有一定技术技能的管理人员，其工作包括病案统计、信息管理（图书资料）、工程技术等，这类人员的角色作用常归入行政管理人员。

4）行政管理人员：服务于临床，保证医院的正常运行，为医院的发展提供决策和保障。分为决策者、管理者、业务主管、科员等角色。

5）患者：是医院服务的对象，接受医院员工的服务。

2. 医院信息

（1）医院信息的类型 根据现实生活中医院的工作流程和业务需求，通常医院信息分为三类：患者信息、费用信息和管理信息。

1）患者信息：一般是以诊疗为核心，通常包括患者的人口学信息、病历、手术记录、诊断书、处方等。

2）费用信息：一般是以价表为核心，包括患者在就诊的各个环节所需支付的诊断费、处置费、手术费、药费等各类费用，以及医疗服务、医院各类消耗的成本费用信息。

3）管理信息：是以医院决策系统为核心，由患者信息和费用信息加工得到，由患者信息和费用信息派生而来的，如医院日平均就诊人数、医院日平均费用、效益分析等。

除以上三类主要信息之外，医院信息系统与医疗保险系统、社区医疗系统、远程医疗咨询系统等外部接口产生的信息也非常重要。

（2）医院信息的特点　医院信息与一般信息相比，有以下特点：

1）多样性：既有医疗信息，又有管理信息，有文本、图像、音频、视频，结构化和半结构化、标准化和非标准化并存。种类多，数量大。

2）动态性：医疗数据时刻都在产生，而且不间断，每一时刻产生的医疗数据都在变化。

3）复杂性：医疗信息来源于不同公司不同的业务系统，语义表达不统一，数据交换、集成、融合困难。

4）关联性：由不同采集系统所收集的医疗数据可能指向同一事物或事件，这种相互的关联是由医疗数据所描述的对象所决定的，每一医疗数据之间存在着天然联系。

5）开放性：完整的、综合的医疗数据是不可能由一家医院、一群人、一个行业或社会管理者制造并获得的，医疗数据必然产生于一个开放的、公共的网络环境之中。

6）保密性：患者信息涉及个人隐私，未经允许不得随意泄露。

二、医院信息处理

随着现代信息技术的快速发展，信息处理技术现在已广泛应用于人类社会的各个领域，作为各类尖端技术高度集中并且和人们健康息息相关的医院，自然也成了各类信息技术应用的重要场所。医院信息的处理是通过医院业务系统、数字化医疗设备、计算机网络平台所组成的三位一体的数字化系统来实现的。

1. 数字化医院（digital hospital）

数字化医院是以基于计算机技术与网络技术的医院信息化建设为基础的医院数字化系统，通过对信息系统软硬件、医疗设备、医疗管理制度及各种其他医疗资源的整合，建立以患者为中心的服务，遵循医疗数据信息的一系列国际标准与规范的现代化医院管理与运行新模式。

建筑自动化系统（building automation system，BAS）和医院信息系统（hospital information system，HIS）是构建数字化医院的两大基础，也是医院信息处理的基础系统（图 10-1）。

（1）建筑自动化系统　包括基础型系统、基础应用型系统、业务应用型系统及集成应用型系统四大系统。其中，业务应用型系统与医疗活动关系密切，包括排队叫号系统、临床呼叫系统、手术示教系统、远程会诊系统、婴儿防盗系统和 ICU 探视系统等。

（2）医院信息系统　是指利用计算机软硬件技术、网络通信技术等现代化手段，对医院及其所属各部门的人流、物流、财流进行综合管理，对在医疗活动各阶段产生的数据进行采集、储存、处理、提取、传输、汇总、加工生成各种信息，从而为医院的整体运行提供全面的、自动化的管理及各种服务的信息系统，是现代化医院建设中不可缺少的基础设施与支撑环境。

从系统应用的角度可将医院信息系统分为三大部分，即临床信息系统（clinical information system，CIS）、医院管理信息系统（hospital management information system，HMIS）和外部接口（图 10-2）。

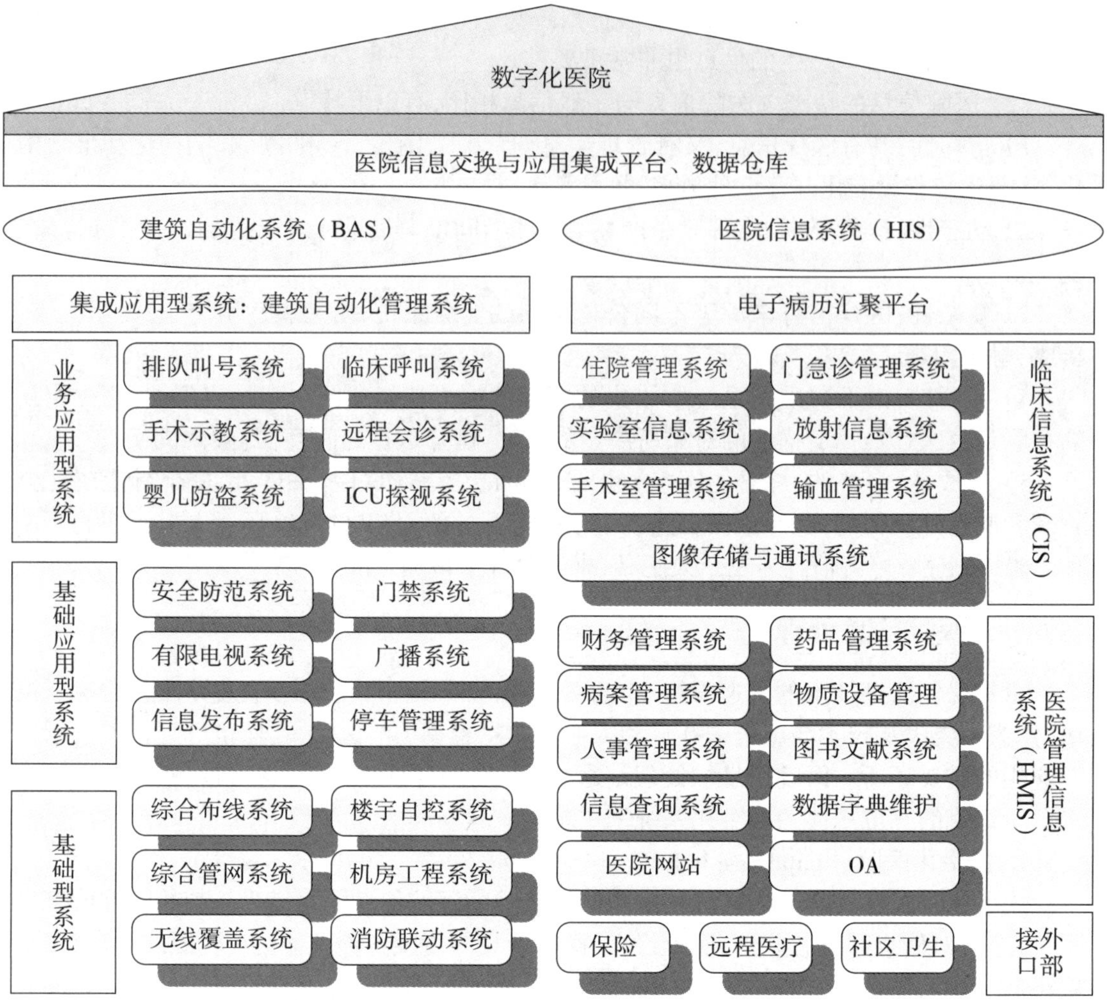

图 10-1　数字化医院系统构成示意图

1）临床信息系统：主要目标是支持医护人员的临床活动，收集和处理患者的临床医疗信息。临床信息系统记录的与患者相关的医疗信息集合便组成了电子病历，电子病历是临床信息系统的主要组成部分。门急诊医生工作站、护士工作站、PACS/RIS、LIS 等均属于 CIS 范围。

2）医院管理信息系统：主要目标是支持医院的行政管理与事务处理业务，减轻事务处理人员的劳动强度，辅助医院管理，辅助领导决策，提高医院的工作效率，从而使医院能够以少的投入获得更好的社会效益与经济效益。财务管理系统、人事管理系统、药品管理系统等属于 HMIS 的范围。

3）外部接口：主要目标是实现与其他医疗信息系统的集成，从外部获取或提供相关信息至对应医疗信息系统。如医疗保险系统接口、远程医疗系统接口、社区卫生服务系统接口等属于外部接口范围。

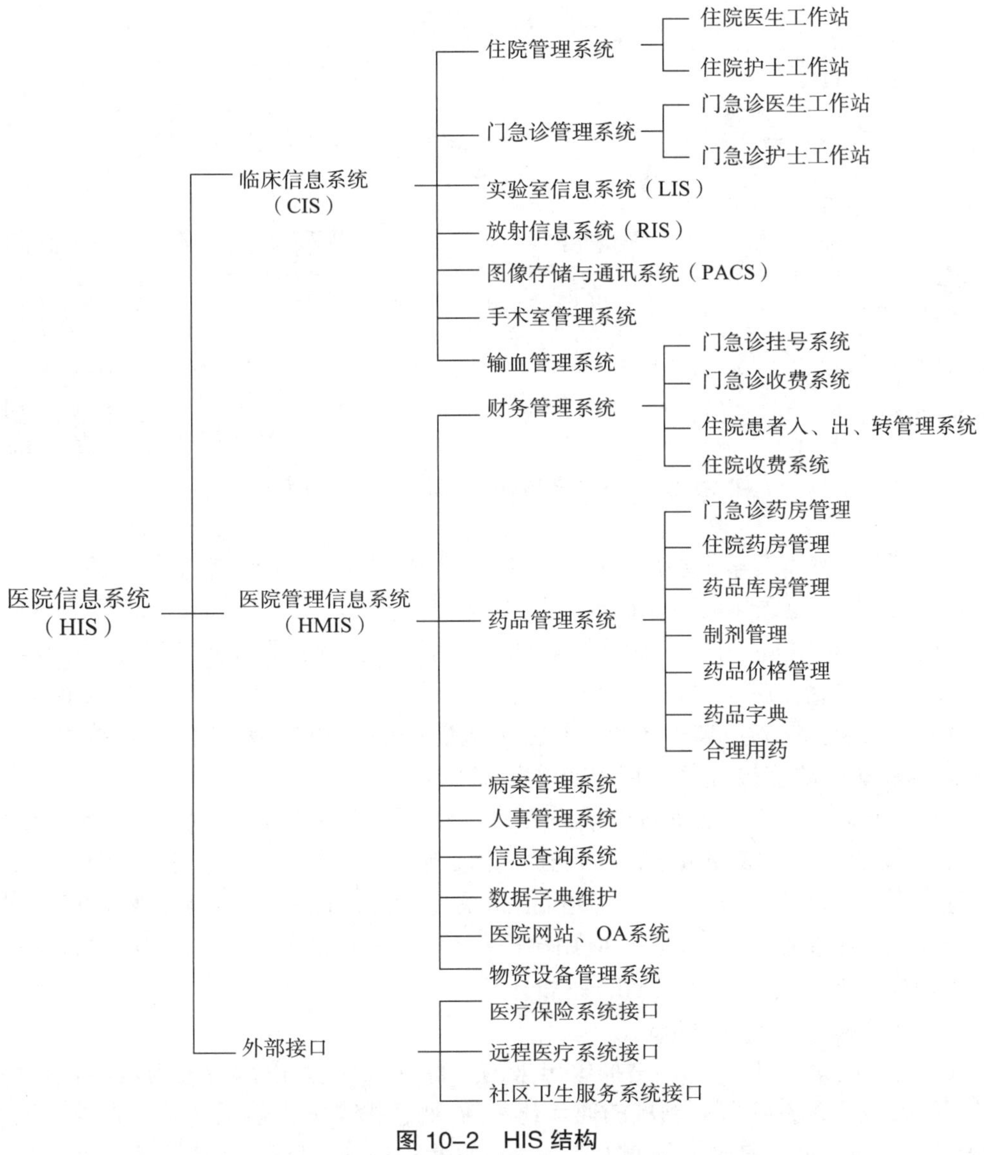

图 10-2 HIS 结构

2. 电子病历与电子病历系统

(1) 电子病历(electronic medical record,EMR) 是指医务人员在医疗活动过程中使用信息系统生成的文字、符号、图表、图形、图像、数字、影像等数字化信息,并能实现存储、管理、传输和重现的医疗记录,是病历的一种记录形式,包括门(急)诊病历和住院病历。

临床诊疗信息以患者信息为核心,医生通过与患者的交流采集病史,获取疾病的症状信息,通过体格检查获得疾病的体征信息,通过医嘱下达必需的辅助检查申请、治疗方案等;护士依据医生开具的医嘱具体执行,并填写护理医嘱、护理记录;患者配合医生、护士完成各项辅助检查和治疗。整个诊疗过程每一步的各种诊疗数据与信息即构成电子病历。电子病历的要素与医疗活动的关系见图 10-3。

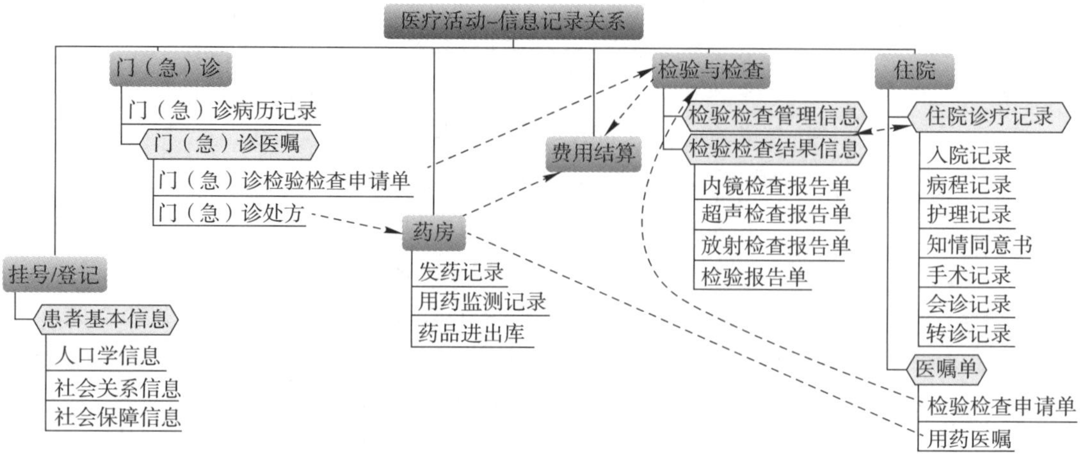

图 10–3 电子病历信息要素与各医疗活动的关系

电子病历的基本要素由病历概要、门（急）诊诊疗记录、住院诊疗记录、健康体检记录、转诊（院）记录、法定医学证明及报告、医疗机构信息七个业务域的临床信息记录构成。

门（急）诊病历包括门（急）诊病历首页、病历记录、化验报告、医学影像检查资料等。

住院病历包括住院病案首页、入院记录、病程记录、手术同意书、麻醉同意书、输血治疗知情同意书、特殊检查（特殊治疗）同意书、病危（重）通知单、医嘱单、辅助检查报告单、体温单、医学影像检查报告、病理报告单等。

（2）电子病历系统 是支持电子病历的一套软硬件系统，能实现电子病历各项信息的采集、加工、存储、传输和服务，并围绕提高医疗质量、保障医疗安全、提高医疗效率而提供信息处理和智能化服务功能的计算机信息系统。它是 CIS 发展到高级阶段的结果，不是一个独立的系统或功能，既包括应用于门（急）诊、病房的临床信息系统，也包括检查、检验、病理、影像、心电、超声等医技科室的信息系统。

3. 电子健康与电子健康记录

（1）电子健康（e–health） 是抽象出来的一种健康理念，以因特网为核心科技手段，通过网络普及实现医疗服务领域的通信化革新，通过提高卫生体系的效率来减少卫生支出，通过提供更好的信息做出健康方案和进行自我护理，通过促进卫生专业实践和交流加强临床护理和卫生服务，通过应用新措施改善服务不到位人群的卫生质量。电子健康可从根本上改变传统的医疗服务以医生为主的个人服务模式，形成包括医护人员和 IT 技术人员组成的医疗团队服务模式，从而减少卫生服务的不均衡分配，提高服务效率和质量。

电子健康体系覆盖诊疗设备数字化、病历记录电子化、医院管理信息化、医疗服务网络化、医学模式现代化、健康决策科学化等，融合了手机、PDA、地理定位系统（GPS）、卫星电视、远程医疗服务、携带式和穿戴式生理参数实时监测系统等。

（2）电子健康记录（electronic health record，EHR） 是电子健康的核心，覆盖个人从一出生就开始的体检结果、计划免疫记录、既往病史、各种检查和治疗记录、药物过敏史等。通过与电子病历有效连接并融入数字医疗系统，可使医学信息得到最佳利用和共享，实现以人为本的全程、优质、个性化的持续服务。

4. 远程医疗与远程卫生

（1）远程医疗（telemedicine）　起源于20世纪60年代末，美国的Kenneth Bird博士团队用微波视频将波士顿Logan国际机场的一个诊所与麻省总医院相连，为机场的工作人员及乘客提供医疗服务，并首先使用telemedicine一词，国内将其译为“远程医疗”或“远程医学”。顾名思义，它是一种远距离的医疗活动，是相对于传统的医疗活动而言的。传统医疗活动中医生和患者之间的交流是直接的，不需要借助其他介质，强调的是面对面。而远程医疗有别于传统的医疗活动，其关键在于远程（distance），需要借助通信网络。

一般认为，狭义的远程医学主要指远程医疗。远程医疗是综合应用信息技术在异地之间进行临床医学实践信息传输和处理的医疗活动，如医疗咨询、远程会诊、远程检查、远程手术等。

（2）远程卫生（telehealth）　是指利用各种远程通信技术提供卫生相关服务和信息，是远程医疗概念的延伸或扩展。不同于远程医疗偏重临床诊疗活动，远程卫生范围更广泛，包括管理、教育、研究、预防、健康促进和临床诊疗等多方面，更强调技术问题的解决。如医生采用电子邮件的方式与患者取得联系、开处方或者提供其他方式的服务。

第二节　医生工作站

一、系统概述

医生工作站是临床医生处理门诊、住院患者诊疗工作的记录与查询系统，包括门诊医生工作站和住院医生工作站。医生工作站的内容包括患者管理、病历管理、医嘱处理、检查检验申请及图像报告调阅、统计查询、教学库等。

二、业务流程

1. 门诊业务流程

门诊诊疗的对象包括初诊、复诊和通过网络、微信等预约的患者。其基本流程是：患者挂号（人工、自助、预约）→分诊台分诊→医生诊室外候诊→医生对接诊患者下达检验、检查、治疗、药品等医嘱，书写门诊病历 →患者门诊缴费→完成检验检查→返回医生处进一步处理→取药完成看病或入院治疗（图10-4）。

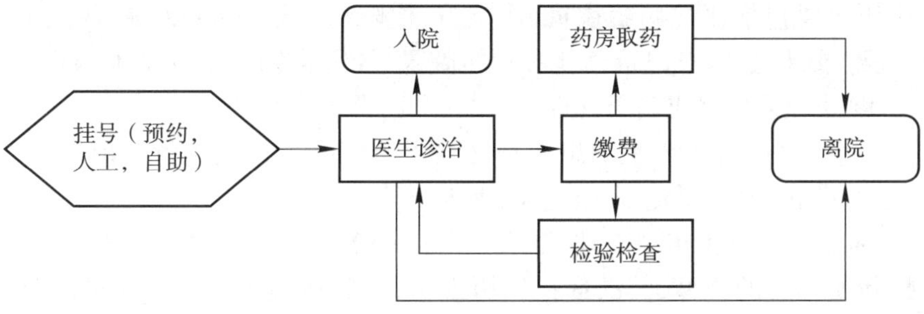

图10-4　门诊业务流程

2. 住院业务流程

患者入院后，医生、护士协同完成患者的基本流程是：患者入院→护士办理入科、分配床位→医生填写首页→医生下达护理等级、护理常规、检验、检查、治疗、药品等医嘱→护士核对医嘱→修改有问题的医嘱→护士执行医嘱→出院→护士办理出院手续（图 10-5）。

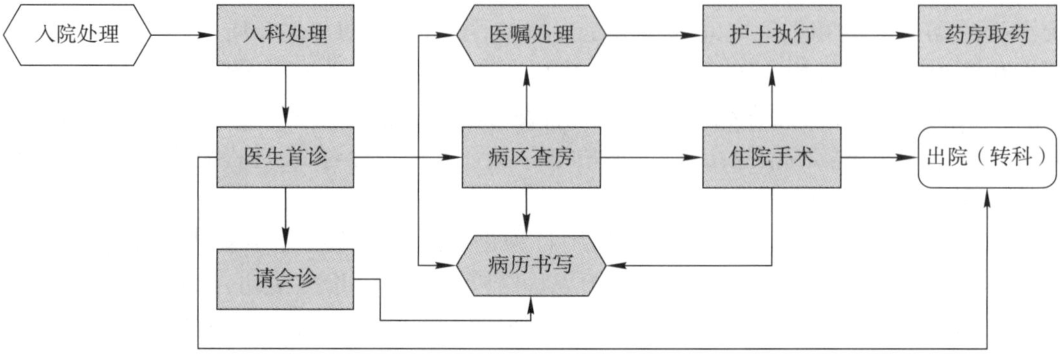

图 10-5　住院基本业务流程

三、主要功能

门诊医生工作站和住院医生工作站的主要功能模块有患者管理、病历管理、医嘱处理等。

1. 患者管理

患者管理功能主要用于呈现收治患者情况。在住院病区病房接收患者后，其基础信息（患者首页信息卡）可通过出入院管理系统自动导入，可以修改患者信息并完善相关内容，也可以直接添加患者（图 10-6）。

门诊医生工作站的患者管理与住院医生工作站相似，其患者分为初诊、复诊、预约等。无论门诊患者还是住院患者，信息管理主要用于登记患者的基本信息，包括人口学基础信息、住院信息、历次就诊信息、药物过敏信息等（图 10-7）。

2. 病历管理

门诊和住院都需要书写病历，门诊病历相对简单，住院病历比较复杂。

病历文件包括门诊病历、住院病历、护理病历、护理记录、知情文件、疾病证明报告等。除护理记录和护理病历由护士书写外，其余病历文书由医生负责在规定的时间内完成。其中住院病历主要包括住院病案首页、住院志、住院病程录、住院医嘱、住院治疗处置记录、住院护理记录、检验检查记录、出院录、转院录、知情告知信息等基本内容。通过病历书写系统、医嘱处理系统完成病历管理。

（1）新建病历　所有新入院的患者都必须由主管医生首先执行此项操作，为患者建立病历，书写入院录、病案首页、病程记录、手术史等。

通过“添加病历”功能实现新建病历。常采用模板病历或病历片段实现病历书写。首先要选择新增病历的类型，其次选择病历模板，然后在模板病历上编辑修改。图 10-8 是住院电子病历书写编辑界面，病历书写系统具有三大功能模块，左边为病历选项，中间

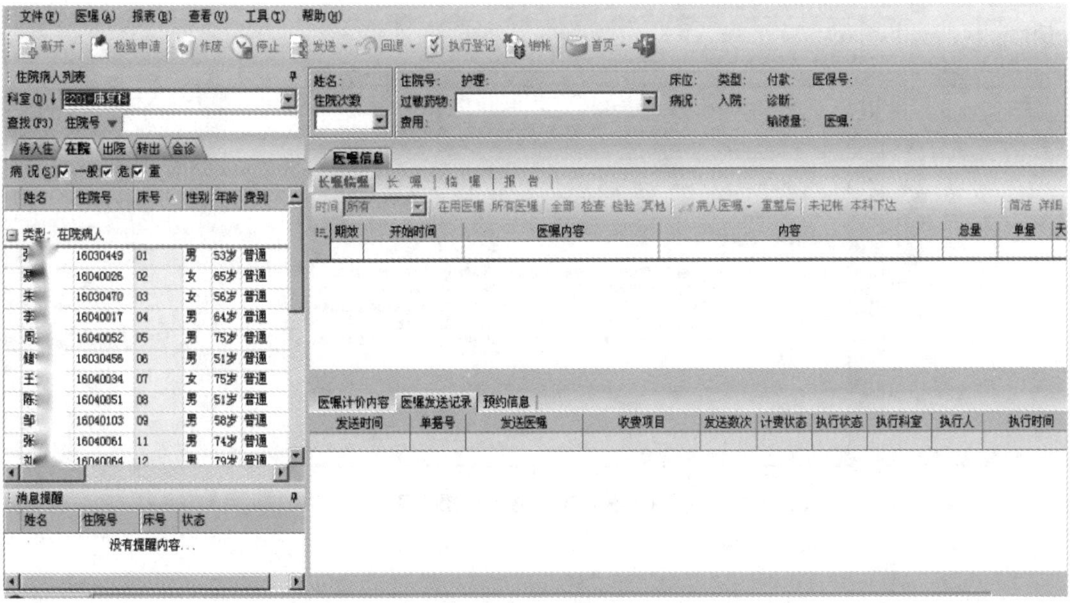

图 10-6　住院患者管理主界面

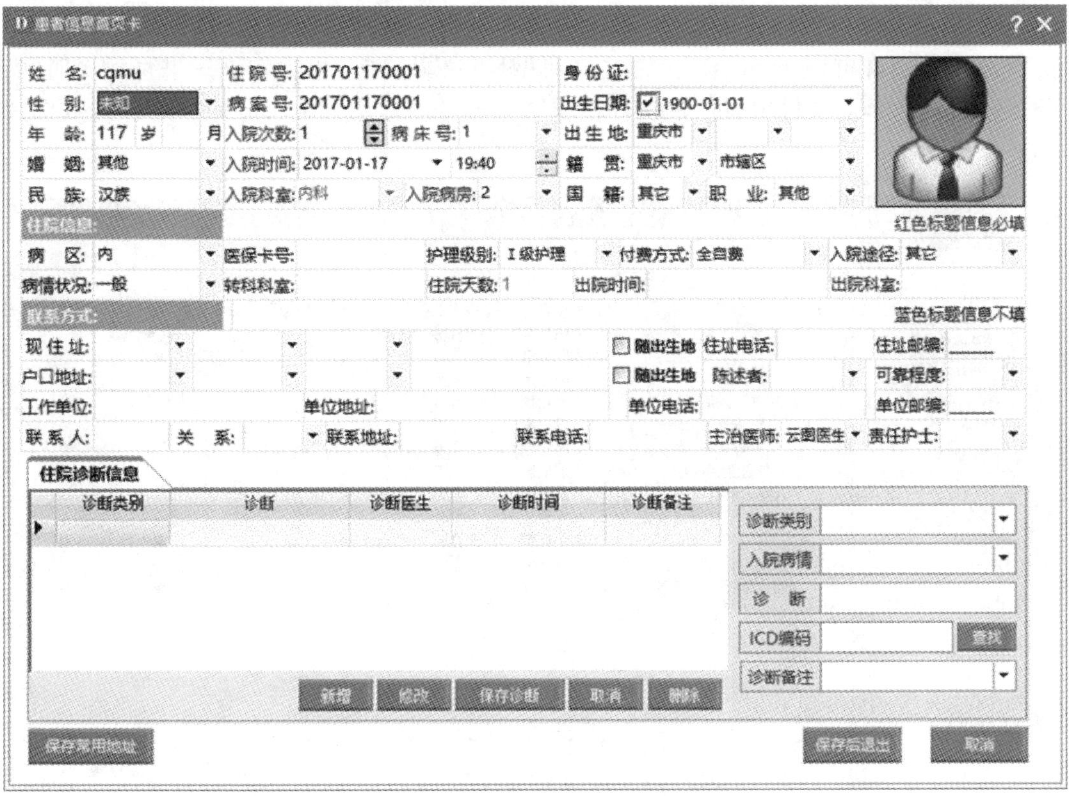

图 10-7　住院患者首页信息卡

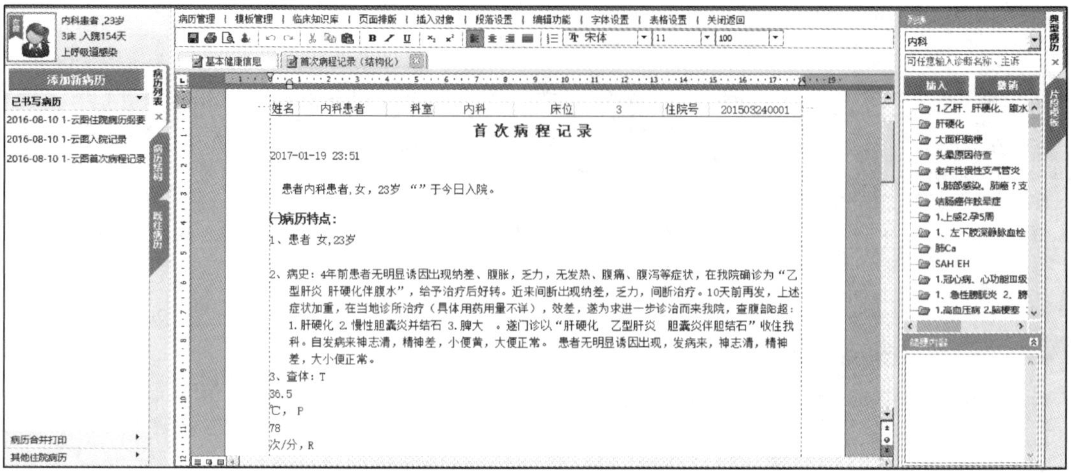

图 10-8 病历书写编辑界面

是病历编辑区，右边提供典型病历和片段病历模板供选择参考使用。使用时，用鼠标双击对应的病历，系统即可将相应的文字自动复制到病历编辑区。

（2）打开病历 在病历打开的状态下医生可以查看或书写病历。对于同一患者多次入院，医生也可通过住院医生工作站查看历史病历信息。

（3）模板功能 各种病历类型、手术记录等可调用预设的相应模板（图 10-9）。如冠心病模板、知情文书模板、手术记录模板（典型病例模板）等，可大幅缩短书写病历时间，同时还可预设主诉、现病史、过去史、体格检查等部分的常用词汇、词组及相关内容（即片

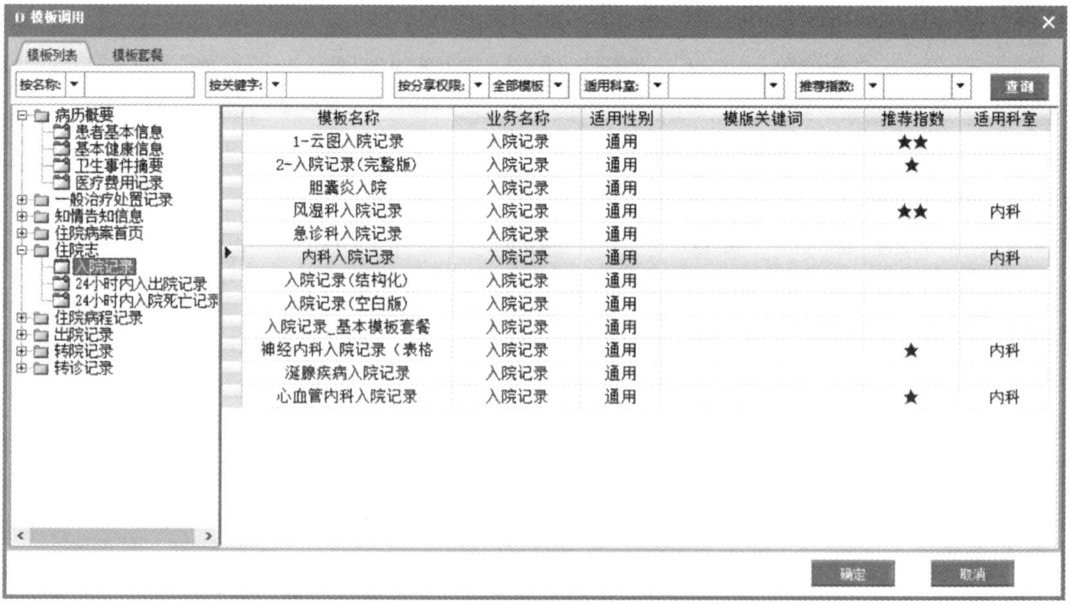

图 10-9 电子病历模板管理

段病历模板）。

3. 医嘱处理

医嘱是医生根据病情和治疗的需要对患者在饮食、用药、检验检查等方面下达的医学指令，是处理临床患者最重要的程序之一。

住院医嘱分为长期医嘱和临时医嘱。每个医嘱的具体内容包括长期医嘱起始日期和时间、长期医嘱内容、停止日期和时间、临时医嘱时间、临时医嘱内容、医师签名、执行时间、执行护士签名等（图 10–10）。门诊医嘱主要为处方开药和检验检查申请。

（1）新增医嘱　医生开处方、检验检查医嘱，并将信息传至护士站，由护士审核执行，再传送到药房、检验检查科室，同时自动为患者计费。

（2）成套医嘱功能　为便于下达医嘱，允许医生将一组常规医嘱定义成成套方案或成套医嘱，如“新入院患者常规医嘱”“术前准备常规医嘱”等。

（3）停止医嘱　在已执行医嘱列表中执行停止医嘱操作，可以自动在医嘱末尾停止该医嘱，也可以预设停止医嘱的下达时间，还可进行医嘱作废、医嘱删除等操作。

（4）药品处方操作　药品处方是门诊和住院医嘱中最常用的操作，在医嘱内容栏录入药品的拼音简码（每个字拼音的第一个字母，例如，“阿莫西林胶囊”为“amxljn”）或五笔简码（每个字的第一个简码，如“阿莫西林胶囊”为“basseg”），系统会从药品字典中调用药品，同时应对给药途径、频率、总量、单量进行正确录入。临床处方时，几种药经常一起使用，可组成经验处方保存，方便以后直接调用。

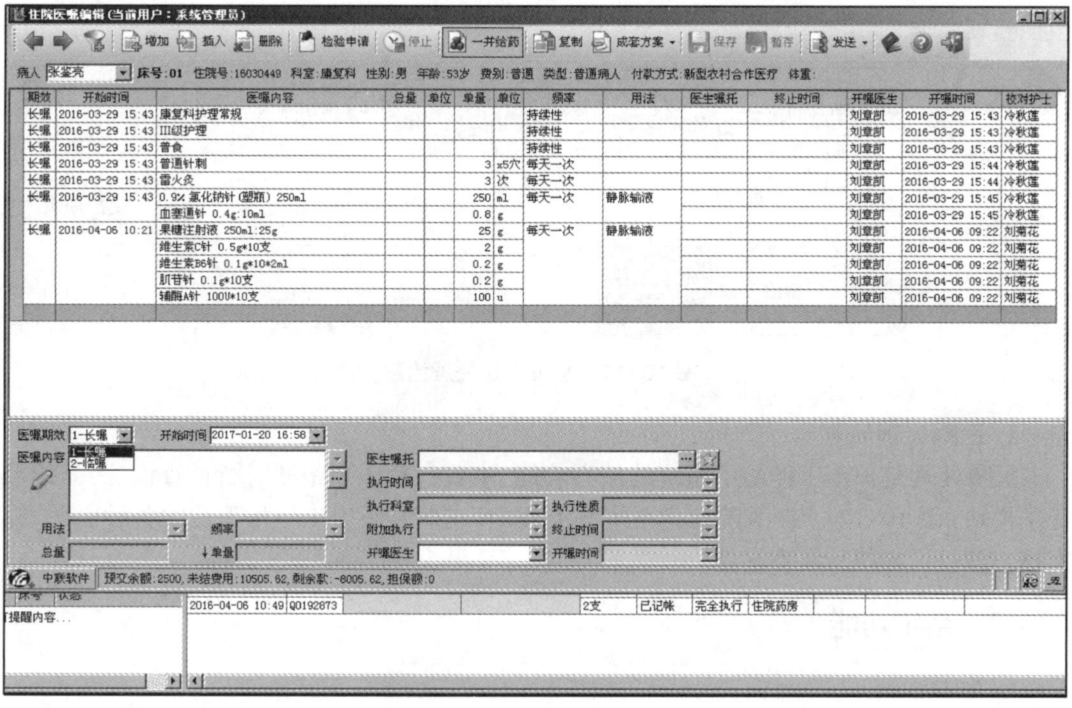

图 10–10　住院医嘱编辑处理

四、信息查询

医生工作站的查询功能,可以帮助医生快速浏览需要的信息,包括患者信息、病历信息、检验检查报告、手术安排等。

第三节　护士工作站

一、系统概述

护士工作站与医生工作站一起构成医院信息系统的临床诊疗部分。护士工作站是医生工作站与执行科室之间信息传递的桥梁。护士工作站主要进行医嘱处理、患者管理和护理文书记录,包括患者入院、出院、转科、转床等,同时管理患者费用,包括计费、查询费用、退费等。

二、业务流程

护士工作站可以分为门诊护士工作站和住院护士工作站两个部分。门诊护士工作站的功能相对简单,主要有分诊排队叫号、医生排班、门诊日志记录和填写传染病疫情报告卡等。而住院护士工作站的功能分散而复杂,可分为三大类:患者管理类功能、医嘱处理类功能和护理记录。患者管理和医嘱处理是护士工作站主要的业务。

1. 入院患者处理流程

患者入院进入病区后,由护士安排床位,做好相关准备,其流程如图 10-11。

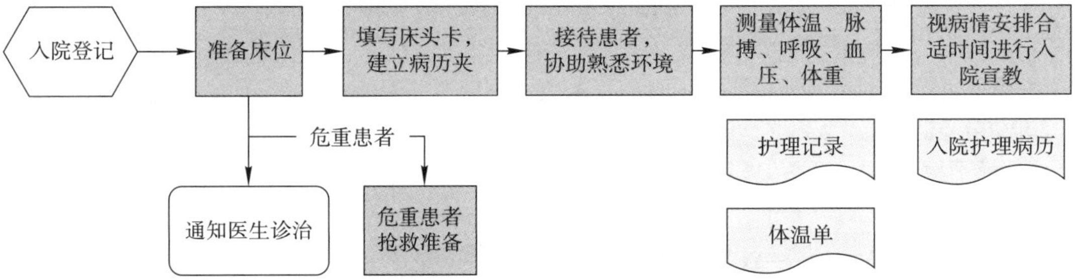

图 10-11　患者入院处理流程

2. 医嘱处理流程

医嘱处理是护士工作站子系统的核心功能,主要包括医嘱审核、执行、查询、药品领退等子模块(图 10-12)。在医院信息系统的流程中,它接收医生工作站下达的各种医嘱,经审核、查对后,向执行科室转达。

三、系统功能

1. 患者管理

(1) 患者入院、出院、转院管理　新患者入科需分配床位,确定管床医生和主治医生,

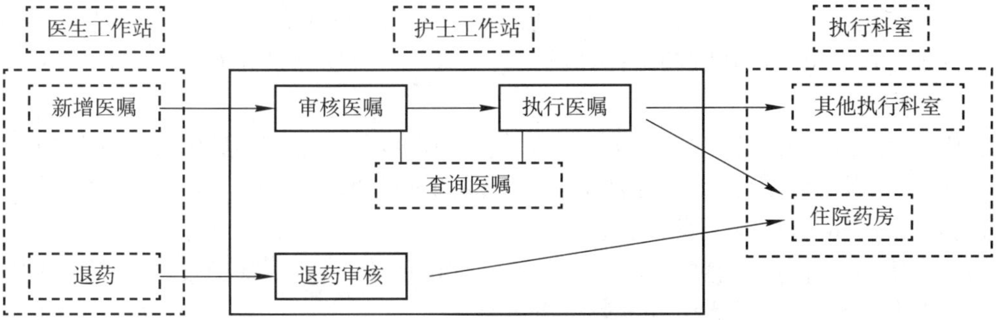

图 10-12　医嘱处理流程

录入初步诊断等（图 10-13）。

（2）患者床位管理　包括床位分配、换床、包房，转科、转病区、转小组等。

（3）患者费用管理　包括记账、销账申请与审核、补费、退费、查询费用、打印住院患者一日清单、设置费用报警线、催款等。在 HIS 中，一般将医嘱设置与费用关联，当医嘱执行或辅助科室确认时，系统可以自动计费。

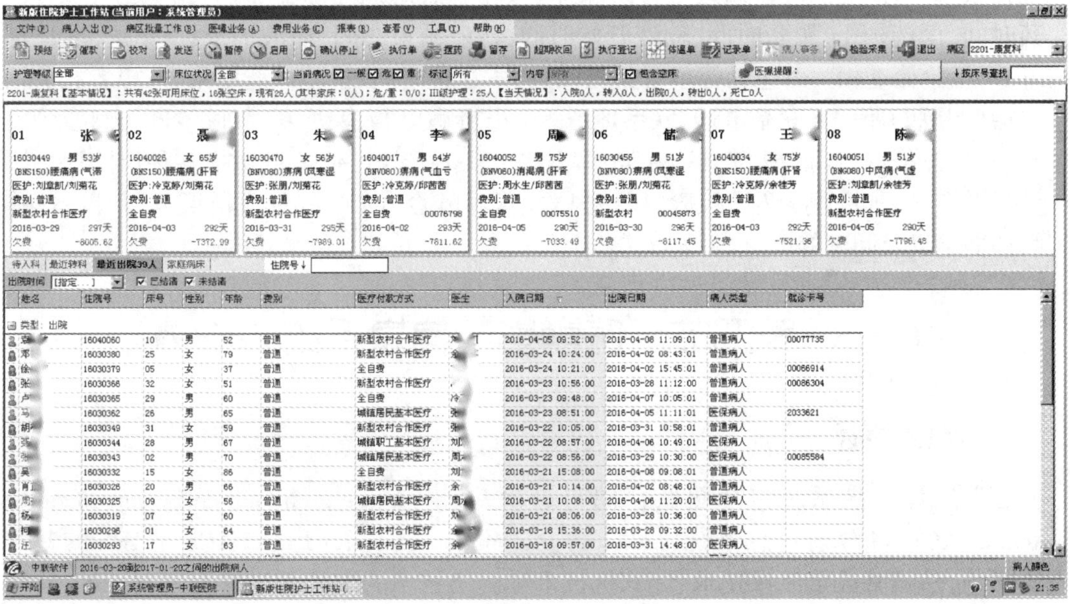

图 10-13　护士工作站主界面

2. 医嘱处理

（1）审核医嘱　医生完成医嘱后，传送到护士工作站，护士工作站需要对医嘱进行审核，发现问题及时返回并提醒医生修改。

（2）执行医嘱　执行医嘱有两方面的含义，一个是将审核过后的医嘱发送到相关执行科室，如住院药房、检验科、放射科、超声科等；另一个是指护士执行治疗医嘱，如输液、吸氧、备皮等，记录执行时间和执行人。

（3）退药审核 医生开出的退药申请需在护士工作站进行审核，对符合退药条件的药品，安排工作人员退回住院药房；对破损、污染等不符合退药条件的药品，则予以拒绝。

3. 护理病历录入

护理病历是护理人员在医疗、护理活动过程中形成的文字、符号、图标等资料的总称，是护士记录患者的病情变化、治疗情况和所采取的护理措施，运用护理程序为患者解决实际问题与其过程的具体体现及凭证。

护理病历主要包括体温单、医嘱单、入院护理评估单、一般护理记录单、手术护理记录单、手术患者核查表等，是病历的重要组成部分。

四、信息查询

护理系统可以查询的信息包括流水和医疗护理两大类。

流水类包括药品费、手术费、耗材费、检查费、床位费、诊查费、治疗费等费用大项，具体每条收费信息对应的项目、医保甲乙丙类、金额、收费科室信息等费用明细，以及提供给患者及家属的每日费用的汇总单等。

医疗护理类包括患者基本信息、医嘱、检验检查、风险评估等相关信息。医嘱相关信息包括长期/临时医嘱、开嘱医生、开嘱时间、频次、嘱托、审核执行护士、审核执行时间、摆药时间、摆药护士、服药时间、输液开始时间、输液结束时间、输液护士、皮试时间、皮试结果等，检验检查相关的包括标本采集时间、标本送达时间、检验检查结果等；患者相关信息包括患者基本信息（联系电话、联系地址等）、患者病史、入院诊断、住院诊断、出院诊断、过敏信息、体征信息（脉搏、心率、血压、体温等）等；风险/评估信息包括各种风险评估表单结果及明细，如跌倒/坠床风险、压疮风险、营养风险、VTE（静脉血栓形成）风险、疼痛等级评估结果及明细等。

第四节 医学影像信息系统

一、系统概述

医学影像信息系统包括图像存储与通讯系统（picture archiving and communication systems，PACS）和放射信息系统（radiology information system，RIS）。PACS 是 HIS 的基本组成部分，是随着数字成像技术、计算机技术和网络技术的进步而迅速发展起来的，旨在全面解决医学图像的获取、显示、存储、传送和管理的综合系统。RIS 主要用于放射科的日常工作管理，包括检查预约、检查状态监控、报告书写与审核、各类统计等。在实际应用中，两者常融为一体，统称为 PACS。

PACS 是遵循国际 DICOM3.0 通信标准，以高性能多线程服务器、网络及存储设备构成硬件支持平台，以大型关系型数据库作为数据和图像的存储管理工具，以医疗影像的采集、传输、存储和诊断为核心，是集影像采集传输与存储管理、影像诊断查询与报告管理、综合信息管理等综合应用于一体的综合应用系统。

PACS 的主要任务是把医院影像科室日常产生的各种医学影像（包括 MRI、CT、DR、超声、内镜、X 线机、红外仪、显微仪等设备产生的图像）通过 DICOM3.0 标准协议接口以数字化的方式有系统地保存起来并进行备份容灾，当需要的时候在一定的授权下能够很快地调回使用，同时增加一些系统管理及辅助诊断功能。

PACS 涵盖的科室不仅是放射科，还包括超声、病理、内镜，甚至口腔科都属于它的应用范畴。在新型的电子高拍仪、移动摄像头的支持下，门诊及住院患者的视频记录也可归入 PACS 记录范围。

二、业务流程

系统工作的基本流程是：登记→ RIS 产生设备工作清单，同时同步至叫号系统→操作技师调整设备去提取工作清单，确认患者及信息后才开始扫描→设备扫描人体产生图像→设备本地储存→发送图像到 PACS 中央服务器→工作站提取图像，医生做初步诊断报告→专家审核报告并打印→ DICOM 打印胶片（图 10–14）。

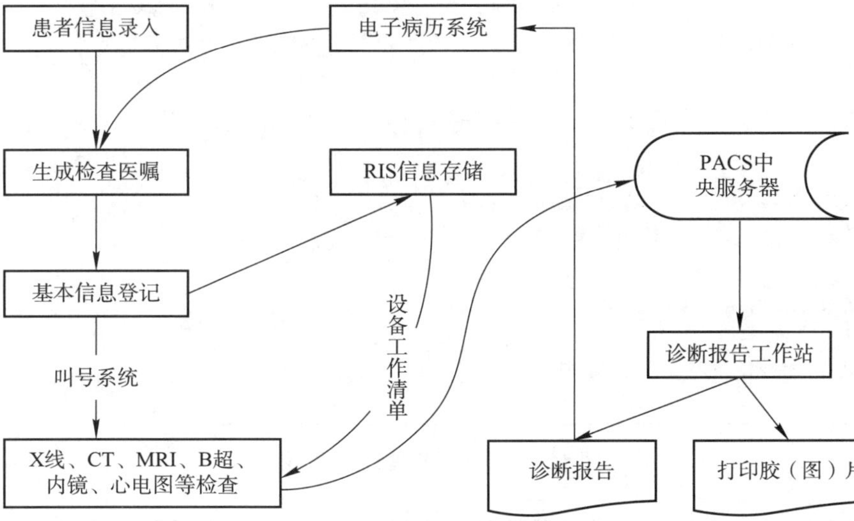

图 10–14　PACS 系统工作流程

三、主要功能

1. 登记服务

登记服务常常使用设备工作列表（Worklist）服务协议，Worklist 是 DICOM 协议众多服务类别中的一个。其功能是实现设备操作台与患者检查登记服务信息库之间的通讯，完成成像设备和信息（收费）系统的集成。患者信息一经录入，完成检查后，其他工作站可直接从 PACS 主数据库中自动调用，无须重新手动录入。

（1）患者信息登记　一般提供 4 个途径。

1）全自动后台对接：服务与 HIS 开单（检查医嘱单）对接，然后直接生成设备工作列表（Worklist），分诊后发送给检查设备。

2）与 HIS 对接：收集患者付费及住院医嘱信息，与登记界面半自动对接，患者来到科室登记处后，再生成工作清单。

3）手动输入登记：常在急诊时使用。一般是设备上直接进行急诊登记，医生后期写报告的时候，信息自动更新。

4）免费检查登记：针对特殊情况，如患者需进行多次服药后的持续性检查等，在特许医生输入密码后免费检查登记。

PACS 登记主界面包括患者登记的具体信息及与 HIS 对接的半自动搜索引擎。可通过患者姓名、电话号码、身份证和病历号从电子病历系统中查找患者相关信息（图 10–15）。分诊系统可以根据这里的信息，把患者归到相应的科室房间，通过叫号屏显示或移动设备通知患者。

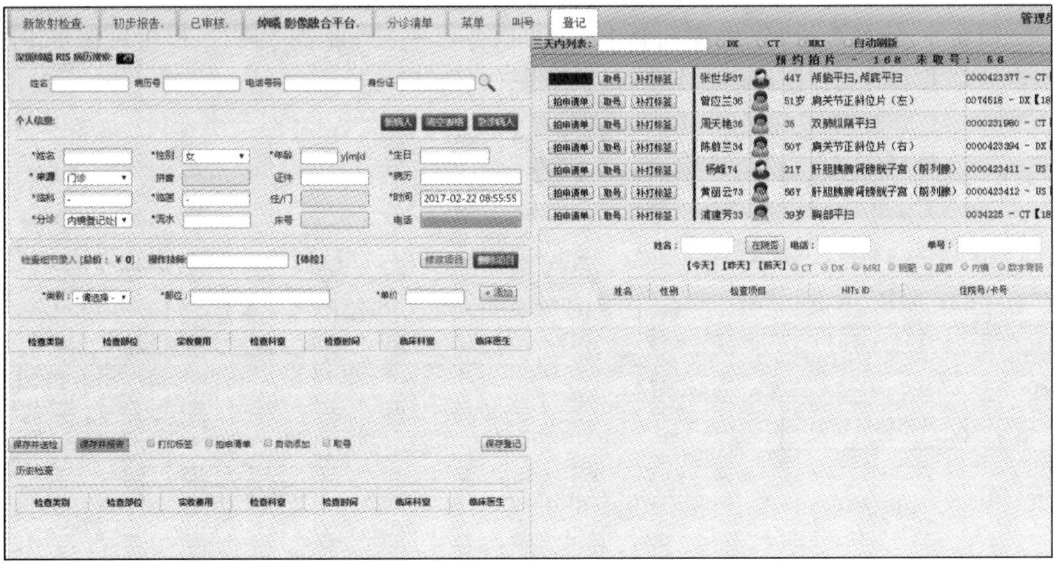

图 10–15　PACS 登记主界面

（2）检查项目登记　在完成患者信息录入后，即可完善检查的相关细节。选择类别后，在部位处有对应的部位描述、时间和价格信息。如果需要增加检查部位或者不同的检查类别，可通过“添加”实现。完成项目登记后，点击“保存登记”即把检查信息及患者资料一起送进后台处理，生成并发送工作清单至 RIS 服务器，进入检查待检状态。

2. 影像获取

患者接受检查后，医疗设备生成图像或视频信息。对于标准 DICOM 设备，采集工作站可在检查完成后或检查过程中自动（或手动）将影像转发至 PACS 主服务器。

对于非 DICOM 设备，采集工作站可使用 MiVideo DICOM 网关接收信息，收到登记信息后，在检查过程中进行影像采集，采集的影像自动（或由设备操作技师手动）转发至 PACS 主服务器。

3. 图像调阅

患者在检查室完成影像检查后，医生可通过阅片室的网络进行影像调阅、浏览及处理，并可进行胶片打印输出后交付患者。

PACS 也可提醒医生患者以前或其他的检查记录结果，打开不同时期的影像检查及报告结果来进行对比。

4. 报告编辑

患者完成影像检查后由专业人员对影像质量进行评审，并进行质量分析。完成质量评审控制后的影像，诊断医生可进行影像诊断报告编辑，并根据诊断医生权限，分别进行初诊报告、报告审核工作。在书写报告过程中，可使用诊断常用词语模板，以减少医生键盘输入工作量。诊断报告审核过程中可对修改内容进行修改痕迹保留，获得临床诊断、详细病史、历史诊断等信息，将报告存储为典型病例供其他类似诊断使用，供整个科室内学习。

审核完成的报告通过打印机进行输出后由医生签字提交，同时诊断报告上传至主服务器存储备份。打印完成后的报告不能再进行修改，但可以只读方式调阅参考。

5. 出具诊断报告

（1）撰写诊断报告　进入患者的报告页面可以查看报告状态（图 10–16），点击患者的性别图标可以进入诊断报告编辑界面，撰写诊断报告可使用各种报告模板。

报告页面一般应包括抬头、患者信息、报告内容、电子签名和日期。

（2）报告审核　具有审核权限的医生进入报告审核界面，对下级医生撰写的报告进行修改编辑。报告一经最终审核，只有最后审核的主任医生可以对自己的工作进行修改，原报告医生也无法改动。系统可保留报告的修改痕迹，具有初始报告和最终报告的比较功能，方便诊断医生学习提高。

6. 统计功能

在登记模块里面，可以查看所有登记的统计信息。点击“统计 / 汇总”，进入统计汇总界面（图 10–17）。统计入口包括设备、医生、检查项目和患者。

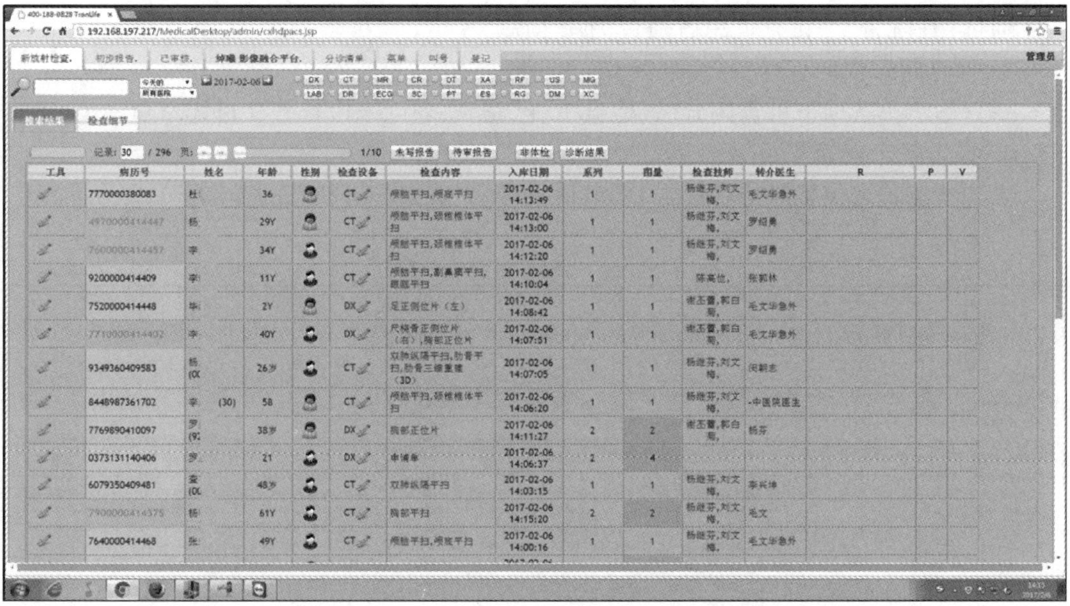

图 10–16　检查列表

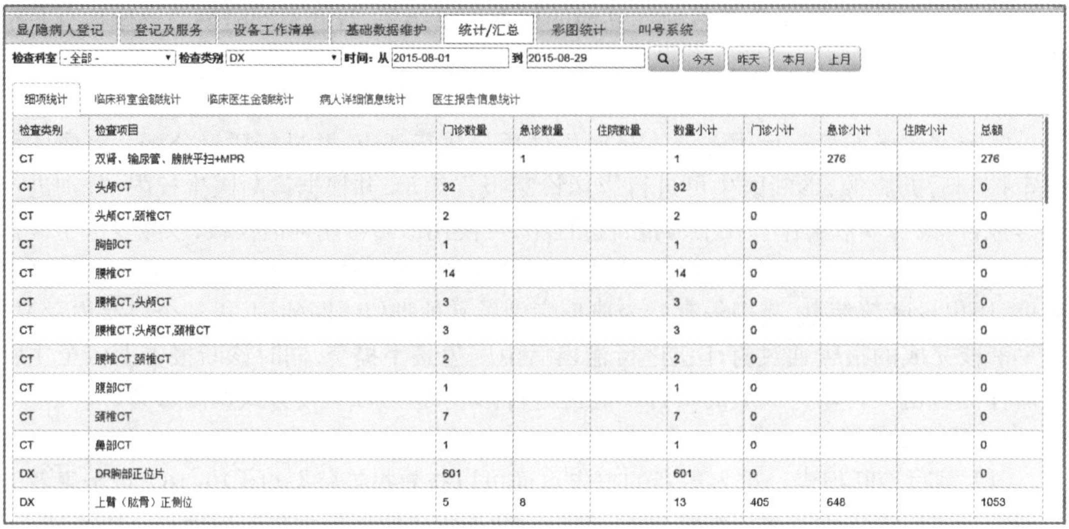

图 10-17　统计汇总

四、信息查询

PACS 的查询功能，可以帮助医生快速检索患者信息，确定患者检查项目、是否在院等。

1. 患者基本信息查询

用户登录系统后，进入患者信息查询界面（图 10-16），每一列都有独立的颜色和图标来表示其状态。

2. 患者在院情况查询

通过“在院否”一键查询患者是否仍在医院。

3. 检查状态查询

在分诊清单选项下可查询分诊、检查中、已完成、登记未检查等项目详情（图 10-18）。

4. 报告状态查询

报告状态查询包括对待写报告、未审核报告、完成报告等状态的查询。

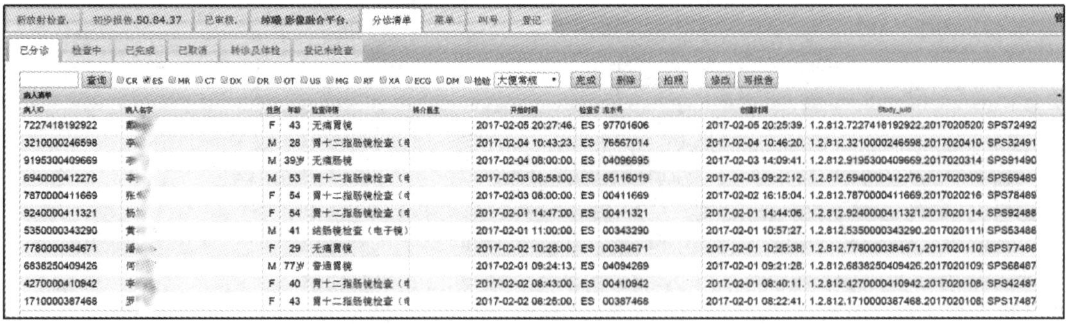

图 10-18　检查状态查询

第五节　实验室信息系统

一、系统概述

实验室信息系统(laboratory information system,LIS)也称为实验室信息管理系统(laboratory information management system,LIMS),配合医、护工作站,完成医学检验全过程管理,通过对样品检验流程、分析数据及报告、实验室资源和客户信息等要素的综合管理,按照标准化实验室管理规范,建立符合实验室业务流程的质量体系,实现实验室信息化管理。其目标是提高分析水平,规范样品检测过程,降低实验成本,提高工作效率,是提供优质、高效的检验服务的信息平台。

二、业务流程

LIS 的基本流程为检验申请→标本采集与管理→检验作业→出具报告→返回医、护工作站(图 10–19)。

医生在医生工作站开电子检验医嘱→护士核对无误后发送检验医嘱→打印条码并平整贴在样本采集管上(尿液、粪便、体液、细菌类等标本如果不方便贴管,可以贴在申请单上),并绑定患者基础信息→分类采集标本→送标本到检验科→检验科进行标本分类、上架、入库→放置于检验仪器,完成检验作业→检验结果数据采集与处理→出具报告→医

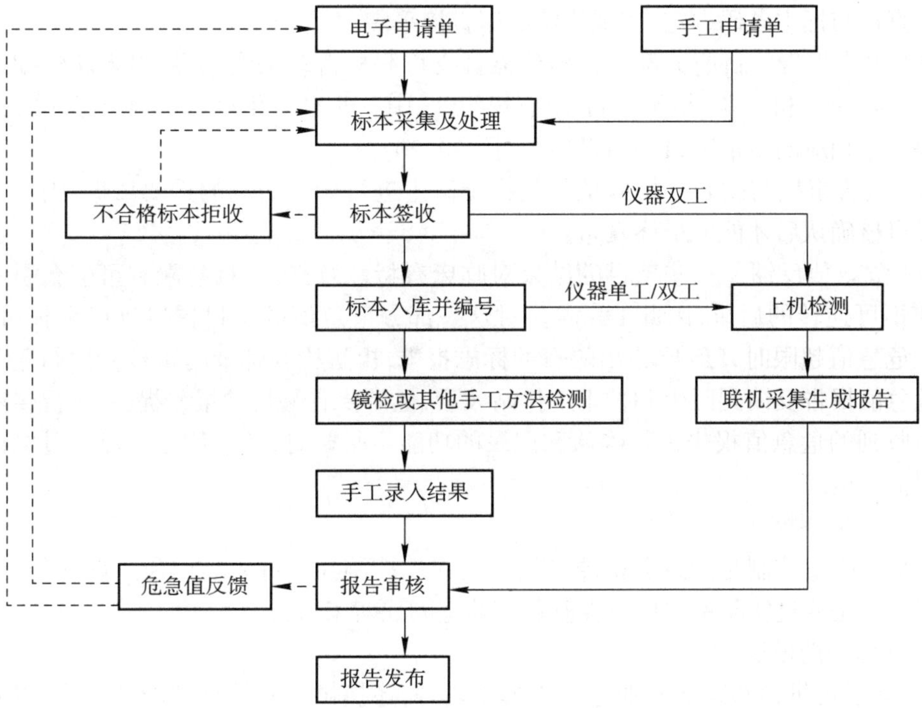

图 10–19　LIS 业务流程

生在医生工作站查询检验结果。

三、主要功能

LIS的功能可分为基础功能模块、质量控制模块和管理功能模块三大部分。

1. 基础功能模块

基础功能模块主要实现检验过程控制，包括以下主要内容：

（1）检验医嘱和电子申请　检验医嘱和电子申请是LIS业务管理流程的第一步，多在HIS中的医生工作站实现。申请单上需要反映的内容主要包括：患者基本信息、临床诊断、送检标本种类、开单项目等，微生物申请单还需要填写用药情况说明。系统同时记录填写的信息、填写人、填写时间等。

（2）标本采集和条码管理　标本的采集及处理分为住院和门诊两部分。住院标本采集一般在护士工作站中完成，而门诊标本采集则在专门的门诊采血中心或检验科进行。在标本采集模块中，条码标签技术被普遍采用。条码标签技术是指在进行标本采集时，由系统调出患者的医嘱信息与采血管上的条码进行绑定，从而当标本送到检验科后，在LIS的所有环节中都可通过扫描采血管上的条码来识别患者的信息和医嘱，无须打印纸质申请单。

（3）标本入库和任务分配　检验标本由临床科室送达后，通过识别与检测任务相关的检测部门和该测试的授权情况自动分配到检测人员或检测组。对特殊用户也可以由人工调配的方式下派检测任务。相关科室将标本分类上架或入库，或直接进行检验作业。

（4）数据采集　是指通过信息自动采集及接收分析仪器发出的实验数据，全自动化设备可直接与标本条码绑定，实现检验数据直接采集。

（5）生成报告　目前大部分检验仪器都支持联机自动采集结果，将入库时编好样本号的标本依次上机检验，结果可自动传输到LIS中。非自动化设备则通过手工方式将测定结果录入相应的申请项目的结果项中（图10–20）。

（6）报告审核与发布　检验报告是指导医生进行诊疗活动的重要依据，因此报告必须通过审核确认后才能够最终发布。

（7）危急值反馈　一些项目的结果对临床有特殊意义，一旦超限有可能会引起生命危险或不可逆转的后果，因此LIS需要对这一部分危急值的项目提供反馈和报警机制。当发生危急值超限时，LIS要给出醒目的标志报警，提醒检验师及时审核和发布危急值报告。危急值报告反馈到医生和护士工作站以后，也需要有醒目的报警提醒，并提供医生及护士对收到的危急值报告进行确认和记录的功能。必要时，危急值也可以通过电话通知临床医护人员。

2. 质量控制模块

实验室质量控制是为将分析测试结果的误差控制在允许限度内所采取的控制措施，传统意义上是通过实验室内质量控制和实验室间比对来进行。

3. 管理功能模块

LIS除了提供检验科基本业务流程模块之外，还提供具有管理功能的模块，以便对检验流程进行有效监控，提高检验的质量。LIS的管理模块有仪器管理、检验项目管理、检

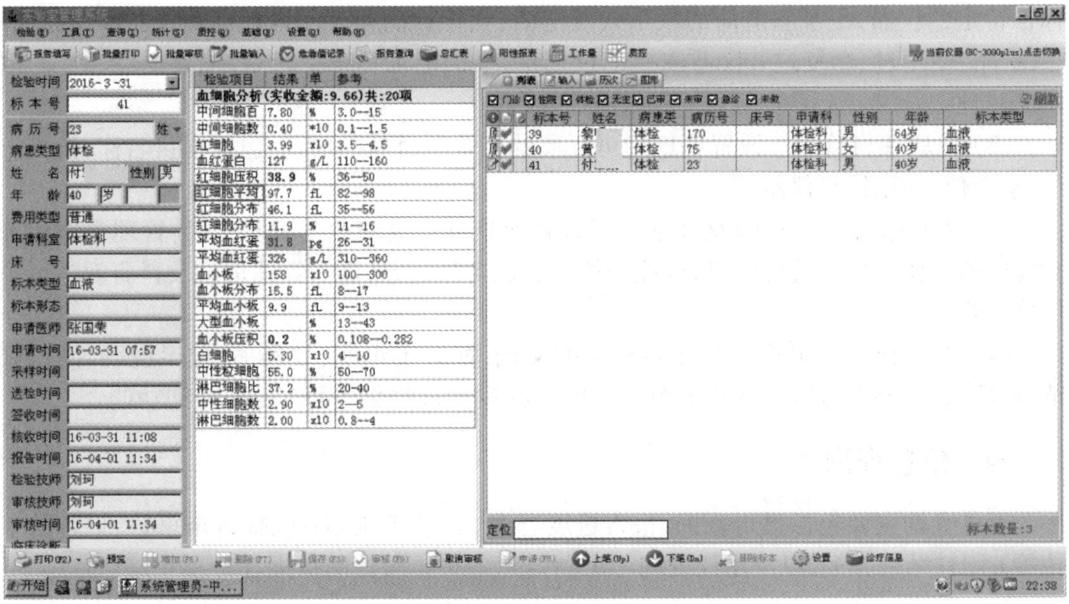

图 10-20 检验数据呈现主界面

验字典管理等基础项目设置(图 10-21),以及人员管理、文档管理、主任管理等。

(1) 仪器管理 随着技术的发展,已经有越来越多的检验项目可以通过仪器自动获得结果,仪器的性能、维护和保养对实验结果的准确性有很大的影响,因此也必须对检验仪器进行管理。LIS 需要提供仪器的制造商名称、型号、序列号或其他唯一性的识别来

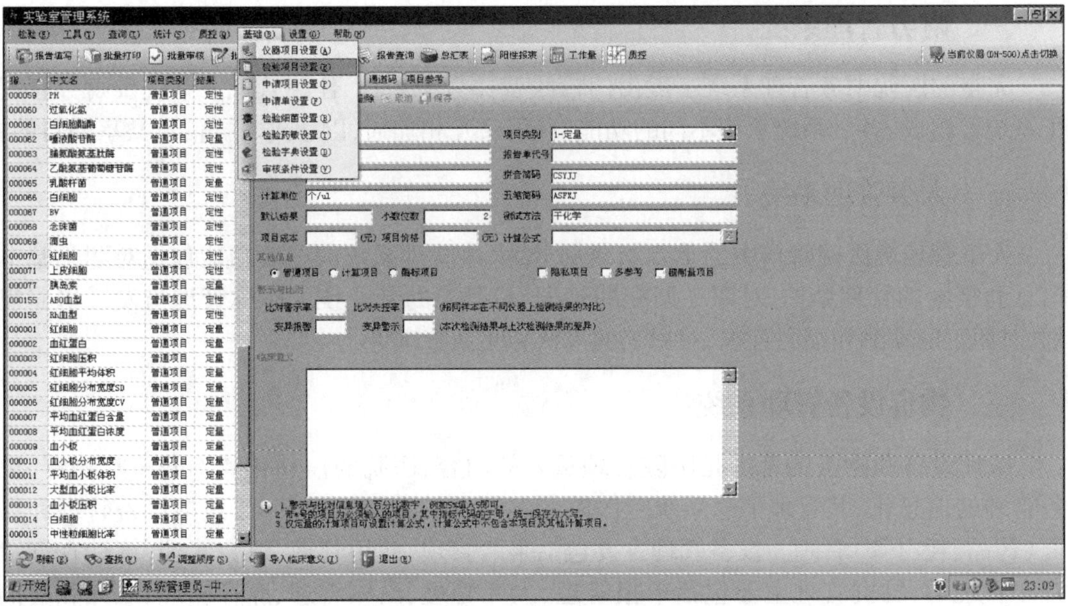

图 10-21 LIS 的基础项目设置

标识特定的仪器，记录制造商的联系人及电话，到货日期和投入运行日期，接收时的状态（如新品、使用过、修复过），仪器性能记录，历史维护记录和维护计划，仪器损坏、故障、改动或修理记录等。

（2）检验项目管理　设置各机构可开展的检验项目基础信息，包括项目名称、检测方法、参考值、使用检验仪器等。

（3）人员管理　检验师及科室管理者必须具备一定的专业素质，人员管理模块用来对检验科工作人员的教育背景，专业资格，培训、考核记录，能力评估记录及科研教学记录等进行管理。

（4）文档管理　实验室有许多复杂的文档，如政策声明、教科书、程序说明、操作规范、校准表、生物参考区间及其来源等，LIS 应提供对这些文档的存储及查阅功能。

四、信息查询

信息查询主要包括报告查询、报告进度查询（已采样、未采样、报告未审核、报告已审核等）、阳性结果查询，以及主任查询（如工作量、各种质量控制指标等）。

第六节　医院管理信息系统

医院管理信息系统（HMIS）以辅助决策为主要目标，目的是提高医院管理和医疗工作的效率和水平，包括以下四类系统：①行政管理系统，包括人事管理系统、财务管理系统、后勤管理系统、药品管理系统、物资设备管理系统等。②医疗管理系统，包括病案管理系统、医疗统计系统、血库管理系统等。③决策支持系统，包括医疗质量评价系统、医疗质量控制系统等。④各种辅助系统，如医疗情报检索系统、医疗数据库系统等。

一、财务管理系统

完整的医院财务管理系统一般由门诊收费挂号子系统、住院管理子系统及财务管理子系统等组成。各子系统承担不同的功能责任，又互相连通，以达到数据信息共享的目的。

二、人事管理系统

人事管理是医院管理中的重要组成部分，人事管理系统的主要功能包括对职工基本信息和档案的管理维护、对职工调配的管理、对职工的专业技术职称管理与发展培养规划、对职工的薪酬和福利管理、对职工的考核和奖惩管理等。

三、物资设备管理系统

医疗设备和物资的管理是医院管理重要的内容，医院的信息化离不开医疗物资、设备管理的信息化，其管理信息系统是医院信息系统的有机组成部分，包括设备管理和物资（药品、耗材等）管理。设备管理主要包括采购管理、使用管理、财会管理、统计查询及打印管理等，物资管理主要包括申报管理、入库管理、出库管理、库存管理、统计和查询管理等。

四、药品管理系统

药品在医院的物资管理方面有其特殊性。在医院中,药品从入库到出库,直到患者的使用,是一个比较复杂的流程,贯穿于患者的整个诊疗活动。药品管理分为两部分,一部分是基本部分,包括药库、药房及发药管理;另一部分是临床部分,包括合理用药的各种审核及用药咨询与服务。药品管理系统的主要功能包括药品基本信息、药品进出库管理、药事管理信息、合理用药监测信息等。

五、病案管理系统

病案管理系统主要为病案管理人员提供集病历质控,病历封存、解封,ICD 编码管理,病案管理,病历借阅管理,医疗统计于一体的病案管理工作平台。

病案管理系统的主要功能包括病案资料的录入和修改、病案质量的控制和评定、病案信息的检索和查询、统计报表的制作和打印等。

六、医院门户及办公自动化系统

医院门户包括网站、微信公众号、APP 等不同形式,主要担负着医院的网络宣传教育功能和公众服务功能延伸。主要内容包括学科专业介绍、医疗服务项目介绍、医院特色介绍、学术动态介绍、专业专家介绍、门诊时间安排、基本医疗保健知识普及和就诊注意事项介绍等,还有预约挂号、查询打印诊疗报告等功能,能够改善患者的就医体验。

医院办公自动化(OA)系统的主要功能有:院内各种动态、相关法规、制度、纪律、活动的通知通告,医疗分析、财务报表、临床、护理、药剂、教学、科研等信息汇总上报,各种物资、设备的申请、报损表单的填写和网上批阅,各种需求请领表的填写和网上批阅,考勤管理和员工交流等。医院办公自动化的目的是通过网络管理资源共享手段,强化医院各项现代化管理和决策。

第七节　医院智慧服务

医院智慧服务是指结合医院实际诊疗业务需要,主要面向患者以改善就医体验为目的,利用互联网技术不断优化医疗服务流程,围绕患者就诊的诊前、诊中、诊后环节,提供基于信息技术的预约诊疗、移动支付、就诊提醒、结果查询、信息推送、远程监测和远程指导等便捷服务(图 10–22),主要包括以下子系统。

一、智慧就诊服务信息平台

围绕患者在诊前、诊中、诊后各环节所进行的预约挂号、科室导航、排队、缴费、检查检验、报告查询、取药等一系列活动,通过自助服务设备、移动端设备,向患者提供健康信息获取、健康咨询、满意度评价等自助式服务,为患者提供自助式、在线、智能的服务,提升就医效率,改善就医体验。

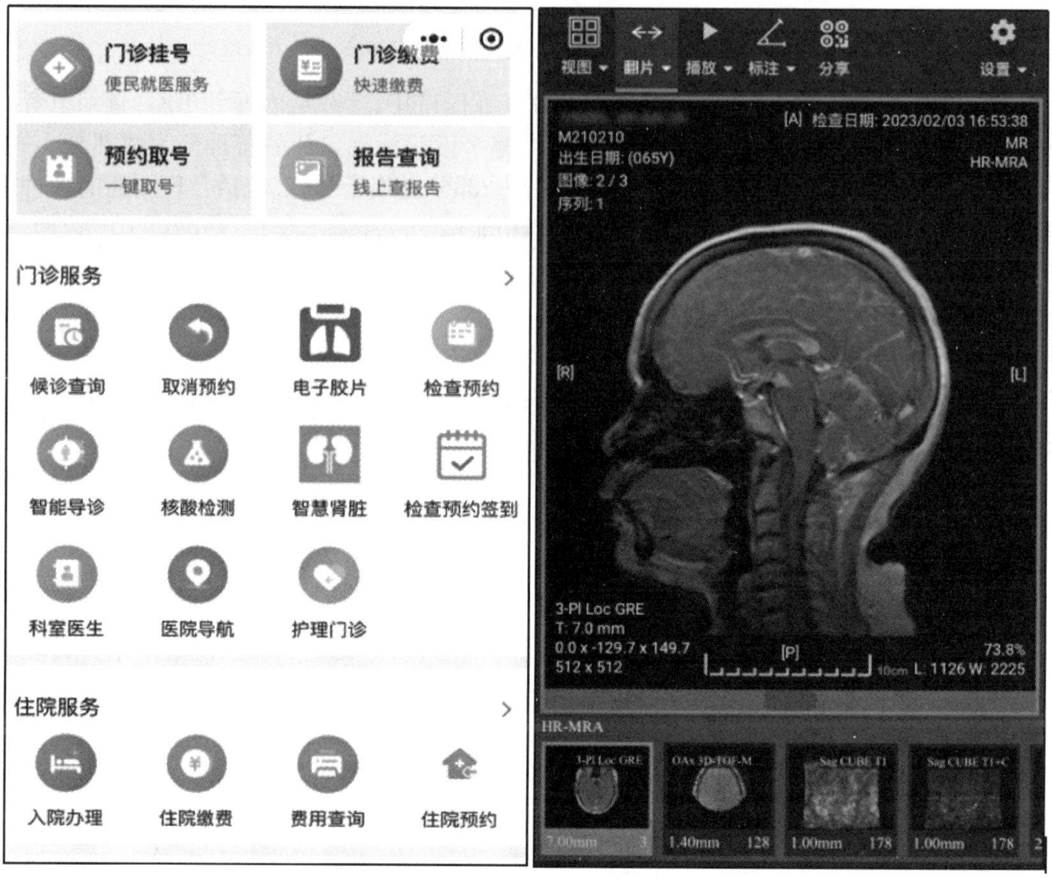

图 10-22　医院智慧服务移动端界面

左：常用智慧服务　右：电子胶片

二、智慧诊后服务信息平台

诊后服务指医院为患者在院外提供的健康管理、随访、用药指导等服务，作为院内就诊的延续，为患者生命健康提供连续性的保障。智慧诊后服务信息平台强调依托物联网、可穿戴设备、互联网等智慧化的技术手段协助医院、医务人员为患者提供诊后服务，包括智慧健康管理信息系统、智慧随访管理系统。

三、智慧健康宣教服务系统

健康宣教指医院对门诊、住院患者在诊中、诊后、术前、术后等环节进行的针对性的康复性宣教，诊疗注意事项指导，以及复诊、用药等提醒。智慧健康宣教服务系统结合 HIS、电子病历（EMR）系统、实验室信息系统（LIS）等院内信息系统诊疗信息，以互联网、智能手机等为载体，辅助医院开展健康宣教工作，具体功能包括患者筛选、宣教计划管理、自动宣教、智能提醒等。

四、智慧用药指导系统

用药安全是医疗安全中非常重要的一个环节。智慧用药指导系统，辅助医疗机构为患者提供完善的个性化用药指导及用药服务，减轻药事工作压力，提升患者用药依从性，协助医疗机构采集患者用药随访及监测不良反应数据。包括用药指导、用药教育、用药管理、用药随访等。

五、互联网医院信息平台

"互联网医院"是指以实体医院为依托，以在线复诊和常规咨询为主，集问诊、处方、支付及药物配送于一体的一站式信息服务平台。它将传统医院与"互联网+"技术融合起来，连通了医疗服务的需求方、服务方、支付方和药品提供方，为患者提供分层、协同、联合、全程、连续的医疗保健服务。

互联网医院信息平台主要功能包括机构及从业人员信息公示、实名实人认证、预约挂号、线上咨询、患者档案、电子病历、在线电子处方、药师审方、处方支付、药品配送、满意度评价等。

（赵文龙）

思考题

1. 电子病历、电子病历系统、临床信息系统之间有何关系？
2. 从医生、护士、患者三方角度，绘制住院业务的就诊流程。
3. LIS、PACS 如何与 CIS 的医、护工作站融合？
4. PACS 的主要功能有哪些？如何理解远程医疗与 PACS 的融合？

数字课程学习

教学 PPT　　拓展阅读　　自测题

第十一章

信息思维能力及其训练

学习目标

通过本章的学习，学生能够：用自己的语言准确描述科学思维的概念及其诸多方式；准确解释信息检索过程中的信息思维活动的规律和特点，以深化和拓展对包括信息检索能力在内的信息素养的综合认知；准确阐述信息思维与科学思维、批判性思维、创新性思维、逻辑思维、临床思维及信息检索技能之间的关系；系统总结信息思维能力训练与提升的路径。

从事医学科学研究及医疗卫生工作，需要具备良好的医学素养。进一步拓展，从事任何的科学发现与技术发明等科学活动，均需具备良好的科学素养。科学贵在创新，科学素养的核心内涵是以创新思维为主要标志的科学思维能力。思考包括医学在内的任何学科的科学问题，均需要运用科学思维，而科学思维是以知识信息为思维的素材，表现为知识信息的获取、加工、利用与产出等一系列信息思维活动。从信息学的角度，可以将科学思维理解为一种信息思维。由此而推论，信息思维能力的有效训练，自然会有助于科学思维能力的形成与发展。

第一节 概　述

为了深入探讨信息思维能力，需要从几个相关概念的解析入手，并将其置于创新能力及其培养的背景之下以展现其内在逻辑关系。

一、科学思维

科学工作者在认识自然、揭示自然奥秘的科学活动中，需要借助一定的科学方法，其中既有表现为具有一定操作性的体力活动方法，更有以思考为主要特征的智力活动方法——科学思维。所谓科学思维，是以科学问题为导引，以内源性知识信息活化与外源性知识信息获取及其综合利用为前提，遵循一定的逻辑规则，以形成和发展科学知识为目的的科学认知活动。科学思维是创新能力的核心。

科学思维作为人类日常思维在科学领域及科学活动中的特殊表现形式，既具有人类一般思维的共性，更具有自身的特性，其最突出的特点是严谨性和科学性。从思维方法来看，科学思维既含有直觉、联想等非逻辑思维的成分，又包括判断、推理等逻辑思维的色彩；既有以形态、图像、图表等为对象的形象思维，更有以语言为媒介的对理论知识、相关信息进行的抽象思维；既有以想象和联想为特征的发散思维，还有以综合与概括为标志的集中思维等。正因为科学思维的这种综合性和复杂性，对其培养和训练才成为高等教育的最高境界。

二、创新思维

人类社会今天所拥有的灿烂文明，得益于人类所创造的科学技术，而后者有赖于人类特有的创新思维。没有创新思维，就没有科学的发展和技术的进步。创新思维是人类思维的最高形式，是创造力的核心内涵。我国著名数学家华罗庚说过："人之可贵在于能创造性地思维"。科学工作者的可贵之处，同样在于拥有以创新思维为标志的高超智慧。所谓创新思维，是指在思考科学问题的过程中，充分发挥认识的能动作用，超越常规思维方式和固定逻辑规则的限制，以对知识信息灵活多样的利用方式和新奇独特、多维多向的发展角度，创造出特有的新颖思维成果的思维方式。创新思维是科学思维的灵魂。

创新思维，从本质上看是相对于重复性（或再现性、常规性）思维而言的，其思维过程没有现成的规律、方法可循，其思维结果又是前所未有、新颖而独特的。与人类的常规性思维相比，创新思维具有独创的新颖性和高度的综合性，前者体现为思维方式、路径及结果的与众不同，后者体现在对多元信息及多种思维方式的综合运用上。正因为如此，对大学生以创新思维能力为核心的创造力的培养才充满着学术的魅力。

三、信息思维

通过上述概念的分析不难看出，科学思维与创新思维既有区别又有联系，前者强调思维方法与规则的严谨性与科学性，后者强调思维方式与结果的新颖性或独特性，两者的共性特征是以知识信息为思维的素材，思维的过程体现为对知识信息的加工处理，思维的结果是具有创新意义和科学价值的新的知识信息。从信息的角度去解析这两个概念，更能揭示其本质。从知识信息的流动、变化角度来看，科学思维、创新思维本质上都是一种信息思维。所谓信息思维，是指在一定的信息需求驱动下，以内源性信息的再现和外源性信息的接收为起点，以信息的加工、处理为手段，以信息的变换和重组为特征，以创新性信息的生成为目的的信息组织活动。信息思维是创新思维的前提。

犹如科学思维是人类思维方式在科学领域、科学活动中特殊而集中的体现一样，信息思维是在信息领域，在人们收集、获取、加工、利用、产出信息的智力活动及其过程中表现出来的，贯穿于以创新思维为本质特征的科学认知活动的整个智力活动过程，是科学思维的一个重要组成部分和重要方式，更是作为以获取与利用知识信息的能力为核心的信息素养的重要内容。

在此需要强调的是，上述三种思维活动均蕴含或体现着一种共性的思维品质——批判性思维(critical thinking)。学界对此概念内涵与特点的阐释、原则与目标的描述等呈现多样化的态势。鉴于科学思维和创新思维的复杂性和抽象性,20 世纪国外教育界即以批判性思维为切入点,以其作为一种思维训练的方式与手段,融入教育教学之中。将科学思维与创新思维的诸多核心要素,如独立思考、理性质疑、批判精神、审视所思、反思所述、前提追问、逻辑观念、原则意识等融入其中,赋予其丰姿而多彩的内涵。批判性思维活动基于一个重要的逻辑前提,即对相关知识、信息等的真实性、精确性、合理性与价值性等所予以的审慎思考和评估,而这恰为信息思维鲜活而具体的体现。因此,信息思维与批判性思维相融并进式的训练,更有益于科学思维能力的形成与发展。

与物质、能源并称为现代社会三大资源的信息,有两个根本特征:一是信息利用是一个实现其价值和不断增值的过程,换言之,就是知识信息的价值取决于其被利用的程度和水平;二是信息的价值不因其被利用而衰减,这是相对于物质与能源的最根本区别。正因如此,信息才成为推进人类社会发展的取之不尽、用之不竭的智力资源,而统领与驾驭海量信息的能力才成为现代社会人们最为重要的基本素养之一。也正因如此,培养以信息知识为基础、以信息获取与利用能力为核心、以统领信息知识与信息技能的信息思维为宗旨的检索课,对每一位学子来说具有不可或缺的重要意义。

第二节　信息检索过程中的信息思维

信息检索不仅涉及承载信息的各种信息系统,以及获取信息的各种检索技术、方法、程序、规则,更有蕴含其中并对信息检索活动起到统摄作用的信息思维。作为科学思维重要组成的信息思维,最集中、最突出地体现在信息检索过程中,具体表现在如下几方面。

一、思维方式的多样性

1. 发散思维与集中思维

信息检索的第一步,是对检索课题的深入解析,厘清相关概念及其关系,尽量考虑到所有相关因素或内容,这便是典型的发散思维,即思维活动从一个点出发,自由而迅速地向各个方向辐射,引出许多新的问题,做出多种可能的假设。

例如,欲检索“肾性高血压的诊断”方面的文献,首先会想到“肾”“高血压”“诊断”这几个最直接的概念及其关系;然后,思维会如图 11-1 所示沿着三个不同方向发散式展开,做进一步的思索,肾出现了什么状况,这种状况是否是一种疾病,这种状况或疾病又是如何与血压相关联的;肾疾病所致高血压是否为高血压的一种类型,从疾病分类角度来看其是否还有下位类;是从病理学角度,还是病理生理学角度切入其诊断,上述内容又涉及哪些基础理论或专业知识等;在对检索内容分析的同时,会思索利用哪些信息检索系统的哪些检索途径,采用什么检索方法,有可能查出什么结果等。对上述一系列问题的思考,既有医学概念的解析,又有检索知识

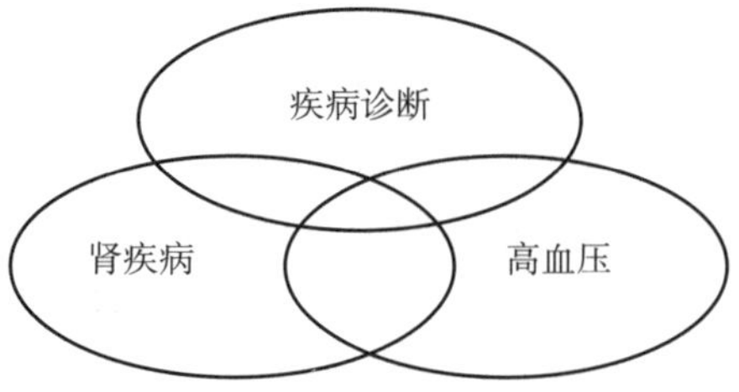

图 11-1　分析课题的发散思维方向

的运用，两者的相互融合成为思维的素材，更是思维的内容，构成信息思维的特征之一。

经过分析，会析出若干个重要概念如“肾疾病”“继发性高血压”“实验室诊断”，三者是一种“与”的逻辑关系；若选定 CNKI 这一中文检索系统，可通过其关键词途径检索，然后利用布尔逻辑检索、精确匹配方式等检索技术方法，制定出既能体现检索需求，又可被检索系统识别的检索策略式。这就是一种与发散思维相对应的集中思维（或称收敛思维），即思维活动中信息从各个方向朝一个焦点集中，形成单一的、确定的答案。

对检索课题的分析、对检索过程及检索结果的分析及对相关文献资料的分析只是第一步，接踵而来的必然是综合。如果说前者是以发散思维为主，那么后者的主要方式便是集中思维。两者如影随形，相得益彰。这样的思维方式，对于医学生而言并不陌生，以临床诊断的形成和演化为核心的临床思维，同样是发散思维与集中思维的相融并进。

2. 纵向思维和横向思维

所谓纵向思维，是指在一种结构、一个体系、一种模式范围内，按照有顺序的、可预测的、程式化的模式，以由低到高、由浅到深、由泛至专、由始至终等为思考路径的思维形式。同样以“肾性高血压”为例，将其置于“高血压”的范畴之下，按照“引起高血压的常见疾病”这一维度逐级深入划分，所呈现的层次性或等级性的思维模式框架如图 11-2 所示。

- 高血压
  - 原发性高血压
  - 继发性高血压
    - 肾性高血压
      - 肾实质性高血压
        - 急性肾小球肾炎
        - 慢性肾小球肾炎
        - 多囊肾
        - ……
      - 肾血管性高血压
    - 内分泌性高血压
    - ……

图 11-2　肾性高血压纵向思维模式

同时，可以对上述以“肾性高血压”为核心的概念，进一步按照“发病机制”“病理改变”“鉴别诊断”和“治疗原则”等不同维度，划分出如图 11-3 所示的诸多属于并列关系的知识分类图示（最外围每个方框中内容其实不止 2 项，在此仅选取 2 项作为示例）。这种思维方式属于与纵向思维相对应的横向思维，即突破某一结构、体系，呈现横向的拓展。

戈登 · 德莱顿在《学习的革命》一书中曾引用爱德华 · 德 · 波诺的一句名言“纵向思维是在挖深同一个洞，横向思维是在试着在别处挖洞”。没有纵向思维，就没有科学的深入发展，便不会有 PubMed 所用的 MeSH 树状结构表中分化至九级的专深概念；没有横向思维，就不会有学科之间的联系、交融，也就不会有 MeSH 树状结构表中常见的一个概念可以存在于不同的大类之下、字顺表中常见的各种参见等现象。两种思维方式，相映成趣，

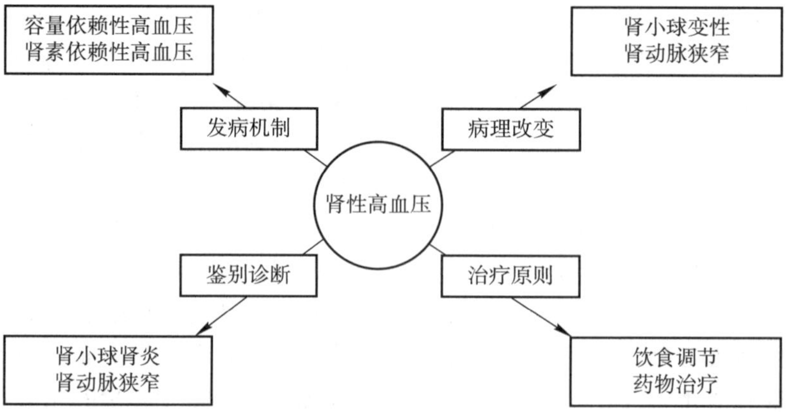

图 11-3　肾性高血压横向思维模式

共同拓展信息思维的空间。

3. 抽象思维与形象思维

基于对“肾性高血压”等检索概念的语义分析，对 CNKI 等检索系统信息组织方式与规则的了解，对布尔逻辑表述逻辑关系的把握以及对关键词检索途径的理解，通过概念、判断、推理等一系列周密而严谨的思维过程，制定检索策略式以完成具体的检索活动。在此过程中体现出明显的以语言为媒介、以逻辑为基础的抽象思维特征。

然而在上述过程中，检索者会以前面的图示方法帮助分析检索课题，理清语义关系，确定检索思路；会利用托尼·巴赞的思维导图、知识地图等将检索活动中涉及的抽象概念和难以意识或觉察的思维路径与过程，用直观而形象的方式呈现于纸上；会通过想象去理解数据库的结构、信息组织的方式乃至检索的原理。如此一来，看似抽象、刻板的信息检索，会以鲜活而具体的画面呈现在检索者的脑海，这就是以图像为媒介、以丰富想象为特征的形象思维。

人类进行抽象思维与形象思维活动时，运用的是大脑的两个不同半球。而上述蕴涵于信息检索过程中的不同思维方式的综合运用，可引导学生左、右大脑的同步训练，进而促进学生以思维双翼的协调发展为基础的创造性思维水平的提高。

二、思维过程的复杂性

1. 多种思维方式的综合运用

从前面的介绍可以看出，信息思维的方式包括发散与集中、纵向与横向、抽象与形象，此外还有求异与求同、比较与类比等多种形式，且每一种思维方式都有其特点与规律。正如科学思维与创新思维并没有超出人类思维的基本方式一样，信息思维同样是基于上述多种思维方式，但不是其单一的运用、简单的叠加，而是基于特定情境的综合运用。只是这种综合、这种运用，没有统一的模式，没有固定的程序，没有不变的规则，有的只是千变万化之奥妙。此中的奥妙，就是前面阐述创新思维时所说的——超越常规思维方式和固定逻辑规则的限制之灵动。

正如戈登·德莱顿在《学习的革命》一书中写道的“一个新的想法是旧的成分的新组

合。没有新的成分,只有新的组合"一样,作为思想生成过程的思维活动,强调的是对作为要素的思维方式的灵活而多变的组合。因此,从思维方式的角度来说,信息思维的形成与发展,归根结底是对上述诸多思维方式所进行的、恰当而有效的创造性组合与运用。

2. 多元信息的综合加工处理

作为信息思维素材的知识信息,有的来自检索者头脑中已有的内源性知识储备,而有的来源于通过检索、阅读而获得的外源性信息;有的属于诸多专业课所学的专业知识范畴,而有的是通过检索课新学到的知识;有的是以抽象的文字、符号等形式呈现的概念性知识,而有的是以图像、图示等表现出来的形象化素材;有的来自传统的印刷版书刊,而有的源于网络的数字化多媒体信息。

检索者就是要创造性地尝试运用多种思维方式,对这些不同形式、不同载体、不同渠道、不同内容的多元知识信息不断地进行加工、整理、重组,在脑海里形成一个具有无限潜能的"信息思维宇宙"。由此,激活了静止状态的知识信息,发掘了新的知识联系,构建了新的知识组合,形成了新的思路,发现了新的方法,探寻了新的问题。在此过程中,人脑就成为以获取、加工、利用、产出知识信息为标志的"信息思维反应堆",这些多元知识信息亦就可以通过相互碰撞而生成具有新价值、新能量的"知识原子""信息粒子"。

医学生所熟悉的临床思维,无论是作为思维素材的知识信息的来源,还是思维的方式及运用,与上述信息思维几乎并无二致,这同样是作为思维,作为科学思维所共有的特质与规律。

三、对思维工具的依赖性

人类的文明进程得益于对工具的发明与使用,工具是人类创造和使用的有助于提高劳动效率的物质手段,它不仅可以增强人的体力,更可以强化人的智力。"工欲善其事,必先利其器",作为高级智力劳动的信息思维活动,同样有赖于所创造并使用的思维工具。

1. 科学语言

科学语言是科学工作者从长期的科学活动中,在人类创造并使用的自然语言基础上逐渐创造和形成的、用于思考与研究科学问题的、能够表达与交流科学思想的、用于记录与传递科学知识的人工语言。科学语言不仅是构筑科学知识大厦的基本要素,更是科学工作者进行科学思维的重要媒介。以医学领域为例,每一本教科书、每一本医学专著、每一篇医学论文都是借助医学科学语言写成的科学思维的结晶。在从事医学信息检索的过程中,对课题的分析、相关概念的辨析、多个概念及要素之间逻辑关系的确立,都是借助医学科学语言这个思维媒介才得以清晰而确切的认识与表达。

对于医学生而言,大学期间的一个非常重要的任务就是构建一个良好的医学专业知识结构。这里强调两层含义:一是医学科学知识体系的内化,二是表述与承载医学科学知识的医学语言体系的把握。这是有效从事信息检索活动的最基本前提,更是日后从事医学专业工作的基础。有意识地锻炼和强化语言能力,可以提升驾驭知识的智慧水平,自然会有助于提高以信息思维为核心的信息检索与利用的技能。

2. 检索语言

为了能够将散乱无序的海量知识信息和文献进行科学的序化组织,以便使之成为可以被开发利用的智力资源，更为了保证检索者能够在知识信息的海洋中及时、准确、快速检索到所需的内容，现代人类在自然语言的基础上创造了一种专用于此的特殊语言——信息检索语言，如本书前面提到的分类语言、关键词语言、主题词语言、代码语言等。

构成语言的两个基本要素是语汇和语法。信息检索语言，作为一种信息检索系统专门用于描述与表达信息内容的人工语言，同样由语汇和语法两大部分所构成。

自然语言中的语汇极为丰富多彩，表述同一个概念可以有多个词汇，如发热和发烧，艾滋病、获得性免疫缺陷综合征和AIDS等。相反，同一词汇往往又可以表述若干个概念，如包袱、笔记本等。此外，还存在某些概念的表述、理解和使用的不确切，以及概念之间的内涵和外延的关系错综复杂等现象。自然语言中这些固有属性显然与信息检索对语言的准确、清晰、高效的基本要求相去甚远。这就有赖于人工语言的词汇控制与语法规则来人为规定众多概念的内涵和外延，以及清晰地界定概念之间所固有的呈网状联系状态的内在逻辑关系，如同一、属种、交叉等相容关系和并列、对立、矛盾等不相容关系，更要求能被人与计算机共同识别、运用和执行。

为什么可以从著者、关键词、主题词、分类等多种角度检索信息，何时利用其中哪一个或哪几种途径，为什么；用什么途径和方法可以获得较高的查全率，欲求较高查准率又该如何，查准与查全是一种什么样的关系，此中的缘由是什么等，这些就是检索过程中信息思维所要涉及的诸多问题，这就是要学习包括检索语言在内的信息检索的基础知识、基本理论、基本方法的原因，这就是要开设信息检索这门课程的深层次缘由。切不可把信息检索与利用简单理解为操作技能的训练。没有信息理论的指导，就不会有科学有效的信息行为。

3. 检索技术

正如人们进行物质生产劳动时并不直接作用于自然界，而是通过技术手段的中介作用把人的活动传导到劳动对象上一样，信息检索活动中，作为主体的人和客体的信息之间同样需要一个中间性的媒介，这个媒介就是检索所借助的一系列技术手段。

为了满足信息检索的需要，根据检索实践的经验和信息检索的基本原理，尤其是信息科学的发展，人类发明创造了各种手段和方法，其总和可称之为信息检索技术。广义的信息检索包括信息的存储和检索这两个过程，因此，信息检索技术亦有广义和狭义之分。广义的信息检索技术包括信息组织、数据库建设在内的涉及信息科学、情报学、计算机科学等诸多学科领域的技术方法，而狭义的信息检索技术仅指从信息集合中提取相关知识信息的技术方法。信息检索过程中，对检索课题的分析乃至检索策略式的编制等一系列的信息思维活动，均有赖于对布尔逻辑检索、截词检索、位置检索等检索技术的灵活运用。没有这些信息检索技术、方法，就没有以信息为核心的信息思维，也就不会有所谓的信息检索与利用。

第三节　信息思维能力的训练

医学生在校阶段的学习，不仅要摄取医学知识、训练临床技能，更重要的是培养临床思维能力，这一点要贯穿并体现在大学教育的整个过程中。作为一种综合素养的信息思维能力的培养,同样要借助包括检索课在内的一系列课程教学及实践环节。

一、学习逻辑学以奠定信息思维形成的理论基础

爱因斯坦曾说过“西方科学的发展是以两个伟大的成就为基础的,那就是:希腊哲学家发明的形式逻辑体系,以及发现通过系统的实验可能找出因果关系。”可是,一提到逻辑,就会给人以深奥、抽象之感觉,不似学习解剖、生理、病理和内科等医学专业课程那样鲜活而具体。无论是学习医学的哪一个学科,未来从事什么样的医学工作,都离不开围绕这一学科、这一领域相关问题的思维活动。学习逻辑学的相关知识有助于从理性的高度规范思维,培养良好科学思维的习惯和技能。

以临床思维为例,学界常说的是:概念明确,判断合理,推理合乎逻辑。然而,什么是概念?在医学教科书中海量的知识内容中,哪些属于概念的范畴?诸多医学概念与临床实践中所遇见的事物之关系是什么?“神经”“血管”和“肿瘤”等概念,与“变异”“免疫”和“疼痛”等概念的区别是什么?进一步思考,“只有吸入大量含铅的化合物才会引起铅中毒”和“冠状动脉粥样硬化致血管阻塞必然导致心脏缺血”等判断,都涉及哪些概念?遵循了怎样的逻辑规则?同理,如果要检索上述内容的文献,需要做怎样的主题分析?遵循怎样的逻辑规则?为什么要考虑相关概念的同义词或近义词?因此,无论是临床思维,还是信息思维,都在悄然地遵循和运用着逻辑。

西方最早创建的医科大学——意大利萨莱诺的条例中有此规定:“除非学生们先前已经在逻辑方面打好了基础,否则就不能期望他们去学习医学科学。若不事先学三年逻辑,不得学习医学。”这足以说明逻辑学对医学生、对医生、对医学科学之重要性。

人,与生俱来便会讲话,但学习修辞学,会使表达更富于文采。同理,与生俱来就会思考的人,如果涉猎一些逻辑学的知识,不仅在于知晓同一律、排中律、归纳和演绎推理等逻辑学的知识概念,更在于由此而强化逻辑观念和意识,会使思维更为缜密与清澈。逻辑学方法与现代科技知识的有机结合才是形成创新思维的前提。然而遗憾的是,目前我国大多数医学院校并未对本科生开设逻辑学或医学逻辑学等有助于科学思维培养的课程,这就需要广大医学生有意识地自我丰富这方面的知识。

二、信息检索知识与专业知识融合以丰富信息思维发展的内涵

现代社会,人们日常的学习、工作,离不开各种类型的信息、知识、文献。但是,如果对于什么是信息、什么是知识、什么是文献、它们的特点与联系、网络信息资源的分布规律等缺乏应有的了解,在医学学习、医学研究和临床医疗工作中,又如何能及时而有效地综合开发、利用这些“源头活水”的智力资源。如果对于信息检索的原理、信息组织的方式,对于信息检索系统的内容、结构、功能等没有一个最基本的认识,又如何能够迅速而有效地检索到所需的知识信息。如果脑海中没有以查全率与查准率为核心的检索效率的概念,如果不熟悉检索策略的调整技术,如果不知晓检索结果的解释与分析,又怎能确认信息系统中是否有相关信息,相关信息是否已被检出,是否还有未能查到的相关信息……如此,也就无从谈论信息思维。

对医学领域而言,对医学工作者来讲,文献、知识、信息、检索这些在信息检索课中频

繁出现的概念,只有与医学专业知识联系在一起,才有其生命力,才能体现其固有的价值。作为在一定学科专业领域的认知活动,以知识信息获取与利用为核心的信息检索活动及其过程,都是以这一领域专业知识为背景和基础。因此,唯有将信息检索的知识技能与某一学科的专业知识有机融合,方能事半功倍,而融合的机制就是一再强调的信息思维。如此不难理解,信息思维不是空中楼阁,是建立在一定的信息检索知识与专业知识基础之上。

对于医学生来讲,包括检索技能、信息思维、信息素养在内的完整的医学专业知识结构的构建与能力的培养,是一个系统工程,有赖于医学院校为学生设置的所有课程的学习乃至实践锻炼,荒废或偏颇其中的哪一部分都会产生相应的欠缺式的连锁作用。

三、在检索实践中有意识强化信息思维能力的训练

逻辑学、思维科学,都是高度抽象的学科,但更是实践性极强的学问,涉及人类认知能力的科学的逻辑观念与思维习惯,也需要在认知实践中发展,在认知实践的运用中体现其价值和意义。信息检索能力,作为信息时代人类最基本的技能性认知能力,更有其浓重的实践性色彩,蕴涵于其中的以信息检索知识为基础、以实际检索技能为体现的信息思维能力,同样是在信息检索的实践中逐渐形成与不断发展的。检索医学知识信息,获取医学文献资料,从满足信息需求的角度而言,就是一个实在的目的。但是,从信息能力、信息思维、信息素养的形成与发展的角度来看,上述的一切则是一个手段、一个契机、一个过程。为此,在学习信息检索课的过程中,在具体的检索实践活动中,应有意识地强化信息思维能力的训练。

实际上,在获取与利用知识信息的认知活动中,思维无时不在,无处不在,但常常是在无意识、潜意识状态下思绪的自然流淌。思维的方法与路径是否正确,思维的过程与步骤是否严谨,思维的内容与形式是否恰当,往往不为思维者所意识、所知晓。因此,通过检索课的学习和检索技能的训练,要将这种无意识或潜意识状态下的信息思维转化为有意识的、积极主动性的思维训练。

物理世界的运动有惯性,作为精神意识层面的人类思维活动因有其神经生理学的物质基础,所以也表现出种种惯性特征,即人们常说的思维习惯、思维定势等。这是由先前的思维活动及其经验逐渐形成的一种对之后的思维活动起到导向性、制约性影响作用的心理准备状态或比较稳定的定型化的思维倾向性,是不为思维者知晓的属于潜意识状态下的、不自觉的本能性的思维反应。例如,在分析检索课题时,习惯于借助语言、文字从抽象概念角度予以展开;在选择检索途径时习惯于利用主题途径,尤其是最为便捷的关键词检索等。那么,作为结合检索实践的信息思维训练表现在以下几个方面:是否可以有意识借助于知识地图、思维导图等形象思维方式分析概念之间的联系,优化检索的程序与步骤;能否在主题分析的同时,考虑到分类检索途径是否有相得益彰的互补作用;能否在关键词检索基础上,有效利用更为规范化的主题词检索,尤其是主题词与副主题词的组配,以提高查全率和查准率。改变常规思维定势、思维惯性、思维模式,逐渐形成科学的信息思维习惯,是信息检索课及其教学最为关键的任务,这有赖于在教师的指导下、在具体的检索实践中有意识地训练与强化。

（于双成）

思考题

1. 试述信息、信息检索和信息思维的关系。
2. 试述信息思维与科学思维的关系。
3. 试述信息思维与临床思维的关系。
4. 试述信息思维与创新思维的关系。
5. 试述信息思维与逻辑的关系。
6. 试述信息思维与检索技能的关系。

数字课程学习

教学 PPT　　拓展阅读　　自测题

参考文献

[1] 郭继军 . 医学文献检索 [M]. 5 版 . 北京：人民卫生出版社，2018.

[2] 罗爱静，于双成 . 医学文献信息检索 [M]. 3 版 . 北京：人民卫生出版社，2015.

[3] 于双成 . 医学信息检索 [M]. 3 版 . 北京：高等教育出版社，2017.

[4] 李立睿，张嘉程，魏银珍，等 . 智能机器人赋能图书馆服务：内涵、特征与实施路向 [J]. 图书馆学研究，2022（11）：10–18.

[5] 曾忠俊 . 现代文献检索与利用 [M]. 长春：吉林出版集团有限责任公司，2022.

[6] 吴环伟 . 图书馆文献资源建设与共享服务创新 [M]. 长春：吉林出版集团股份有限公司，2020.

[7] 吴慰慈，董焱 . 图书馆学概论 [M]. 4 版 . 北京：国家图书馆出版社，2019.

[8] 唐玲 . 图书馆文化与职能建设 [M]. 天津：天津大学出版社，2018.

[9] 宋乐平 . 浅谈 CNKI 检索系统中“知网节”的功能 [J]. 情报探索，2011（7）：64–66.

[10] 高巧林，章新友 . 医学文献检索 [M]. 3 版 . 北京：人民卫生出版社，2021.

[11] 周晓政 . 医药信息检索与利用 [M]. 北京：科学出版社，2018.

[12] 黄宗智 . 引文索引的使用和滥用 [J]. 开放时代，2018（5）：203–223.

[13] 胡德华，李小平 . 科技信息检索 [M]. 北京：科学出版社，2019.

[14] 胡德华，彭曼华，黄开颜，等 . 开放存取期刊研究 [M]. 长沙：中南大学出版社，2013.

[15] 田金徽，陈杰峰 . 诊断试验系统评价 /Meta 分析指导手册 [M]. 北京：中国医药科技出版社，2015.

[16] 李幼平，李静 . 循证医学 [M]. 4 版 . 北京：高等教育出版社，2020.

[17] 杨克虎 . 循证医学 [M]. 2 版 . 北京：人民卫生出版社，2013.

[18] 赵文龙 . 医学信息检索与利用 [M]. 北京：科学出版社，2019.

[19] 钱学森 . 关于思维科学［J］. 自然杂志，1983，6（8）：563–567，572.

[20] 于双成 . 信息检索过程中的信息思维［J］. 中华医学图书情报杂志，2012，21（11）：46–48，63.

[21] 于双成 . 信息检索课强化思维训练研究［J］. 图书馆学研究，2011，32（12）：59–61.